膜性概念神经外科学

Neurosurgery Based on Membrane Concept

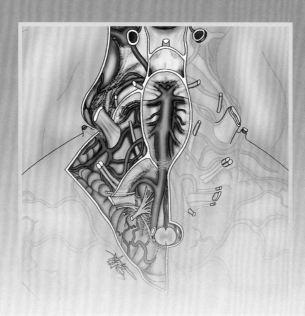

主　编　漆松涛

副主编　张喜安　樊　俊

编　委　陆云涛　潘　军　刘　忆　黄广龙　彭俊祥　俞　磊
　　　　王剑新　冯文峰　王　刚　张国忠　汪潮湖　包　赟
　　　　张世超　宋　烨

人民卫生出版社

图书在版编目（CIP）数据

膜性概念神经外科学 / 漆松涛主编 . —北京：人民卫生出版社，
2018

ISBN 978-7-117-26398-6

Ⅰ.①膜… Ⅱ.①漆… Ⅲ.①神经外科学 – 研究 Ⅳ.①R651

中国版本图书馆 CIP 数据核字（2018）第 064944 号

人卫智网	www.ipmph.com	医学教育、学术、考试、健康，
		购书智慧智能综合服务平台
人卫官网	www.pmph.com	人卫官方资讯发布平台

膜性概念神经外科学

主　　编：漆松涛
出版发行：人民卫生出版社（中继线 010-59780011）
地　　址：北京市朝阳区潘家园南里 19 号
邮　　编：100021
E - mail：pmph @ pmph.com
购书热线：010-59787592　010-59787584　010-65264830
印　　刷：北京顶佳世纪印刷有限公司
经　　销：新华书店
开　　本：889×1194　1/16　　印张：27
字　　数：798 千字
版　　次：2018 年 5 月第 1 版　2018 年 5 月第 1 版第 1 次印刷
标准书号：ISBN 978-7-117-26398-6/R·26399
定　　价：298.00 元

打击盗版举报电话：010-59787491　E-mail：WQ @ pmph.com
（凡属印装质量问题请与本社市场营销中心联系退换）

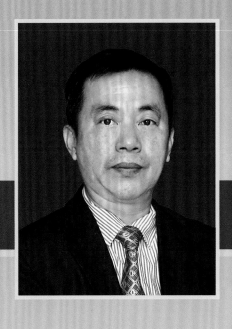

主编简介

漆松涛 江西宜丰人,教授,主任医师,博士生导师,享受国务院特殊津贴。现任南方医科大学南方医院神经外科主任、南方神经外科研究所所长、南方医院大外科主任。

现为中华医学会神经外科分会副主任委员、全国小儿神经外科学组组长、广东省神经外科学会主任委员、中国计算机辅助神经外科分会副主委、国家自然科学基金评审专家、美国外科学院院士;为《Neruosurgery 中文版》《WebmedCentral》《中华神经外科杂志》等十几家中外医学杂志副主编和编委;荣获广东省首届名医,获第 12 届丁颖科技奖"中国名医百强榜"等称号。

在颅底、鞍区与松果体区等深部肿瘤的手术治疗方面具有很高的造诣,在国际、国内享有重要发言权,是中国极少有对国际医疗有原创性贡献的专家。承担国家和省部级课题 20 余项,获得省部级奖励 12 次,发表文章 350 余篇,其中 SCI 论文 100 余篇,出版中文专著 3 部,英文专著 1 部。

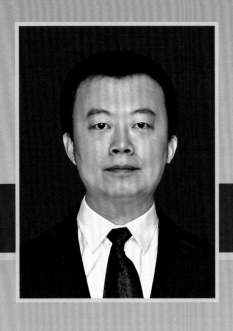

副主编简介

张喜安　博士,副教授,主任医师,硕士生导师。现任南方医院神经外科副主任,神经外科颅底手术治疗组组长。毕业于第一军医大学,美国匹兹堡大学医学中心颅底外科中心访问学者。现为中华医学会神经外科学分会第七届委员会青年委员会委员、中国医师协会神经外科分会第五届委员会委员、中国医师协会脑胶质瘤专业委员会第一届专业培训与健康教育专业委员会委员、广东省医师协会神经外科医师分会第三届委员会副主任委员和广东省医学会神经外科学分会第八届委员会委员。

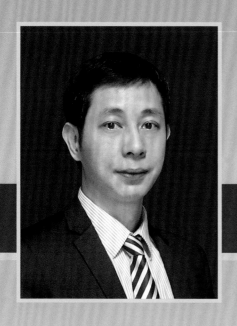

副主编简介

樊俊　博士，副主任医师。从事神经外科专业15年，美国加州大学洛杉矶分校 Cedars-Sinai 医学中心博士后。现任南方医院神经外科内镜中央颅底手术治疗组组长；为中国医学促进会颅底外科分会青委会委员、广东省医学教育协会神经外科专业委员会委员。主要研究方向是垂体瘤为代表的鞍区疾病的发生发展机制、外科内分泌学及其手术治疗。擅长内镜经鼻手术治疗垂体瘤、颅咽管瘤、脑膜瘤、脊索瘤等颅底中线肿瘤。在国内外主流神经外科杂志中发表医学论文30余篇，其中 SCI 论文10余篇，主持和参与国家级及省级基金15项，获广东省科学技术奖一、三等奖各1项，二等奖2项，获国家专利3项。2017年在中华医学会举办的"神经外科青年医生手术技能大赛"中获全国总冠军。

应漆松涛教授之邀为《膜性概念神经外科学》作序。

人体解剖学是外科学的基础。对神经系统解剖新的认识可以推动外科技术的进步。脑神经和血管在蛛网膜下腔(subarachnoid space)和蛛网膜池(subarachnoid cisterns)内走行,有节奏地解剖分离蛛网膜、放出脑脊液使脑回缩,从而获得操作空间是神经外科手术的基本技术。

以蛛网膜及其附属结构为主要内容的膜性结构,广泛分布于中枢神经系统,结构和功能复杂,但是缺乏对其的研究。漆松涛教授和他的团队,对膜性结构从基础到临床进行了较为系统和深入地研究,其研究成果在国内外杂志发表论文百余篇,其中 3 篇在国际神经外科主流杂志以封面论文发表,引起国内外同行的重视。这些成果包括:垂体柄的四分段、垂体囊膜的构成、松果体大脑大静脉袖套的形式以及中脑池的划分,对相关区域病变的理解及外科手术治疗均有十分重要的意义。

"不经一番寒彻骨,怎得梅花扑鼻香"。漆松涛教授是一位努力而严谨的神经外科医师,《膜性概念神经外科学》是他长期从事神经外科的工作结晶。该书不仅反映他长期精益求精的临床工作、活跃的临床科研思维,也展示了其开创性基础研究工作。漆松涛教授和他的团队另辟蹊径,结合神经外科疾患,从蛛网膜、脑池和蛛网膜下腔展开深入研究,编写《膜性概念神经外科学》专著。

相信本书的出版定会为神经外科学的发展起到积极的推动作用。

中国科学院院士
国家神经系统疾病临床研究中心主任
首都医科大学附属北京天坛医院神经外科学系主任、教授

赵继宗

2017 年 5 月 25 日

剖开顽石方知玉，淘尽泥沙始见金。《膜性概念神经外科学》这部专著，溯源究本，是在对中枢神经系统膜性（硬膜、蛛网膜、软膜）结构和功能分析的基础上，创新性地与神经外科疾病联系起来的研究。漆松涛教授率领的学术团队，经过 20 年的艰苦探索，认识神经系统膜性结构，理解膜性结构在疾病中的意义，精准诊断、精确手术，治病救人、妙手回春。综合了探索、假说、实践、研究、临床、学说、理论的成果，出版了这部对神经外科学有革命意义的重要理论性专著。

看似寻常最奇崛，成如容易却艰辛。这个学术团队，对神经外科疾病，做了艰辛地探索和实践：①以肿瘤起源为基础，结合膜性结构的毗邻关系，将颅内肿瘤分成：蛛网膜外肿瘤、蛛网膜内肿瘤、脑实质内肿瘤。②根据蛛网膜的分布，将垂体柄分为四段，与其关系密切的颅咽管瘤又分成 Q、S、T 三个类型。这种分型，有利于手术入路选择，预测手术难易度，精确判断临床症状与预后，提高全切除率和治愈率，使世界公认难治性疾病的治疗有了根本性的变化。③对环池及松果体区膜性结构研究，进行了松果体区肿瘤分类，提高了安全性和肿瘤手术切除率。④明确听神经瘤为蛛网膜腔内肿瘤，提出利用这些膜性结构，保护周围神经血管的措施。这个方案，保证了听神经肿瘤手术的面神经高保留率。⑤通过对桥小脑角区域膜性结构和临床手术病例的观察，对经典的 Jannetta 血管压迫理论进行了补充和完善。⑥对所有重要、危险疑难区域的蛛网膜分布特点及外科意义，进行了观察和研究，并进行了实际病例的应用详解，有利于疑难、危险部位神经外科手术质量提高。

采得百花成蜜后，为谁辛苦为谁甜。漆松涛教授的学术团队，像一群勤劳的蜜蜂，将博采万花得来的花粉，精心酿成甜甜的花蜜，培植成春暖的杏林。这个团队，独留巧思传千古，对手术显微镜下薄如蝉翼的蛛网膜情有独钟，对脑脊液中灵动飞舞、散花天女的水袖，进行条分缕析，发现膜性结构与神经外科的规律及手术的关系，精确厘定周边重要的毗邻结构。在精确理解人体结构的基础上，有如庖丁解牛，目无全牛、游刃有余、妙手神刀，可以"一刀解千愁"。这个团队的手术质量，达到了国内外文献报道中的最好水平，他们由昔年名不经传的小科，解决神经外科颅底中线手术费时、困难、致死、致残率居高不下的困境,成长为一个国内有重要影响,国际上有重要发言权的研究型学科。一灯能除千年暗,一智能灭万年愚,祝贺膜性概念神经外科学概念的创新出现,欣为之序。

中国工程院院士

南方医科大学教授

钟世镇

2017 年于广州

《膜性概念神经外科学》是系统研究以脑为主及全中枢系统的硬膜、蛛网膜软脑膜及其附属结构的解剖功能,基于其对神经系统疾病的起源、发生和发展的作用,而建立的神经外科手术学方法与观点。本书是我及南方医院神经外科同事们近 20 年神经外科工作及解剖研究的系统总结。硬膜的坚韧与厚重无法忽视;软膜极其薄软,其外科学意义有限,故本书的重点在蛛网膜及其附属结构的解剖及神经病学意义。膜性结构的分布虽广泛而多变,但不同区域的重要性及复杂性是有所区别的。本书的撰写依其重要性及手术意义的不同,篇幅设置有所区分;鞍区、松果体区、桥小脑角区,环桥延脑角区等着笔较多,这既反映我们的工作重点,也反映着膜性概念神经外科学尚有许多值得深入研究的问题。

我曾与助手在 1 天内完成 2 台动脉瘤手术、2 台听神经瘤手术和 2 台颅咽管瘤手术,且病人全部效果良好。精准高效的开展神经外科手术治疗就是撰写本书的目的。

人贵有自知之明,要彻底了解人的大脑是十分困难的,自忖科学若是有边界和顶峰的话,洞明脑的结构与功能的过程,并加以完美的复制与模仿,可能就是科学的边界与顶峰。可以如此真切地观察大脑,用独到的方式研究大脑、观察大脑在受到不同方式影响下功能的变化,这是我们从事神经外科工作者的特权与幸运。我们无比敬畏大脑这个地球生物进化史上的皇冠,对无比神奇、美妙的大脑如此着迷,这也是我们 30 余年来对神经外科研究乐此不疲的原因。这本《膜性概念神经外科学》正是我及我的同事们长期追求手术完美,对每一个病人均怀悲悯之心而结出的慧果。这慧果若能推己及人,得到更多同行的接受并加以扩大,我想这将应该会成为一束充满生机、美丽无比的莲花。

要为人先,敢为天下先是不容易的,感谢这伟大的时代,让我们在资讯和技术上均有可能与世界同步;人生而有涯,感谢外有师长同道的鼓励和支持,内有同事们的参与和帮助,更有家人们的无私奉献;事有缘由起因,感谢命运的安排使我能从事神经外科这一享受崇高荣誉的职业,感谢选择并信任我们的病人和家属,让我们在职业的道路上去嗔、去痴,走向趋于慧定的境界。《膜性概念神经外科学》就是我们在神经外科感恩朝圣路上点滴感悟的汇集。

《膜性概念神经外科学》编写工作量大,时间跨度长,除本书署名的作者外,尚有许多和我共同学习、工作过的同行及朋友以不同的方式为本书做出了贡献,我无法一一致谢,好在追求道技的莲花也早已在您们心田开放,吉祥如意会伴随您们终身。

　　所有外科技术和理念的进步必定伴随着对解剖的重新认识和应用,《膜性概念神经外科学》是一建立在新的解剖视野及基础上的神经外科新理念的应用。学海无涯,要使知识不殆,定要有更多的同道参与并使之完善,这也预示着《膜性概念神经外科学》一定要有更多善知识的人给予补充及勘误才能使之完美。好在凡物皆有可观,受到关注并同参与此道的同行们一起培育,使《膜性概念神经外科学》这束莲花早日变成荷花世界则幸甚矣! 权当为序。

2018 年 3 月

——膜性神经外科基础理论的建立及临床应用

中枢神经系统疾病,尤其是颅底和功能区肿瘤,由于毗邻重要的神经血管结构,给手术带来巨大困难,且往往带来严重的功能障碍,影响患者的生活质量,甚至危及生命。20世纪以来,高速发展的工业技术和生物材料产业,推动着神经外科新技术的出现,例如:三维高清内镜、神经导航、术中磁共振、多模态脑功能影像及杂交手术室等。毫无疑问,这些新技术为手术提供了更为直观的影像、保障了手术安全。但是,中枢神经系统的外科治疗,在近一个世纪以来,国际上并没有大的突破,仍遵循最为基本的临床手术学的基础理论。现代显微神经外科手术,也依然在经典神经外科理论指引的范畴内进行,其手术理论依然限制在1990年Yasargil教授所总结的"从脑的自然间隙中进入,并从一个脑池到另一个脑池进行操作"这一基础上。虽然近40年来,Rhoton等教授从精细和详实解剖入手,充分阐述了颅内各神经和血管结构间的联系和一些重要脑池的构成,为全世界包括中国在内培养了大批显微神经外科医生,对神经外科的发展起到了积极推动作用,但在颅内疾病发生发展的形态学规律,以及手术解剖层次等重要基础理论上,并无进一步的观察与研究。

南方医院神经外科从2005年起至今,已经在国内外主要的神经外科杂志上,发表了一系列的组织解剖学文章,对颅内各重要区域(鞍区、海绵窦、松果体区、桥小脑角区以及环中脑区等)的膜性结构进行了较为详细的观察。同期发表的系列临床文章,结合膜性结构特点,对相关部位疾病(颅咽管瘤、垂体瘤、鞍结节脑膜瘤、听神经瘤以及松果体区肿瘤)以起源为基础进行了分型;结合临床预后分析,发现膜性结构理念对于提高疾病的理解,增加手术安全性和提高疗效上均有重要意义。由此,我们更为系统地对颅内膜性结构进行了深入探究,提出了"丝索带膜"、"内层附着蛛网膜"和"外层固有蛛网膜"等理论,结合上述重要文献的发表,为"膜性概念神经外科学"基础理论的建立,构建和完成了基本工作。

膜性概念神经外科学弥补了经典神经外科理论的重大缺陷,目前我们现有的神经外科解剖基础理论,仅关注了颅内神经组织、血管组织及一些附属结构如骨性标志、脑室和静脉窦等,对颅内膜的阐述少之又少,但其实颅内疾病和膜性结构的关系最为密切,其表现在如下三个方面。

1. 某些膜性结构的变异直接导致了疾病的发生,如鞍膈发育障碍造成的原发性空蝶鞍综合征。而目前很多未知发生机理的疾病,均有可能和膜性结构的构成相关,如硬脑膜动静脉瘘很可能和蛛网膜颗粒部位的膜性结构发育异常相关、Dandy-walker综合征很可能和第四脑室出口处膜性结构异常相关。这些都有待于膜性概念神经外科学来深入阐述。

2. 颅内膜性结构的解剖学个体变异,直接关系到肿瘤的生长方式。正如我们在鞍区颅咽管瘤上的阐述,垂体柄袖套的完整性、厚薄,以及垂体间膜的发育情况,都直接影响到了颅咽管瘤的生长方式,并最终决定了其和第三脑室底重要神经层之间的关系,也和手术难度及预后直接相关。不理解该部位膜性结构的构成和发育情况,将在手术中失去界面,而最终导致灾难性的神经功能障碍。而类似的膜性影响作用,我们已经在鞍结节和蝶骨嵴脑膜瘤、听神经瘤,以及松果体区肿瘤中,进行了详细阐述。而阐明更多的颅内疾病及其和膜性结构的关系,也正是膜性概念神经外科学的研究意义所在。

3. 神经外科手术遇到最多的也是膜,我们正是在解剖了一个又一个的膜性结构后,才能达到疾病的精准外科切除。在充分理解了疾病和膜性结构的关系后,分析膜性层次对手术的界面作用,结合疾病的起源和生长方式,设计最佳的手术入路和术中操作步骤,也是膜性概念神经外科学的重要部分。以鞍膈脑膜瘤为例,如不熟悉鞍区穿支动脉和膜性结构的关系,在切除肿瘤过程中,势必造成大量穿支血管的损伤,从而出现下丘脑、基底节区域的梗死,这样的后果是极其严重的。但我们在充分了解颈内动脉内侧膜及丝索带膜结构的理论后,预先将附着蛛网膜解剖,避免穿支动脉牵拉,减少了血管损伤,给病人带来了最佳的手术疗效。

通过10余年的不懈探索和努力,对于颅内多个重要解剖区域,我们已初步建立了较为系统的膜性神经外科基础理论,并应用于临床。以鞍区为例,该部位疾病是公认的颅底外科的难点,目前我们已充分阐述了基底膜、垂体柄袖套膜、颈内动脉内侧膜、终板内外侧膜、垂体间膜、垂体囊膜及其相关小梁蛛网膜的解剖构成,并依此对鞍区常见疾病,垂体瘤、颅咽管瘤和鞍结节及鞍膈脑膜瘤等,进行了基于膜性神经外科理论的新分型,通过对分型的理解,已经能达到术前更为精准的个体化诊断,更合理的手术方案制定,而通过术中膜性层次的解剖,大大提高了外科治疗的成功率,明显降低了患者死亡率,显著改善了患者的生存质量。这一成果在国际上已经得到了相关领域专家的高度赞扬,多篇文章均以封面文章在国际顶级神经外科杂志上发表。同时我们的颅咽管瘤专著《Craniopharyngioma:classification and surgical treatment》在美国印刷在即,这也是国内神经外科学界的创举。而在未来3~5年内希望更多的同道参与,我们既可以将膜性神经外科的基础理论予以系统化和完善化,同时应用到临床,其结果将引领国际水平。该理论体系的建立,将对颅内多种疾病的诊疗标准及指南制定起到重要的指导作用。

30年的神经外科从医经历,让我感觉就像一个在海边捡贝壳的孩子,一路寻觅而来,收获一枚枚大大小小的贝壳,也留下一串串深深浅浅的脚印。而膜性概念神经外科学,正是经典神经外科学这片大海留给我们的最后一块,也是最大的一块宝藏,它值得更巨大地投入和更深入地探索!

2018年3月

目录

第一章　总论 ……………………………… 1
　第一节　中枢神经系统膜性结构概述 ………… 1
　　一、中枢神经系统膜性结构的研究历史 …… 2
　　二、中枢神经系统膜性结构的胚胎发育 …… 2
　　三、膜性结构在神经外科的临床意义与
　　　　应用 ……………………………… 3
　第二节　硬脑膜、蛛网膜和软膜 …………… 7
　　一、硬脑膜 ………………………………… 7
　　二、蛛网膜 ………………………………… 7
　　三、软膜 …………………………………… 8
　第三节　硬膜下腔 ……………………………… 9
　　一、传统硬膜下腔的概念 ………………… 9
　　二、硬膜下腔的解剖认识及临床意义 …… 9
　　三、硬膜下腔存在的争议 ……………… 10
　　四、硬膜下腔研究的展望 ……………… 11
　第四节　蛛网膜、蛛网膜下腔及脑池 …… 13
　　一、颅内蛛网膜、蛛网膜下腔和脑池的
　　　　概念 …………………………………… 13
　　二、蛛网膜与脑池的分布 ……………… 15
　　三、幕上区蛛网膜与脑池 ……………… 16
　　四、环中脑区蛛网膜与脑池 …………… 26
　　五、幕下区蛛网膜与脑池 ……………… 38
　第五节　脑神经、血管、肿瘤与脑膜的
　　　　　关系 ………………………………… 42
　　一、脑神经、大动脉、桥静脉与蛛网膜的

　　　　关系 ………………………………… 43
　　二、肿瘤生长与膜性结构的关系 ……… 43

第二章　鞍区 ……………………………… 49
　第一节　鞍区膜性结构和相关神经血管
　　　　　结构解剖 ………………………… 49
　　一、鞍区相关膜性结构和蛛网膜池的
　　　　构成 …………………………………… 49
　　二、鞍区相关神经血管结构 …………… 56
　第二节　垂体腺瘤 ………………………… 63
　　一、简介 ………………………………… 63
　　二、垂体的膜性结构解剖学基础 ……… 63
　　三、膜性结构与垂体腺瘤生长方式的
　　　　关系 …………………………………… 65
　　四、膜性结构在垂体腺瘤外科手术中的
　　　　意义 …………………………………… 66
　第三节　Rathke 囊肿 ……………………… 82
　　一、简介 ………………………………… 82
　　二、影像学表现 ………………………… 83
　　三、Rathke 囊肿与膜性结构的关系 …… 83
　　四、外科治疗 …………………………… 83
　第四节　鞍区脑膜瘤 ……………………… 92
　　一、简介 ………………………………… 92
　　二、解剖及肿瘤分型 …………………… 93
　　三、临床表现及诊断 …………………… 94

四、蛛网膜在鞍区脑膜瘤手术中的作用
　　和意义 ……………………………… 94
五、手术治疗 ……………………………… 94
第五节　颅咽管瘤 …………………………… 109
一、简介 …………………………………… 109
二、病理、细胞起源及肿瘤分型 ………… 110
三、蛛网膜与颅咽管瘤 …………………… 110
四、基于膜性结构的颅咽管瘤手术
　　切除 …………………………………… 113
五、颅咽管瘤患者的预后评价及注意
　　事项 …………………………………… 121
六、其他治疗手段 ………………………… 122
七、颅咽管瘤的基础研究进展 …………… 122
第六节　视路-下丘脑胶质瘤 ……………… 123
一、简介 …………………………………… 123
二、自然病程和动态观察 ………………… 124
三、治疗的选择 …………………………… 125
四、外科治疗 ……………………………… 126
第七节　前交通动脉瘤和后交通动脉瘤 …… 133
一、膜性结构与动脉瘤的发生机制 ……… 133
二、前交通动脉瘤周围的膜性结构对
　　动脉瘤出血后出血模式的影响及其
　　在动脉瘤手术中的意义 ……………… 134
三、后交通动脉瘤与膜性结构 …………… 138

第三章　鞍旁区 ……………………………… 145
第一节　海绵窦及相关膜性结构…………… 145
一、海绵窦的发育和命名的历史回顾 …… 145
二、海绵窦区解剖及其相关膜性结构 …… 146
三、海绵窦相关争论问题的讨论 ………… 152
第二节　海绵窦区脑膜瘤 …………………… 153
一、简介 …………………………………… 153
二、膜性结构层次在原发性和继发性
　　海绵窦脑膜瘤的差别 ………………… 154
三、海绵窦区脑膜瘤的手术治疗 ………… 155
第三节　海绵窦海绵状血管瘤 ……………… 160
一、简介 …………………………………… 160
二、治疗策略及其预后 …………………… 162
第四节　三叉神经鞘瘤 ……………………… 171
一、简介 …………………………………… 171
二、三叉神经相关膜性结构特点 ………… 172
三、膜性结构对三叉神经鞘瘤生长
　　方式的影响 …………………………… 172
四、手术要点 ……………………………… 174

第四章　侧裂区 ……………………………… 196
第一节　蝶骨嵴及侧裂显微解剖…………… 196
一、蝶骨嵴区及其硬膜概述 ……………… 196
二、侧裂的膜性结构解剖 ………………… 196
三、侧裂池的开放及其和膜性结构的
　　关系 …………………………………… 196
第二节　蝶骨嵴脑膜瘤 ……………………… 203
一、简介 …………………………………… 203
二、蝶骨嵴脑膜瘤的分型 ………………… 203
三、术前评估 ……………………………… 204
四、蝶骨嵴、侧裂区蛛网膜在蝶骨嵴
　　脑膜瘤发生发展中的作用 …………… 205
五、显微手术治疗 ………………………… 205
六、预后 …………………………………… 213
第三节　侧裂区边缘系统胶质瘤 …………… 213
一、简介 …………………………………… 213
二、手术相关解剖 ………………………… 214
三、手术要点 ……………………………… 215
第四节　大脑中动脉瘤 ……………………… 222
一、简介 …………………………………… 222
二、膜性结构在大脑中动脉动脉瘤
　　夹闭术中的意义 ……………………… 223
三、手术要点 ……………………………… 223

第五章　桥小脑角区 ………………………… 231
第一节　桥小脑角区解剖 …………………… 231
一、桥小脑角区的定义、边界和毗邻
　　脑池的关系 …………………………… 231
二、面听神经-小脑下前动脉复合体
　　及内听道 ……………………………… 231
三、三叉神经-小脑上动脉复合体及
　　麦氏囊 ………………………………… 233
四、后组脑神经-小脑下后动脉复合体
　　及颈静脉孔 …………………………… 234
五、桥小脑角区的硬膜血供 ……………… 235
第二节　桥小脑角区脑膜瘤 ………………… 235
一、简介 …………………………………… 235
二、脑膜瘤的分型与蛛网膜、脑神经的
　　关系 …………………………………… 236
三、术前评估 ……………………………… 237
四、手术中的原则 ………………………… 237
五、外侧型肿瘤的手术要点 ……………… 237
六、内侧型肿瘤的手术方法……………… 240
第三节　听神经瘤 …………………………… 250

一、简介 ……………………………250
二、听神经瘤与蛛网膜的关系：
　　历史回顾与目前的认识 …………254
三、听神经瘤手术的理念和技巧 ………254
四、手术并发症 …………………………275
第四节　桥小脑角区表皮样囊肿 …………275
一、简介 …………………………………275
二、囊肿生长、扩展及其与脑池的
　　关系 …………………………………276
三、手术要点 ……………………………277
第五节　三叉神经痛和面肌痉挛 …………287
一、三叉神经痛 …………………………287
二、面肌痉挛 ……………………………296

第六章　岩斜坡区和枕骨大孔区 …………299
第一节　脊索瘤 …………………………299
一、简介 …………………………………299
二、治疗方法的选择 ……………………300
三、肿瘤与硬膜、蛛网膜的关系以及
　　手术入路的选择 ……………………301
四、手术要点 ……………………………301
五、术后并发症 …………………………310
第二节　岩斜坡区脑膜瘤 …………………310
一、简介 …………………………………310
二、蛛网膜在岩斜坡区脑膜瘤中的
　　重要性及意义 ………………………311
三、外科分型和手术入路的选择 ………311
四、手术的原则和技巧 …………………312
第三节　枕骨大孔区神经鞘瘤和脑膜瘤 …323
一、枕骨大孔区神经鞘瘤 ………………323
二、枕骨大孔区脑膜瘤 …………………331

第七章　松果体区 …………………………339
一、简介 …………………………………339

二、流行病学 ……………………………339
三、病理分类 ……………………………340
四、临床表现 ……………………………340
五、诊断评估 ……………………………341
六、分类设计 ……………………………341
七、治疗选择 ……………………………341
八、手术入路及相关解剖问题 …………342
九、手术治疗 ……………………………343
十、脑积水的处理 ………………………352

第八章　脊柱和脊髓 ………………………355
第一节　颅颈交界部膜性结构变化与脊髓
　　空洞症 ………………………………355
一、颅颈交界部膜性结构的解剖特点 …355
二、脊髓空洞的基本概念 ………………356
三、临床表现 ……………………………358
四、诊断与分型 …………………………359
五、治疗 …………………………………360
第二节　膜性结构在脊柱脊髓肿瘤中的
　　应用 …………………………………372
一、脊髓胶质瘤和脊髓脊柱成形 ………372
二、脊膜瘤和蛛网结构关系 ……………376
三、椎管内外沟通神经鞘瘤和神经根
　　袖套的膜性结构 ……………………377
四、脊柱脊髓肿瘤和胸膜、后腹膜的
　　关系 …………………………………380
第三节　其他神经脊柱脊髓疾病中膜性
　　解剖的应用 …………………………393
一、脊柱退变性疾病中的膜性解剖
　　应用 …………………………………393
二、先天性畸形和膜性结构之间的
　　关系 …………………………………397

索引 …………………………………………414

网络增值服务

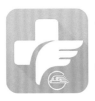

人卫临床助手
中国临床决策辅助系统
Chinese Clinical Decision Assistant System

扫描二维码，
免费下载

膜性概念神经外科学

第一节　中枢神经系统膜性结构概述

除头皮、颅骨外,脑及脊髓中枢神经系统被严密地包裹在硬脑膜(或称硬膜)、蛛网膜和软脑膜(或称软膜)之内。由硬膜、蛛网膜、软膜及其附属结构形成的腔、池统称为脑的膜性结构。理论上不同质地的结构之间可形成一定的空间,临床上分别称之为硬膜外腔、硬膜下腔(即蛛网膜外腔)和蛛网膜下腔。由于软膜和脑组织之间严密贴合,通常不存在"软膜下腔"的说法。在上述空间中,最为复杂并受到重视的是蛛网膜下腔,其被分隔为形态、生理作用各异的许多腔池,并包含大量进出颅腔的神经、血管,其临床意义重要而复杂,在临床上也是最多描述和应用的膜性结构部分。而硬膜外腔和硬膜下腔(蛛网膜外腔)在生理状态下应该是潜在的腔隙,以至于一些文献甚至质疑硬膜下腔的存在。然而,在临床上经常可以见到硬膜外血肿和硬膜下积液等病症,为了能够安全地进行外科处理,必须要有这样一个"腔池"的概念,因此我们在本书中仍按临床上的一般认识进行阐述。

对人体各种解剖结构的精确认知及应用是医学特别是外科学的基础,人体的每个解剖结构及组织均有其生理作用,而并非为了某种疾病的发生而存在。相对于中枢神经系统其他组织结构而言,对膜性结构的研究深度其实是相当有限的,起码在临床的基础教育中乃至神经外科的基础教育设置中,都没有占据其应有的分量。目前的现状是只有少数神经外科医生在临床应用中对膜性结构有所描述,而大多数只把其当作无关紧要的腔隙,根据自己的认识程度随意处置,这在显微神经外科普及之前更是普遍现象。

首次将膜性结构概念运用于神经外科尤其是颅底病变手术的医生应该是 Yasargil,他从手术学角度系统地对脑池进行了分类和简单描述,提出颅底手术应当利用脑的自然腔隙、循序渐进解剖脑池进行手术的理念,不但提高了手术的安全性,同时也提高了手术效率,这是他成为 20 世纪最伟大的神经外科巨匠的基础[1]。此后,还有少数神经外科医生也注意到了脑的膜性结构并进行了一些相关的描述,但整个神经外科领域并未因此而形成普遍关注和研究[2-4]。在神经外科已发展到微创理念得到广泛应用的今天,要全面提高神经外科的手术质量,提高手术安全性,有必要对中枢神经系统膜性结构这样广泛存在而又认识不全的结构,有崭新的更为全面的认识及应用。

一、中枢神经系统膜性结构的研究历史

人们对蛛网膜和脑池的认识过程大致可以分为3个阶段：大体解剖学阶段、神经放射学阶段和显微神经解剖学阶段。

（一）大体解剖学阶段（20世纪之前）

1666年，Blasius[5]首先发现了位于硬脑膜和软脑膜之间存在另一层膜，并将其命名为"蛛网膜"（arachnoid），该名称一直沿用至今。1697年，Ruysch[6]指出"蛛网膜覆盖整个脑组织"，并通过对蛛网膜下腔吹气描述了蛛网膜的解剖形态，首次展示了该膜的蛛网状结构。1747年，Haller[7]对蛛网膜进行了精确的描述："位于硬脑膜和软脑膜之间，透明似水，菲薄，包裹全脑，跨过脑沟并包绕大血管"。1770年，Contugno发现蛛网膜下腔充满脑脊液而非气体。1800年，Bichat[8]发现蛛网膜不仅覆盖脑表面，还包裹脑血管和脑神经，且颅底蛛网膜的分布较脑凸面更为复杂。1875年，Key和Retzius[9]对脑池做了详细观察，将蛛网膜下腔划分为不同区域，各区域之间填充着脑脊液，既互相交通又互相分隔，并描述了脑血管和蛛网膜小梁的关系，其对脑池的命名被沿用至今。

（二）神经放射学阶段（20世纪初至20世纪70年代）

进入20世纪，随着气脑造影和脑室造影技术的发展和应用，人们开始从影像学的角度对脑池进行研究。1937年，Davidoff和Dyke介绍了正常气脑造影中部分脑池的形态和范围。1956年，Liliequist[10]通过尸检和气脑造影研究了各部位脑池及蛛网膜，并首次命名Liliequist膜。1966年，Lewtas和Jefferson首次描述了颈动脉池。20世纪70年代，扫描电镜的问世使得人们可以对脑池内蛛网膜及纤维的细微结构进行研究。1974年，Arutiunov等[11]观察了蛛网膜小梁的形态并详细探讨了小梁与脑血管痉挛的关系。

（三）显微神经解剖学阶段（20世纪70年代至今）

手术显微镜的应用使得人们可以在术中直接观察脑池与蛛网膜结构，这为在活体和接近生理状态下研究蛛网膜下腔提供了条件。1976年，Yasargil等[1]报道了1500例颅内手术中对脑池及其内容物的显微镜下观察结果，并将其应用于显微神经外科手术中。1984年，Yasargil还报道了4200例颅内和椎管手术以及200例尸体解剖中对脑池的观察结果。1988年，Matsuno和Rhoton等[2]观察了后颅凹的脑池，并描述了包裹动眼神经的蛛网膜鞘。后来，Vinas等[3,12,13]针对颅内各部位的蛛网膜小梁和脑池又做了进一步的解剖学研究。2009年，Inoue等[4]同时使用显微镜和内镜对幕上蛛网膜和脑池进行了解剖学研究。

二、中枢神经系统膜性结构的胚胎发育

脑的膜性结构在胚胎发育早期被称为原始脑膜，由包裹神经管的间充质层发育而来，开始为单层细胞结构，在胚胎24~40天开始向内包绕脑和脊髓的神经管周围，在胚胎第40天左右就形成了混合的所谓原始腔隙。原始脑膜逐渐分化为内外两层，外层最终形成骨膜及硬膜，内层最终形成蛛网膜及软脑膜，在胚胎学中蛛网膜和软脑膜被统称为柔脑膜（leptomeninges）[14]。在胚胎第14天出现所谓的硬膜限制层（dural limiting layer）[15]，在胚胎第50天，原始脑膜的内外两层逐渐分开，而真正意义上的蛛网膜的形成是最晚的，可能在出生后甚至新生儿早期方能被辨认，亦即明确的蛛网膜要到胚胎晚期或新生儿早期发育成熟。目前，在脑的膜性结构发育过程中仍然存在一些疑问。

（一）硬膜下腔的概念

Nabeshima等[16]最早于1975年提出了硬膜边界细胞（dural border cell）的概念，认为蛛网膜与硬膜间不存在真实的空间，而是充斥着一层硬膜边界细胞层，该层由一种细长、扁平形态的细胞组成。与硬膜层不同的是，硬膜边界细胞层不但缺乏胶原蛋白，而且存在各种大小、形态不等的细胞外间隙，这成为该层容易被撕裂的结构基础。这一观点不但与临床现象和症状存在矛盾，也与许多解剖观察不符，值得进一步研究。

（二）蛛网膜颗粒和硬膜内静脉丛

蛛网膜颗粒是蛛网膜重要生理功能体现的部位之一，是蛛网膜穿越静脉窦，实现脑脊液主动吸收入静脉的结构。蛛网膜颗粒虽然在胎儿出生前后便已开始发育形成，但一直要到3岁左右才能完全发挥吸收脑脊液的功能[17,18]。

矢状窦旁静脉丛随着胚胎发育的成熟逐渐变少，最终经过硬膜、蛛网膜间引流到上矢状窦的桥静脉只有8~10根。蛛网膜颗粒在有硬膜内静脉

丛的部位与硬膜小梁犬牙交错，相互整合形成一个脑脊液吸收入静脉循环的结构[19]。

蛛网膜颗粒可以分为单叶和多叶型。单叶型通常由蒂部、体部和顶部三个部分构成。多叶型的结构更为复杂，其体部包含一种由致密和疏松结缔组织组成的混合结构。多叶型还含有大量的胶原纤维构成蛛网膜颗粒的框架[20]。蛛网膜颗粒的大小相差甚远，在颅中窝可深入岩尖和岩鼓部的骨质内，被认为可能是部分自发性脑脊液漏或脑膜炎的发病原因[21]。

三、膜性结构在神经外科的临床意义与应用

(一) 外伤性病症与膜性结构的关系

颅底骨折后会出现熊猫眼征、乳突瘀斑、脑脊液耳漏、鼻漏等不同临床表现，严重时还可能出现口鼻大出血和海绵窦动静脉瘘等。其发病机制除与暴力的大小及作用方式相关外，还与发生骨折部位的硬膜质地以及该部位硬膜与骨质附着的紧密度等有关。如前颅窝和中颅窝的骨质与硬膜黏合紧密，骨折后出血不易向颅内方向渗透，而只能向相对组织附着疏松、压力较小的眶周和乳突皮下渗出，从而导致熊猫眼征和乳突瘀斑。

外伤性脑脊液漏常表现为脑脊液鼻漏和耳漏，是闭合性损伤中出现颅底骨折后同时伴发颅底硬膜和外层蛛网膜的破裂而出现脑脊液耳漏、鼻漏的现象。轻微时表现隐匿，只有清醒的患者自己才知道。眶板、筛板、蝶骨嵴甚至蝶骨体均可骨折，虽然可以导致脑脊液漏到达不同的鼻旁窦，但因为各窦的出口均与鼻腔相通，加上各窦之间亦可能各自因为外伤后沟通，故脑脊液鼻漏采用鼻腔填塞，腰穿注入染色剂的方法定脑脊漏的部位的准确性是很有限的。一旦发生脑脊液耳漏，少数来自于口咽相通的咽鼓管，多受暴力较大、伤情较重。因为岩骨是颅底最为粗大和坚强骨性结构，相当于汽车的底梁，只有当暴力导致岩骨骨折移位较为明显，同时其上紧密附着的中、后颅底硬膜和内耳道皮肤及鼓膜均撕裂方能造成较为明显的脑脊液耳漏。

外伤性海绵窦动-静脉瘘亦可视为颅底或岩骨膜性结构被破坏的结果，颈内动脉经岩斜部破裂孔入颅，当外伤导致动脉周围环绕的骨膜、外层硬膜和静脉窦壁等破裂，而致密的硬膜骨膜袖套仍完整时，可出现隐性或典型的颈内动脉-海绵窦瘘综合征(CCF)。

(二) 蛛网膜及其附属结构与颅内疾病的关系

1. 三叉神经痛、面肌痉挛等功能性疾病 在所有出颅的脑神经中，外层蛛网膜均与神经随行一定距离后才终止于相应的颅骨孔中，甚至可以终止于颅外段[22]。因此，相邻的神经与血管之间都可以有部分内层蛛网膜附着并固定，无论血管本身的硬化、迂曲，抑或内层蛛网膜的增厚、变性，均可导致脑神经周边的局部空间发生改变，从而引起脑神经相关的一些疾病如三叉神经痛、舌咽神经痛、面肌痉挛等。目前广泛接受的理论为局部血管压迫导致的神经功能障碍，但这种压迫可能是血管本身的形态变化，也可能仅仅是内层蛛网膜变性后的一个结果。我们在大量的显微血管减压术中发现：①对于部分未发现明显责任血管的患者，对神经周边的内层蛛网膜进行梳理仍然能有效缓解症状；②在无明确责任血管的病例中，以中青年患者为多；③单纯显微血管减压术，即仅简单地隔离神经与血管，而不对周边蛛网膜结构进行梳理，其远期复发率明显升高；④在显微血管减压术中经常可以观察到蛛网膜有变性或增厚等的改变。因此，进一步观察和研究蛛网膜在三叉神经痛等神经功能性疾病中的作用与机制，对于提高手术治疗成功率、减少远期复发率具有重要意义。

2. 垂体相关性疾病 神经垂体在胚胎起源和组织学上属神经组织，我们已证实包裹下丘脑的软膜下行包绕漏斗，穿过蛛网膜袖套，直达鞍内，继续包裹整个神经垂体[23]。这样，神经垂体在鞍内虽与腺垂体紧密相连，但又相对独立，是手术处理鞍内病变，如鞍内型颅咽管瘤、垂体瘤或Rathke囊肿时能完整保留神经垂体的解剖学基础。

在通常情况下，垂体柄穿过鞍膈孔进入鞍内，其周边被鞍膈紧密包围，鞍上蛛网膜不会进入鞍内，因而不存在鞍内蛛网膜腔池。但在部分个体中，由于鞍膈孔较大，甚至鞍膈发育不良，随着年龄增长、垂体的萎缩和脑脊液长期的搏动及冲击，鞍上蛛网膜可以逐步下降至鞍内，甚至包绕部分垂体。在这种情况下，如行经蝶手术切除鞍内病变，可能更易发生蛛网膜的破损而引起脑脊液漏。上述表现严重时可出现空蝶鞍症，部分空蝶鞍症可能引起严重视力障碍，需要外科手术治疗。

3. 自发性脑脊液漏和脑炎　如上所述,尸检中甚高的蛛网膜颗粒和鼓室盖贯通率,与临床上发现的自发性脑脊液耳漏的发生率不吻合,这是医生的误诊、漏诊,还是疾病的自限性发展导致的,目前尚不清楚。因此,在日后的临床实践中,加强对相关部位的薄层 CT 扫描和 MRI T2 像的观察研究,应当是可以提高这类疾病的检出率并采取针对性的治疗措施的。另外,值得注意的是,临床上存在一些脑炎,特别是隐匿性的蛛网膜下腔感染,对这种不明原因的反复颅内感染或脑膜炎,应进行动态影像学甚至脑池造影检查,尤其是重点观察岩尖、鼓室处的骨质周边是否存在蛛网膜颗粒的异常增大或贯通,对于明确这类脑炎的发病机制及指导治疗具有重要意义。

4. 硬脑膜动静脉瘘　如前所述,蛛网膜颗粒不但与静脉和静脉窦毗邻,在 CT 上甚至可见 57.5% 的蛛网膜颗粒侵入静脉窦,而在尸检中这一比例可达 72.7%[18,24]。当外伤、炎症等因素导致蛛网膜颗粒蒂部的毛细血管损伤和破裂,使得动脉性血液直接流入压力低的静脉系统,在局部微环境差或早期凝血功能不良的情况下,进入静脉窦的血流持续保持高流量,由于局部血管分布和血流动力学的差异,相应部位的静脉压力也会增高,从而逐渐出现典型的硬脑膜动静脉瘘的血流动力学特点和临床表现,其发病机制与外伤性动静脉瘘相似。

5. 脑脊液循环与脑积水　在脑室系统中,脉络丛分泌的脑脊液从四脑室正中孔及侧孔流出后,要通过复杂的蛛网膜腔池运行,最终到达大脑凸面通过矢状窦吸收入血,其生理作用除供应脑细胞一定的营养、运走脑组织的代谢产物、调节中枢神经系统的酸碱平衡等,也起到缓冲压力、保护大脑和脊髓的作用。

内层蛛网膜可以分成丝、索、带、膜四种不同的形态[25],将整个蛛网膜腔分为成对及不成对的脑池,这些脑池既相互交通,又相对独立。脑池互相交通,是指脑池之间有孔道相通,在不同部位和个体之间差异甚大,有的呈较大的自然通道,有的只是内层蛛网膜上的网眼或小孔,在正常情况下畅通无阻。脑池的相对独立,是指除各脑池除解剖形态和内容物有所区别外,脑脊液的流动是呈现有方向性的潮汐样运动的,反向流动少且有一定阻力;脑池间的膜性通道具有类似静脉瓣样的作用,可阻挡反向流动,尽管这种瓣膜作用并不完

全。然而,这种瓣膜作用在有些部位十分明显,成为脑脊液循环途径中的流动限制性节点。在出血、炎症、肿瘤等病理情况下,由于膜性结构的破坏、变性和堵塞,除形成脑池占位外,还可能影响脑脊液的循环,引起脑积水。随着部位和范围的不同,这种脑积水可以是局部的腔池扩大,也可以形成全脑室系统扩大,可以是急性,也可以是亚急性脑积水,如听神经瘤患者并发的蛛网膜囊肿、动脉瘤出血后形成的亚急性脑积水等。

此类脑积水的特点为:①去除原发病后,脑积水可以很快缓解,因此如外伤及脑出血后部分患者呈局限性脑积水,有自愈可能;②对于侧裂池尤其是脚间池以前的脑池病变引起的脑积水,三脑室底或终板造瘘有效,其原因是脑脊液通过造瘘形成的旁路直接回流至鞍上池,最终通过侧裂池到大脑凸面并吸收入血液循环。蛛网膜腔池的形态构成以及脑脊液的循环特点,在不同类型的脑积水中作用迥异,是一个值得深入观察和研究的问题,对合理治疗不同类型的脑积水具有重要意义。

(三)基于膜性结构概念的肿瘤起源及其分类

脑的膜性结构与脑组织及进出颅腔的脑神经和血管均有密切关系,不但成为不同部位起源肿瘤的屏障和限制性结构,其自身的细胞组织结构也是肿瘤的起源和发生部位,因此膜性结构与肿瘤可以形成复杂的关系。按照硬膜、蛛网膜、蛛网膜腔和软脑膜肿瘤的起源可以分成:①硬膜外肿瘤;②蛛网膜外起源的肿瘤,包括蛛网膜起源的颅底、凹面的脑膜瘤;③蛛网膜下腔内肿瘤,其中又包括单一脑池和多个脑池内肿瘤,软膜内或脑实质内肿瘤。

1. 硬膜外起源的肿瘤　主要是指来源于颅骨或颅外组织的肿瘤,侵袭破坏颅骨,主要在硬膜外生长,可以累及和破坏硬膜结构,甚至硬膜来源的血液可以供应部分肿瘤,但硬膜仍是主要边界和屏障,在肿瘤的发生发展和手术治疗中可起到保护重要颅内结构的作用。这一类肿瘤主要分布于颅底和侧颅底,如脊索瘤、鼻咽癌、颈静脉孔区的副神经瘤、骨源性肿瘤等。

2. 蛛网膜和蛛网膜外起源的肿瘤　蛛网膜绒毛和帽状细胞是脑膜瘤的好发部位,虽然其起源于蛛网膜的附属结构,但与硬膜关系密切,且大部分由硬膜和颈外动脉系统供血,好发的部位又

以凹面及颅底与硬脑膜接触的部位为主,多数为附着于硬膜面的宽基底,加之手术的重点往往是针对硬膜面的处理,因此不少医生对脑膜瘤的起源有错误的观点和认识,以为脑膜瘤是起源于硬脑膜的肿瘤,而对位于发生于脑室内的脑膜瘤不得其解,甚至误认为是异位脑膜瘤。

在神经外科手术中,当肿瘤基底部位于颅底、大脑凸面、小脑幕和大脑镰时,应归类于蛛网膜外肿瘤。这类肿瘤在较小时可以看到完整的蛛网膜界面,在影像学上甚至可以见到肿瘤与脑实质间有蛛网膜下腔池存在,这层界面成为术中保护正常脑组织的重要屏障,需予以充分利用;在肿瘤较大的情况下,作为边界的外层蛛网膜被极度推挤和牵拉,可能变得菲薄甚至缺如,使得肿瘤和脑组织之间的分离变得困难;另一方面,肿瘤与脑实质之间始终存在丝、索状的内层蛛网膜,原先脑池内被这些蛛网膜固定的神经和血管可与肿瘤形成推挤、移位甚至嵌顿关系,使得手术治疗更为困难,甚至手术风险大幅增加,这也是许多作者认为部分肿瘤不能全切除或者切除困难的实际原因。

另外,脑室系统、松果体区(非小脑幕部位)等均可有脑膜瘤的发生,这些脑膜瘤从起源上是蛛网膜来源的肿瘤,但从手术学的角度出发,这些肿瘤则属于脑实质内肿瘤或蛛网膜脑内起源的肿瘤。

3. 蛛网膜下腔内起源的肿瘤 蛛网膜下腔内理论上除内层蛛网膜外,只有神经和血管走行,因此蛛网膜下腔内的病变种类并不复杂,常见的有 Willis 环的动脉瘤、部分三叉神经鞘瘤和舌咽神经鞘瘤、面肌痉挛等功能性疾病,再如起源于蛛网膜下腔的听神经瘤,起源于视神经、下丘脑 - 垂体柄蛛网膜下腔段的胶质瘤,起源于脑池内的胆脂瘤、皮样囊肿,其余还有少部分的起源于蛛网膜下腔段垂体柄的颅咽管瘤和 Rathke 囊肿。

蛛网膜下腔内肿瘤除可向外推挤外层蛛网膜,使之更紧贴于硬膜,向内亦推挤软膜及脑实质,当肿瘤较小时可以占据单个脑池,当肿瘤增大时可占据两个或多个脑池。随着肿瘤的增大,脑池间的内层蛛网膜束带会被推挤变形,随之出现变薄或网孔增大,难以约束肿瘤的生长,部分内层蛛网膜由于肿瘤推挤聚集成片状或反应性增厚,形成膜性阻挡,这也是为何有些肿瘤呈分叶状生长的原因之一。此外,当阻挡肿瘤的蛛网膜束带将血管或神经限制、固定并形成这种分叶状的隔

蒂时,就会造成肿瘤嵌顿、夹持血管或神经。

胆脂瘤等少数质软的肿瘤可以通过脑池间通道扩展到多个脑池内,而内层蛛网膜本身推挤破坏并不严重,有时还有增厚的情况,此时在影像上和术中均大致可以辨别出各正常脑池,故所谓的胆脂瘤具有钻孔生长的特征,实际上是由于肿瘤质地柔软,内层蛛网膜无法全面发挥阻挡肿瘤生长的作用,这类手术也是最有利于观察和了解肿瘤多脑池生长方式的手术。

动脉瘤主要发生于 Willis 动脉环,多以单个脑池或邻近脑池的受累为特征。在动脉瘤较小时,周边的内层蛛网膜被向外推挤;当动脉瘤较大时,较薄弱部位的蛛网膜对动脉瘤壁的扩张限制较小,可能是动脉瘤形成的原因之一,而相对完整、结实部位的蛛网膜会对动脉瘤的扩张造成限制,相应瘤壁亦受到周边蛛网膜的加强,从而不易破裂。颈内动脉颅内段、后交通动脉起始段位于相应的颈动脉池和后交通动脉池内,池内的蛛网膜可以紧贴在血管壁上加强动脉壁的强度;另一方面,池内的动脉均有几个内层蛛网膜的附着点或部位,当存在动脉硬化时,由于这些膜性结构的厚、薄、粗、细均不同,随着牵张力的改变,相应血管及其分叉部出现变形或成角,从而使血管内的血流动力学发生改变,这也可能是部分动脉瘤发生、发展的原因之一。另外,在动脉瘤手术中,载瘤动脉或动脉瘤体尤其是瘤顶处可能有相应的蛛网膜束带附着、固定,如在处理动脉瘤前未将其锐性离断,则可能会造成意外的动脉瘤牵拉破裂,给手术带来极大的困难,甚至可能出现死亡等灾难性结果[2]。因此,蛛网膜不但与动脉瘤的发生、发展相关,而且还与是否容易破裂和手术的难易度相关。

听神经瘤与其他脑神经起源的肿瘤的明显区别是只有听神经瘤全部属于蛛网膜内的肿瘤,而三叉神经鞘瘤、舌下神经鞘瘤等均可能出现蛛网膜内 - 外甚至蛛网膜外肿瘤。听神经瘤起源于前庭神经鞘的中枢与外周部移行处,此处多在内听道口附近,而外层蛛网膜随面、听神经直达内听道底,绝大部分听神经瘤由来自于颅内动脉的面、听动脉供血。肿瘤与脑干、小脑之间无外层蛛网膜分隔,直接推挤蛛网膜腔内的神经与血管,并与小脑、脑干的软膜相毗邻。因此,面神经在蛛网膜下腔内有较大的游离度,而内听道口又有各自的神经束膜相隔离,这为术中面神经的保留提供了

坚实而确切的解剖学基础。以往观点认为在部分病例中面听神经被肿瘤包裹，其实并非如此，主要与术中的解剖不清或目的不明的双极电凝烧灼有关，这也是许多病例面听神经保留失败的原因。

明确听神经瘤为蛛网膜内肿瘤，对于外科手术治疗有以下意义：①迷路入路在被用于听神经瘤切除时，其实并不是颅外入路，该入路同样需要侵入蛛网膜下腔方能切除肿瘤；②手术操作应尽量在脑池内操作，对不同形态的内层蛛网膜的辨识及锐性分离，是避免神经功能损伤的关键；③由于听神经瘤为蛛网膜内肿瘤，故除手术视野或器械导致的原因之外，部分听神经瘤可以不磨除内听道口后壁而被完整切除；④听神经瘤手术属于蛛网膜下腔内肿瘤的切除范畴，并不应该像其他颅底手术那样费时、耗力。

综上所述，以蛛网膜为核心内容的脑的膜性结构复杂且具有重要的解剖和生理功能，其在炎症的扩散、肿瘤的生长方式、脑脊液循环、蛛网膜下腔出血后的症状与转归中发挥着重要作用。可以预见，对蛛网膜结构和生理功能的进一步深入了解和正确应用，在显微神经外科向微创神经外科技术的转变过程中会起到决定性的作用。

参 考 文 献

1. Yasargil MG, Kasdaglis K, Jain KK, et al. Anatomical observations of the subarachnoid cisterns of the brain during surgery. J Neurosurg, 1976, 44(3):298-302.

2. Matsuno H, Rhoton AL Jr, Peace D. Microsurgical anatomy of the posterior fossa cisterns. Neurosurgery, 1988, 23(1):58-80.

3. Vinas FC, Fandino R, Dujovny M, et al. Microsurgical anatomy of the supratentorial arachnoidal trabecular membranes and cisterns. Neurol Res, 1994, 16(6):417-424.

4. Inoue K, Seker A, Osawa S, et al. Microsurgical and endoscopic anatomy of the supratentorial arachnoidal membranes and cisterns. Neurosurgery, 2009, 65(4):644-665.

5. Blasius G. Anatomia medullae spinalis et nervorum inde provenientium. Amsterdam: J a Someren, 1666.

6. Ruysch F. Letter to Goclicke. In: Operaomniaanatomico-medicochirurgica. Volume 2. Amsterdam: Jansson Wachsberg, 1738.

7. Hailer A. Primae lineae physiologiae in usum praelectionum academicarum. Gottingen: A Vandenhock, 1747.

8. Bichar MFX. Traite des membranes en general et diverses membranes en particulier. Paris: Richard, Caille Ravier, 1800:163-193.

9. Key A, Retzius G. Studien in der anatomie des nervensistems und des bindegewebs. Stockholm: Norstedt & Sohner, 1875.

10. Liliequist B. The anatomy of the subarachnoid cisterns. Acta Radiol, 1956, 46(1-2):61-71.

11. Arutiunov AI, Baron MA, Majorova NA. The role of mechanical factorsin the pathogenesis of short-term and prolonged spasm of the cerebral arteries. J Neurosurg, 1974, 40(4):459-472.

12. Vinas FC, Dujovny M, Fandino R, et al. Microsurgical anatomy of the infratentorial trabecular membranes and subarachnoid cisterns. Neurol Res. 1996, 18(2):117-125.

13. Vinas FC, Dujovny M, Fandino R, et al. Microsurgical anatomy of the arachnoidal trabecular membranes and cisterns at the level of the tentorium. Neurol Res, 1996, 18(4):305-312.

14. Catala M. Embryonic and fetal development of structures associated with the cerebro-spinal fluid in man and other species: Part I: the ventricular system, meninges and choroid plexuses. Arch Anat Cytol Path, 1998, 46(3):153-169.

15. Müller F, O'Rahilly R. Segmentation in staged human embryos: the occipiticervical region revisited. J Anat, 2003, 203(3):297-315.

16. Nabeshima S, Reese TS, Landis DM, et al. Junctions in the meninges and marginal glia. J Comp Neurol, 1975, 164(2):127-169.

17. Le Gros Clark WE. On the Pacchionian bodies. J Anat, 1920, 55(Pt 1):40-48.

18. Grzybowski DM, Herderick EE, Kapoor KG, et al. Human arachnoid granulations part I: a technique for quantifying area and distribution on the superior surface of the cerebral cortex. Cerebrospinal Fluid Res, 2007, 4:6.

19. Fox RJ, Walji AH, Mielke B, et al. Anatomic details of intradural channels in the parasagittal dura: a possible pathway for flow of cerebrospinal fluid. Neurosurgery, 1996, 39(1):84-90.

20. Han H, Tao W, Zhang M. The dural entrance of cerebral bridging veins into the superior sagittal sinus: an anatomical comparison between cadavers and digital subtraction angiography. Neuroradiology, 2007, 49(2):169-175.

21. Gacek RR, Gacek MR. Arachnoid granulations of the temporal bone. Am J Otol, 1999, 20(3):405-406.

22. 徐佳鸣, 漆松涛, 张喜安, 等. 三叉神经移行区的显微解剖学研究及其临床意义. 中国临床解剖学杂志, 2012, 30(4):367-370.

23. Song-tao Q, Xi-an Z, Hao L, et al. The arachnoid sleeve enveloping the pituitary stalk: anatomical and histologic study. Neurosurgery, 2010, 66(3):585-589.

24. Haroun AA, Mahafza WS, Al Najar MS. Arachnoid granulations in the cerebral dural sinuses as demonstrated by contrast-enhanced 3D magnetic resonance venography.

Surg Radiol Anat,2007,29(4):323-328.
25. 刘忆,漆松涛,陆云涛,等. 幕上内层蛛网膜形态、分类、分布及临床意义. 中华神经外科杂志,2014,30(5):477-480.

第二节　硬脑膜、蛛网膜和软膜

脑膜(meninges)位于颅骨的内侧面,包裹在脑的周围。脑膜具有保护脑组织,形成动、静脉和静脉窦的支持结构,参与围成脑周围充满液体的腔隙等作用,对维持神经系统正常生理功能具有至关重要的作用。

脑膜从解剖层次和质地上可以分为外层的硬脑膜[pachymeninges,或称硬膜(dura mater)]与内层的柔脑膜(leptomeninges),而后者又可分为蛛网膜(arachnoid mater)和软脑膜(pia mater,或称软膜)两层[1]。

尽管蛛网膜和软膜都归于柔脑膜,但两者在结构和功能上还是表现出显著的差异。柔脑膜细胞(leptomeningeal cells)的功能主要有以下几项:①形成包绕脑和脊髓的蛛网膜和软膜;②形成鞘膜包绕脑内血管;③形成脉络丛的基质;④形成蛛网膜颗粒和绒毛内脑脊液回流入静脉的通道[2]。

胚胎学上,脑膜起源于脑中线和尾端的轴旁间质,以及中脑前颅底区的神经嵴[3]。脑和脊髓表面最早在胚胎第24天即可见到软膜的出现,而最早在胚胎发育的第41天可以见到硬膜,在第57天可以见到从硬膜分离出来的蛛网膜[3]。

一、硬脑膜

硬脑膜由致密结缔组织构成,贴覆于颅骨内表面,是一种双层纤维膜。其外层由覆盖于颅骨内表面的骨膜形成,内层是一层坚韧的纤维膜,包容脑组织后在枕骨大孔处与包容脊髓的硬脊膜相互延续。

硬脑膜与颅盖骨内表面连接疏松,在骨缝处的连接却非常紧密,故颅盖骨折易形成硬膜外血肿,而颅底部硬脑膜与颅骨连接紧密,颅底骨折时常会撕裂硬脑膜,造成脑神经损伤和脑脊液漏。硬脑膜的内层从外层分离后形成返折,构成将各脑区分开的大脑镰、小脑幕、鞍膈和硬膜静脉窦等结构[1]。外层的柔脑膜,即蛛网膜,通过一层特殊的细胞与硬脑膜的内侧疏松组织相延续[4,5]。

在椎管内,外层硬脊膜成为脊柱的骨膜层,内层硬脊膜构成完整的脊髓硬膜管,两层中间的硬膜间隙由脂肪组织和静脉丛填充。脊髓硬膜管在延颈交界处附着于枕骨大孔,黏附于C_2、C_3椎体,另外通过后纵韧带固定于脊柱椎管的尾端[6,7]。外层蛛网膜同样疏松地黏附于脊髓硬脊膜管的内层[1]。

硬脑膜的血供主要来自脑膜中动脉,硬脑膜动脉向颅盖提供的血液量多于向硬脑膜所提供的血液。脑膜中动脉是最大的脑膜动脉,为上颌动脉的分支,它由上颌动脉近端发出,通过棘孔进入颅中窝底部,走行于窝的外侧壁,在蝶骨大翼转向前上方,而后再分为前、后支。前支向上走行到翼点,继而弯向后,上行到颅顶部。头颅侧面的打击可以使翼点处的颅骨骨折,造成硬脑膜中动脉的分支断裂,引起硬膜外血肿。后支向后上方,分支至颅后部。此外,眼动脉、枕动脉和椎动脉分别发出脑膜支,分别供应脑膜中动脉供应区域以外的硬脑膜区域。

颅前窝和颅中窝的硬脑膜主要由三叉神经的分支分布。三叉神经眼支发出的筛神经脑膜前支、上颌神经和下颌神经的脑膜支分布于颅前窝硬脑膜。颅中窝硬脑膜主要由三叉神经的上颌神经和下颌神经发出的分支分布。颅后窝的硬脑膜接受三叉神经的眼神经的分支和来自第1~3颈神经后根感觉支的分布,也可有来自迷走神经的分支分布。上矢状窦两侧及小脑幕内硬脑膜感觉神经终末的分布亦较为丰富[1]。

硬脑膜对痛觉敏感,尤其是与硬脑膜静脉窦和脑膜动脉相关的部位。因此,术中牵拉穿过硬膜的颅底动脉或靠近颅顶的静脉会引起疼痛感觉。临床上腰椎穿刺术抽取脑脊液后引起的头痛被认为是释放脑脊液后,脑组织略微下沉,牵拉硬脑膜,刺激了硬膜内的感觉神经末梢而引起的。因此,临床上常要求患者保持头低位,以减轻或避免头痛。

二、蛛网膜

蛛网膜薄而透明,缺乏血管和神经,包绕整个脑,但不深入脑沟内。蛛网膜与硬脑膜之间为潜在的间隙,易分离;与软脑膜之间有许多蛛网膜小梁相连,其间为蛛网膜下间隙。蛛网膜下腔内含有脑脊液和较大的血管,向尾端通过枕骨大孔与脊髓蛛网膜下腔相延续。

蛛网膜除在大脑纵裂(大脑镰)与横裂(小脑幕)外,均跨越脑的沟裂而不深入沟内,故蛛网膜下腔的大小不一,此间隙在脑表面的某些部位扩大形成蛛网膜下池。其中最大的是在小脑与延髓之间的小脑延髓池,临床上可在此进行蛛网膜下腔穿刺。

脑蛛网膜在上矢状窦的两侧形成许多绒毛状突起,突入上矢状窦内称为蛛网膜颗粒,是蛛网膜成簇状的延伸物。脑脊液可通过此颗粒进入静脉系统。这些小的突起可以压迫颅骨,形成颅盖骨内面的凹陷。通常在上矢状窦、横窦和其他一些硬脑膜窦附近可以观察到这些颗粒的存在。蛛网膜颗粒是适应从蛛网膜下腔向静脉系统输送脑脊液而形成的具有虹吸作用的结构。

蛛网膜细胞的免疫组织化学标记物包括:波形蛋白(vimentin),中间丝(intermediate filaments),上皮膜抗原 EMA(epithelial membrane antigen),以及细胞间连接的桥粒。这些免疫组织化学指标对于蛛网膜细胞起源的肿瘤如脑膜瘤有特异的诊断价值[1,8]。

在蛛网膜与软膜之间由蛛网膜小梁结构相连接。蛛网膜小梁内还含有胶原纤维,直接将外层蛛网膜与软膜下脑表面的结缔组织相连。此外,蛛网膜小梁还将蛛网膜下腔内走行的动静脉血管与外层蛛网膜和软膜相连接[9]。

蛛网膜小梁除了将蛛网膜下腔分隔之外,还有一个重要的生理功能——抗炎。细菌感染侵入蛛网膜下腔导致的脑膜炎常常有较高的致死率和致残率。脑膜炎球菌容易黏附于蛛网膜小梁结构和行走于蛛网膜下腔内的血管壁,这使得其较少的侵入脑膜下方的脑组织[10]。

三、软膜

软膜由一层薄而连续的脑膜结构覆盖于脑组织表面。与外层蛛网膜不同,软膜细胞通过缝隙连接和细胞桥粒相连,而紧密连接少见[1,9]。软脑膜薄而富有血管和神经,覆盖于脑的表面并深入脑的沟裂内。脑的血管在软脑膜内分支成网,并进入脑实质浅层,软脑膜也随血管进入至脑实质。在脑室的一定部位,软脑膜及其血管与该部位的室管膜上皮共同构成脉络丛组织。在某些部位,脉络丛组织的血管反复分支成丛,连同其表面的软脑膜和室管膜上皮一起突入脑室,形成脉络丛。脉络丛是产生脑脊液的主要结构。软脑膜对脑起

着重要的营养作用。

尽管软膜本身的通透属性不明,但软膜细胞间存在的连接表明软膜有一定的屏障功能[11]。水和低分子溶质可以自由的通过软膜层。炎症细胞可以穿过脑组织表面的软膜层,也可穿过蛛网膜下腔内血管表面附着的柔脑膜细胞[11]。但蛛网膜下腔出血的红细胞无法穿过软膜[12]。在活体实验中可以观察到蛛网膜下腔内的一些颗粒物质如墨汁和聚苯乙烯球被脑膜细胞摄取而无法通过软膜层进入脑表面[13]。在实验中还可以观察到致病菌无法穿过培养的脑膜瘤细胞[12]。有研究表明,软膜细胞含有一种可以降解神经递质的儿茶酚 -O- 甲基转移酶[14]。以上证据表明,软膜是一层有选择性的物理和代谢屏障,可以阻止蛛网膜下腔内的细菌、代谢物、颗粒物质等进入中枢神经系统[1]。

与蛛网膜下腔相比,软膜下间隙较少为人们所关注。其实,在软膜和脑组织表面的胶质界膜之间还存在有软膜下间隙。其中含有许多束带状的胶原纤维穿过软膜进入蛛网膜下腔的蛛网膜小梁内[11]。此外,软膜下间隙还有穿行的动静脉血管。由于软膜下间隙缺乏伸展性,因此软膜下出血往往形成局部的血肿而不会像蛛网膜下腔出血一样广泛播散。

参 考 文 献

1. Weller RO. Microscopic morphology and histology of the human meninges. Morphologie, 2005, 89(284):22-34.
2. Lovering RM, Anderson LD. Leptomeningeal plaques, a "common" finding. Clin Anat, 2006, 19(8):696-697.
3. O'Rahilly R, Muller F. The meninges in human development. J Neuropathol Exp Neurol, 1986, 45(5):588-608.
4. Angelov DN, Vasilev VA. Morphogenesis of rat cranial meninges. A light- and electron-microscopic study. Cell Tissue Res, 1989, 257(1):207-216.
5. Sanan A, van Loveren HR. The arachnoid and the myth of Arachne. Neurosurgery, 1999, 45(1):152-157.
6. Nicholas DS, Weller RO. The fine anatomy of the human spinal meninges. A light and scanning electron microscopy study. J Neurosurg, 1988, 69(2):276-282.
7. Ozawa H, Matsumoto T, Ohashi T, et al. Mechanical properties and function of the spinal pia mater. J Neurosurg Spine, 2004, 1(1):122-127.
8. Gomez DG, DiBenedetto AT, Pavese AM, et al. Development of arachnoid villi and granulations in man. Acta Anat

(Basel),1982,111(3):247-258.

9. Barshes N,Demopoulos A,Engelhard HH. Anatomy and physiology of the leptomeninges and CSF space. Cancer Treat Res,2005,125:1-16.

10. Hardy SJ,Christodoulides M,Weller RO,et al. Interactions of Neisseria meningitidis with cells of the human meninges. Mol Microbiol,2000,36(4):817-829.

11. Alcolado R,Weller RO,Parrish EP,et al. The cranial arachnoid and pia mater in man:anatomical and ultrastructural observations. Neuropathol Appl Neurobiol,1988,14(1):1-17.

12. Hutchings M,Weller RO. Anatomical relationships of the pia mater to cerebral blood vessels in man. J Neurosurg,1986,65(1):316-325.

13. Feurer DJ,Weller RO. Barrier functions of the leptomeninges:a study of normal meninges and meningiomas in tissue culture. Neuropathol Appl Neurobiol,1991,17(5):391-405.

14. Kaplan GP,Hartman BK,Creveling CR. Localization of catechol-O-methyltransferase in the leptomeninges, choroid plexus and ciliary epithelium:implications for the separation of central and peripheral catechols. Brain Res,1981,204(2):353-360.

第三节 硬膜下腔

硬膜下腔的概念在人们心中早已根深蒂固,作为经典的解剖学术语,其被理所应当地认为是一个天然存在的腔隙。但仔细探究其研究历史及进展后却不难发现,硬膜下腔的定义已经从刚开始的含有少量液体物质的天然腔隙,悄悄演变成了由创伤、病理过程等造成的人为腔隙。但即使如此,仍有较多学者相信硬膜下腔天然存在。而有关于硬膜下腔的存在与否尚无定论。

一、传统硬膜下腔的概念

众所周知,脑膜由硬膜、蛛网膜及软膜组成。大多数传统的医学书籍及文献定义硬膜下腔为存在于硬膜与蛛网膜之间,含有少量液体物质的天然腔隙。而与此概念相对应的,积聚于硬膜与蛛网膜之间的血液,则被定义为硬膜下血肿。

硬膜下腔这一概念最早由 Key 与 Retzius[1]所提出。实验发现,硬膜与蛛网膜之间存在腔隙,且其间还衬有低柱状、平整的间皮组织。Langdon[2]在观察了大量胎儿及成人的标本后提出,蛛网膜下腔分隔了壁层和脏层蛛网膜,硬膜下腔的解剖结构可能与此大致相同。通过胚胎学方面的研究,

Weed[3,4]再次证实了硬膜下腔是一个内衬有间皮的腔隙。基于上述研究结果,一些学者提出,硬膜下腔可视作等同于人体其他的浆膜腔的天然腔隙[1,3-6]。

随后的临床研究也证实了硬膜下腔的传统概念。Cushing[7]注意到,中枢神经系统感染的患者,其病灶一般只局限于蛛网膜下腔,而从未出现于硬膜下。Penfield[8]报道,在 1 例梗阻性脑积水病例中,同时从腰大池及硬膜下腔抽取的液体,其成分完全不同。

在之后的研究中,硬膜下腔不断被学者们在镜下观察到,且被认为是一种在蛛网膜之外起屏障作用的潜在腔隙[9]。当时多数的研究者认同了硬膜下腔的存在,且描述其为硬膜与蛛网膜之间含有液体且不与蛛网膜下腔相通的天然腔隙[3-6,7,8,10-14]。

二、硬膜下腔的解剖认识及临床意义

骨内膜层与脑膜层组成了硬脑膜,而这两者均由胚胎时期的原始脑膜分化而来。骨内膜层紧贴于颅骨内侧壁,尤其是在颅底及骨缝处[15,16],其主要由成纤维细胞及大量向不同方向生长的细胞外胶原蛋白构成。骨内膜层中可见血管、淋巴及神经走行[17]。脑膜层与骨内膜层紧密贴合,其间含有大量的成纤维细胞及少量的胶原蛋白[16,18,19]。

Nabeshima 等[20]最早提出了脑膜边界细胞(dural border cell,DBC)的概念。脑膜边界细胞层(dural border cell layer,DBC layer)位于硬膜的脑膜层与蛛网膜之间,是一种细长、扁平形态的细胞层。在随后的研究中,DBC layer 被广泛认同为硬膜的最内层,成为硬膜新的组成部分。显著区别于脑膜层,DBC layer 不但缺乏胶原蛋白,而且存在各种大小、形态不等的细胞外间隙[21-25]。这些间隙当中只含有类似于颗粒状、绒毛状的不定型物质,而没有胶原蛋白[16,19,20,22,23,25],成为 DBC layer 容易撕裂的结构解剖基础。另外,桥粒、间隙或是中间连接在 DBC 之间以及 DBC layer 与蛛网膜之间极为少见,甚至未见于 DBC layer 与硬膜脑膜层之间[20,23,25]。

根据 Nabeshima 等[20]的叙述,附着在 DBC layer 内侧且排列紧密的细胞层被命名为蛛网膜屏障细胞层(arachnoid barrier cell layer,ABC layer)。相比结构疏松的 DBC layer,ABC layer 内

可见大量细胞连接,尤其是紧密连接,这一特点使得 ABC layer 更为坚韧致密,能够阻挡液体、大分子物质及离子的流动[8,20,26,27]。

硬膜下血肿是一种与硬膜下腔概念直接相关的疾病[28-30]。颅脑外伤造成的脑皮质撕裂、浅层血管或是桥静脉的破裂均会导致硬膜下血肿的发生。

桥静脉破裂是硬膜下血肿形成的首要原因[31]。桥静脉起始于大脑表面,穿经硬膜与蛛网膜交界,在硬膜内走行一段距离后汇入静脉窦。尸体解剖发现,硬膜下血肿主要由广泛大脑皮质的破坏及大脑浅层血管的破裂造成,而后者包括了桥静脉与脑皮质内的小血管。硬膜下的桥静脉血管壁明显比蛛网膜下腔内的薄弱,前者厚度为 $10\sim600\mu m$,而后者的最小厚度达到了 $50\mu m$[32]。相比于蛛网膜下腔内的桥静脉,硬膜下的桥静脉周围仅覆盖有不连续的、细长的 DBC 以及松散的胶原细胞,加之其管壁周围平滑肌细胞的老化,使得硬膜下腔部分的桥静脉缺少足够的支持和保护,变得容易受损、破裂[33]。前后向的突然加减速、颅内静脉压的陡然升高,甚至是老年人脑组织萎缩后对于脑膜的牵拉都会造成疏松的 DBC layer 与此处薄弱的桥静脉因为外力而受到损伤,血液流入 DBC layer 包绕的腔隙,从而产生了硬膜下血肿。

除此之外,脑膜瘤也与硬膜下腔存在密切的联系。颅内脑膜瘤起源于蛛网膜帽状细胞,其时常向硬膜生长,并浸润硬膜,形成 MRI 增强扫描时的脑膜尾征。侵犯硬膜的脑膜瘤可生长于硬膜的骨膜层与脑膜层之间,也可以存在于硬膜与蛛网膜之间,而后者的位置即为传统意义上的硬膜下腔[34]。

三、硬膜下腔存在的争议

不同于蛛网膜下腔这一概念的广泛认可,硬膜下腔是否真实存在仍然有着较大的争议,而争议主要集中于其是天然的、潜在的腔隙,还是由于组织破坏所形成的人为腔隙。

在 20 世纪初很长的一段时间里,大批学者提出的一系列强而有力的、有关于硬膜下腔存在的研究结论及证据使人们相信,硬膜下腔是一个含有少量液体物质,且真实存在的腔隙。在后来出版的大量医学书籍与文献当中,传统硬膜下腔的概念开始被不断引入,并且广泛地应用于各种相关的研究。

然而,之后开始有研究者不断指出,硬膜下腔非天然、潜在,而是因外力造成的人为腔隙。

组织胚胎学显示,硬膜与蛛网膜均由原始脑膜分化而来,始终呈整体连续结构,不应存在腔隙[17]。Leary 与 Edwards[10]在观察比较了心包腔、胸腔、腹膜腔以及硬膜下腔的内层组织后发现,硬膜与蛛网膜之间出现的主要是成纤维细胞,且这种细胞主要覆盖于硬膜侧,未见于蛛网膜侧,显然不同于其他几种浆膜腔中明显连续的间皮细胞。Haines 等[17,35]认为,所谓的硬膜下腔不仅在舒张或是收缩后会对组织产生永久性的破坏,而且不能重复地打开及闭合。这两点完全不符合潜在腔隙的特点。所谓的硬膜下腔不过是由病理改变或是创伤引起,通过破坏结构疏松的 DBC layer 以及细胞连接而产生的,这明显不是先已存在的腔隙。还有学者质疑过去实验所见到的腔隙大都是经人为撕裂、破坏硬膜与蛛网膜之间的连接而得到的,无法证实其结果的有效性[16]。

Haines 等[17]同时还指出,在人为打开颅腔进行实验的同时,硬膜的骨内膜层和脑膜层被牵拉向颅骨内层方向,而蛛网膜则依靠本身致密的结构以及小梁细胞等被固定在软膜表面。只剩下内部结构最为疏松的 DBC layer,被集中的、来自相反方向的张力撕扯开,并最终形成了所谓的硬膜下腔。神经外科医生在术中所见到,并且认为极其明显的硬膜下腔均是由此原因形成的。除此之外,缺乏细胞连接的直接形态学依据导致间皮组织稳定内衬于硬膜下腔的观点无法得到支持。

Frederickson[16]观察了多例从硬膜骨膜层到蛛网膜层的完整、连续的标本,未发现硬膜下腔的存在。当轻柔地向上掀起硬膜时,介于硬膜与蛛网膜之间的 DBC layer 被撕开,形成了传统概念的硬膜下腔。Orlin 等[19]用细管在动物额顶部的硬膜之下、蛛网膜之上处注入来自其腹主动脉的肝素化血液,结果显示,血液撕裂了 DBC layer,并且积聚在之前提出的硬膜下间隔,即 DBC layer 中,与 Frederickson 的观点一致。

有学者提出,如果硬膜下腔业已存在,那么当硬膜下血肿产生时,血液应当会因为重力而充满整个颅底或是脊膜,可是,这样的病例却从未出现过[17]。Koizumi 等[36]则提出,硬膜下腔积液形成的基础是 DBC layer 的撕裂,而病理机制则是头部外伤或是手术操作造成的被动渗出。如若硬膜下腔的确存在的话,那么积液只会是一种偶发或是伴随症状。

硬膜下腔的争论也同样存在于脊髓节段中。透射电子显微镜未观察到有硬膜下腔的存在,而在脊髓的硬膜及蛛网膜之间,尤其是硬膜内侧,充满了厚薄不均的神经内皮细胞,这种细胞在两层脑膜之间形成了不同于一般浆膜腔的硬膜下间隔,而非传统意义上的硬膜下腔[37]。Hugh通过脊髓碘油造影提出了不同的观点并质疑了Haines的结论。在人体直立位时,颅内压低于大气压力,此时脑脊液的正压使蛛网膜紧密贴合于硬膜;而当头低位时,负压的脑脊液增加了脊髓神经与蛛网膜之间的张力,使硬膜与蛛网膜之间的腔隙突显出来。过去的研究结果夸大了人为因素对实验结果的影响。另外,因为碘油造影本身存在显像的延迟,所以当显影时,说明造影剂早就已经通过硬膜下腔的相应位置,这也反驳了通过外力产生人为腔隙的质疑。最后,Hugh[38]还指出,硬膜下腔不仅含有淋巴组织,而且其还参与了脑脊液的循环及压力调节,同样也是造成颅内感染的潜在因素之一。

此外,临床上常有硬膜外或蛛网膜下麻醉误入硬膜下腔的报道。硬膜下腔麻醉通常会导致麻醉效果的不佳,且使实际的麻醉节段升高,产生不良影响[39,40]。而麻醉误入硬膜下腔的众多案例也从侧面反映了脊髓节段硬膜下腔存在的可能性。

四、硬膜下腔研究的展望

作为解剖学的经典术语[41,42],传统硬膜下腔的概念几乎被完全颠覆。现今的主流观点认为,所谓的硬膜下腔是由外力破坏DBC layer形成的,而非潜在腔隙。而几乎所有持这一观点的研究都是通过电子显微镜下观察到的形态学表现提出的。虽然这些结论一一驳斥了过去认为硬膜下腔客观存在的依据,但值得注意的是,这些研究覆盖得并不全面,仍然存在漏洞。

首先,过去的实验对象一般都是成人已经发育成熟的颅脑,缺乏对于未发育完全脑膜的观察。Squier[43]在对摇晃婴儿综合征的研究中发现,婴儿硬膜下血肿的表现与成年人有着根本的区别,其多为双侧广泛分布,血肿稀薄,且经常流入脊髓的硬膜下腔。另外,相比于成人,婴儿的蛛网膜下桥静脉更为薄弱,其蛛网膜下血肿发生率高于硬膜下血肿。这些结论均与Haines等学者所持的观点相去甚远。

其次,虽然脑膜的标本被电子显微镜不断放大观察,但极少有研究在大脑凸面以外,或是在脑神经周围进行取材。穿出岩斜区的展神经病理显示,包绕神经的硬膜及蛛网膜之间存在明显的硬膜下腔。Ayberk等[44]在总结了斜坡区域的解剖与部分相关病例后提出,斜坡与桥前膜之间存在硬膜下腔,而斜坡区域两层硬膜之间的血管丛破裂之后,可形成双凸面样的血肿,其位置不在大脑凸面区域,但意义上等同于传统概念的硬膜下血肿。这是否提示,在大脑凸面以外的位置,尤其是颅底、神经或血管出蛛网膜,或是桥静脉汇入静脉窦处,存在传统概念的硬膜下腔?

再次,以动作轻柔、避免人为破坏为前提,当神经外科医生在术中打开硬膜时,经常可以观察到额叶、颞叶等多处的硬膜内侧及蛛网膜外侧之间连接有数量不等的系带状物质,同时这些部位还可见到完整的桥静脉。这种系带状物质数量不多,其形态各异,类似于内层蛛网膜的小梁结构,有的如细丝状,而有的如索带状。在用脑压板牵拉脑组织时,这些连接可以承受一定张力,但细丝状的系带会因张力过大而出现断裂。过去的研究认为,相反方向牵拉硬膜与蛛网膜必然会导致其间DBC layer的撕裂。然而,在特定部位,例如鞍结节及桥小脑角区,这样的系带数量非常稀少,不符合DBC layer数量庞大的叙述。因为如果被撕裂的是DBC layer的话,系带出现的数量应当会大大增加。另一方面,由于DBC layer缺乏胶原蛋白及成纤维细胞,故不太可能形成类似于细丝状,或是索带状的固定结构。这是否表明,硬膜下腔类似于蛛网膜下腔而存在?在硬膜下腔内观察到的系带状物质类似于内层蛛网膜,即蛛网膜小梁,且有类似分隔脑池的功能?

值得一提的是,Kuroiwa等[45]曾经报道了一例在MRI上表现为脑膜尾征,术中却表现为位于硬膜下腔而不粘连硬膜内侧的病例。术后病理显示,肿瘤只是存留在硬膜下腔内,未见任何对硬膜的浸润。这和我们既往研究一致。我们研究凸面脑膜瘤脑膜尾征对应的硬膜病理显示,部分脑膜尾征对应的硬膜有肿瘤侵袭,而另外部分则仅仅只有炎症细胞浸润。在有肿瘤侵袭的硬膜中,部分病例肿瘤细胞入侵到硬膜内形成瘤巢;而部分肿瘤细胞仅仅和硬膜内层贴附(图1-3-1)。综合这一特殊病例以及之前的研究结论,是否可以提

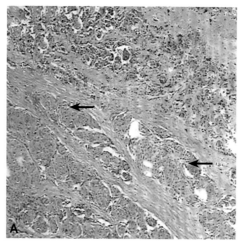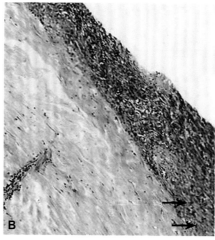

图 1-3-1 脑膜瘤与硬膜的关系

A. 脑膜尾征对应的硬膜被肿瘤细胞浸润,在硬膜内形成瘤巢(箭头所示);B. 肿瘤细胞仅仅和硬膜内层贴附,没有进入硬膜内。肿瘤(箭头所示)沿硬膜下腔扩展

出 DBC layer 未必均匀分布于所有硬脑膜与蛛网膜之间? 在有 DBC layer 的地方,可能不存在硬膜下腔;而在没有 DBC layer 的地方,例如神经、血管出蛛网膜处可能存在硬膜下腔,是否是因为这个地方的桥静脉破裂产生积血,或是此处脑脊液积聚后,向有 DBC layer 处扩展,才导致了 DBC layer 的撕裂,形成了现有概念的周围包裹有 DBC 的硬膜下血肿及积液?

追溯硬膜下腔漫长的研究历史可以发现,其概念曾经几度更迭。然而,无论是认为硬膜下腔自然存在,还是认为其是人为腔隙的科学研究,都或多或少地受限于当时的实验条件与认识,无法做到全面、深入,进而得到广泛的认同,这样就使得有关于硬膜下腔的争论始终存在。而进一步有关硬膜下腔的研究不但有助于神经外科医生更好地了解其真实解剖的结构,同时也为临床相关疾病的再认识提供了极大的帮助。

参 考 文 献

1. Key A, Retzius G. Studien in der Anatomie des Nervensystems. Arch mikr Anat. 1873, 9: 308-386.

2. Langdon FW. The arachnoid of the brain. J Comp Neurol, 1891, 1: 205-210.

3. Weed LH. Meninges and Cerebrospinal Fluid. J Anat, 1938, 72: 181-215.

4. Weed LH. The formation of the cranial subarachnoid spaces. Anat Rec, 1916, 10: 475-481.

5. Weed LH. An anatomical consideration of the cerebrospinal fluid. Anat Rec, 1917, 12: 461-496.

6. Weed LH. The Development of the Cerebro-spinal Spaces in Pig and in Man, by Lewis H. Weed. Carnegie Institution, 1917.

7. Cushing H. Studies on the Cerebro-Spinal Fluid: I. Introduction. J Med Res, 1914, 31(1): 1-19.

8. Penfiled WG. Subdural effusion and internal hydrocephalus study of a case, with recovery. Am J Dis Child, 1923, 26: 383-390.

9. Pease DC, Schultz RL. Electron microscopy of rat cranial meninges. Am J Anat, 1958, 102(2): 301-321.

10. Leary T, Edwards EA. The subdural space and its linings. Arch Neurol Psychiatry, 1933, 29: 691-701.

11. Mallory FB. The Type Cell of the so-called Dural Endothelioma. J Med Res, 1920, 41: 349-364.

12. Penfield WG. The cranial subdural space (A method of study). Anat Rec, 1924, 28: 173-175.

13. Wegefarth P, Weed LH. Studies on Cerebro-Spinal Fluid. No. Ⅶ: The analogous Processes of the cerebral and Ocular Fluids. J Med Res, 1914, 31: 167-176.

14. Woollard HH. Vital Staining of the Leptomeninges. J Anat, 1924, 58: 89-100.

15. Allen DJ, Didio L. Scanning and transmission electron microscopy of the encephalic meninges in dogs. J Submicr Cytol, 1977, 9: 1-22.

16. Frederickson RG. The subdural space interpreted as a cellular layer of meninges. Anat Rec, 1991, 230(1): 38-51.

17. Haines DE, Harkey HL, Al-Mefty O. The "subdural" space: a new look at an outdated concept. Neurosurgery, 1993, 32(1): 111-120.

18. Anderson DR. Ultrastructure of Meningeal SheathsNormal

Human and Monkey Optic Nerves. Arch Ophthalmol, 1969, 82(5):659-674.

19. Orlin JR, Osen KK, Hovig T. Subdural compartment in pig: a morphologic study with blood and horseradish peroxidase infused subdurally. Anat Rec, 1991, 230(1): 22-37.

20. Nabeshima S, Reese TS, Landis DM, Brightman MW. Junctions in the meninges and marginal glia. J Comp Neurol, 1975, 164(2):127-169.

21. Alcolado R, Weller RO, Parrish EP, Garrod D. The cranial arachnoid and pia mater in man: anatomical and ultrastructural observations. Neuropathol Appl Neurobiol, 1988, 14(1):1-17.

22. Lopes C, Mair W. Ultrastructure of the arachnoid membrane in man. Acta Neuropathol, 1974, 28(2):167-173.

23. Rascol MM, Izard JY. The subdural neurothelium of the cranial meninges in man. Anat Rec, 1976, 186(3):429-436.

24. Schachenmayr W, Friede RL. Fine structure of arachnoid cysts. J Neuropathol Exp Neurol, 1979, 38(4):434-446.

25. Schachenmayr W, Friede RL. The origin of subdural neomembranes. I. Fine structure of the dura-arachnoid interface in man. Am J Pathol, 1978, 92(1):53-68.

26. McLone DG. The subarachnoid space: a review. Childs Brain, 1980, 6(3):113-130.

27. Bennett MV. Electrical impedance of brain surfaces. Brain Res, 1969, 15(2):584-590.

28. Van Rybroek JJ, Low FN. Intercellular junctions in the developing arachnoid membrane in the chick. J Comp Neurol, 1982, 204(1):32-43.

29. Apfelbaum RI, Guthkelch AN, Shulman K. Experimental production of subdural hematomas. J Neurosurg, 1974, 40(3):336-346.

30. Watanabe S, Shimada H, Ishii S. Production of clinical form of chronic subdural hematoma in experimental animals. J Neurosurg, 1972, 37(5):552-561.

31. Mack J, Squier W, Eastman JT. Anatomy and development of the meninges: implications for subdural collections and CSF circulation. Pediatr Radiol, 2009, 39(3):200-210.

32. Maxeiner H. Detection of ruptured cerebral bridging veins at autopsy. Forensic Sci Int, 1997, 89(1-2):103-110.

33. Yamashima T, Friede RL. Why do bridging veins rupture into the virtual subdural space? J Neurol Neurosurg Psychiatry, 1984, 47(2):121-127.

34. Qi ST, Liu Y, Pan J, Chotai S, Fang LX. A radiopathological classification of dural tail sign of meningiomas. J Neurosurg, 2012, 117(4):645-653.

35. Haines DE. On the question of a subdural space. Anat Rec, 1981, 230(1):3-21.

36. Koizumi H, Fukamachi A, Nukui H. Postoperative subdural fluid collections in neurosurgery. Surg Neurol, 1987, 27(2):147-153.

37. Reina MA, De Leon CO, Lopez A, et al. The origin of the spinal subdural space: ultrastructure findings. Anesth Analg, 2002, 94(4):991-995.

38. Hugh AE. The subdural space of the spine: A lymphatic sink? Myodil's last message. Clin Anat, 2010, 23(7):829-839.

39. Collier CB. Accidental subdural block: four more cases and a radiographic review. Anaesth Intensive Care, 1992, 20(2):215-225.

40. Smith GB, Barton FL, Watt JH. Extensive spread of local anaesthetic solution following subdural insertion of an epidural catheter during labour. Anaesthesia, 1984, 39(4):355-358.

41. Schneider RC. Correlative neurosurgery. Charles C Thomas, 1982.

42. Youmans JR, Youmans JR. Neurological surgery: a comprehensive reference guide to the diagnosis and management of neurosurgical problems. Saunders, 1990.

43. Squier W. The "Shaken Baby" syndrome: pathology and mechanisms. Acta Neuropathol, 2011, 122(5):519-542.

44. Ayberk G, Ozveren MF, Aslan S, et al. Subarachnoid, subdural and interdural spaces at the clival region: an anatomical study. Turk Neurosurg, 2011, 21(3):372-377.

45. Kuroiwa T, Ohta T. MRI appearances mimicking the dural tail sign: a report of two cases. Neuroradiology, 2000, 42(3):199-202.

第四节　蛛网膜、蛛网膜下腔及脑池

一、颅内蛛网膜、蛛网膜下腔和脑池的概念

(一) 蛛网膜

蛛网膜是指位于硬膜与软脑膜之间的一层"蛛网样"的膜性组织，覆盖整个脑和脊髓。蛛网膜可分为两种类型：外层蛛网膜(outer arachnoid membrane)与内层蛛网膜(inner arachnoid membrane)。外层蛛网膜通常与硬膜分布一致，包裹整个脑组织表面，呈完整、厚实的膜状，不含网眼、孔洞及开口等，因而形成一层密闭的外壳以阻止脑脊液流入硬膜下腔。外层蛛网膜在组织学上由疏松排列的细胞构成，与硬膜的最内层相邻[1]。蛛网膜细胞有其独特的椭圆形的小细胞核，排列紧密，细胞间隙狭小，缺乏间杂的结缔组织和基底膜结构[1]。因此，蛛网膜细胞间缺乏网状结构和胶原网络结构，使得其与普通的结缔组织之间有显著的区别。外层蛛网膜细胞间由紧密连接，形成紧密的屏障结构可以防止脑脊液的通透[1,2]。

而在其他的蛛网膜和软膜细胞间的连接都是由细胞桥粒和缝隙连接构成[2]。

内层蛛网膜主要存在于颅底、脑干周围和幕切迹等部位,这类蛛网膜连接于外层蛛网膜和软膜之间,形态多样,可呈片状、膜状、网孔状或小梁状,通常不完整,从而使各脑池间得以相互交通,形成脑脊液的循环通路。

按照手术显微镜下的观察,内层蛛网膜可进一步分为丝状、索状、带状和膜状。具体来说,以丝状蛛网膜作为内层蛛网膜的最小可见单位,索状蛛网膜宽度至少相当于 10 倍丝状蛛网膜,带状蛛网膜宽度至少 5 倍于索状蛛网膜,膜状蛛网膜宽度至少 3 倍于带状蛛网膜。内层蛛网膜可由以上 4 种形态单独或者联合构成(图1-4-1)[3]。

根据形态和分布特点,内层蛛网膜还可分为固有和附着内层蛛网膜两种类型。①固有内层蛛网膜:大部分由外层蛛网膜发出,附着于软膜上,少数也可于软膜与软膜之间附着,形态较为固定,多呈膜状或带状,中间可有血管或神经穿越,有系统的名称,构成脑池间分隔,如 Liliequist 膜、颈内动脉内侧膜等,本文后面所详述的蛛网膜均为该类蛛网膜;②附着内层蛛网膜:位于蛛网膜腔内,沿脑池平面走行,多数于血管、神经或软膜之间附着,部分可附着于外层蛛网膜上,形态变异大,不形成明显的膜状分隔,无系统的命名,多数为丝状或索状蛛网膜。

（二）蛛网膜下腔和脑池

蛛网膜下腔是指位于外层蛛网膜和软膜之间的整个腔隙,里面充满脑脊液,脑脊液在脑室内产生后,经第四脑室正中孔和侧孔进入蛛网膜下腔,形成脑脊液循环(图 1-4-2)。如前所述,在蛛网膜下腔,尤其是在颅底及硬膜游离缘区域,存在大量的带状或膜状的固有内层蛛网膜,将蛛网膜下腔分隔为各个更小的腔室,我们称之为脑池。所有的脑神经及大部分颅内动静脉血管均在池内穿行,各种固有或附着内层蛛网膜附着于其表面,起固定作用。大部分固有内层蛛网膜均含有不同大小的网眼或孔洞,使得各脑池之间得以相互交通,形成脑脊液循环通路。

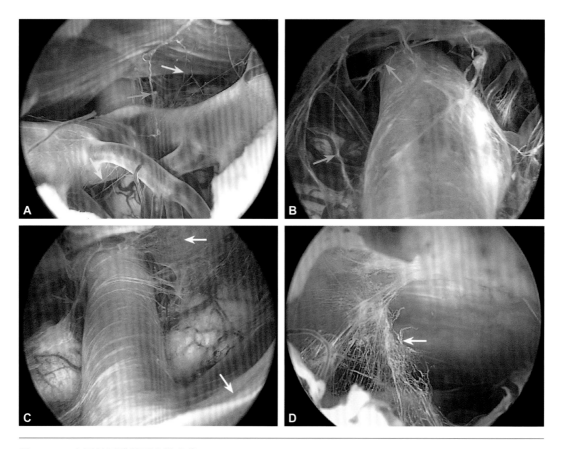

图 1-4-1　内层蛛网膜的形态学分类
内层蛛网膜可表现为丝状(黄箭头)、索状(绿箭头)、带状(蓝箭头)和膜状(白箭头)

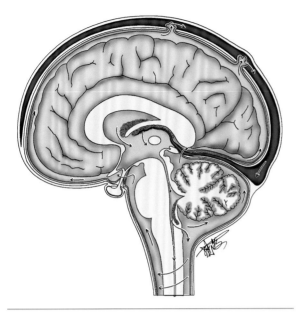

图 1-4-2　脑脊液循环通路模式图

二、蛛网膜与脑池的分布

根据传统概念,内层蛛网膜及其分隔的脑池以小脑幕为界,按区域可划分为幕上与幕下两大部分。然而,在蛛网膜下腔的幕上下交汇处尚存在一个特殊区域,该区域跨越小脑幕切迹,环绕中脑周边,我们称之为环中脑区。环中脑区可进一步分为中脑前区(脚间区)、中脑侧区和中脑后区(松果体区),包含后循环动脉、脑神经、中脑及 Galen 静脉系统等多种重要神经血管结构,同时也是脑脊液循环的重要枢纽地带,病理及生理学意义特殊。因此,本文将颅内蛛网膜与脑池划分为三个区域:幕上区、幕下区和环中脑区(表 1-4-1、图 1-4-3),并在下文中对各组蛛网膜与脑池进行详细描述。

表 1-4-1　颅内蛛网膜及脑池的分区与命名

分区	数量	蛛网膜	脑池
幕上区	成对	侧裂内膜 　侧裂外侧膜 　侧裂中间膜 　侧裂内侧膜 侧裂近端膜 颈动脉内侧膜 颈动脉内膜 终板外侧膜 嗅膜	侧裂池 颈动脉池
	单个	终板内侧膜	视交叉池 终板池 胼周池 中间帆池
环中脑区	成对	环中脑前膜 　外侧段 　内侧段 环中脑后膜 　水平段 　升段	环池
	单个	Liliequist 膜 　中脑叶(环中脑前膜) 　间脑叶 蛛网膜袖套(包裹 Galen 静脉系统) 小脑前中央膜	脚间池 四叠体池 小脑中脑裂池
幕下区	成对	桥前膜 桥延外侧膜	桥小脑角池 小脑延髓池
	单个	桥延内侧膜	桥前池 延髓前池 小脑上池 枕大池

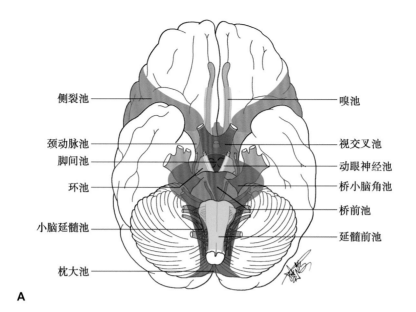

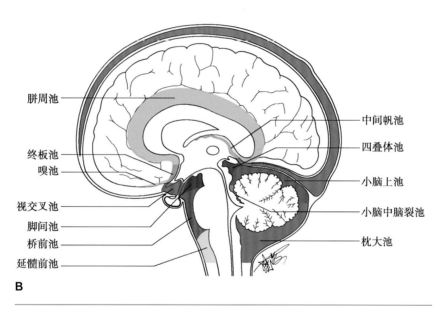

图 1-4-3　颅内脑池的分布示意图
A. 脑底面观；B. 矢状面观

三、幕上区蛛网膜与脑池

（一）蛛网膜

包括侧裂内膜、侧裂近端膜、颈动脉内侧膜、颈动脉内膜、终板外侧膜、终板内侧膜和嗅膜（图 1-4-4）。

1. 侧裂内膜（intrasylvian membranes） 成对蛛网膜，位于侧裂池内，包含侧裂外侧膜、侧裂中间膜及侧裂内侧膜（图 1-4-5）。

（1）侧裂外侧膜（lateral sylvian membrane）：系最为表浅的侧裂内膜，位于侧裂区外层蛛网膜的深面，横跨侧裂外侧缘，与外层蛛网膜之间形成一

个狭窄的腔隙，侧裂浅静脉位于该腔隙内。侧裂外侧膜通常较厚，其上下缘分别附着于额顶叶、颞叶的侧裂面及外层蛛网膜的外侧缘（图 1-4-6 A~C）。

（2）侧裂中间膜（intermediate sylvian membrane）：位于侧裂外侧膜深面，起于额顶叶侧裂面，沿颞上回和颞横回的内侧缘附着。侧裂中间膜与侧裂外侧膜之间存在大量的蛛网膜小梁，大脑中动脉 M2 段行于该膜的深面（图 1-4-6 B、C）。

（3）侧裂内侧膜（medial sylvian membrane）：起于额顶叶岛盖面的内侧缘，向下附着于岛叶，大脑中动脉 M2 段于该膜的下外侧走行。侧裂中间膜

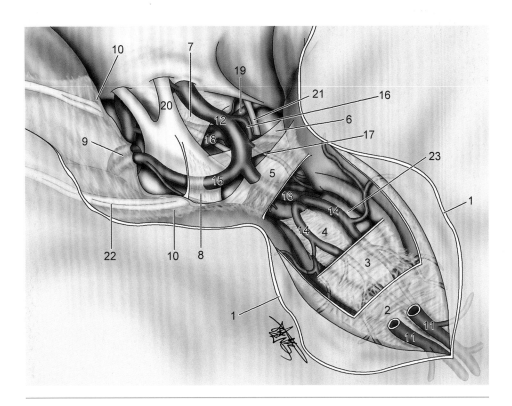

图 1-4-4　幕上蛛网膜分布示意图

1. 外层蛛网膜；2. 侧裂外侧膜；3. 侧裂中间膜；4. 侧裂内侧膜；5. 侧裂近端膜；6. 颈动脉内膜；7. 颈动脉内侧膜；8. 终板外侧膜；9. 终板内侧膜；10. 嗅膜；11. 侧裂浅静脉；12. 颈内动脉；13. 大脑中动脉 M1 段；14. M2 段；15. 大脑前动脉 A1 段；16. 后交通动脉；17. 脉络膜前动脉；18. 大脑后动脉；19. 小脑上动脉；20. 视神经；21. 动眼神经；22. 嗅神经；23. 岛叶

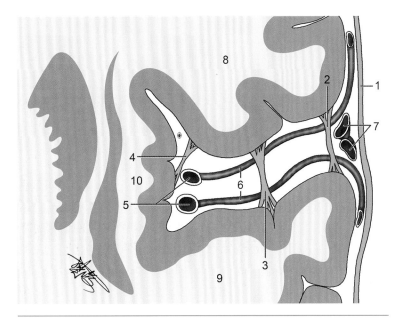

图 1-4-5　侧裂内膜示意图

1. 外层蛛网膜；2. 侧裂外侧膜；3. 侧裂中间膜；4. 侧裂内侧膜；5. 大脑中动脉 M2 段；6. M3 段；7. 侧裂浅静脉；8. 额叶；9. 颞叶；10. 岛叶

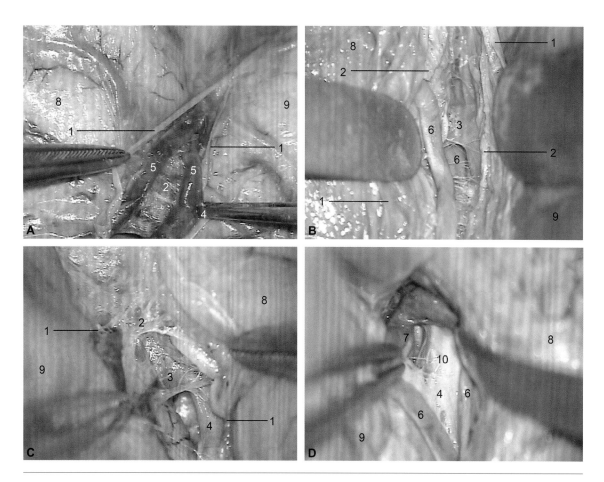

图 1-4-6　侧裂内膜的解剖

A~D. 尸头解剖照片

1. 外层蛛网膜;2. 侧裂外侧膜;3. 侧裂中间膜;4. 侧裂内侧膜;5. 侧裂浅静脉;6. 大脑中动脉 M2 段;7. M1 段;8. 颞叶;9. 额叶;10. 岛叶

与侧裂内侧膜发出许多小梁,附着于 M2 段及其分支上。大脑中动脉 M3 段依次穿越侧裂中间膜及外侧膜,进入大脑凸面(图 1-4-6 D)。

2. 侧裂近端膜(proximal sylvian membrane) 成对蛛网膜,跨越侧裂近端,起于眶回后部,止于钩回前内侧面。该膜包绕大脑中动脉 M1 段起始部,分隔侧裂池与颈动脉池,大脑中动脉 M1 段由颈内动脉发出后不久便穿越此膜进入侧裂池(图1-4-7)。

3. 颈动脉内侧膜(medial carotid membrane) 成对蛛网膜,起于视交叉下缘,止于覆盖蝶鞍外侧及后床突表面的外层蛛网膜上,后缘附着于Liliequist 膜间脑叶上,部分分隔视交叉池与颈动脉池(图 1-4-8)。该膜通常含较多孔洞,部分人群可缺如。

4. 颈动脉内膜(intracarotid membrane) 成对蛛网膜,起于视束的外下缘,止于钩回前部、

颈内动脉床突上段及大脑中动脉的起始部。该膜可较窄,也可较宽,含有较多孔洞,发出许多蛛网膜小梁附着于颈内动脉、脉络膜前动脉、后交通动脉及其穿支血管上(图 1-4-9)。

5. 终板外侧膜(lateral lamina terminalis membrane) 成对蛛网膜,起于直回后外侧缘,向下止于视交叉或视神经的上外侧缘。该膜的外侧汇入嗅神经膜,内侧汇入终板内侧膜,分隔颈动脉池与终板池。终板外侧膜通常较薄,有较多穿孔,大脑前动脉 A1 段自颈内动脉发出后穿越该膜进入终板池(图 1-4-10)。

6. 终板内侧膜(medial lamina terminalis membrane) 单组蛛网膜,起于双侧直回的后内侧缘,向前附着于外层蛛网膜,分隔终板池与胼周池。该膜后缘游离,供大脑前动脉穿行,并形成终板池与胼周池之间交通的孔洞(图 1-4-11)。

7. 嗅膜(olfactory membrane) 成对蛛

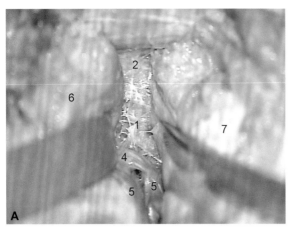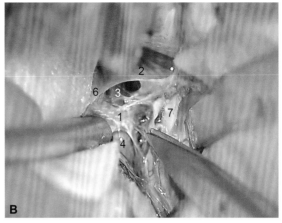

图 1-4-7　侧裂近端膜的解剖
A. 尸头解剖照片；B. 显微镜下术中照片
1. 侧裂近端膜；2. 外层蛛网膜；3. 颈内动脉；4. 大脑中动脉 M1 段；5. M2 段；6. 额叶；7. 颞叶

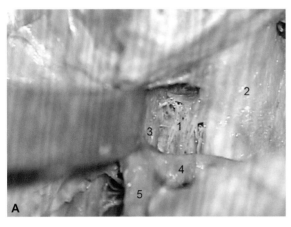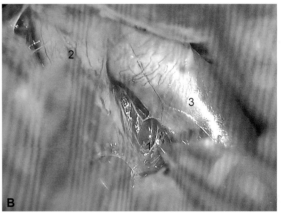

图 1-4-8　颈动脉内侧膜的解剖
A. 尸头解剖照片；B. 显微镜下术中照片
1. 颈动脉内侧膜；2. 视神经；3. 颈内动脉；4. 大脑前动脉；5. 颈内动脉

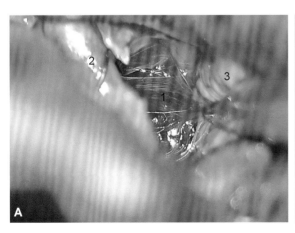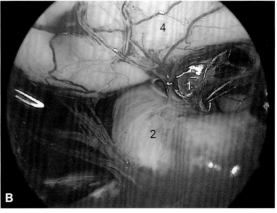

图 1-4-9　颈动脉内膜的解剖
A. 显微镜下术中照片；B. 内镜下术中照片
1. 颈动脉内膜；2. 颈内动脉；3. 颞叶；4. 视束

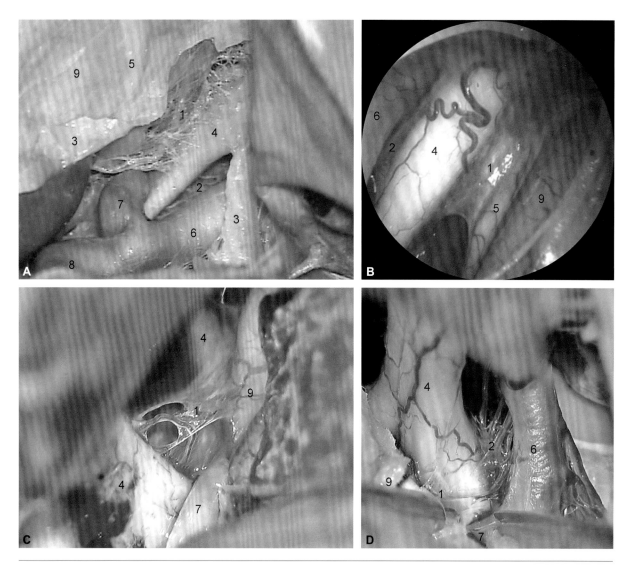

图 1-4-10　终板外侧膜的解剖

A. 尸体解剖照片；B. 内镜下术中照片；C 和 D. 显微镜下术中照片

1. 终板外侧膜；2. 颈动脉内侧膜；3. 外层蛛网膜；4. 视神经；5. 嗅神经；6. 颈内动脉；7. 大脑前动脉；8. 大脑中动脉；9. 额叶

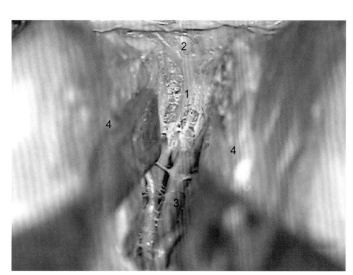

图 1-4-11　终板内侧膜的解剖

1. 终板内侧膜；2. 外层蛛网膜；3. 大脑前动脉；
4. 额叶

网膜,内侧起于眶回后部,分隔前穿质,行于嗅束下方,止于直回,汇入终板外侧膜的外缘,构成嗅池的后下界。该膜前方与嗅束下方的外层蛛网膜融合,外侧与侧裂近端膜融合(图1-4-12)。

（二）脑池

1. 侧裂池(sylvian cistern) 侧裂池为成对脑池,可分为前后两个池,后池又可分为内侧与外侧两部分。

（1）侧裂前池:位于蝶骨嵴上方,外侧从大脑中动脉起始部一直延伸至岛阈,顶壁由眶回后部和前穿质外侧部构成,下壁由颞平台(颞叶前部的上表面)构成。大脑中动脉M1段从颈内动脉发出后,穿过侧裂近端膜,行于侧裂前池的外侧,至

岛阈附近延续为M2段。侧裂前池还包含有从大脑中动脉发出的豆纹动脉和从大脑前动脉发出的回返动脉的末支,两者均进入前穿质(图1-4-13)。

（2）侧裂后池:位于岛阈后方,向外侧延伸至大脑凸面。侧裂中间膜纵向跨越侧裂后池,将其分隔为内、外两个部分。①内侧部:位于额顶叶和颞叶侧裂面之间的内侧,深面延伸至岛裂内,内侧壁由颞叶上表面构成,该处有大脑中动脉M2段浅行。该池向后逐步收窄,侧裂中间膜在此处沿颞横回内前缘向后内侧延伸。M2段移行为M3段后,在该池内向外走行一段距离,然后穿侧裂中间膜进入侧裂后池的外侧部(图1-4-14 A)。②外侧部:位于额顶叶和颞叶侧裂面之间的外侧,其内

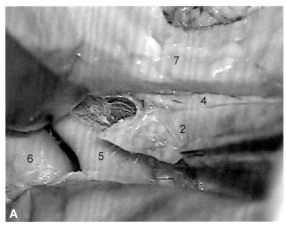
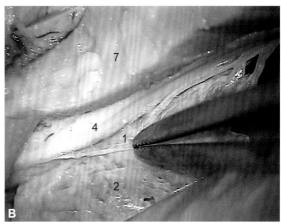

图1-4-12 嗅膜的解剖

A、B.尸头解剖照片

1.嗅膜;2.外层蛛网膜;3.终板外侧膜;4.嗅神经;5.视神经;6.颈内动脉;7.眶回

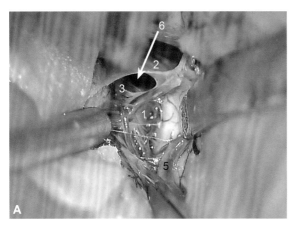
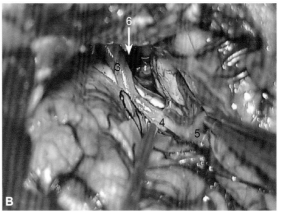

图1-4-13 侧裂前池的解剖

A、B.显微镜下术中照片

1.侧裂近端膜;2.外层蛛网膜;3.颈内动脉;4.大脑中动脉M1段;5.M2段;6.颈动脉池

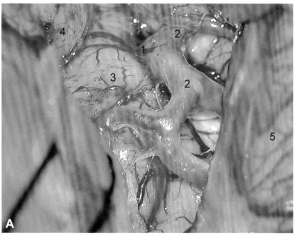
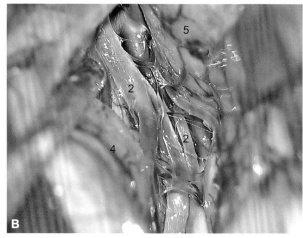

图 1-4-14 侧裂后池的解剖

A. 内侧部;B. 外侧部

1. 大脑中动脉 M2 段;2. M3 段;3. 岛叶;4. 额叶;5. 颞叶

侧壁由侧裂中间膜构成,外侧壁由外层蛛网膜构成,上壁和下壁则分别由额顶叶和颞叶侧裂面构成。该池的前部较窄,向后则沿颞横回内侧面逐步扩大,分布于整个脑盖的表面。池内含有侧裂浅静脉,该静脉行于外层蛛网膜和侧裂外侧膜之间;M3 段及其分支亦在池内走行,该动脉穿过侧裂外侧膜到达脑表面(图 1-4-14 B)。

2. 颈动脉池(carotid cistern) 成对脑池,位于视交叉外侧和钩回前内侧,其外侧壁由颞叶内侧面和覆于前床突和幕缘的外层蛛网膜构成,内侧壁由颈动脉内侧膜构成,上壁由前穿质构成,下壁由覆于后床突和海绵窦的外层蛛网膜构成。颈动脉内侧膜的后缘通常附着于 Liliequist 膜间脑叶上,该膜分隔视交叉池和颈动脉池,含有许多穿孔,颈内动脉穿支借此进入视交叉池。颈动脉池外侧通过侧裂近端膜与侧裂池交通,内侧通过颈动脉内侧膜与视交叉池交通,上内侧通过终板外侧膜与终板池交通,后内、外侧通过 Liliequist 膜间脑叶分别与脚间池和环池交通(图 1-4-15)。

颈动脉池主要包含颈内动脉及其各分支,池

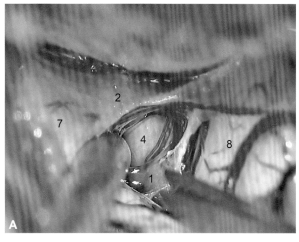
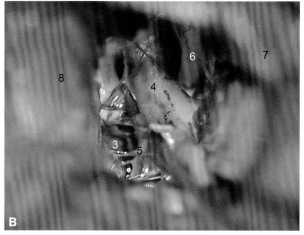

图 1-4-15 颈动脉池的解剖

A、B. 显微镜下术中照片

1. 侧裂近端膜;2. 外层蛛网膜;3. 环中脑前膜内侧段;4. 颈内动脉;5. 脉络膜前动脉;6. 视神经;7. 额叶;8. 颞叶

内有大量蛛网膜小梁将这些血管固定于周边结构上,其中有部分小梁聚为片状,形成颈动脉内膜。颈内动脉依次穿过海绵窦顶壁的硬膜及上方的外层蛛网膜进入颈动脉池,上升并行向后外侧,在池内分叉为大脑前动脉及大脑中动脉。颈内动脉在刚穿入外层蛛网膜时,表面无蛛网膜小梁附着,形成一段裸露区,大多数眼动脉于该处发出,在视神经下方行向前外侧,然后与视神经一起进入视神经管。后交通动脉起自颈内动脉床突上段的后内侧面,向内下方走行,汇入大脑后动脉。脉络膜前动脉通常在后交通动脉附近发出,向内逐步靠近视束并紧贴其下方走行,然后进入环池上方。颈内动脉在池内还发出一些穿支血管,其中近端的穿支从后内侧发出,穿颈动脉内侧膜进入视交叉池;远端的穿支从后方发出,进入前穿质、视束和钩回。颈内动脉在池内最后分叉为大脑中动脉和大脑前动脉,前者发出后不久便穿侧裂近端膜进入侧裂池,后者发出后先于视交叉和嗅纹之间走行一段距离,然后穿终板外侧膜进入终板池。

3. 视交叉池(chiasmatic cistern) 为环绕视神经和视交叉的单个脑池,上方与终板池相邻,外侧与颈动脉池相邻,后方与脚间池相邻。视交叉池的外侧壁由颈动脉内侧膜构成,借此分隔颈动脉池;前下壁由覆盖于鞍结节和鞍膈表面的外层蛛网膜构成;后壁由Liliequist膜间脑叶构成,借此分隔脚间池;前壁为蝶骨平台。视交叉池内包含视神经、视交叉、垂体柄以及一些颈内动脉穿

支血管,如垂体上动脉、漏斗动脉,这些穿支血管穿颈动脉内侧膜进入视交叉池,供应漏斗、视神经及视交叉。视交叉池内还通常含有大量的蛛网膜小梁,附着于上述神经、血管结构上,对该部位病变的发生、发展具有重要的意义。(图1-4-16)

4. 终板池(lamina terminalis cistern) 单个脑池,位于视交叉上方。下壁由视交叉上表面和终板前部构成,前壁由直回和终板旁回构成,外侧壁由终板外侧膜构成,上壁由终板内侧膜构成。终板池上方与胼周池交通,下方与视交叉池交通,外侧与颈动脉池交通,前外侧与嗅池交通。终板外侧膜分隔终板池与颈动脉池,含有较多孔洞,大脑前动脉A1段由此经颈动脉池进入终板池,两侧A1段在池内形成前交通动脉后延续为A2段,转向前上方,穿终板内侧膜进入胼周池。终板内侧膜附着于两侧直回之间,分隔终板池与胼周池。回返动脉系A1段或A2段起始部发出的最大分支,该动脉从大脑前动脉发出后折返,行于终板池内,然后进入颈动脉池,行于颈内动脉分叉外侧,最后发出分支进入前穿质。大脑前动脉A1、A2段及前交通动脉在终板池内还发出大量穿支供应视交叉、三脑室及下丘脑前部,眶额动脉通常在终板池和胼周池交界处由A2发出,行向前下方,最后进入嗅池(图1-4-17)。

5. 胼周池(pericallosal cistern) 单个脑池,位于纵裂和胼胝体的外周,前后跨度较大,依次可分为下、前、上、后四个部分。①下胼周池:位

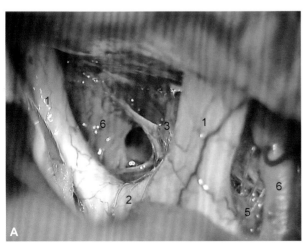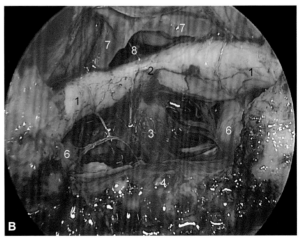

图1-4-16 视交叉池的解剖

A. 显微镜下术中照片;B. 内镜下术中照片

1. 视神经;2. 视交叉;3. 垂体柄;4. 垂体;5. 颈动脉内侧膜;6. 颈内动脉;7. 大脑前动脉A1段;8. 终板池

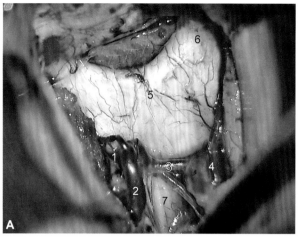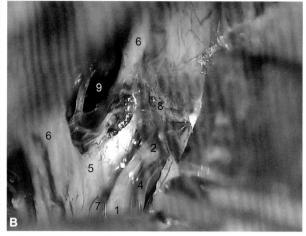

图 1-4-17　终板池的解剖

A、B. 显微镜下术中照片

1. 大脑前动脉 A1 段；2. A2 段；3. 前交通动脉；4. 回返动脉；5. 视交叉；6. 视神经；7. 终板；8. 终板外侧膜；9. 第一间隙

于终板池以上、胼胝体嘴以下，上壁由胼胝体嘴构成，外侧壁由终板旁回和嗅旁回构成，前壁由外层蛛网膜构成；②前胼周池：与胼胝体膝部相对应，前界为外层蛛网膜，后界为胼胝体膝部，外侧界为扣带回；③上胼周池：与胼胝体体部相对应，向后逐渐收窄，终于胼胝体压部前上方；④后胼周池：环绕胼胝体压部，随压部向后下方延伸并逐渐变宽，毗邻包裹 Galen 静脉系统的蛛网膜袖套（详见后述），最终在胼胝体压部下缘转向前方，与前方的中间帆池交通（图 1-4-18）。

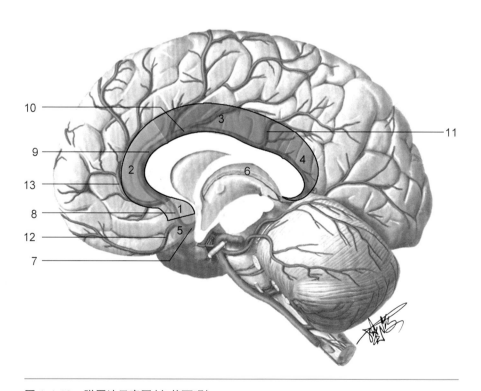

图 1-4-18　胼周池示意图（矢状面观）

1. 下胼周池；2. 前胼周池；3. 上胼周池；4. 后胼周池；5. 终板池；6. 中间帆池；7. 大脑前动脉 A1 段；8. A2 段；9. A3 段；10. A4 段；11. A5 段；12. 额极动脉；13. 胼缘动脉

胼周池内主要包含大脑前动脉各段。A2 段起于终板池内,上行穿终板内侧膜进入下胼周池,然后在胼胝体嘴和侧脑室额角下方转向前上,进入上胼周池内延续为 A3 段。A3 段沿胼胝体膝部绕行至上方后转为笔直后行,延续为 A4 及 A5 段,在上胼周池内继续贴胼胝体体部和压部上缘后行。胼缘动脉多数在前胼周池内发出,也可在下池或上池内发出,该动脉行于外层蛛网膜下、扣带沟内。额极动脉发自下胼周池或终板池内,额内侧动脉多发自前胼周池内,旁中央动脉及顶叶动脉则起自上胼周池内(图 1-4-18)。

6. 中间帆池(velum interpositum cistern)两侧脉络膜从脉络裂向中线靠近,在三脑室顶部逐步分离为上下两层,称为中间帆。其中上层脉络膜的后部与胼胝体压部的软膜相延续,后者绕

压部返折进入三脑室后上方,紧贴穹隆的下表面前行;下层脉络膜后部则与松果体上隐窝的上壁和丘脑软膜相延续。构成中间帆的两层脉络膜在前方及侧方逐步融合封闭,而后方处于开放状态,该腔隙与周围脑池相通,称为中间帆池[4,5]。该池为单个脑池,呈尖端向前的锥形,具有上、下、左、右四个壁,其中上壁由上层脉络膜构成,下壁由松果体上隐窝上壁构成,侧壁由丘脑表面软膜构成(图 1-4-19)。

中间帆池内主要包含大脑内静脉的前端及脉络膜后内侧动脉。透明隔静脉、丘纹静脉等静脉属支在室间孔附近汇合形成大脑内静脉主干,行于中间帆池内,该静脉在后行途中被一层逐渐增厚的蛛网膜袖套所包裹,并在外侧继续汇集来自脉络丛及丘脑的一些静脉属支,最终穿出中间帆

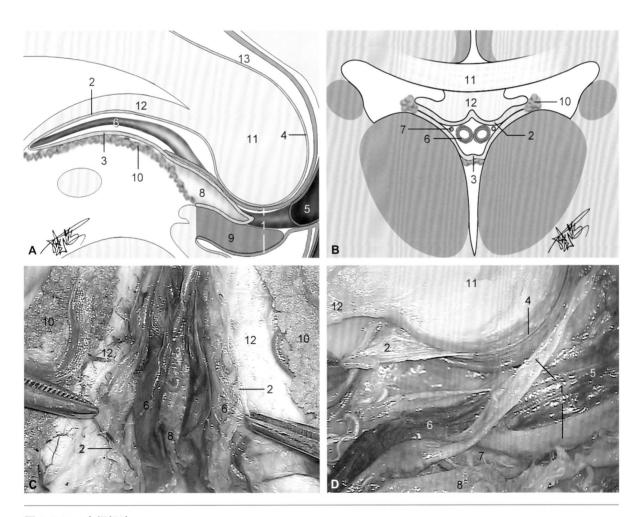

图 1-4-19 中间帆池

A、B. 冠状面及矢状面示意图;C. 解剖图(上面观);D. 解剖图(矢状面观)

1. 蛛网膜袖套;2. 上层脉络膜;3. 下层脉络膜;4. 软膜;5. Galen 静脉;6. 大脑内静脉;7. 脉络膜后内侧动脉;8. 松果体上隐窝;9. 松果体;10. 脉络丛;11. 胼胝体;12. 穹隆;13. 后胼周池

池,与对侧的同名静脉汇合形成 Galen 静脉。脉络膜后内侧动脉在大脑内静脉的蛛网膜袖套与背侧丘脑之间进入中间帆池,前行于池的外侧,并向两侧发出分支供应脉络膜。(图 1-4-19)

四、环中脑区蛛网膜与脑池

(一)蛛网膜

1. 环中脑膜(perimesencephalic membrane)覆盖幕缘及鞍背的外层蛛网膜环绕中脑发出一组较为完整的蛛网膜分隔,称为环中脑膜[6,7]。该膜平小脑幕切迹,前方达鞍背,后内侧至四叠体池,具有前后宽、中间窄的特点,通常在幕缘蛛网膜返折处较为完整与厚实,至远端附着处则逐渐变薄并呈小梁状结构(图 1-4-20)。根据解剖形态及位置,可将环中脑膜分为前、后两部分。

(1)环中脑前膜:环中脑前膜即 Liliequist 膜中脑叶,位于大脑脚、鞍背及两侧幕切迹之间,动眼神经越过该膜上缘并将其分为内、外两段。①内侧段:由覆盖鞍背及后床突的外层蛛网膜向后方发出,多数呈十分疏松的渔网状,少数可略为致密;其后缘游离并通过一些小梁附着于中脑 -

脑桥结合部及基底动脉分叉处;该段分隔脚间池与桥前池。②外侧段:由幕缘的蛛网膜发出,多数完整、厚实,网孔少见;其前内侧缘在动眼神经下方与内侧段延续,同时发出一些小梁包裹动眼神经以形成动眼神经池,后缘通常游离并紧贴大脑脚外侧后行、变窄,最终在大脑脚后缘附近通过一些小梁与环中脑后膜相连;该段分隔环池前部与桥小脑角池(图 1-4-21)。

(2)环中脑后膜:位于中脑被盖部的后外侧,前方环绕中脑被盖及部分丘脑枕;该膜由枕叶底面及小脑上表面的外层蛛网膜在幕缘汇合后发出(图 1-4-22 A),近端多较完整,远端呈疏松网孔状或仅有少量小梁相连。在接近四叠体池时,该膜由水平方向转为上行,止于包裹 Galen 静脉系统的蛛网膜袖套。根据形态特点,环中脑后膜可分为水平段与升段。①水平段:前方通常附着于中脑被盖,有时可发出部分纤维附着于基底静脉表面;该段分隔环池后部与小脑中脑裂池。②升段:前方附着于丘脑枕外侧,脉络膜后内侧动脉通常穿过该段进入四叠体池;该段分隔环池后部与四叠体池(图 1-4-22 B~D)。

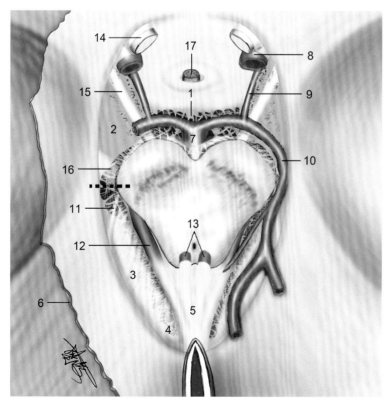

图 1-4-20 环中脑膜结构示意图(上面观)
1. 环中脑前膜内侧段;2. 环中脑前膜外侧段;3. 环中脑后膜水平段;4. 环中脑后膜升段;5. 蛛网膜袖套;6. 外层蛛网膜;7. 基底动脉;8. 颈内动脉;9. 后交通动脉;10. 大脑后动脉;11. 小脑上动脉;12. 基底静脉;13. 大脑内静脉;14. 视神经;15. 动眼神经;16. 三叉神经;17. 垂体柄

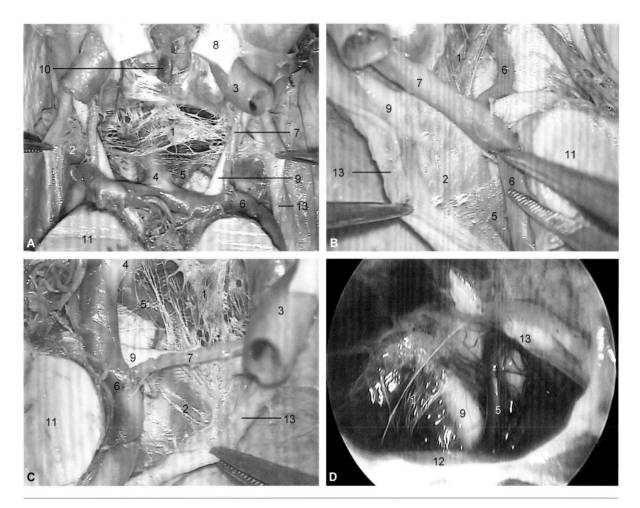

图 1-4-21　环中脑前膜的解剖

A～C. 上面观；D. 下面观

1. 环中脑前膜内侧段；2. 环中脑前膜外侧段；3. 颈内动脉；4. 基底动脉；5. 小脑上动脉；6. 大脑后动脉；7. 后交通动脉；8. 视神经；9. 动眼神经；10. 垂体柄；11. 大脑脚；12. 脑桥；13. 幕切迹

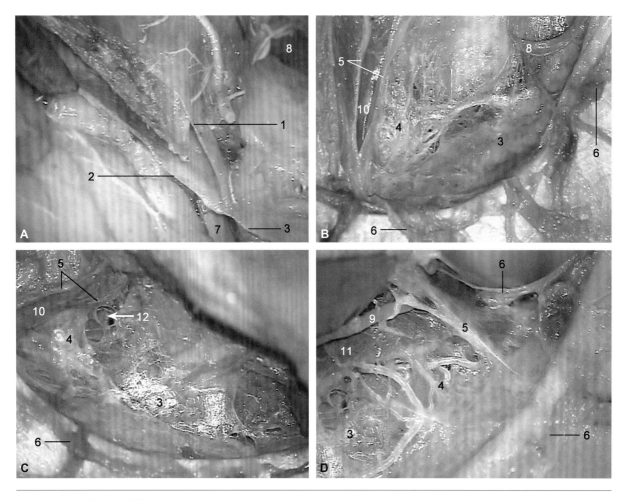

图 1-4-22　环中脑后膜的解剖

A. 小脑幕断面观;B. 上面观;C. 右侧面观;D. 左侧面观

1. 枕叶底面外层蛛网膜;2. 小脑上表面外层蛛网膜;3. 环中脑后膜水平段;4. 环中脑后膜升段;5. 蛛网膜袖套;6. 软膜;
7. 小脑上动脉;8. 大脑后动脉 P3 段;9. 脉络膜后内侧动脉;10. Galen 静脉;11. 基底静脉;12. 四叠体池

2. Liliequist 膜　Liliequist 膜亦属于单组内层蛛网膜,由覆盖后床突与鞍背处的外层蛛网膜发出并行向后上方,该膜大多数在其起始部或距起始部不远处分为两叶,即间脑叶和中脑叶,少数可在距离起始部较远处再分为两叶(图 1-4-23)[8]。

(1) 间脑叶(diencephalic leaf):由 Liliequist 膜发出后继续行向后上方,最终在乳头体附近附着于三脑室底的软膜上,以分隔前方的视交叉池和后方的脚间池。相对中脑叶而言,间脑叶通常更为完整和致密,鲜有网孔存在,因而成为脑脊液循环通路中的一个重要屏障。间脑叶的两侧通常附着于后交通动脉上,有时也可发出少量纤维附着于动眼神经及颞叶内侧面的软膜;另外,间脑叶的后缘还常常发出一些蛛网膜小梁附着于乳头体、大脑后动脉及后交通动脉的穿支上。间

脑叶和下方的中脑叶之间形成脚间池(图 1-4-23、图 1-4-24)。

(2) 中脑叶(mesencephalic leaf):见环中脑前膜。

3. 松果体区蛛网膜袖套(arachnoid envelope over the pineal region,AEPR)　覆盖于枕叶底面、内侧面及小脑上表面的外层蛛网膜在 Galen 静脉汇入直窦的小脑幕尖处逐步增厚、汇合形成一束袖套样结构,称为松果体区蛛网膜袖套(图 1-4-25 A)[9,10]。该袖套向前方包裹 Galen 静脉及其属支近端、松果体及松果体上隐窝。从矢状面观,袖套的上方包裹大脑内静脉前行进入第三脑室上部、中间帆腔内,在前行过程中逐渐变薄直至与大脑内静脉融合;下方包裹松果体下表面,前行并附着于松果体柄下缘及上丘

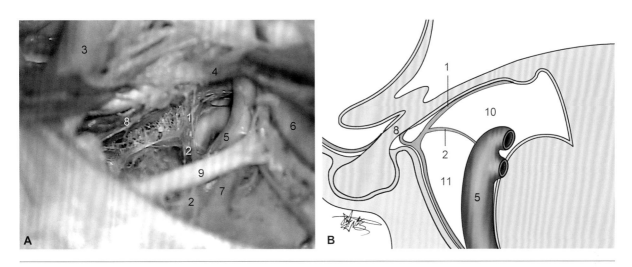

图 1-4-23 Liliequist 膜

A. 解剖图（侧面观）；B. 示意图（矢状面观）

1. Liliequist 膜间脑叶；2. Liliequist 膜中脑叶（环中脑前膜）；3. 颈内动脉；4. 后交通动脉；5. 基底动脉；6. 大脑后动脉；7. 小脑上动脉；8. 垂体柄；9. 动眼神经；10. 脚间池；11. 桥前池

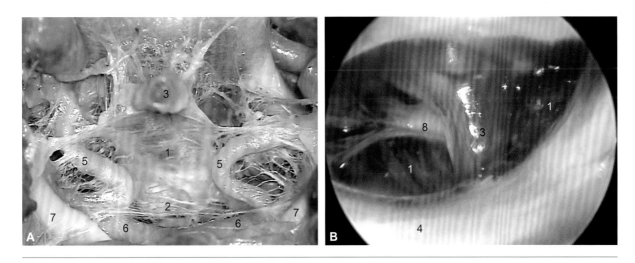

图 1-4-24 Liliequist 膜间脑叶的解剖

A. 尸头解剖照片（底面观）；B. 内镜下手术照片（前面观）

1. Liliequist 膜间脑叶；2. Liliequist 膜中脑叶；3. 垂体柄；4. 视交叉；5. 后交通动脉；6. 大脑后动脉；7. 动眼神经；8. 鞍背

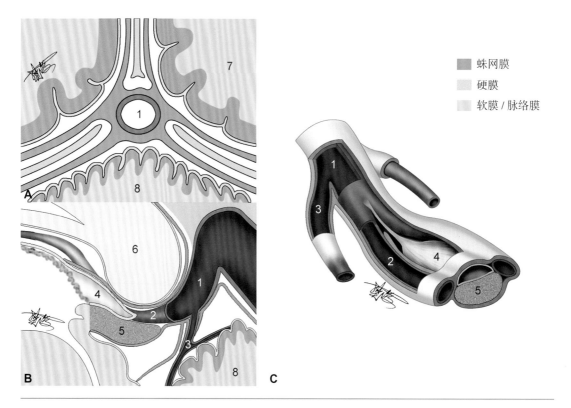

图 1-4-25　松果体区蛛网膜袖套的结构示意图
A. 冠状面观；B. 矢状面观；C. 整体观
1. Galen 静脉；2. 大脑内静脉；3. 上蚓静脉；4. 松果体上隐窝；5. 松果体；6. 胼胝体；7. 枕叶；8. 小脑

上缘；侧方包裹基底静脉、枕内侧静脉并向前附着于双侧丘脑枕内侧（图 1-4-25 B）。从整体上来看，蛛网膜袖套呈无网孔的完整膜性结构，在各静脉主干及属支的近端较厚，至远端逐渐变薄，与静脉壁融合，从而将上述结构与周边蛛网膜下腔隔开，其内不含脑脊液（图 1-4-25 C）。在 Galen 静脉汇入直窦处，AEPR 的后缘形成一个袖套开口，由一些结缔组织固定于 Galen 静脉及镰 - 幕交界处，开口处与周围的硬膜下腔延续。

AEPR 内主要包裹 Galen 静脉及其属支、松果体和松果体上隐窝。大脑内静脉在室间孔附近汇集透明隔静脉、丘纹静脉等静脉属支后，进入蛛网膜袖套，于中间帆池内后行。在胼胝体压部下方，两侧大脑内静脉汇合形成 Galen 静脉，继续行于袖套内，最后于袖套开口处穿出，汇入直窦。在近端 AEPR 的内壁上还可见多个开口，基底静脉、枕内侧静脉、上蚓静脉等由这些开口汇入 Galen 静脉或大脑内静脉，从这些开口处开始，蛛网膜袖套继续沿着各个静脉属支对其进行包裹（图 1-4-26）。

松果体上隐窝覆盖三脑室后方，处于 AEPR 的上份，其上方覆盖袖套膜，下方与松果体相贴，

为软膜成分，完整而致密。松果体上隐窝的上壁由中间帆（脉络膜）的下层向后延续而来，侧壁附着于两侧的丘脑髓纹上，与覆盖于丘脑表面的软膜相延续，隐窝的后缘逐渐变尖并返折过来形成下壁，贴松果体的上表面前行，最终附着于缰连合上。松果体上隐窝形成尖端向后的漏斗形盲腔，封闭三脑室后方，构成三脑室的后壁，其内充满脑脊液。松果体隐窝的尖端还通过一条纤维束带连于 Galen 静脉或大脑内静脉分叉处。松果体位于 AEPR 的下份，前方与松果体柄相连，后方紧邻大脑内静脉分叉部。袖套膜的下壁通常覆盖于松果体下缘，使之与四叠体池隔开；少数情况下，袖套膜的下壁可附着于松果体的侧方，使得松果体部分裸露于四叠体池内。（图 1-4-27）

4. 小脑前中央膜（precentral cerebellar membrane）（**图 1-4-28**）　小脑前中央膜由 AEPR 袖套的下表面于靠近袖口处向前下方发出，前缘通常附着于上丘表面或上下丘之间的软膜上，两侧附着于环中脑后膜的升段，此膜主要分隔前上方的四叠体池与后下方的小脑上池。该膜由大量的蛛网膜束带聚集形成，通常较为完整和

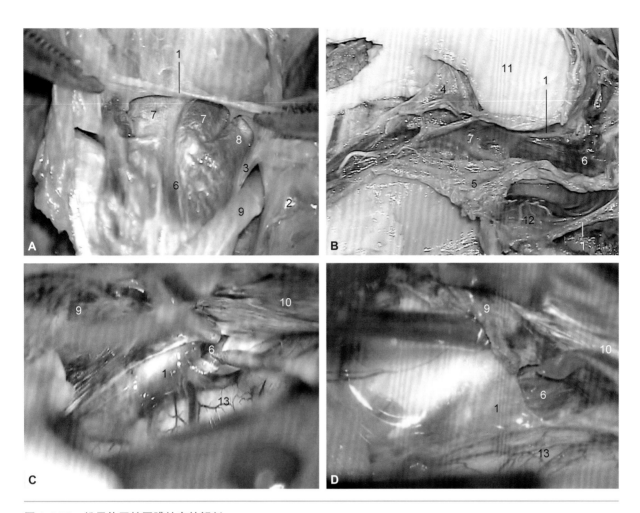

图 1-4-26　松果体区蛛网膜袖套的解剖

A. 上面观；B. 矢状面观；C、D. Poppen 入路观

1. 蛛网膜袖套；2. 枕叶底面外层蛛网膜；3. 小脑上表面外层蛛网膜；4. 上层脉络膜；5. 松果体上隐窝；6. Galen 静脉；7. 大脑内静脉；8. 基底静脉；9. 小脑幕；10. 大脑镰；11. 胼胝体；12. 松果体；13. 枕叶

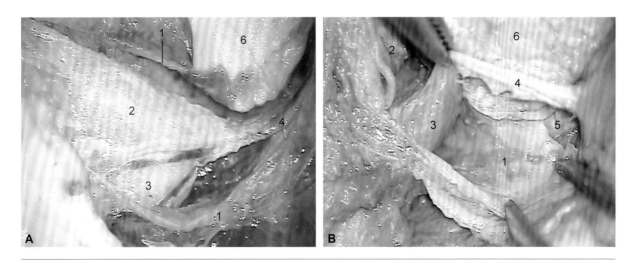

图 1-4-27　松果体及松果体上隐窝的解剖

A. 矢状面观；B. 左后面观

1. 蛛网膜袖套；2. 松果体上隐窝；3. 松果体；4. 松果体静脉；5. 大脑内静脉；6. 胼胝体

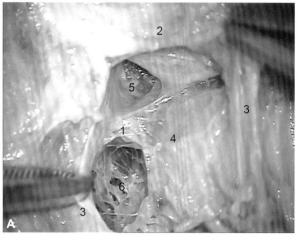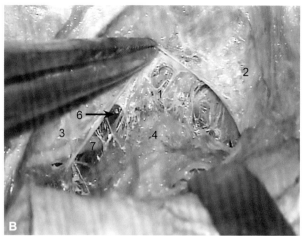

图 1-4-28　小脑前中央膜的解剖
A. 矢状面观;B. 后上面观
1. 小脑前中央膜;2. 蛛网膜袖套;3. 环中脑后膜升段;4. 下丘;5. 四叠体池;6. 小脑上池;7. 小脑上动脉分支

致密,少有网孔存在,少数表现为疏松的纤维束样结构。上蚓静脉(小脑前中央静脉)通常贴于小脑前中央膜的后缘上行,表面包裹一层蛛网膜袖套,最终汇入 Galen 静脉及其袖套。

（二）脑池

1. 脚间池(图 1-4-29)　单个脑池,骑跨于幕切迹的前部,呈尖端朝后的锥形,位于两侧的大脑脚与后穿质之间,是幕上下脑池的重要交汇地带。脚间池由大脑脚、后穿质、三脑室底后部及 Liliequist 膜的两叶围绕形成,其边界可分为 4 个

壁:①前壁:由 Liliequist 膜间脑叶的前下段构成,该膜通常较为致密,成为影响脑脊液循环的一个重要屏障;②顶壁:由间脑和中脑两个部分组成,其中间脑部分由 Liliequist 膜间脑叶的后上段及乳头体构成,中脑部分从乳头体的后缘一直延伸至脚间窝的腹侧隐窝处;③后壁:由脚间窝、大脑脚、后穿质及脑桥上表面构成;④底壁:由环中脑前膜(Liliequist 膜中脑叶)内侧段构成;⑤外侧壁:通常无完整的蛛网膜分隔,主要由少量附着动眼神经周边的蛛网膜小梁构成。脚间池的前方通

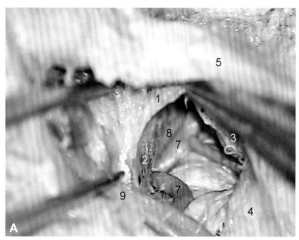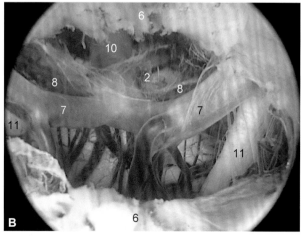

图 1-4-29　脚间池的解剖
A. 尸头解剖照片(侧面观);B. 内镜下手术照片(上面观)
1. Liliequist 膜间脑叶;2. Liliequist 膜中脑叶;3. 乳头体;4. 大脑脚;5. 视束;6. 三脑室底;7. 大脑后动脉;8. 小脑上动脉;
9. 后交通动脉;10. 基底动脉;11. 动眼神经

过 Liliequist 膜间脑叶与视交叉池交通,下方通过环中脑前膜内侧段与桥前池交通,两侧则通过一些稀疏的蛛网膜小梁与动眼神经池及环池前部交通。

脚间池的内容物通常包括基底动脉分叉部、大脑后动脉 P1 段、丘脑后穿支动脉、后交通动脉及其分支、大脑脚静脉、后交通静脉及桥中脑静脉等。基底动脉在桥前池内贴脑桥前缘上行,然后穿环中脑前膜内侧段的后缘进入脚间池,形成基底动脉分叉。大脑后动脉 P1 段由基底动脉尖端发出,绕大脑脚外行,其间向后发出丘脑后穿支动脉及长短不一的旋支动脉进入脚间窝,有时还可发出脉络膜后内侧动脉环绕中脑后行,最后跨动眼神经上缘进入环池前部,延续为 P2 段。后交通动脉由颈内动脉发出后,通常在动眼神经的内上方与之平行后行,中途发出一些分支,最终在脚间池的外侧与大脑后动脉相接。

2. 动眼神经池(图 1-4-30) 成对脑池,位于脚间池与环池前部之间。环中脑膜、Liliequist 间脑叶、颈动脉内侧膜及桥前膜发出一些蛛网膜小梁附着并包裹动眼神经,在动眼神经周边形成一个鞘样结构,构成动眼神经池。该蛛网膜鞘较薄,且多数不甚完整,可视为周边各个内层蛛网膜的汇聚之处。动眼神经为动眼神经池内的唯一内容物,其在脚间池内由大脑脚的内侧面发出,穿过大脑后动脉和小脑上动脉之间的间隙,然后在颈动脉池、脚间池及桥前池交界处贴环中脑前膜上

缘行向前外方,穿出外翻的外层蛛网膜,最后进入海绵窦的硬膜顶壁。

3. 环池 为环绕中脑的一对脑池,呈前后宽、中间窄的半环形,位于小脑幕切迹以上水平、环中脑膜的上方,该池由颞叶内侧面、枕叶底面、中脑及环中脑膜围绕形成,从前方的颞叶钩回后缘一直延伸至后方的四叠体板外侧缘(图 1-4-31)。按照环中脑膜的分段,环池可相应地分为前后两部分。

(1)环池前部(图 1-4-32):共有 4 个壁:①顶壁:大脑脚外侧面及视束下表面的软膜与钩回软膜逐步融合,在进入脉络裂之前形成一个返折,共同构成环池前部的顶壁;②底壁:由环中脑前膜的外侧段构成;③内侧壁:由大脑脚外侧面构成;④外侧壁:由颞叶内侧面构成,其中颞叶内侧面主要为钩回和海马旁回,两者以海马沟为界。环池前部的前方与颈内动脉池交通,内侧与脚间池交通,内下方与动眼神经池交通,各池之间通常为少量蛛网膜小梁分隔,下方则通过环中脑前膜的外侧段与桥小脑角池交通。

(2)环池后部(图 1-4-33):共有 5 个壁:①顶壁:中脑被盖、外侧膝状体与枕叶底内侧面的软膜逐步融合,在进入脉络裂之前形成一个返折,共同构成环池后部的顶壁;②底壁:由环中脑前膜的水平段构成;③内侧壁:由中脑被盖的上部与外侧膝状体构成;④外侧壁:由枕叶底内侧面构成;⑤后内侧壁:由环中脑后膜的升段构成。环池后部的

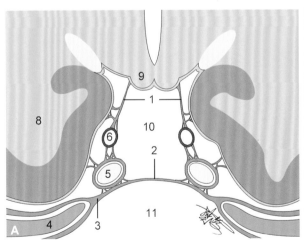
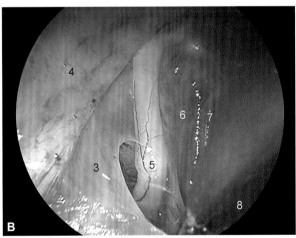

图 1-4-30 动眼神经池
A. 冠状位示意图;B. 解剖图
1. Liliequist 膜间脑叶;2. 环中脑前膜(Liliequist 膜间脑叶)内侧段;3. 环中脑前膜外侧段;4. 小脑幕;5. 动眼神经;6. 后交通动脉;7. 脉络膜前动脉;8. 颞叶;9. 乳头体;10. 脚间池;11. 桥前池

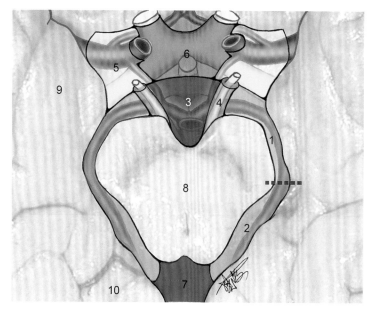

图 1-4-31 环池的分布示意图

1. 环池前部；2. 环池后部；3. 脚间池；4. 动眼神经池；5. 颈动脉池；6. 视交叉池；7. 四叠体池；8. 中脑；9. 颞叶；10. 枕叶

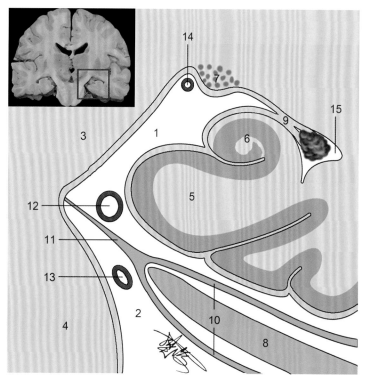

图 1-4-32 环池前部示意图（冠状切面）

1. 环池前部；2. 小脑中脑裂池；3. 中脑；4. 脑桥；5. 海马旁回；6. 钩回；7. 视束；8. 小脑幕；9. 脉络裂；10. 外层蛛网膜；11. 环中脑前膜；12. 大脑后动脉；13. 小脑上动脉；14. 脉络膜前动脉；15. 侧脑室颞角

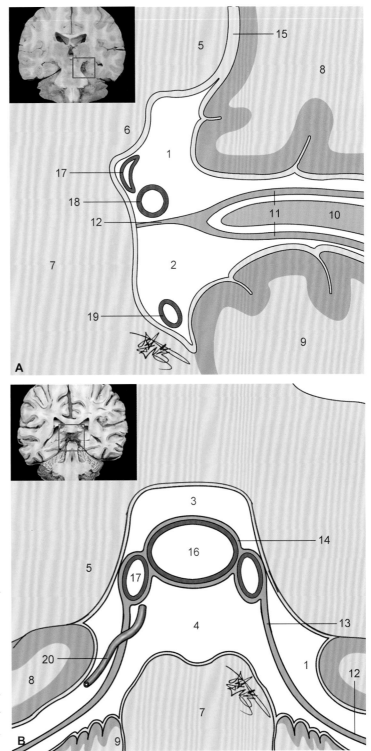

图 1-4-33 环池后部示意图

A、B.冠状切面

1.环池后部;2.小脑中脑裂池;3.后胼周池;4.四叠体池;5.丘脑枕;6.外侧膝状体;7.中脑;8.枕叶;9.小脑;10.小脑幕;11.外层蛛网膜;12.环中脑后膜水平段;13.环中脑后膜升段;14.蛛网膜袖套;15.脉络裂;16.Galen 静脉;17.基底静脉;18.大脑后动脉;19.小脑上动脉;20.脉络膜后内侧动脉

后内侧通过环中脑后膜的升段与四叠体池交通，该段膜在附着处有时存在较大的网孔，甚至仅有少数小梁相连，此时环池后部与四叠体池之间可自由交通；下方通过环中脑后膜的水平段与小脑中脑裂池交通。

　　环池内主要包括脉络膜前动脉、大脑后动脉及其分支、基底静脉，偶尔可见小脑上动脉（图1-4-34）。脉络膜前动脉起自颈内动脉，沿颞叶钩回内侧面后行并进入环池前部，贴池顶走行，最后在大脑脚内侧面与钩回内侧面软膜返折融合处进入脉络裂。大脑后动脉 P2 段自 P1 段延续后行于环池内，通常贴环中脑前膜外侧段的上表面环绕中脑后行，沿途发出分支至颞叶、枕叶、脑干及脉络膜，其中脉络膜后内侧动脉穿环中脑后膜的升段进入四叠体池。各静脉属支汇合形成基底静脉主干，绕中脑上缘后行，最后穿松果体区蛛网膜袖套汇入大脑大静脉或 Galen 静脉。小脑上动脉自基底动脉发出后，通常行于环中脑膜下方，其穿行脑池顺序通常为桥前池 - 桥小脑角池 - 小脑中脑裂池；在少数情况下，基底动脉分叉部位置较高，则小脑上动脉可能行于环中脑前膜的上方，此时，该动脉穿行顺序变为脚间池 - 环池前部 - 小脑中脑裂池，即小脑上动脉穿出脚间池后，于环池前部、沿环中脑前膜外侧段的上方穿行一段距离，再穿该膜下行进入小脑中脑裂池。

　　4. 四叠体池（图 1-4-35）　单个脑池，位于松果体区蛛网膜袖套的下方，具有前、后、上、外侧 5 个壁。上壁由蛛网膜袖套构成，前壁的中间部分由四叠体板（上下丘）构成，两侧部分由丘脑枕内侧面构成，后壁由小脑前中央膜构成，外侧壁由两侧的环中脑后膜升段构成。池内通常有一些蛛网膜小梁分隔，可呈横行或纵行，以纵行者居多，部分可较为致密，将四叠体池分隔为几个腔。四叠体池的两侧通过环中脑后膜的升段与环池后部交通，两池之间通常仅有疏松的蛛网膜小梁间隔，网孔较大，有的甚至无明显分隔；后方通过小脑前中央膜与小脑上池交通；上方通过两侧丘脑枕内侧面与蛛网膜袖套之间的间隙与后胼周池交通。池内包含脉络膜后内侧动脉及中脑背侧的一些分支血管。脉络膜后内侧动脉在四叠体池外侧穿环中脑膜升段进入四叠体池，贴丘脑枕内侧走行，最后在丘脑枕内侧面与蛛网膜袖套之间进入中间帆池内。

　　5. 小脑中脑裂池（图 1-4-36）　单个脑池，位于小脑脚上方、中央小叶、中央叶翼与中脑背侧之间，从两侧向中线呈翼状汇合，可分为中间部与翼部。①中间部：位于中央小叶前下方，是一个潜在腔隙，前壁为小脑舌叶，后壁为中央小叶；滑车神经从下丘下方发出后，位于中间部内，环绕中脑背侧进入翼部；该池的上方与小脑上池交通，两池间无明显蛛网膜分隔。②翼部：位于中央叶翼前方，前壁为中脑背侧下部，后壁为中央叶翼，顶壁

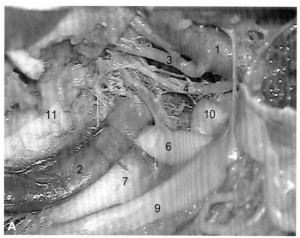
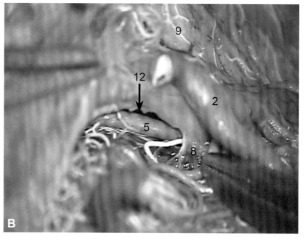

图 1-4-34　环池的内容物

A. 侧面观；B. 上面观

1. 颈内动脉；2. 大脑后动脉；3. 脉络膜前动脉；4. 后交通动脉；5. 小脑上动脉；6. 动眼神经；7. 环中脑前膜外侧段；8. 环中脑后膜水平段；9. 小脑幕；10. 后床突；11. 中脑；12. 小脑中脑裂池

为环中脑膜后膜水平段,底壁为小脑上脚;小脑上动脉小脑中脑段环绕中脑背侧行于池内,沿途发出分支,部分在内侧进入小脑上池;滑车神经从小脑中脑裂池的中间部进入翼部后,继续环绕中脑前行,在前方进入桥小脑角池;小脑中脑裂池翼部的上方通过环中脑后膜水平段与环池后部交通,前方与桥小脑角池交通。

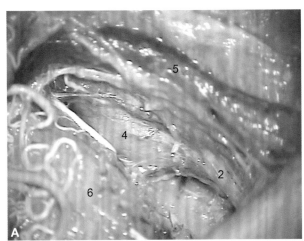
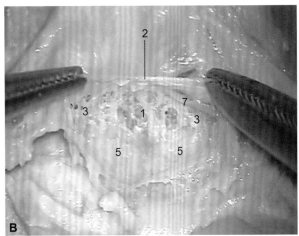

图 1-4-35 四叠体池的解剖
A. 侧面观;B. 上面观
1. 小脑前中央膜;2. 蛛网膜袖套;3. 环中脑后膜升段;4. 松果体;5. 基底静脉;6. 上丘;7. 脉络膜后内侧动脉

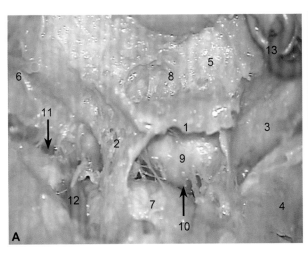
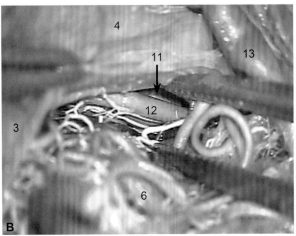

图 1-4-36 小脑中脑裂池的解剖
A. 上面观;B. 前上面观
1. 小脑前中央膜;2. 环中脑后膜升段;3. 环中脑后膜水平段;4. 小脑幕;5. 上丘;6. 中脑背侧;7. 小脑蚓部;8. 四叠体池;9. 小脑上脚;10. 小脑中脑裂池中间部;11. 小脑中脑裂池翼部;12. 小脑上动脉;13. 大脑后动脉

五、幕下区蛛网膜与脑池

(一) 蛛网膜

包括桥前膜、桥延内侧膜和桥延外侧膜(图1-4-37)。

1. 桥前膜(anterior pontine membrane) 成对蛛网膜,自Liliequist膜中脑叶(环中脑膜)动眼神经附着处的下缘发出,向下沿脑桥前方行于展神经内侧,至脑桥下部逐步变薄甚至消失,其前方附着于斜坡表面的外层蛛网膜上,后方附着于脑桥的旁中央处(图1-4-38)。

2. 桥延内侧膜(medial pontomedullary membrane) 单组蛛网膜,位于脑桥和延髓的前方交汇处,由增厚的蛛网膜小梁汇聚形成,环绕基底动脉与椎动脉连接处,前方附着于斜坡表面的外层蛛网膜上,后方附着于桥延沟正中部位。

3. 桥延外侧膜(lateral pontomedullary membrane) 成对蛛网膜,位于脑桥和延髓的外侧交汇处,其前方附着于下斜坡表面的外层蛛网膜上,后方附着于桥延沟外侧,侧方止于小脑和延髓交界处。

(二) 脑池

1. 桥前池(prepontine cistern)(图1-4-39) 单个脑池,位于脑桥前方,其上部宽于下部,上壁由环中脑前膜(Liliequist膜中脑叶)的内侧段构成,下壁由桥延内侧膜构成,外侧壁由桥前膜构成,前壁为覆盖斜坡的外层蛛网膜,后壁为脑桥。该池上方借Liliequist膜中脑叶内侧段与脚间池交通,下方借桥延内侧膜与延髓前池交通,侧方借桥前膜与桥小脑角池交通。桥前池内无脑神经走行,仅包含基底动脉及其分支小脑前下动脉。

2. 桥小脑角池(cerebellopontine cistern)(图1-4-40) 成对脑池,位于脑桥及小脑的前外侧,上壁为环中脑前膜(Liliequist膜中脑叶)的外

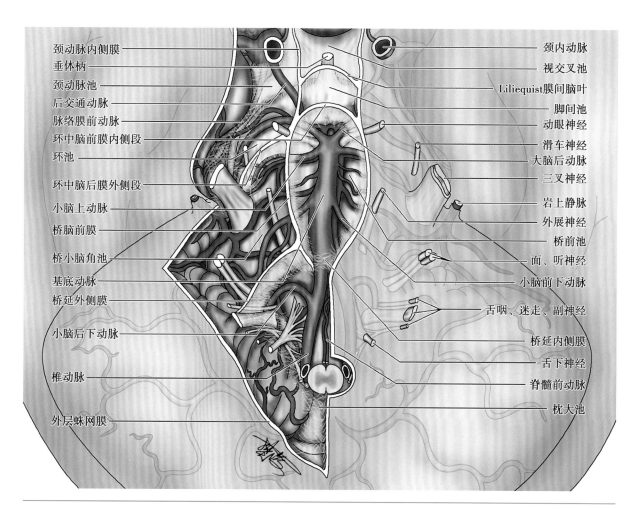

图中标注(左侧,自上而下):颈动脉内侧膜、垂体柄、颈动脉池、后交通动脉、脉络膜前动脉、环中脑前膜内侧段、环池、环中脑后膜外侧段、小脑上动脉、桥脑前膜、桥小脑角池、基底动脉、桥延外侧膜、小脑后下动脉、椎动脉、外层蛛网膜

图中标注(右侧,自上而下):颈内动脉、视交叉池、Liliequist膜间脑叶、脚间池、动眼神经、滑车神经、大脑后动脉、三叉神经、岩上静脉、外展神经、桥前池、面、听神经、小脑前下动脉、舌咽、迷走、副神经、桥延内侧膜、舌下神经、脊髓前动脉、枕大池

图 1-4-37　幕下蛛网膜和脑池分布示意图

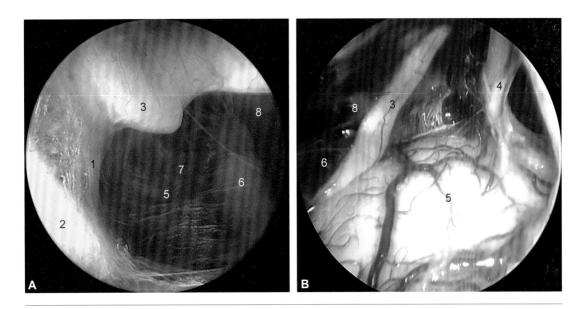

图 1-4-38 桥前膜的解剖

A. 经三脑室底上面观；B. 经桥小脑角侧面观

1. 桥前膜；2. 动眼神经；3. 后床突；4. 三叉神经；5. 脑桥；6. 基底动脉；7. 小脑前下动脉；8. 斜坡

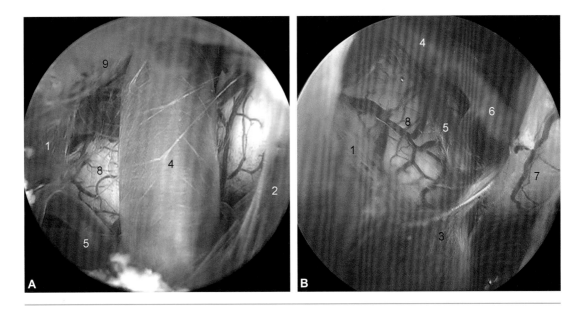

图 1-4-39 桥前池的解剖

A、B. 经三脑室底上面观

1. 桥前膜；2. Liliequist 膜间脑叶；3. 环中脑前膜（Liliequist 膜中脑叶）外侧段；4. 基底动脉；5. 小脑上动脉；6. 大脑后动脉；7. 动眼神经；8. 脑桥；9. 斜坡

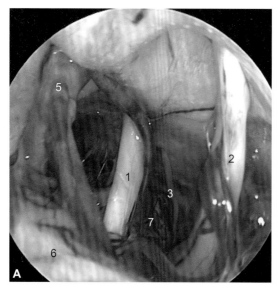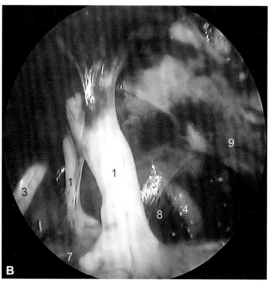

图1-4-40　桥小脑角池的解剖
A、B. 经桥小脑角侧面观
1. 三叉神经；2. 面听神经；3. 展神经；4. 动眼神经；5. 岩上静脉；6. 小脑；7. 脑桥；8. 坏中脑前膜内侧段；9. 小脑幕

侧段，下壁为桥延外侧膜，内侧壁为桥前膜。该池上方借环中脑前膜外侧段与环池前部交通，下方借桥延外侧膜与小脑延髓池交通，内侧借桥前膜与桥前池交通，后外侧除部分小梁外无完整蛛网膜分隔，分别与小脑中脑裂池及小脑表面的蛛网膜下腔交通。

　　桥小脑角池内主要包含小脑上动脉、小脑前下动脉、三叉神经、展神经及面听神经。小脑上动脉自基底动脉尖端发出后不久便穿过桥前膜与环中脑前膜交汇处，进入桥小脑角池；该动脉行于滑车神经和环中脑前膜外侧段下方及三叉神经上方，其发出分叉的部位可位于桥前池内，亦可位于桥小脑角池内。小脑前下动脉穿越桥前膜下份进入桥小脑角池，并通常在该池内开始出现分支。桥小脑角池内的静脉通常在三叉神经附近汇合形成岩上静脉，引流至岩上窦。三叉神经从脑桥中部发出，穿越桥小脑角池的上外侧份。展神经则起自桥延沟，于桥前膜的外侧在池内穿行。面、听神经于该池的上部发出，行于环中脑前膜外侧段下方，外层蛛网膜随面听神经进入内听道，包裹该组神经的管内段，小脑绒球于面听神经后方突入桥小脑角池内。

　　3. 小脑上池（superior cerebellar cistern）
（图1-4-41） 单个脑池，位于小脑蚓上方、直窦下方，可分为前后两个部分。①蚓前部：位于小脑蚓

中央小叶的前方，前壁为小脑前中央膜及下丘下部，后壁为中央小叶，侧上壁为部分环中脑后膜；在中线部位常常可以见到较为致密的蛛网膜小梁，将蚓前部分隔为左右两个腔，池内包含小脑上动脉至脑干及小脑的分支，上蚓静脉通常贴小脑前中央膜后面上行，穿蛛网膜袖套汇入Galen静脉；该部分脑池的下方通过一些稀疏的蛛网膜小梁与小脑中脑裂池交通，前方通过小脑前中央膜与四叠体池相隔。②蚓后部：位于小脑蚓山顶和山坡的上方，上壁为小脑上表面的外层蛛网膜，下壁为山顶和山坡，池内包含小脑上动脉的小脑分支；该部分脑池在两侧与小脑半球表面的脑池交通，在后方与枕大池交通。

　　4. 延髓前池（premedullary cistern） 单个脑池，位于延髓前方，其上界为桥延内侧膜，外侧界为延髓的下橄榄外缘。在舌咽、迷走、副神经的前方存在较为密集的蛛网膜小梁，延髓前池的外侧借此与小脑延髓池分隔；下方通过枕骨大孔延续为脊髓前池，两池之间仅有稀疏的小梁分布。舌下神经自延髓前外侧沟发出，行于该池的后方。双侧椎动脉通过枕骨大孔上行并穿越延髓前池，在该池与桥前池交界处汇合形成基底动脉；双侧椎动脉还发出一对脊髓前动脉，两者汇成一干沿前正中线下行进入脊髓前池。

　　5. 小脑延髓池（cerebellomedullary

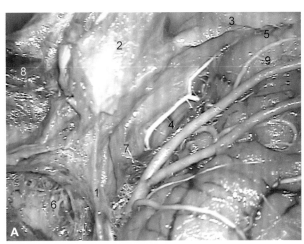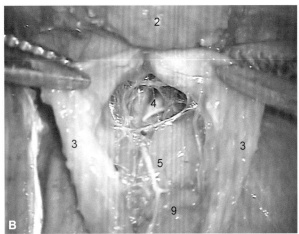

图 1-4-41 小脑上池的解剖

A. 矢状面观；B. 上面观

1. 小脑前中央膜；2. 蛛网膜袖套；3. 外层蛛网膜；4. 小脑上池蚓前部；5. 小脑上池蚓后部；6. 四叠体池；7. 上蚓静脉；8. Galen 静脉；9. 小脑蚓部

cistern)（图 1-4-42） 成对脑池,位于延髓和小脑夹角处,下界为枕骨大孔,该池自延髓的下橄榄外缘向后延伸,环绕延髓背外侧,一直到小脑的二腹小叶。该池的上方借桥延外侧膜与桥小脑角池分隔,前方借舌咽、迷走、副神经前的蛛网膜小梁与延髓前池交通,后下方与枕大池交通。舌咽、迷走神经及副神经延髓段自延髓表面发出后,在该池内穿行,最终进入颈静脉孔;副神经的脊髓段在脊髓后池内发出,上行进入小脑延髓池。第四脑

室的外侧隐窝通过其侧孔与该池交通,四脑室脉络丛亦通过该孔突入池内,位于舌咽、迷走神经的后方。椎动脉从下方穿过延颈交界处的硬膜及外层蛛网膜后,于小脑延髓池内走行很短一段距离便转入延髓前池。小脑后下动脉于舌咽、迷走、副神经根丝的前方进入小脑延髓池,然后穿越根丝,绕延髓后行进入枕大池。

6. 枕大池（cisterna magna）（图 1-4-43）单个脑池,位于延髓后方和小脑下蚓部下方,后壁

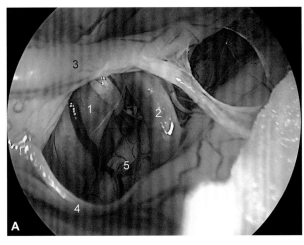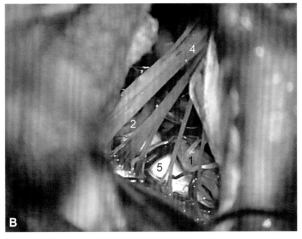

图 1-4-42 小脑延髓池的解剖

A. 内镜下手术照片；B. 显微镜下手术照片；1. 椎动脉；2. 小脑后下动脉；3. 副神经；4. 舌咽、迷走神经；5. 延髓

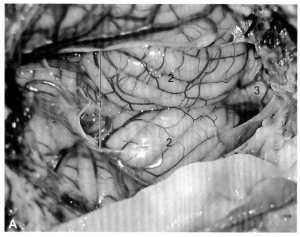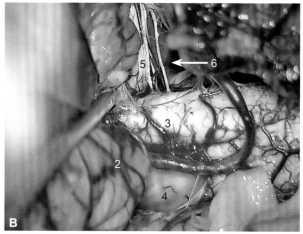

图 1-4-43　枕大池的解剖
1. 外层蛛网膜；2. 小脑扁桃体；3. 延髓；4. 第四脑室正中孔；5. 副神经；6. 小脑延髓池

为枕部的外层蛛网膜，其上界为小脑下蚓部，前界为延髓背侧。该池在小脑扁桃体、延髓以及四脑室正中孔附近，均分布有致密的网状蛛网膜小梁。枕大池的上部常常被小脑镰从正中分隔；当小脑镰较小或缺如时，枕大池可十分宽大，但此时该池后方的外层蛛网膜亦可从正中发出一束较致密的蛛网膜小梁将其分隔为左右两半。枕大池的前上方与小脑延髓池交通，下方与脊髓后池交通，这些脑池之间均无明显蛛网膜分隔。小脑后下动脉环绕延髓后行，经小脑延髓池进入枕大池，通常分为外侧支和内侧支，前者供应小脑半球、扁桃体，后者供应小脑蚓部。

参 考 文 献

1. Alcolado R, Weller RO, Parrish EP, et al. The cranial arachnoid and pia mater in man: anatomical and ultrastructural observations. Neuropathol Appl Neurobiol, 1988, 14 (1): 1-17.

2. Weller RO. Microscopic morphology and histology of the human meninges. Morphologie, 2005, 89 (284): 22-34.

3. 刘忆, 漆松涛, 陆云涛, 等. 幕上内层蛛网膜形态、分类、分布及临床意义. 中华神经外科杂志, 2014, 30 (5): 477-480.

4. Zhang XA, Qi S, Fan J, et al. The distribution of arachnoid membrane within the velum interpositum. Acta Neurochir (Wien), 2012, 154 (9): 1711-1715.

5. 樊俊, 漆松涛, 张喜安, 等. 中间帆及其相关膜性结构的显微解剖学研究. 中华神经外科杂志, 2013, 29 (2): 174-177.

6. Qi ST, Fan J, Zhang XA, et al. Reinvestigation of the ambient cistern and its related arachnoid membranes: an anatomical study. J Neurosurg, 2011, 115 (1): 171-178.

7. 樊俊, 漆松涛, 张喜安, 等. 环池及其附属蛛网膜结构的显微手术学解剖研究. 中华神经外科杂志, 2011, 27 (3): 285-289.

8. Zhang XA, Qi ST, Huang GL, et al. Anatomical and histological study of Liliequist's membrane: with emphasis on its nature and lateral attachments. Childs Nerv Syst, 2012, 28 (1): 65-72.

9. Qi ST, Zhang XA, Fan J, et al. Anatomical study of the arachnoid envelope over the pineal region. Neurosurgery, 2011, 68 (1 Suppl Operative): 7-15.

10. 樊俊, 漆松涛, 张喜安, 等. 松果体区脑池和蛛网膜的显微解剖研究. 中国临床解剖学杂志, 2011, 29 (1): 1-6.

第五节　脑神经、血管、肿瘤与脑膜的关系

颅底肿瘤手术难度高，一个主要的原因就是此类肿瘤常常与颅底的血管、神经关系密切，这些神经血管结构既可以成为暴露肿瘤和手术操作的障碍，也可以因为与肿瘤粘连或被肿瘤包裹而造成安全切除肿瘤难以实现。如何使神经血管不成为手术暴露的障碍，最主要的是入路选择的问题。例如在岩斜坡区的脑膜瘤，当乙状窦后入路和颞下经岩骨前部切除入路均可以充分暴露肿瘤时，单从脑神经的损伤风险方面考虑是有差别的。在乙状窦后入路，三叉神经和面听神经位于肿瘤表

面,所有的手术操作只能在这些神经的间隙内完成,因此在有些病例(特别是肿瘤较大时)这种神经间的操作可能导致神经的损伤。而如果采用的是颞下经岩骨前部切除入路,这些神经位于肿瘤的外侧,手术入路对这些神经的骚扰少,神经损伤的风险低。但是,当脑神经被肿瘤包裹或嵌入肿瘤时,更需要考虑的是神经血管与肿瘤之间到底是直接粘连还是存在膜性解剖界面,因为这两种情况下的手术难度可能存在天壤之别。而要判明这一点,必须理解正常脑神经和血管与三层脑膜的解剖关系。

一、脑神经、大动脉、桥静脉与蛛网膜的关系

事实上,颅内大血管、脑神经与蛛网膜的关系是有规律可循的。总的来说,可以总结为以下四点(图 1-5-1):①颅内大动脉(指颈内动脉和椎动脉的入颅段)和桥静脉与蛛网膜的关系为:蛛网膜包裹前者形成朝向颅内的袖套样包裹[1-6];②脑神经和蛛网膜的关系为:蛛网膜包裹前者形成朝向颅外的袖套样包裹[1,2,6,7];③在脑神经出颅孔、裂以内的部分,脑膜层硬膜伴随脑神经向颅外方向形成硬膜鞘[8];④垂体柄的蛛网膜袖套是从颅底蛛网膜朝向蛛网膜下腔侧延伸包裹的[9]。

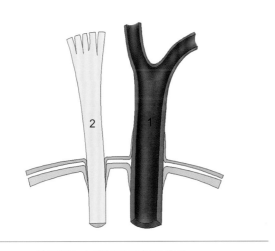

图 1-5-1　蛛网膜与血管及脑神经的关系
以动脉为代表,桥静脉情况相同。绿色为蛛网膜,蓝色为硬膜
1. 动脉;2. 脑神经

二、肿瘤生长与膜性结构的关系

尽管脑膜很薄,但在存在肿瘤时,由于其延展

性好,对肿瘤的阻挡作用优于骨性阻挡。这在手术时对于保护神经血管结构有重要的意义,特别是在良性肿瘤。如果能沿着膜性界面进行分离,产生额外损伤的风险就会大大降低。颅脑肿瘤的起源相对于脑膜的位置可以分为软膜下(脑实质内来源)的肿瘤(如胶质瘤)、蛛网膜下腔肿瘤(如施万细胞瘤)、硬膜下蛛网膜外肿瘤(如脑膜瘤)、硬膜外肿瘤(如脊索瘤)。在常见的情况下,不同类型的肿瘤在生长过程中,由于相对于脑膜层次的不同,与脑神经及血管的关系也就不同。

以施万细胞瘤为例(图 1-5-2),肿瘤较小时,与周围的血管结构及脑软膜没有关系,手术中主要是将肿瘤与其起源脑神经进行分离。但当肿瘤达到一定大小后,开始接触并逐步压迫周围血管、脑神经、脑组织。由于包裹大动脉的蛛网膜袖套只伴行大动脉较短的距离,所以大动脉的远端及分支动脉与肿瘤之间并无膜性阻挡(指与肿瘤位于同一蛛网膜下腔池内者,不同蛛网膜下腔池之间的发育良好的脑池蛛网膜仍可防止肿瘤与毗邻脑池内的神经、血管粘连),因此肿瘤可以与这些动脉之间发生粘连(图 1-5-3)。

再以脑膜瘤为例(图 1-5-4),由于脑膜瘤为硬膜下蛛网膜外肿瘤,当肿瘤起源点靠近脑神经时,其与脑神经的关系总是隔着蛛网膜(图 1-5-5),只要这层蛛网膜没有被肿瘤破坏,就会是手术中保护脑神经最重要的解剖基础。

但肿瘤与大动脉的关系则根据肿瘤生长时形态的不同而不同。在肿瘤靠近并接触大动脉的过程中,如果肿瘤将大动脉的蛛网膜袖套逐渐顶向蛛网膜下腔侧(图 1-5-4A、B),即将蛛网膜从大动脉根部掀起,肿瘤将直接与大动脉根部接触并可能发生粘连,这种情况主要见于蝶骨嵴内侧型脑膜瘤(与颈内动脉床突段)和枕大孔区脑膜瘤(与椎动脉穿硬膜处)。此时,分离颈内动脉床突段或椎动脉入颅处时,应牢记其与肿瘤之间在部分病例是可能没有膜性解剖界面的。而在另一些病例,肿瘤仅仅是将蛛网膜袖套压在动脉表面(图 1-5-4C、D),再加上肿瘤本身顶起的蛛网膜,在大动脉与肿瘤之间近端区域隔着两层、远端区域隔着一层蛛网膜,这种情况下分离、保护动脉就相对容易。尽管这两种情况在保护动脉方面存在巨大差别,但遗憾的是,在术前尚无有效方法预测肿瘤属于何种情况,只有在手术中才能辨识。我们的经验是,判断肿瘤的起源很重要,肿瘤起源点距离大

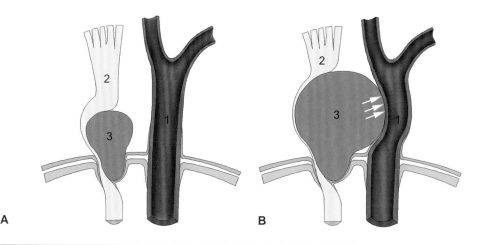

图 1-5-2　蛛网膜下腔肿瘤生长过程中与蛛网膜、脑神经及血管的关系
A. 肿瘤较小时；B. 肿瘤压迫血管时。绿色为蛛网膜，蓝色为硬膜，白色箭头所指为可能发生粘连的部位
1. 动脉；2. 脑神经；3. 肿瘤

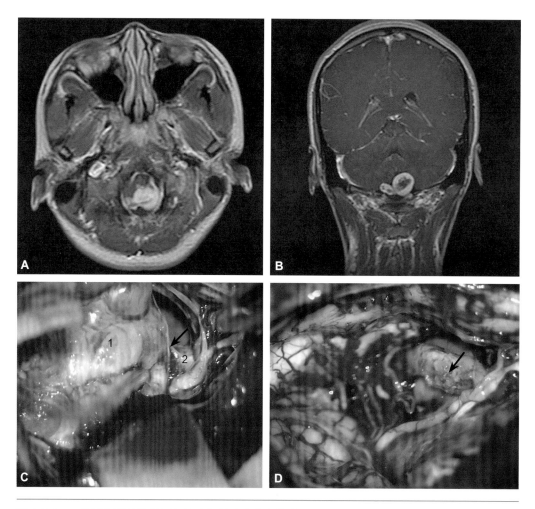

图 1-5-3　一例后组脑神经施万细胞瘤与椎动脉发生粘连
A、B. 术前轴位和冠状位增强 MR 显示肿瘤在脑干和小脑扁桃体之间与左侧椎动脉关系密切；C、D. 手术中发现肿瘤与左侧椎动脉动脉壁粘连紧密（图 C 箭头所示），肿瘤次全切除，动脉壁上的肿瘤薄层残留（图 D 箭头所示）
1. 肿瘤；2. 椎动脉

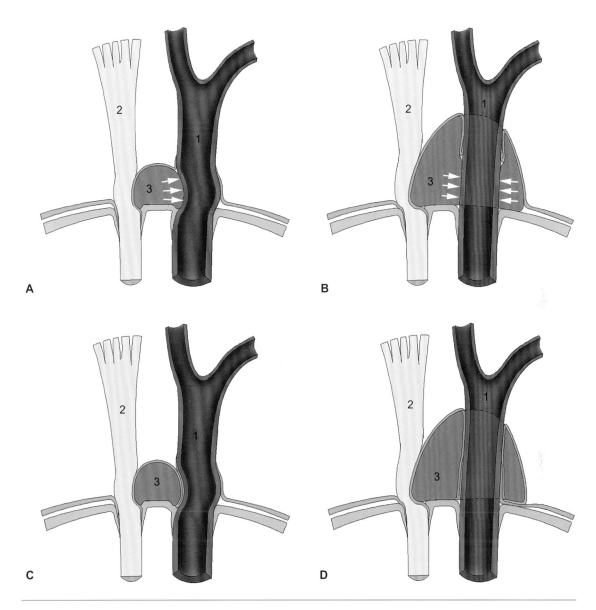

图 1-5-4　硬膜下蛛网膜外肿瘤生长过程中与蛛网膜、脑神经及血管的关系
肿瘤无论大小,均与脑神经隔着蛛网膜,而与大动脉(桥静脉同理)的关系的第一种情况为掀起大动脉周围的蛛网膜袖套,并与大动脉直接接触(A、B),第二种情况为肿瘤将蛛网膜折叠压在大动脉表面,形成蛛网膜界面(图 C、D)。绿色为蛛网膜,蓝色为硬膜,白色箭头所指为可能发生粘连的部位
1. 动脉;2. 脑神经;3. 肿瘤

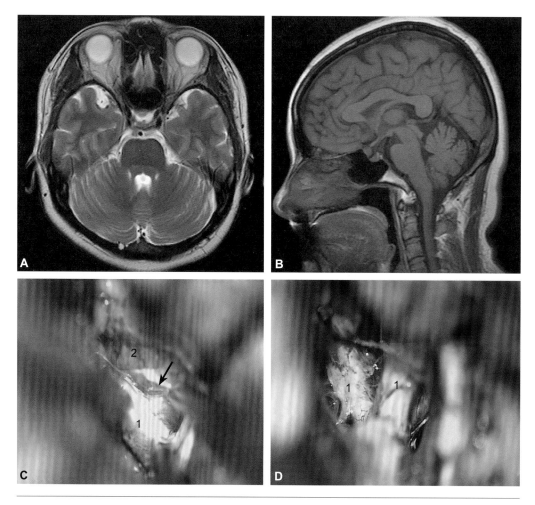

图 1-5-5   一例鞍结节脑膜瘤与视神经之间的蛛网膜
术前轴位 T_2 加权像（A）和矢状位 T_1 加权像（B）平扫 MR；手术中切除肿瘤前（C）和切除肿瘤后（D）所见，手术采用右侧翼点经外侧裂入路，术中可见肿瘤将鞍结节处的蛛网膜向后上顶起（箭头所示），这层蛛网膜是保护双侧视神经重要的屏障
1. 视神经；2. 肿瘤

动脉根部越近、肿瘤越呈匍匐样生长，前一种可能性就越大。

这两种可能的关系同样适用于鞍结节脑膜瘤或鞍膈脑膜瘤和垂体柄的关系，因为垂体柄的蛛网膜袖套同样是从颅底蛛网膜朝向蛛网膜下腔侧延伸包裹的。当肿瘤基底局限于鞍结节时，垂体柄表面除了本身的蛛网膜袖套，还有被肿瘤向后顶起并推向垂体柄的颅底蛛网膜，因此垂体柄的保护比较容易（图 1-5-6）。但是如果肿瘤基底累及鞍膈甚至鞍膈孔，则颅底蛛网膜及垂体柄袖套可能被向上顶起，这样肿瘤与垂体柄下段之间可能没有蛛网膜的保护，就相对容易发生垂体柄的损伤。因此在肿瘤基底累及鞍膈的鞍结节脑膜瘤切除时，在靠近鞍膈孔处，须特别注意垂体柄的辨

认和保护（图 1-5-7）。

尽管膜性结构在多数情况下，对保护神经血管或判断脑外肿瘤与神经血管关系中有重要意义，但其作用也不能被夸大，并且在恶性肿瘤中意义更为有限，实际上膜性结构在手术意义上也呈现双刃剑样作用，当肿瘤长到一定程度，膜结构不但消失了保护性界面样作用，且成为分离困难、造成毗邻结构损伤的重要介质。良性脑外肿瘤达到一定大小的体积（相对于可供代偿的空间）时，在肿瘤压迫最显著的区域，以及肿瘤周边发生钙化的、出血的区域，膜性分隔可消失，肿瘤与神经、血管之间就可出现粘连。这在术前 MR 上常表现为脑外肿瘤的边缘不规则（结节样、毛刺样、云雾样）、肿瘤与脑组织之间的蛛网膜下腔局部或全面

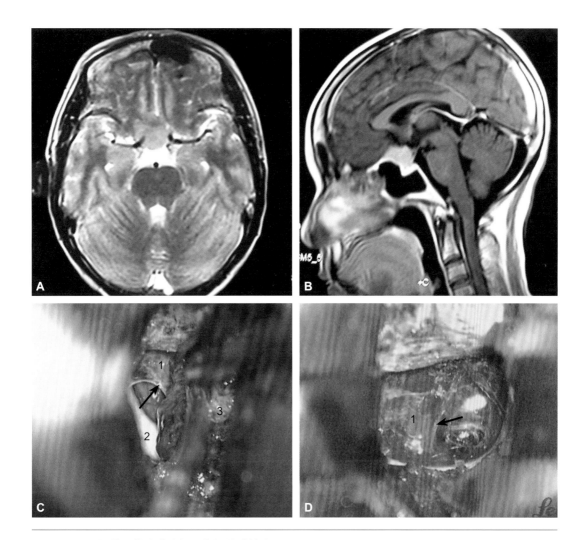

图 1-5-6　一例鞍结节脑膜瘤与垂体柄的膜性关系

A、B. 术前轴位 T_2 加权像平扫（A）和矢状位增强（B）MR；C、D. 手术中所见切除肿瘤时（C）和切除肿瘤后（D）所见，手术采用前纵裂入路，肿瘤向一侧翻开后及肿瘤切除后可见被向后推至垂体柄表面的颅底蛛网膜（箭头所指）

1. 垂体柄；2. 视神经；3. 肿瘤

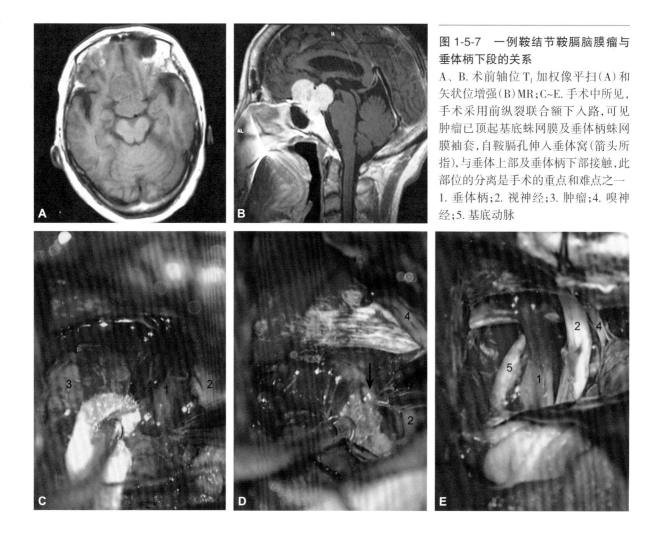

图 1-5-7　一例鞍结节鞍膈脑膜瘤与垂体柄下段的关系

A、B. 术前轴位 T_1 加权像平扫（A）和矢状位增强（B）MR；C~E. 手术中所见，手术采用前纵裂联合额下入路，可见肿瘤已顶起基底蛛网膜及垂体柄蛛网膜袖套，自鞍膈孔伸入垂体窝（箭头所指），与垂体上部及垂体柄下部接触，此部位的分离是手术的重点和难点之一

1. 垂体柄；2. 视神经；3. 肿瘤；4. 嗅神经；5. 基底动脉

消失、邻近脑组织出现水肿等表现。恶性肿瘤由于本质上具有侵袭性，故膜性结构通常仅在早期阶段起屏障作用，随着肿瘤的进展扩大则逐渐被破坏。脊索瘤由于是低度恶性，故即使在较大的肿瘤，常常可被硬膜阻挡在硬膜外，但毗邻硬膜内常可见肿瘤浸润，因此很多学者主张切除肿瘤累及的硬膜以增加全切除的可能性。

参 考 文 献

1. Hayreh SS. The sheath of the optic nerve. Ophthalmologica, 1984, 189 (1-2): 54-63.

2. Ozveren MF, Uchida K, Aiso S, et al. Meningovenous structures of the petroclival region: clinical importance for surgery and intravascular surgery. Neurosurgery, 2002, 50 (4): 829-837.

3. Martins C, Yasuda A, Campero A, et al. Microsurgical anatomy of the oculomotor cistern. Neurosurgery, 2006, 58 (4 Suppl 2): ons220-228.

4. Lescanne E, Francois P, Bakhos D, et al. Vestibular schwannoma: dissection of the tumor and arachnoidal duplication. Otol Neurotol, 2008, 29 (7): 989-994.

5. Muto J, Kawase T, Yoshida K. Meckel's cave tumors: relation to the meninges and minimally invasive approaches for surgery: anatomic and clinical studies. Neurosurgery, 2010, 67 (3 Suppl Operative): ons291-299.

6. Sutiono AB, Kawase T, Tabuse M, et al. Importance of preserved periosteum around jugular foramen neurinomas for functional outcome of lower cranial nerves: anatomic and clinical studies. Neurosurgery, 2011, 69 (2 Suppl Operative): ons230-240.

7. Umansky F, Nathan H. The lateral wall of the cavernous sinus: with special reference to the nerves related to it. J Neurosurg, 1982, 56 (2): 228-234.

8. McGrath P. The cavernous sinus: an anatomical survey. Aust N Z J Surg, 1977, 47 (5): 601-613.

9. Qi S, Zhang X, Long H, et al. The arachnoid sleeve enveloping the pituitary stalk: anatomical and histologic study. Neurosurgery, 2010, 66 (3): 585-589.

第一节 鞍区膜性结构和相关神经血管结构解剖

一、鞍区相关膜性结构和蛛网膜池的构成

一直以来,对于鞍区膜性结构的构成及其和周围结构的关系,各国学者争论不休[1,2]。这些争论尤其集中在海绵窦各壁的构成以及垂体的膜性结构层次上。传统一直认为垂体位于硬膜床内,而该硬膜床向外也将垂体和海绵窦相分隔。近年来"囊"的概念被提出来,用以描述垂体表面的膜性结构。有些学者认为垂体囊为垂体表面所覆盖的较为疏松的、半透明的结缔组织,其在组织学上独立于鞍区各膜性结构而单独存在;而另有些学者认为垂体囊构成海绵窦内侧壁,其厚度较薄,并可能存在缺口,为垂体腺瘤向两侧扩展侵入海绵窦内提供了解剖学基础。

同时鞍区膜性结构还形成了很多特殊的屏障性结构,如鞍膈和 Liliequist 膜等,它们不仅维持了鞍区正常的生理形态,而且和很多疾病的发病机制密切相关。另外鞍上内层蛛网膜结构分隔蛛网膜下腔而形成很多脑池,而鞍区的重要神经血管结构大多位于这些脑池中。这些都使得深入了

解鞍区膜性结构的解剖具有重要意义。本章节的撰写结合了笔者所在单位的显微解剖和临床病理的研究结果,并综述了目前国内外研究进展[3-6]。

(一)垂体表面的膜性结构层次

我们对胎儿标本的组织切片染色后发现,在腺垂体表面有两层膜性结构包裹(图 2-1-1),其内层和垂体表面紧贴,并向垂体内发出纤维深入实质内;而外层和垂体疏松结合,其和内层之间尚有潜在空间,由少量疏松结缔组织填充。其内层可以视为垂体固有膜(lamina propria),而外层即为垂体囊(pituitary capsule)。在腺垂体和神经垂体交接处,垂体囊和固有膜逐渐接近,而在神经垂体表面两者紧贴,难以从切片上分清。

在鞍底处,垂体囊和鞍底硬膜之间也存有潜在腔隙,其间有小血管穿行。在所有胎儿标本中,固有膜和垂体囊均完整,未见有明显的组织学缺陷,前者厚度较为平均,约为 $(22.48 \pm 5.88)\mu m$;而后者下外侧壁的厚度明显大于上壁、上外侧和下壁,分别为 $(64.28 \pm 17.12)\mu m$,$(23.24 \pm 5.31)\mu m$ 和 $(18.93 \pm 5.32)\mu m$[5]。

而成人标本的经蝶入路显微解剖发现,切开鞍底硬膜和垂体囊后,可见垂体表面尚存一半透明和菲薄的膜性结构,其和垂体表面紧贴并难以剥离(图 2-1-2),在所有标本中垂体囊和固有膜均完整;在标本上用刮匙刮除腺垂体和神经垂体

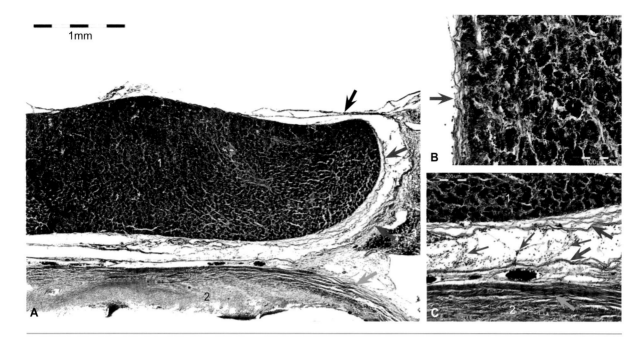

图 2-1-1   经腺垂体冠状位切片（Masson 染色）

A. 大体观垂体表面的两层膜性结构（40×），垂体固有膜（红色粗箭头）和垂体囊（蓝色粗箭头），且两者之间存在潜在腔隙；仔细观察垂体囊也可发现其下外侧壁明显厚于上壁、上外侧和下壁，黑色箭头为鞍膈；B. 显示垂体固有膜（红色粗箭头）向垂体实质内延伸（400×），并形成结缔组织分隔（红色细箭头）；C. 放大观察垂体囊（蓝色粗箭头）下壁和鞍底硬膜（绿色箭头）关系（200×），并可见其间存在潜在腔隙，并有小血管通过；另可清楚显示在腺垂体表面，垂体囊（蓝色粗箭头）和固有膜（红色粗箭头）之间存在潜在腔隙，其内有疏松结缔组织小梁填充（蓝色细箭头）

1. 腺垂体；2. 鞍底骨质；3. 海绵窦

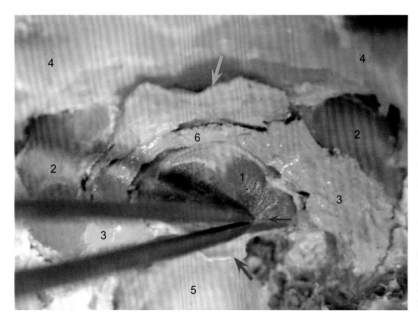

图 2-1-2   垂体和周边膜性结构的解剖关系

剥离鞍底硬膜和垂体囊，并分别向上、向下翻开，显示垂体表面仍覆盖有一层菲薄、半透明的固有膜

1. 腺垂体；2. 海绵窦段颈内动脉；3. 海绵窦；4. 双侧视神经隆凸；5. 斜坡压迹；6. 前海绵间窦；绿色箭头：鞍底硬膜；蓝色箭头：垂体囊；红色箭头：垂体固有膜

后,完整剥离垂体囊,可发现囊下外侧壁较之上壁和上外侧壁以及下壁为厚(图 2-1-3),测量其厚度分别为(0.83 ± 0.06)mm、(0.47 ± 0.06)mm 和(0.39 ± 0.05)mm[5]。

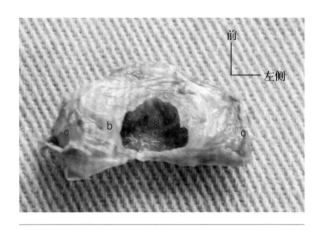

图 2-1-3　垂体囊上面观
可见正中的鞍膈孔,透过其还可见垂体囊下壁(a);通过触摸和测量垂体囊各部厚度,可见下外侧壁(c),也即海绵窦内侧壁中下份,该处较之囊上壁和上外侧壁(b)以及下壁(a)明显为厚

仔细分离垂体囊和固有膜,可见两层膜性结构包绕着整个垂体前叶和后叶,固有膜和腺垂体、神经垂体均粘连紧密。而腺垂体表面固有膜和垂体囊之间疏松结合,较易钝性分离;但在神经垂体表面两者紧密结合,无法轻松分开。从垂体前叶和后叶交界处切断固有膜,锐性分离固有膜和神经垂体,并从垂体柄处离断垂体,才能完整取出垂体。在其上尚可见固有膜离断处,同时可见神经垂体表面由于锐性分离而变得不光滑。

而目前国内外对于垂体囊的研究也有不少。Dolenc[7]报道在蝶鞍和鞍旁区之间仅存在一层薄薄的"窗帘",且明显不完整,常有小的缺口,而其也覆盖在垂体表面,并向 CS 内延续为各脑神经的外膜。Dstrieux 等[8]对影像学的研究也认为腺垂体和 CS 之间的膜性壁可以缺失。而 Yokoyama 等[9]在 10 个成人尸体 30 个连续切片中的 3 张中,发现了内侧壁鞍部上小的组织学缺陷,他们认为这些缺陷是垂体腺瘤向海绵窦内扩展的组织学基础。

笔者的研究发现,所有垂体表面均存在两层膜性结构:固有膜和垂体囊[5]。这也使得在腺垂体和海绵窦之间不仅仅只有一层"窗帘",且在

16× 的手术显微镜下和 40×~1000× 的光学显微镜下对所有组织切片的观察后,发现这两层膜均完整可靠,并没有出现前人所描述的组织缺陷。而我们的结果和 2004 年 Yasuda 等[1]及 Rhoton[2]就海绵窦进行解剖观察后的观点相类似,他们也认为垂体表面有两层完整的膜性结构覆盖。不同的是我们采用了垂体囊和固有膜来描述两者,而 Yasuda 等将固有膜称之为垂体囊,对于我们提及的垂体囊,他们则描述为包绕垂体的硬膜袋,袋的外侧分隔腺垂体和海绵窦,他们亦认为两者是完整致密、无组织学缺陷的。但笔者认为,人体很多口凹上皮来源的腺体(例如唾液腺)表面往往被覆双层膜性结构:内层为较为致密的纤维囊(固有膜),外层为较疏松的结缔组织脂肪囊。垂体同样是来源于口凹上皮的腺体,从形态来说垂体固有膜和垂体囊的术语应该更加适合描述其形态,也便于理解。

(二)鞍膈及海绵窦各壁的构成

胎儿切片上见前颅窝底双层硬膜的骨膜层和脑膜层在鞍结节处分开,其脑膜层向后走行构成鞍膈,并延续构成海绵窦上壁和外侧壁外层;而骨膜层延续为鞍底和海绵窦下壁硬膜(图 2-1-4)。垂体囊上方和内层硬膜融合共同参与构成鞍膈,同时封闭海绵窦上部并构成海绵窦内侧壁(图 2-1-5)。而在鞍背处,垂体囊和由斜坡来源的内层硬膜融合,构成鞍膈后部,并且鞍底硬膜和该层硬膜在基底窦下方融合,并构成了斜坡的双层硬膜结构。海绵窦上壁、鞍膈和鞍底硬膜的厚度分别为(30.33 ± 9.84)μm,(33.04 ± 8.42)μm 和(126.88 ± 17.23)μm,且海绵窦上壁和鞍膈厚度无统计学差异,两者随着向鞍膈孔靠近而逐渐变薄,其厚度分别从 64.93μm 和 53.86μm 减至 13.40μm 和 19.47μm[5]。

鞍底、海绵窦各壁硬膜和垂体囊的内面均覆盖有疏松结缔组织层,而该疏松结缔组织层也覆盖在窦内各神经血管结构的鞘膜外,并将其和窦内静脉间隙相分开。这些结缔组织纤维和从囊侧壁上发出的很多纤维束带相连,并将窦分隔成很多静脉腔隙,这些腔隙边界并没有内皮细胞,其间有小静脉通过。而包绕着Ⅲ、Ⅳ、Ⅴ1 脑神经表面的疏松结缔组织层即构成了海绵窦外侧壁的内层,并和外层之间尚存在一潜在腔隙,而这些结缔组织一直延续到上颌神经表面,此处海绵窦下壁和外侧壁外层相交汇,夹着神经及其表面膜性

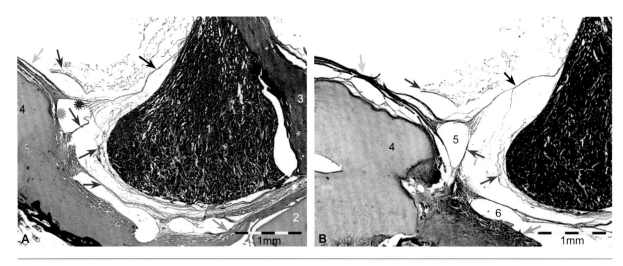

图 2-1-4   经垂体柄矢状位切面显示垂体与周边膜性结构的毗邻关系

A. HE 染色(40×);B. Massons 染色(40×)。星号处显示前颅窝底双层硬膜(黄色箭头)在鞍结节处分为两层(外层:骨膜层;内层:脑膜层),其内层硬膜(蓝色星号)和垂体囊(蓝色箭头)在鞍膈孔附近融合,并共同构成鞍膈(黑色箭头);而外层硬膜(绿色星号)继续向鞍底延伸,并构成鞍底硬膜(绿色箭头)。垂体固有膜(红色箭头)和垂体表面紧贴,和垂体囊之间尚有潜在腔隙,之间有少量疏松结缔组织填充,固有膜不参与鞍膈的构成。而鞍上蛛网膜(紫色箭头)不进入鞍内,并在鞍膈孔处和垂体表面紧贴

1. 腺垂体;2. 鞍底骨质;3. 神经垂体;4. 鞍结节;5. 前海绵间窦;6. 下海绵间窦

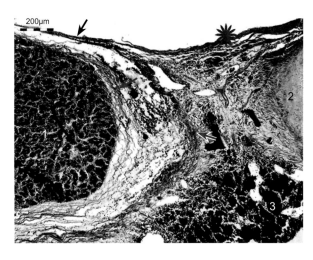

图 2-1-5   经腺垂体(前叶)冠状位切片(Masson 染色,100×)

垂体囊外侧部的上部(蓝色箭头)和海绵窦上壁(蓝色星号)向内侧延续部分共同构成鞍膈(黑色箭头),而鞍膈和 CS 上壁随着向鞍膈孔靠近逐渐变薄,同时可见垂体囊和固有膜(红色箭头)之间有疏松结缔组织填充

1. 垂体;2. 前床突;3. 海绵窦

结构构成三明治样的解剖结构,并封闭了海绵窦下部。

尸头标本的显微解剖过程中,在切开鞍底和海绵窦下壁硬膜并向上翻开,暴露垂体囊和海绵窦内结构后,见颈内动脉表面被覆着一层疏松结缔组织,而从垂体囊侧壁上发出较多纤维小梁,和动脉表面的疏松膜性结构相连(图 2-1-6)。完整取出垂体并切断从囊侧壁发出的纤维小梁,轻轻向下牵拉囊侧壁,发现囊上壁在鞍膈孔边缘处和鞍膈融合,难以分开(图 2-1-7)。测量发现鞍膈和鞍底硬膜厚度分别为(0.49±0.05)mm 和

(1.42±0.09)mm[5]。

关于鞍膈的形态,传统认为其位于鞍结节和鞍背之间,多呈方形,中央有一开口为鞍膈孔。鞍膈在鞍膈孔边缘处最薄,越周边越厚,我们的测量结果与此一致。其左右径平均 11mm(6~15mm),长 8mm(5~13mm)。某些鞍膈会菲薄(<0.1mm,占 10%)甚至缺如(0~5%)。也有学者将鞍膈分为上凸型(4%)、扁平型(42%)和下凹型(54%),并认为下凹型在老年人多见,可能和垂体萎缩有关,而鞍膈缺陷也被认为是空蝶鞍的先决条件。Rhoton 等学者的研究认为有近似一半的患者蛛网膜向外通

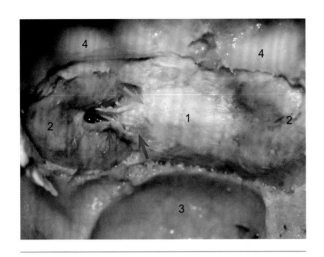

图 2-1-6 垂体囊与海绵窦的膜性解剖 1(腹侧颅底观)
剥离部分鞍底硬膜(绿色粗箭头)后,见海绵窦段颈内动脉表面有疏松的膜性结构覆盖,同时从垂体囊侧壁(蓝色粗箭头)上有纤维小梁(蓝色细箭头)和动脉相连,并难以剥离
1. 垂体及鞍底硬膜;2. 海绵窦段颈内动脉;3. 斜坡压迹;4. 视神经隆凸

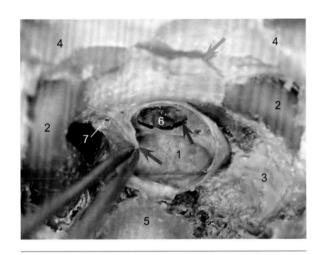

图 2-1-7 垂体囊与海绵窦的膜性解剖 2(腹侧颅底观)
切开鞍底硬膜(绿色粗箭头),清除一侧 CS 内蓝色乳胶,切断垂体囊侧壁发出的纤维小梁,离断垂体柄后完整取出垂体,轻轻牵拉囊侧壁(蓝色箭头),可见囊上壁和海绵窦上壁(绿色细箭头)在鞍膈孔附近融合构成鞍膈。透过鞍膈孔可见鞍上蛛网膜(紫色箭头)
1. 垂体所在位置;2. 海绵窦段颈内动脉;3. 海绵窦;4. 视神经隆凸;5. 斜坡压迹;6. 垂体柄断端;7. 后海绵间窦

过中心开口外翻入蝶鞍,如果这种外翻呈开放状态,则是术后脑脊液漏的一个潜在原因。

早在 1951 年,Busch 就对 788 例标本进行尸检,并根据鞍膈缺损程度及垂体情况进行如下分型:ⅠA 型:鞍膈完整,占 38.4%;ⅠB 型:鞍膈完整,但有轻度漏斗状下陷,占 3.5%;ⅡA 型:鞍膈孔直径≤3mm,23.3%;ⅡB 型:鞍膈类似ⅡA 型,但鞍膈上有朝向中部的轻度漏斗状凹陷,14.3%;ⅢA 型:鞍膈仅残存周边部分,其宽度≤2mm,垂体暴露仅有蛛网膜覆盖,8.8%;ⅢB 型:鞍膈同ⅢA 型,合并有垂体下陷,而通常是偏心性下陷,6.2%;ⅢC 型:鞍膈同ⅢA 型,但垂体变形显著,垂体窝往往被蛛网膜下腔填充,腺垂体组织正常。

但有国内学者认为以上的分型反映的是西方人鞍膈的特点,不适用于东方人。一般认为国人的鞍膈孔较大,轻度凹陷者为多。各家的测量结果不同,但大体可以归纳为国人鞍膈孔直径>5mm 者占 58%~90%,而西方人为 39%~56%,并且随着年龄增长而扩大。而鞍膈孔平面要低于蝶棱约(3.3±1.2)mm。同时认为国人鞍膈的保护性较差,在经蝶手术中,容易损伤鞍膈而引起脑脊液漏。

(三) 鞍上蛛网膜和软脑膜

在垂体柄附近的连续冠状和矢状位切片上可见,和前颅窝底蛛网膜相延续的鞍上蛛网膜走行在鞍膈上方,不进入鞍内而沿着垂体柄向上延续形成垂体柄的蛛网膜袖套。该蛛网膜袖套的上端在视交叉下方被大量小梁蛛网膜包裹,并在垂体柄上端及视交叉下方,和覆盖的软脑膜相融合(图2-1-8),并封闭蛛网膜下腔,使得其中止于垂体柄处;另可见固有膜向垂体柄和鞍上延续,而鞍膈在鞍膈孔处和垂体表面紧贴,在 HE 和 Masson 染色的组织切片上难以将其和固有膜分开;在鞍上,蛛网膜、软脑膜似乎在垂体柄处和固有膜相延续(图2-1-9)。

我们的研究显示,在尸体解剖中,5 例标本在切开垂体囊后,仔细分离垂体前叶表面的固有膜和垂体囊之间的潜在腔隙,并将腺垂体向下方牵拉,以显露鞍膈孔。所有标本中均发现在鞍膈孔边缘处,鞍膈和垂体上表面粘连紧密,难以和垂体表面覆盖的固有膜分离。锐性分离后,通过鞍膈孔可见鞍上蛛网膜在垂体柄处和固有膜相延续(图 2-1-10),同时封闭了鞍上蛛网膜下腔。

(四) 垂体柄的膜性四分段

垂体柄从三脑室前部延续到达垂体窝内止于神经垂体,行程中主要穿过两层膜性结构,第一层即颅底蛛网膜,也即包绕大脑表面的外层蛛网膜在颅底的延续;第二层即鞍膈硬膜。因此,围绕垂

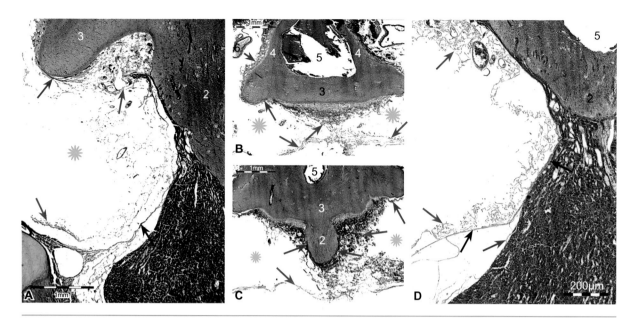

图 2-1-8　显示鞍上蛛网膜、软脑膜走行,以及鞍膈孔附近膜性结构的构成

A. 经垂体柄矢状位切片(Masson 染色,40×);B、C. 经视交叉前部(B)和垂体柄前部(C)的冠状位切片(Masson 染色,200×);D. 经垂体柄矢状位切片(HE 染色,40×)。可见鞍上蛛网膜(蓝色箭头)在鞍膈(黑色箭头)处呈喇叭形向上包裹垂体柄形成蛛网膜袖套,袖套上端于视交叉腹侧由小梁蛛网膜包裹,并在该处和覆盖的软脑膜(红色箭头)融合,组织学上难以分清;从而也封闭了鞍上蛛网膜下腔(绿色星号)

1. 腺垂体;2. 垂体柄;3. 视交叉;4. 终板;5. 三脑室;6. 大脑前动脉;紫色箭头:垂体固有膜

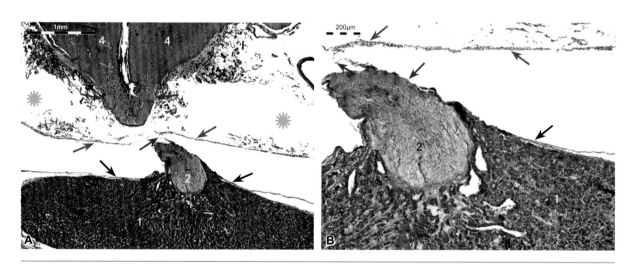

图 2-1-9　显示鞍上蛛网膜、软脑膜和垂体固有膜的走行关系(Masson 染色)

A. 经垂体柄后部的冠状位切片(40×);B. 放大观察垂体柄处膜性结构走行(100×)。可见垂体固有膜(紫色箭头)向垂体柄和鞍上扩展,并和鞍上融合的蛛网膜(蓝色箭头)和软脑膜在紫色细箭头处相延续,蛛网膜下腔(绿色星号)终止于垂体柄处

1. 垂体;2. 垂体柄;3. 下丘脑;4. 下丘脑;红色箭头:下丘脑表面的软脑膜;黑色箭头:鞍膈

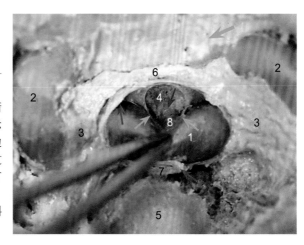

图 2-1-10　垂体与周边膜性结构的关系

切开鞍底硬膜(绿色粗箭头)、海绵窦下壁和垂体囊(蓝色箭头),并钝性分离垂体囊和固有膜,并向下牵拉腺垂体,以显示鞍膈孔附近各膜性结构关系。绿色细箭头显示在鞍膈孔边缘,鞍膈和垂体表面粘连紧密,难以和固有膜分离。而透过鞍膈孔,可见鞍上蛛网膜(紫色箭头)在垂体柄处和垂体固有膜相延续

1. 腺垂体;2. 海绵窦段颈内动脉;3. 海绵窦;4. 鞍膈孔;5. 斜坡压迹;6. 前海绵间窦;7. 下海绵间窦;8. 垂体柄

体柄的鞍膈及蛛网膜结构在鞍区肿瘤的生长过程中扮演着重要的角色。在部分患者中,蛛网膜结构可能对肿瘤的生长方式起到了塑形的作用。因此,从我们的观点看,垂体柄周围的膜性结构跟视交叉、垂体窝、鞍膈等解剖结构一样,在肿瘤发生发展中起着作用,而在手术中,蛛网膜结构是分离肿瘤与周边结构的最重要的边界。

　　笔者对垂体柄周围的蛛网膜结构进行了解剖学和组织学研究[3,4]。在通过垂体柄的正中矢状位切面上,我们发现覆于鞍膈上方的颅底蛛网膜围绕垂体柄形成了一个围绕垂体柄的蛛网膜袖套(arachnoidal sleeve envelope the pituitary stalk,ASPS)。ASPS包括两个部分:致密部(外层蛛网膜)和小梁部(内层蛛网膜)(图 2-1-11)。外层蛛网膜形成的袖套自鞍膈上表面向上方裹住垂体柄从而

形成完整的袖套样结构;而内层蛛网膜结构位于视交叉腹侧并与终板蛛网膜以及颈内动脉内侧膜相延续。内层蛛网膜向后下方包裹垂体柄,因此,垂体柄被这些蛛网膜结构固定和保护。在冠状位切面上,蛛网膜袖套与视交叉下表面的软膜紧密粘连。而垂体柄远端位于蛛网膜袖套下方的部分并没有蛛网膜袖套包绕。整个垂体柄可以根据与膜性结构的关系从上向下分为四段:蛛网膜下软膜段、蛛网膜袖套内段、蛛网膜外鞍膈上段和鞍膈下段。

(五) 垂体间膜的结构

　　在对垂体及其膜性结构的仔细研究中,我们还发现在腺垂体和神经垂体之间存在明显膜性结构分隔(图 2-1-12)[6]。这个分隔位于中间叶后方毗邻神经垂体面。然而在中间叶和前叶之间没

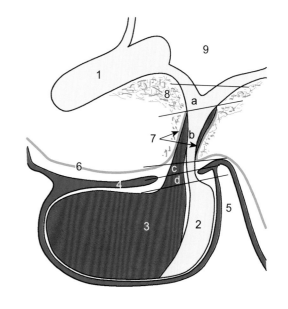

图 2-1-11　垂体柄根据与膜性结构的关系分段示意图

a. 蛛网膜下软膜段;b. 蛛网膜袖套内段;c. 蛛网膜外鞍膈上段;d. 鞍膈下段

1. 视交叉;2. 神经垂体;3. 腺垂体;4. 鞍膈;5. 鞍背;6. 颅底蛛网膜(外层蛛网膜);7. 垂体柄袖套致密部;8. 垂体柄袖套小梁部;9. 三脑室

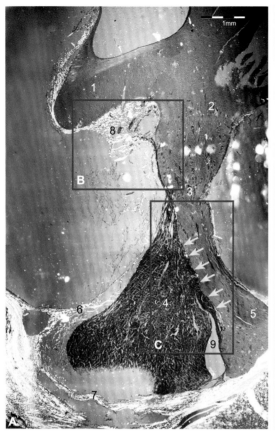

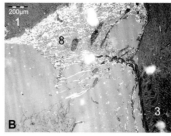

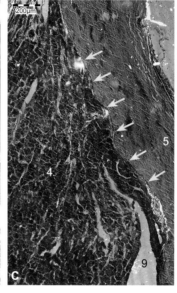

图 2-1-12　一例 30 周胎儿的垂体矢状位切片（天狼星红染色，40×）

A. 鞍区大体观。可见一膜性结构（黄色箭头）分隔腺垂体和神经垂体，其从结节漏斗部贯穿整个垂体柄全长，直到鞍内垂体窝，局部区域放大观显示为图 B 和 C（红色方框）；B. 这一垂体间膜向结节部延伸，并最终和视交叉腹侧的蛛网膜小梁相融合；C. 垂体间膜（黄色箭头）位于垂体间叶和 Rathke 囊的后方，并分隔神经垂体。但在腺垂体和垂体间叶之间并无膜性分隔

1. 视交叉；2. 漏斗；3. 垂体柄；4. 腺垂体；5. 神经垂体；6. 鞍膈；7. 垂体囊；8. 小梁蛛网膜；9. Rathke 囊

有存在这样的膜性结构。这种分隔从鞍膈结节部一直延伸到鞍底区域，并被称为垂体间分隔。鞍区的其他膜性解剖结构，例如垂体囊壁、鞍膈膜以及鞍底硬脑膜，在这个矢状面都可以被观察到。

在一些标本中，垂体结节部围绕着垂体柄，腺垂体位于神经垂体后方，两者之间存在明显膜性分隔（图 2-1-13 黄色箭头）。而在鞍底，这一分隔几乎跟垂体囊壁融合在一起（图 2-1-13）。在成人中，同样的解剖特征也可以被观察到（图 2-1-14）。另外，图 2-1-14 中病例中间叶明显退化，并显示 Rathke 囊演化的一些小区域。

垂体间分隔的厚度在胎儿是（21.9 ± 16.9）μm，成人是（79.1 ± 43.2）μm（$P<0.001$）。此外，成人与胎儿中，腺 - 神经垂体分隔的中间部分接近中间叶厚度都明显厚于其上部以及下部（$P<0.001$）。然而，上部与下部的厚度在成人和胎儿中都没有明显的差别（$P=0.77$ 和 $P=0.107$）[6]。

（六）鞍上区脑池及相关蛛网膜结构

详见第一章第四节。

二、鞍区相关神经血管结构

（一）视神经、视交叉及垂体柄

视神经（optic nerve）、视交叉（optic chiasm）和视束（optic tract）是构成视觉传导通路的重要神经结构，它们彼此联系，呈 X 形向后上方略倾斜走行。由于鞍区肿瘤与视路结构的密切关系，视力下降或视野缺损成为患者最常见的就诊原因；也正是由于视路结构和肿瘤的关系密切，在肿瘤的手术治疗过程中，这些结构成了术中保护的重点。

1. 视神经的分段及颅内段的形态特点　视神经起始于视网膜视盘，是由视网膜双极细胞轴突纤维聚集形成的，从组织学形态来说它们并非真正意义上的周围神经，而是脑白质结构的直接延续，其神经纤维周围无施万细胞所形成的髓鞘，无神经内膜，而在神经纤维之间存在神经胶质细胞，故可有胶质瘤的发生。两侧视神经最终汇合为视交叉。根据神经走行的解剖部位，将视神经分为 4 段：眼内段、眶内段、管内段和颅内段。

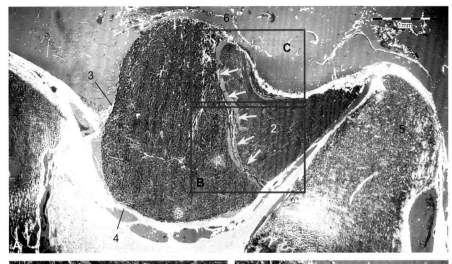

图 2-1-13 一例 25 周胎儿的矢状位切片（天狼星红染色，40×）

A. 鞍区大体观，可见分隔（黄色箭头）明显位于垂体中间叶和神经垂体之间，局部区域放大显示为图 B 和 C；B. 垂体间膜（黄色箭头）位于垂体中间叶和 Rathke 囊后方，在鞍底可见该间膜似乎和垂体囊相融合；C. 放大显示在垂体前叶的结节部包绕整个垂体柄，而垂体间膜的后部（白色箭头）也位于两者之间

1. 腺垂体；2. 神经垂体；3. 鞍膈；4. 垂体囊；5. 鞍背；6. 颅底蛛网膜；7. 垂体结节部

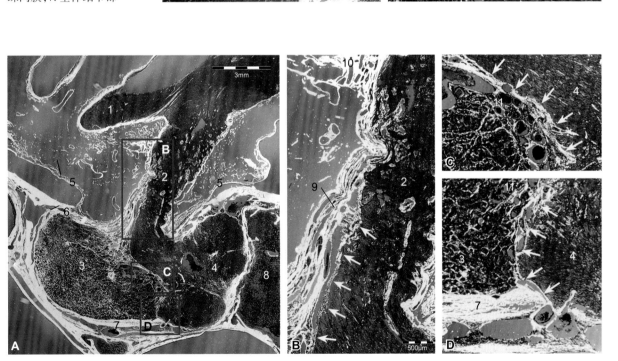

图 2-1-14 成人标本的矢状位切片（天狼星红染色，40×）

A. 鞍区大体观，垂体间膜沿着垂体柄全长从鞍底扩展到结节漏斗部，间膜对比儿童标本更为明显，且厚度更厚，部分区域放大显示为图 B、C 和 D；B. 垂体间膜的上段（黄色箭头）很靠近结节漏斗部，且似乎和蛛网膜小梁相融合；C. 垂体间膜的中间段，位于垂体中间叶的后方，并分隔神经垂体，而在腺垂体和中间叶之间，无明显的膜性分隔；D. 垂体间膜下段在鞍底部位和垂体囊相融合

1. 腺垂体；2. 垂体柄；3. 腺垂体；4. 神经垂体；5. 颅底蛛网膜；6. 鞍膈；7. 垂体囊；8. 鞍背；9. 垂体结节部；10. 视交叉腹侧的小梁蛛网膜；11. 垂体中间叶

眼内段是指视神经自视盘起始至穿出巩膜筛板的一段，其长约 1mm。眶内段从穿出巩膜筛板至视神经管眶口处，长约 30mm。该段视神经呈 S 形，其长度较球后极和视神经管眶口的距离要长 6mm，这使得眼球在转动时不致因牵拉而损伤神经纤维。管内段指视神经在通过骨性视神经管这一段。而颅内段则为视神经出骨管后进入颅内直到视交叉前脚的部分。视神经前三段都在颅外走行，鞍区肿瘤的手术处理与这三段神经关系不甚密切，此处不予详述，而重点介绍颅内段视神经的解剖形态特点。

颅内段视神经外观呈长扁索状，横截面为横置的椭圆形，内侧稍抬高，两侧视神经及其相互间的夹角因视交叉的位置不同而变化，视交叉前置者（见下文详述）最短、夹角最大；而后置者最长、夹角最小。两侧神经的平均长度为 9.7~12.0mm，宽度为 5.0~5.4mm，厚度为 2.8~3.2mm。有学者对该段神经进行组织学研究，发现神经纤维在视神经横断面各个区域的直径和分布密度不相同，其中央区较周边区、颞侧区较鼻侧区纤维密度大，直径小；这就使得颞侧中心区域的神经纤维的密度最大，小直径纤维成分最多，而鼻侧周边区域纤维密度最小，多为大直径纤维。

视神经颅内段同颈内动脉及前床突关系密切，颈内动脉与视神经均位于前床突内侧，动脉在神经下外侧方出海绵窦，视神经入颅后向后内方行走，而动脉向外方走行。根据神经和动脉之间的关系，有人将其分为三型：交叉型（动脉和神经紧密相贴，关系密切），占 43.1%；部分接触型，两者之间有不完全的间隙，占 37.3%；远离型，指两者相互分离，没有直接的接触，占 19.6%。在鞍区肿瘤的经颅手术中，尤其是翼点入路时，第二间隙（视神经 - 颈内动脉间隙）往往被使用，以切除鞍上部分的肿瘤。当神经和动脉为远离型的关系时，往往第二间隙更容易使用。

2. 视交叉、垂体柄及其分型　视交叉位于第三脑室前壁与顶的接合处，呈 X 形由前下斜向后上方走行。大脑前动脉及前交通动脉、终板、第三脑室位于视交叉的上方。灰结节、漏斗位于后方，颈内动脉位于外侧，鞍膈和垂体位于下方。视交叉向后延续为两侧的视束和其间的终板，而视交叉上的第三脑室隐窝即位于视交叉和终板之间。漏斗隐窝在视交叉后方深入到垂体柄的基底部。视交叉和鞍膈之间的间隙在临床被称为视交叉前间隙（第一间隙），在额颞入路手术中，是最常使用的手术间隙。在鞍上肿瘤巨大，尤其是视交叉前型的颅咽管瘤时，视交叉前间隙往往明显扩大，通过其能轻松暴露鞍上部分肿瘤。但由于视交叉和鞍膈尚存在几种解剖学上的变异情况，该间隙可能狭小，而术中无法使用，给肿瘤切除带来麻烦。早在 1924 年，Schaeffer 首先描述了视交叉前置和后置的情况，其后 1968 年，Bergland 进一步证实了该观点。正常的视交叉覆盖鞍膈及垂体（图 2-1-15），前置的视交叉覆盖鞍结节，后置的视交叉覆盖鞍背。

但最近有学者认为传统对于视交叉的分型，

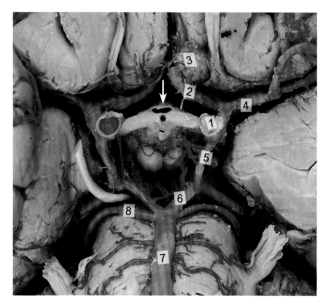

图 2-1-15　下面观鞍区视交叉（黑色星号）及终板（白色箭头）的情况

1. 颈内动脉；2. 大脑前动脉；3. 前交通动脉；4. 大脑中动脉；5. 后交通动脉；6. 大脑后动脉；7. 基底动脉；8. 小脑上动脉

没有考虑到鞍节结的高度和视交叉本身的宽度，故使得虽然某些视交叉从形态上看属于正常型或后置型，但由于鞍节结过高，蝶棱和视交叉前缘的距离仍然很短；还有种情况是，视交叉后缘已经达到鞍背后方 3mm，但由于视交叉本身的宽度，其前缘与蝶棱仅相距 6mm，故从视交叉后缘看为后置型、从前缘看属于前置型。另有研究者对中国人的鞍节结进行测量，认为国人的鞍节结较为平坦，有 92.5% 的鞍节结突起 <3mm，且认为对于视交叉分型应该以蝶棱和视交叉前缘的距离来判定，认为两者之间的距离：<7.0mm 者为视交叉前置；7.0~12.0mm 者为正常型；>12.0mm 者为后置型。

我们基于 157 例儿童和 323 例成人的 T_2 像 MRI 矢状位图像分析发现，视交叉的前后置和垂体柄的位置也有密切关系[10]，并基于此对视交叉和垂体柄进行了分型（前置、中心、后置，图 2-1-16），并进一步根据垂体柄和鞍背之间的关系，将垂体柄分为 3 级（图 2-1-17）。结果显示成人的垂体柄后置率和 3 级垂体柄要明显大于儿童（$P = 0.002$）。视交叉有 80 例（16.7%）前置、354 例（73.8%）正常、46 例（9.6%）后置，而且儿童的垂体柄 - 前颅底平面夹角（PS-AP 角）明显大于成人（$P=0.012$）（图 2-1-18）。而垂体柄中央型和 1 级垂体柄更多见于儿童。由此我们也推测垂体柄的位置将影响鞍区肿瘤的生长方式，以颅咽管瘤为例，在垂体柄

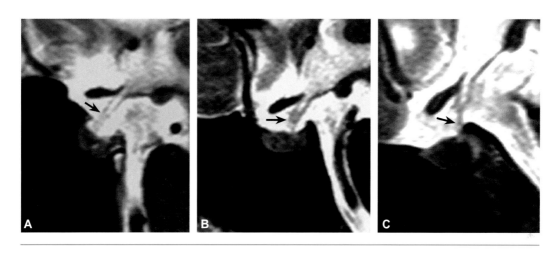

图 2-1-16 垂体柄（黑色箭头）的变化情况
A. 前置型垂体柄（位置靠近蝶骨平台）；B. 中央型垂体柄（位于垂体的中央）；C. 后置型垂体柄（靠近鞍背）

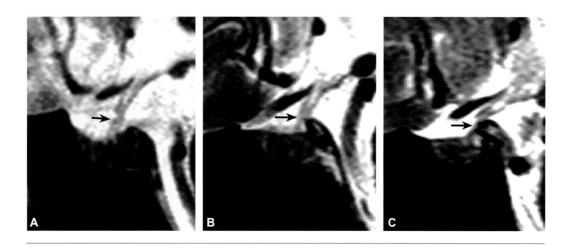

图 2-1-17 垂体柄（黑色箭头）和鞍背之间的关系变化
A. 1 级垂体柄（垂体柄和鞍背之间未接触）；B.2 级垂体柄（垂体柄轻微接触鞍背）；C. 3 级垂体柄（垂体柄被鞍背推挤略变形）

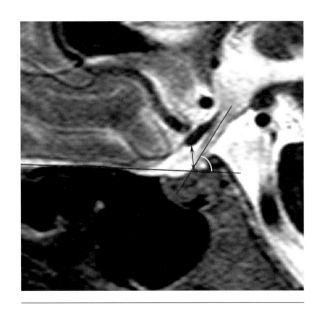

图 2-1-18　垂体柄的高度与倾斜角度测量
基于正中矢状位 T$_2$ 像 MRI 进行相关测量,垂体柄的高度(视交叉下缘到垂体上表面的距离,蓝色线条)和垂体柄的倾斜角度(垂体柄的中轴线和前颅底平面的夹角,PS-AP角,两条红线的夹角)

后置和 PS-AP 角较小时,肿瘤往往容易从扩大的视交叉前间隙向鞍上扩展,且手术往往可以利用较大的第一间隙。但如果中央型或者前置垂体柄,且其 PS-AP 角较大时,则往往造成肿瘤向三脑室底方向扩展。

(二)终板及前交通动脉复合体

终板位于大脑基底面前端,其前界为视交叉后缘,后方至前连合,两侧以视束内侧缘为界,构成三脑室前壁的大部分。其外观为半透明的膜性结构,实际为一层被覆有软脑膜的薄层灰质构成。位于三脑室前部或侵袭压迫三脑室前壁的病变,尤其像视交叉后型向三脑室方向生长明显的颅咽管瘤,单纯轴外入路难以切除向视交叉后方的部分肿瘤,此时切开终板能直接暴露肿瘤,故目前终板间隙在临床中已被广泛使用。

通常对于三脑室前壁的观察,只能暴露终板的下 2/3,上 1/3 由于隐藏在胼胝体嘴部后方而难以暴露。终板以一锐角起于视交叉后界的上表面,此处终板最薄,de Devitiis 将其描述成"纸样薄的膜",随着终板在两侧视束之间向后上延伸的过程中,其逐渐变厚同时达到最宽径,之后再次收缩并终止于前连合。总的说来终板为一纵轴较长的菱形膜性结构。对于终板大小的测定,2002 年,de Devitiis 的结果显示,这一菱形区域的

长轴(即由视交叉后缘到胼胝体嘴的距离)平均 8.25mm(7.0~10.0mm);而宽轴(以两侧穹隆柱间的最大距离)平均 12.81mm(8.0~18.5mm);其面积平均为 52.84mm^2(31.50~83.25mm^2)。终板的厚度为 0.15~0.80mm,以前下缘及中线区最薄,后部及后外侧缘最厚,大部分区域厚度在 0.25mm 左右。

终板和其周边的众多血管结构均关系密切(图 2-1-19),例如双侧大脑前动脉 A1 段、前交通动脉(ACoA)复合体,以及 Heubner 回返动脉、额眶动脉、下丘脑穿通动脉、A2 段近段,前交通静脉和大脑前静脉。所有这些结构都包含在以终板为后界的终板池内。终板池和视交叉周围的视交叉池相连通。两者都位于视交叉上方,向上到胼胝体嘴;向后为终板,且向外侧由胼胝体下方两侧额叶的内表面所界定。大脑前动脉 A2 段在终板和三脑室前壁前方走行,并达到胼胝体池前部的胼胝体嘴。

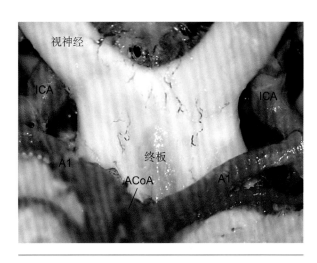

图 2-1-19　终板结构及前交通动脉复合体
A1. 大脑前动脉 A1 段;ACoA. 前交通动脉;ICA. 颈内动脉

而无论在解剖关系上还是在手术中终板间隙的使用上,前交通动脉复合体都是和终板关系最为密切的血管结构,两者之间的距离为 0~14mm,平均 3.5mm。de Devitiis 认为其间的距离受到两个因素决定,即动脉复合体的变异和脑萎缩情况。多数动脉和视交叉无直接接触,但在鞍区肿瘤明显向上推挤三脑室底时,两者之间往往是紧密相贴的。大约有不到 1/4 的动脉位于终板正上方,主要在终板的下 1/3 的位置。而位于终板正上方的 ACoA 复合体就会限制使用经终板入路对肿瘤

的暴露(图 2-1-20)。有些学者报道了在这种情况下将 ACoA 切断的方法。Shibuya 等对 17 例患者中的 11 例使用双侧额下半球间入路时,将前交通动脉切开以处理视交叉后型的肿瘤,并报道没有并发症的发生。在颅咽管瘤的患者中,往往存在两种情况,一种是视交叉前型的肿瘤,其往往向后上方推挤 ACoA 并占据其位置;而视交叉后型的肿瘤,ACoA 往往在肿瘤前方,并经常会限制手术暴露,所以此时可能必须切开 ACoA。也正因为如此,在术前通过 DSA 仔细评价 ACoA 和终板之间的关系,以确定是否采用经终板入路、需不需要切断 ACoA,以及是否要采用联合入路等就显得尤为重要了。

以颅咽管瘤为例,通过前纵裂入路手术时,一个重要的问题就是 ACoA 的阻挡。已经有文献对离断前交通动脉的可行性进行了描述[11],但是大多数神经外科医生仍然不愿意进行离断。事实上,我们在处理多例结节漏斗部颅咽管瘤时,ACoA 的离断有时是必需的,否则对于占据三脑室腔的肿瘤部分将很难处理。但在离断 ACoA 时必须明确,术前 DSA 造影须标明双侧 ACA 的 A1 和 A2 段发育良好,并且术中血管结构的观察证实 DSA 造影结果。值得注意的是,对于 ACoA 穿支动脉的处理至关重要,在 ACoA 离断时应加以保护(图 2-1-20)。

前交通动脉复合体本身的形态变异也较大,而对于异常 ACoA 复合体的出现率各家争议也比较大,其结果 8%~20%,差异较大,同时他们也认为在有前交通动脉瘤出现时,异常的几率会更高。Marinkovic 等报道的结果是正常 ACoA 出现率为 41%,异常的为 59%。Busse 在研究了 400 例尸体标本后报道了 227 例(56.8%)的 ACoA 发生变异。而最近 Serizawa 的研究结果和 Marinkovic 相类似,他对 30 例标本研究发现,所有标本中均存在前交通动脉,其长度平均 4.0mm(1.5~8.8mm),直径平均 1.7mm(0.2~2.5mm),并且他将 ACoA 复合体的形态分为 7 种类型:①正常型:左右大脑前动脉通过单腔相连(12 例,40%);②丛状型(plexiform):多重复杂的血管通道(10 例,33%);③浅凹型(dimple):10 例,33%;④开窗型(fenestration):6 例,18%;⑤双干型(duplication):6 例,18%;⑥串珠型(string):6 例,18%;⑦融合型(fusion):4 例,12%,且有 2 例(6%)出现了胼胝体正中动脉(median artery of the corpus callosum),1 例(3%)出现了单根大脑前动脉。而在 ACoA 短、出现 MACC 或者单根大脑前动脉时,ACoA 的切断也会受到影响。

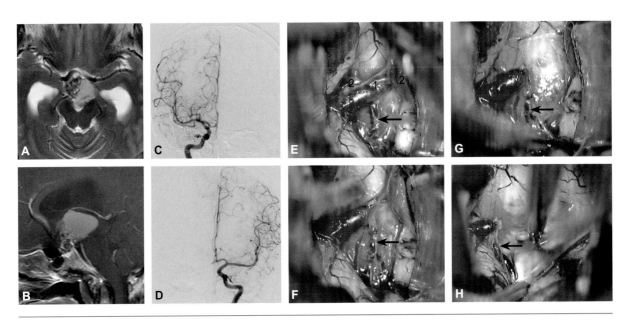

图 2-1-20 颅咽管瘤经前纵裂经终板入路通过切断前交通动脉扩大暴露一例

A、B. 术前 MRI 提示鞍区占位;C、D. 血管造影提示大脑前动脉的 A1、A2 段发育良好;E、F. 术中通过对前交通动脉复合体的仔细分离,也包括对其穿支动脉的仔细剥离(黑色箭头)后,对前交通动脉进行离断;G、H. 充分暴露终板,而穿支动脉(黑色箭头)保护良好

1. 前交通动脉;2. 双侧的大脑前动脉

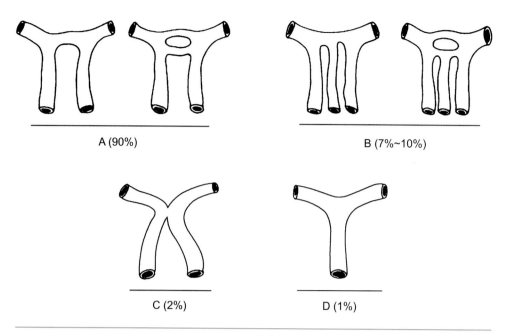

A (90%)　　　　　B (7%~10%)

C (2%)　　　　　D (1%)

图 2-1-21　Yasargil 关于前交通复合体的模式图[13]

　　而 Yasargil[12]认为,在对 ACoA 及其分支变化进行判断时,A1 和 A2 段的形态也不能被忽视。通过界定,正常的 ACoA 为一条连接两侧等口径 A1 段的血管。其中 58% 能在血管造影中被观察到,而在尸体标本中有 41.5%,但在手术当中仅有 20%。然而还有些其他的非正常情况,如一侧(通常是左侧)A1 段巨大,并分为两个远端 A2 段(占 80% 的病例),此时 ACoA 仅仅能被界定为对侧发育不全 A1 段的入口而已。此外,还有一单根型 ACA(1% 的出现率),以及在两侧 A1 段直接交汇的情况(2% 的出现率)。另在超过 50% 的病例中,在两侧 ACA 间存在多根交通支,构成了 ACoA 复合体(图 2-1-21)。

参 考 文 献

1. Yasuda A, Campero A, Martins C, et al. The medial wall of the cavernous sinus : microsurgical anatomy. Neurosurgery, 2004, 55(1) : 179-190.

2. Rhoton AL Jr. The cavernous sinus, the cavernous venous plexus, and the carotid collar. Neurosurgery, 2002, 51(4 Suppl) : S375-410.

3. Qi S, Zhang X, Long H, et al. The arachnoid sleeve enveloping the pituitary stalk : anatomical and histologic study. Neurosurgery, 2010, 66(3) : 585-589.

4. Qi S, Lu Y, Pan J, et al. Anatomic relations of the arachnoidea around the pituitary stalk : relevance for surgical removal of craniopharyngiomas. Acta Neurochir (Wien), 2011, 153(4) : 785-796.

5. Songtao Q, Yuntao L, Jun P, et al. Membranous layers of the pituitary gland : histological anatomic study and related clinical issues. Neurosurgery, 2009, 64(3 Suppl) : ons1-9.

6. Lu YT, Qi ST, Xu JM, et al. A membranous structure separating the adenohypophysis and neurohypophysis : an anatomical study and its clinical application for craniopharyngioma. J Neurosurg Pediatr, 2015, 15(6) : 630-637.

7. Dolenc V. Anatomy and surgery of the cavernous sinus. Wien : Springer Verlag, 1989 : 118-130.

8. Destrieux C, Kakou MK, Velut S, et al. Microanatomy of the hypophyseal fossa boundaries. J Neurosurg, 1998, 88(4) : 743-752.

9. Yokoyama S, Hirano H, Moroki K, et al. Are nonfunctioning pituitary adenomas extending into the cavernous sinus aggressive and/or invasive? Neurosurgery, 2001, 49(4) : 857-863.

10. Long H, Qi ST, Song Y, et al. Topographic variations of the optic chiasm and the pituitary stalk : a morphometric study based on midsagittal T2-weighted MR images. Surg Radiol Anat, 2014, 36(8) : 775-781.

11. Shibuya M, Takayasu M, Suzuki Y, et al. Bifrontal basal interhemispheric approach to craniopharyngioma resection with or without division of the anterior communicating artery. J Neurosurg, 1996, 84(6) : 951-956.

12. Yasargil MG, Kasdaglis K, Jain KK, et al. Anatomical observations of the subarachnoid cisterns of the brain during surgery. J Neurosurg, 1976, 44(3) : 298-302.

第二节　垂体腺瘤

一、简介

垂体腺瘤亦简称垂体瘤,是发生在脑下垂体的肿瘤,根据生物学功能可以大致分为三种类型:良性垂体腺瘤、侵袭性垂体腺瘤及垂体癌。大多数垂体腺瘤为良性,约 35% 为侵袭性,而垂体癌较为罕见,只占 0.1%~0.2%。根据分泌激素的不同,又可以分为功能性腺瘤和非功能性腺瘤。根据肿瘤大小,直径 <1cm 的垂体腺瘤被称为垂体微腺瘤,更大的被认为是大腺瘤。大多数垂体腺瘤都是微腺瘤,估计发病率为 16.7%,其中大部分都未经诊断,确诊的垂体微腺瘤多为检查意外发现。

垂体腺瘤约占颅内肿瘤的 10%,人群估计发病率约为 17%。30~40 岁多见,男女发病率均等[1]。垂体腺瘤可导致多种临床表现。无功能性垂体腺瘤通常直到肿瘤体积较大引起占位效应才开始出现症状,而功能性垂体腺瘤可引起内分泌综合征,常因激素分泌过多引起生理功能的变化[2]。

大量文献对于垂体腺瘤的临床表现、影像学特征、解剖学基础、诊断与治疗等做了详尽描述,本文不再赘述。本章节主要立足于膜性概念,包括鞍膈、蛛网膜、软膜等膜性结构对于肿瘤发生发展及外科学治疗的重要意义,对垂体腺瘤的外科学治疗做一简要阐述。

二、垂体的膜性结构解剖学基础

与垂体相关的膜性结构包括垂体表面的膜性结构与垂体周边的膜性结构。

(一)垂体表面膜性结构的胚胎发育基础

正常情况下,垂体前叶于胚胎第 4 周时起源于原始口腔顶部外胚层的 Rathke 囊,Rathke 囊的前壁随后逐渐增大,最终形成腺垂体远侧部;而另一部分则向上围绕垂体漏斗部,形成垂体柄的一部分。Rathke 囊发育的同时,间脑底部的神经外胚层向下凹陷形成神经垂体的始基,而后该始基向下延伸,伴随垂体门脉系统下降,最终与 Rathke 囊后壁相邻形成神经垂体[3]。

而颅内的膜性结构,包括硬脑膜、蛛网膜和软膜,在胚胎发育时间上与垂体发生有所不同,这种时空差异性决定了这些膜性结构对垂体各叶形成

了不同的包裹模式。颅内的膜性结构中,软膜最先发育,一般认为其在胚胎第 3 周开始形成,而在胚胎第 7 周时,蛛网膜伴随硬膜形成[4]。据颅内膜性结构形成的时间和垂体发生的时间,可以推断膜性结构的分布情况。因神经垂体的始基在胚胎第 4 周时才开始下降,在其下降之前,始基表面的软膜已经形成,故形成的神经垂体表面理论上应有一层软膜覆盖;而 Rathke 囊为口腔外胚层来源,因此其表面无软膜。在胚胎第 4 周 Rathke 囊上升时,蛛网膜和硬膜尚未开始发生,故鞍区的外层蛛网膜未进入垂体窝,仅仅局限于鞍上。

根据解剖学和组织病理学研究结果,我们发现垂体表面的膜性结构主要由垂体固有膜、垂体柄和神经垂体表面软膜以及垂体囊构成。垂体固有膜覆盖在垂体表面,其与腺垂体表面结合较为疏松,而与神经垂体表面几乎无法剥离,其形成机制尚不明确[5-7];垂体柄和神经垂体表面软膜局限于垂体柄和垂体后叶[8],其与垂体发育时软膜形成早于神经垂体的始基下降有关;垂体囊其实为单层硬膜结构,其外侧部又构成海绵窦内侧壁的外层[9],在后详细描述。

(二)垂体周边的膜性结构

垂体周边膜性结构包括鞍膈、海绵窦内侧壁以及鞍上外层蛛网膜。鞍膈为硬膜来源,但其构成既往文献未见报道。我们通过胎儿标本切片染色发现,前颅窝底硬膜为双侧膜性结构,即包括硬膜层和骨膜层。当前颅窝底硬膜往后方延续时,在大约鞍结节水平,两层膜性结构分离,骨膜层仍然贴附于颅底骨质,构成鞍底硬膜和海绵窦底壁;而脑膜层在与骨膜层分离后,继续往后行走于垂体上表面,约在垂体柄位置向前形成返折后,走行于垂体表面,形成垂体表面的鞍膈,这层返折的膜性结构并包绕垂体,形成垂体囊[7]。因此,鞍膈为两层脑膜层形成的硬膜结构,而垂体囊为单层脑膜层形成的硬膜结构。

垂体囊在垂体的两侧,即海绵窦内侧所在部位,构成海绵窦内侧壁的外层,连同海绵窦内的膜状纤维结缔组织,构成海绵窦内侧壁的双层膜性结构[9](图 2-2-1)。而海绵窦内侧壁有时存在缺损,可能是垂体腺瘤容易累及海绵窦的因素之一。

鞍膈为硬膜脑膜层返折形成的双层膜性结构。垂体外覆盖两层膜性结构,内为垂体固有膜,外为垂体囊,垂体囊和纤维层构成海绵窦内侧壁(图 2-2-2)。垂体柄与神经垂体延续,表面被覆

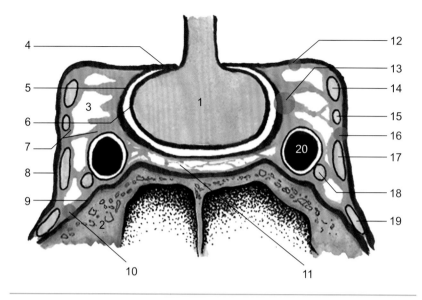

图 2-2-1   海绵窦区各壁构成和内容物模式图

1. 垂体;2. 蝶窦壁;3. 海绵窦;4. 鞍膈;5. 构成海绵窦内侧壁的硬脑膜脑膜层;6. 垂体固有膜;7. 海绵窦内的纤维组织;8. 海绵窦海绵窦外侧壁和上壁的硬脑膜脑膜层;9. 构成海绵窦下壁和垂体窝下壁的硬脑膜骨膜层;10. 海绵窦底壁;11. 下海绵间窦;12. 海绵窦上壁;13. 海绵窦内侧壁;14. 动眼神经;15. 滑车神经;16. 海绵窦外侧壁;17. 眼神经;18. 展神经;19. 上颌神经

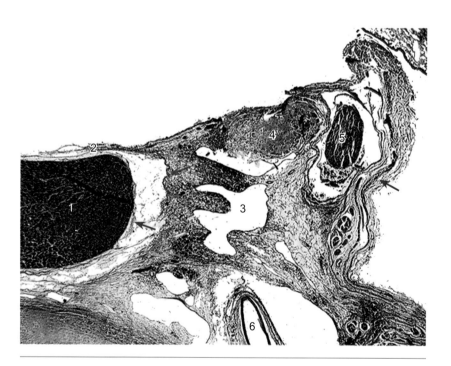

图 2-2-2   海绵窦内侧壁 Masson 染色(200×)

红色箭头:垂体固有膜;蓝色箭头:海绵窦内侧壁;紫色箭头:海绵窦外侧壁;1. 鞍膈;2. 鞍膈;3. 海绵窦;4. 前床突;5. 动眼神经;6. 颈内动脉

软膜。

鞍上外层蛛网膜其实为包绕额底的蛛网膜[10]，据前所述，根据膜性结构与垂体发育的时间推断，该膜并不进入垂体窝内，即不包裹垂体。我们发现鞍上外层蛛网膜在垂体柄处形成袖套样结构或口朝下的喇叭样结构。因此，垂体柄根据鞍膈和鞍上外层蛛网膜可以分为鞍膈下段、鞍上蛛网膜池外段，鞍上蛛网膜池间（袖套间段）和蛛网膜下腔段[11]。鞍上外层蛛网膜与垂体柄形成的袖套样结构存在较大的个体差异，部分人群外层蛛网膜全程紧紧包绕垂体柄，即裸露在蛛网膜外的垂体柄段较短；而部分人群外层蛛网膜形成的喇叭口较高，裸露在蛛网膜外的垂体柄较长；同样，部分人群蛛网膜袖套与垂体柄之间黏附紧密；而部分人群蛛网膜袖套与垂体柄之间黏附疏松（图2-2-3）。

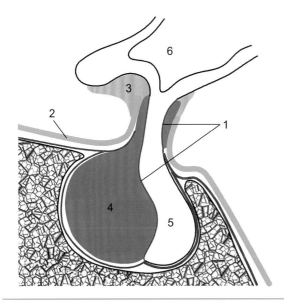

图 2-2-3　垂体柄蛛网膜袖套和神经垂体、垂体柄表面软膜示意图
1. 神经垂体表面的软膜；2. 颅底蛛网膜；3. 视交叉下方的蛛网膜小梁膜；4. 腺垂体；5. 神经垂体；6. 三脑室

三、膜性结构与垂体腺瘤生长方式的关系

绝大多数垂体腺瘤质地稀软，因此其生长方式容易受到周边结构影响。一般来说，影响垂体腺瘤生长方式的因素主要包括肿瘤生物学行为[12]、蝶鞍骨性形状[13,14]以及鞍区膜性结构。而鞍区膜性结构是导致垂体腺瘤生长多样性的重要因素之一。

（一）膜性结构与垂体腺瘤的各向扩展

垂体腺瘤起源于垂体前叶，故所有肿瘤初始阶段均为鞍内肿瘤。肿瘤逐渐生长扩大时，受周围膜性结构的束缚而表现为不同的生长形式。当鞍膈返折形成靠前时，即患者鞍膈孔较大时，且海绵窦内侧壁完整时，肿瘤主要向鞍上生长，在鞍膈孔处形成"束腰征"；当鞍膈返折靠后紧贴垂体柄时，即患者鞍膈孔较小时，鞍膈张力较大对肿瘤向上生长形成较大阻力时，肿瘤主要向鞍内生长，表现为垂体窝扩大，鞍底骨质吸收，部分患者肿瘤甚至突入蝶窦内生长；如此时海绵窦内侧壁同时发育不良，肿瘤可以在较小体积时就向两侧海绵窦扩展（图 2-2-4）。

（二）垂体腺瘤累及海绵窦，真侵袭抑或假侵袭？

从生长方式上看，垂体腺瘤必须突破垂体固有膜以及海绵窦内侧壁两层膜性结构，才可以到达海绵窦内。肿瘤累及海绵窦，是否是真的侵袭，目前尚存在争议。膜性结构是由各种胶原纤维组成的网状的膜性结构。与脑膜瘤和外层蛛网膜之间的关系类似[15]，当垂体腺瘤较小时，肿瘤对垂体固有膜和海绵窦内侧壁形成推挤，此时肿瘤的物理推挤作用不足以让膜性结构发生形变，因此膜性结构仍然存在于肿瘤和海绵窦之间。当肿瘤逐渐增大后，构成膜性结构的各种网状纤维被逐渐撑大，就像纱窗门的网格结构一样，当肿瘤大到一定的时候，网格因推挤逐渐被撑大，导致部分肿瘤"透过"增大的网孔，和海绵窦内的神经血管接触；当肿瘤进一步增大时，网格之间的纤维可能断裂，膜性结构被推向肿瘤两边，进一步导致肿瘤和海绵窦内容物之间的界面"消失"。事实上，这并不是真正的界面消失，而是肿瘤的物理作用，使得构成膜性结构的纤维网孔增大，推向两侧。且颈内动脉海绵窦段被海绵窦内的纤维条索固定，移动度较小，加之肿瘤质地稀软，可以跨过颈内动脉生长，这与我们在磁共振上看到肿瘤包绕颈内动脉一致。然而，对一些非典型垂体腺瘤和垂体癌，我们不否认可能真正存在肿瘤侵袭海绵窦的情况。

（三）垂体腺瘤与正常垂体和垂体柄的关系

垂体腺瘤为单克隆起源于腺垂体的良性肿瘤。在肿瘤生长过程中，尤其是大腺瘤或巨大腺瘤，腺垂体因与肿瘤同源，往往与肿瘤无法辨认。

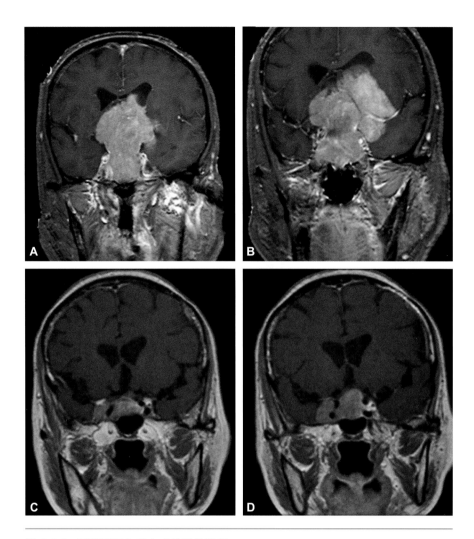

图 2-2-4　两例不同生长方式的垂体腺瘤

A、B.巨大垂体腺瘤,主要向鞍上扩展,受到鞍上膜性结构和血管影响形成分叶,肿瘤虽大,但海绵窦几乎无受累;C、D.体积较小的垂体腺瘤,但是完全包绕右侧颈内动脉海绵窦段

部分垂体腺瘤,尤其是微腺瘤,在生长过程中,可以在肿瘤与腺垂体之间形成一假包膜[16],其具体机制尚不明确。神经垂体与垂体柄延续,且两者与腺垂体之间存在软膜结构。在肿瘤生长过程中,这层软膜结构一直存在于肿瘤与神经垂体、垂体柄之间,因此,肿瘤与神经垂体和垂体柄之间往往存在可辨认的界面[8](图 2-2-5)。

四、膜性结构在垂体腺瘤外科手术中的意义

膜性外科学强调根据肿瘤的起源及生长方式采取不同的手术入路及操作技巧。

(一) 手术入路

垂体腺瘤起源于腺垂体,而腺垂体为鞍膈下、

蛛网膜外器官,经鼻蝶入路为到达这一区域的最佳自然通道,因此该入路毫无疑问地成为大部分垂体腺瘤的首选手术方式,开颅手术仅用于一些主体位于鞍上及分叶状的巨大腺瘤。传统的经鼻蝶手术采用显微镜操作,由于深部照明差、视野狭窄、存在大量手术盲区,显微镜下对于垂体腺瘤周边结构尤其是膜性结构的辨认存在很大的局限性。随着内镜技术的出现,其良好的深部照明、开阔的视野和抵近观察优势,可清晰辨认局部细节,使得术者能够实现最大限度的肿瘤切除及减少副损伤,因而逐步取代显微镜,成为目前国际上主流的垂体腺瘤经鼻蝶术式。而且,随着扩大经鼻手术及颅底重建技术的成熟,许多以往需要采用开颅手术治疗、主体位于鞍上的垂体腺瘤,目前均可

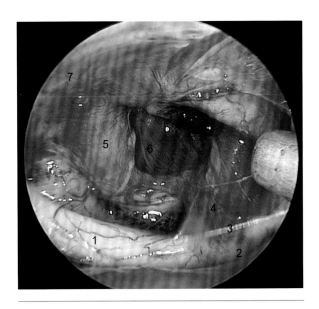

图 2-2-5 一例垂体腺瘤切除后的患者术中所见
可见肿瘤起源于腺垂体,已经被切除,神经垂体表面可见被覆软膜,神经垂体和垂体柄完全保护
1. 视神经;2. 视交叉;3. 下丘脑;4. 垂体柄;5. 神经垂体;6. 神经垂体表面软膜;7. 鞍膈

采用内镜扩大经鼻入路切除。从技术层面上来说,目前绝大多数垂体腺瘤均可通过经鼻入路切除,但手术入路的选择还需考虑术者的内镜经鼻手术经验及对鞍区膜性结构的认识深度。

（二）基于膜性概念的手术技巧

无论是采用显微经颅手术还是采用内镜经鼻蝶手术治疗垂体腺瘤,膜性结构均扮演重要角色。采用常规内镜经鼻蝶入路切除垂体腺瘤时,鞍膈和鞍上外层蛛网膜为阻隔肿瘤和鞍上结构的天然屏障。手术时,应该先刮除两侧的肿瘤,最后刮除鞍上肿瘤,以防首先刮除鞍上肿瘤导致鞍上蛛网膜疝入鞍内,引起脑脊液漏和阻挡操作视野,尤其是对鞍膈孔薄弱、垂体柄袖套疏松的患者(可以通过术前 MRI 初步判断,肿瘤鞍上扩展明显,两侧扩展不明显)。另外,切除肿瘤过程中对于降入鞍内的鞍膈或鞍上蛛网膜应尽量保留完整,以防止出现脑脊液漏或降低术中脑脊液漏修补的难度。对于主体向鞍上生长的肿瘤,由于肿瘤起源于鞍内,即使突破鞍膈水平向上生长,其表面仍有部分鞍膈、外层或内层蛛网膜分隔周边神经血管结构,对于未包裹周边重要血管结构的肿瘤,仍可尝试采用扩大经鼻入路切除,术中同样应尽量保留蛛网膜这一保护界面,以减少损伤周边神经血管的几率。而当肿瘤呈多分叶生长,且重要血管被肿瘤严重嵌顿甚至包裹时,肿瘤通过物理作用牵拉蛛网膜系带包绕血管,由于经鼻手术对于大动脉出血的风险可控性大大低于经颅手术,因此不适用于这种类型肿瘤的切除。相比之下,显微镜手术暴露范围从上到下,有利于首先分离受累的血管,减少血管的牵拉,并在直视下分离肿瘤。显微镜处理鞍内肿瘤可能存在视野盲区,可以联合内镜处理鞍内肿瘤。

如前所述,神经垂体全程被软膜包裹,这一膜性结构在切除肿瘤过程中对神经垂体构成一个天然屏障,术中应仔细辨认神经垂体表面的软膜结构,保持软膜完整,最大限度地保留垂体后叶功能,减少术后尿崩发生率,根据我们的经验,在大部分经蝶垂体腺瘤手术中可做到保留神经垂体,因而术后尿崩的发生率较低。我们在术中还发现,肿瘤和残存腺垂体之间多数存在一层假性包膜,尤其是对于质地较软的微腺瘤和大腺瘤患者,肿瘤与残存垂体之间的质地存在显著差别,因此,严格循假包膜边界将肿瘤切除,有利于保留部分或全部垂体功能,同时可提高肿瘤全切率;而对于功能性腺瘤,包膜外切除有利于提高术后内分泌缓解率[17]。

总之,对垂体周边膜性结构的深入探讨,有助于理解垂体腺瘤生长方式和选择正确的手术入路,基于膜性概念的手术操作技巧可最大限度地切除肿瘤并减少对正常结构的损伤,对于改善垂体腺瘤患者的预后及生存质量具有重要意义[18]。

【病例1】 无功能性垂体大腺瘤

患者老年男性,因双眼视力下降半年入院,术前激素检查提示全垂体功能低下。影像学显示鞍内鞍上囊实性占位,Knosp 分级 2 级(图 2-2-6)。

手术采用内镜经单鼻孔入路,手术过程见图2-2-7~ 图 2-2-12。

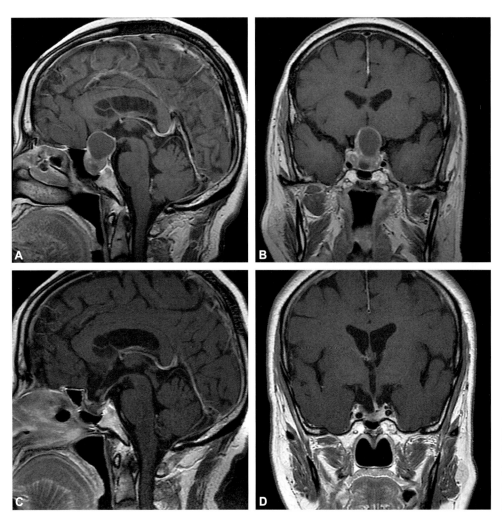

图 2-2-6　术前(A、B)和术后(C、D)MRI
术后 MRI 提示肿瘤全切除，正常垂体保留完好

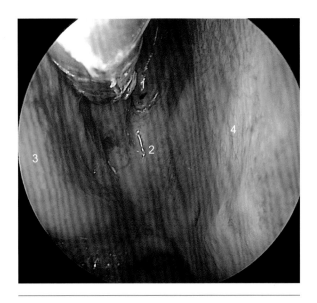

图 2-2-7　内镜下经单鼻孔 - 蝶窦前壁入路术中照片
显露蝶窦前壁黏膜及鼻甲和鼻中隔结构
1. 蝶窦开口；2. 蝶窦前壁；3. 中鼻甲；4. 鼻中隔

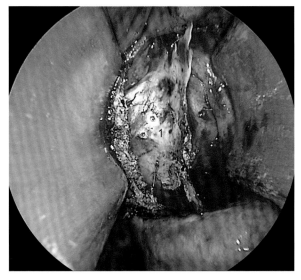

图 2-2-8　显露蝶窦前壁
烧灼蝶窦前壁黏膜，暴露前壁骨质，可见其形态类似船橼形
1. 蝶窦前壁

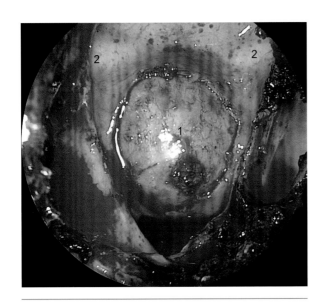

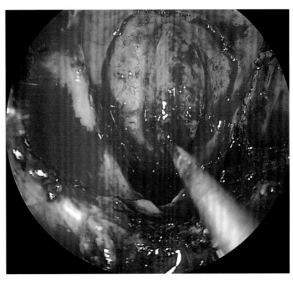

图 2-2-9　显露鞍底硬膜
打开蝶窦前壁骨质,暴露鞍底隆突,并予以磨除鞍底骨质
结构暴露硬膜
1. 鞍底硬膜;2. 视神经管

图 2-2-10　切除肿瘤
切开鞍底硬膜后,暴露肿瘤,可见肿瘤质地稀软
1. 肿瘤

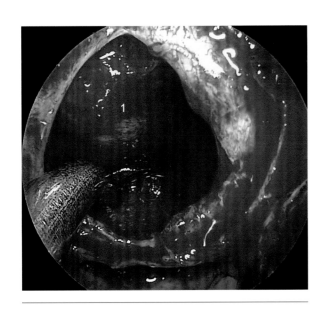

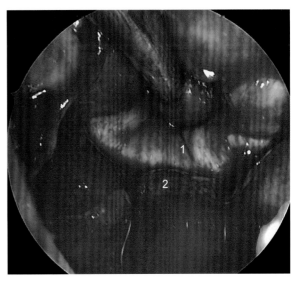

图 2-2-11　完全切除肿瘤后显露术腔
1. 鞍膈

图 2-2-12　探查术腔
彻底探查瘤腔后,见鞍膈下陷和残留的正常垂体结构
1. 鞍膈;2. 残存正常垂体

【病例2】 无功能性垂体大腺瘤

患者中年女性,经蝶垂体腺瘤术后2年,左眼视力下降9个月,术前激素检查示生长激素及甲状腺轴水平低下。影像学显示鞍内鞍上实性为主的占位,Knosp分级2级(图2-2-13)。

手术采用内镜经双鼻孔入路,手术过程见图2-2-14~图2-2-22。

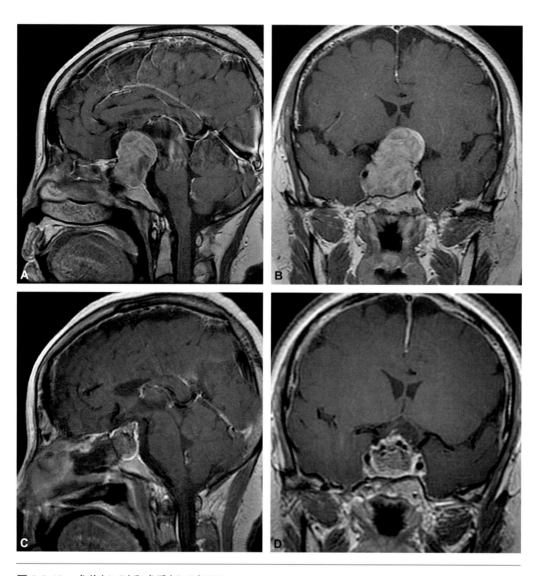

图2-2-13　术前(A、B)和术后(C、D)MRI

术前MRI显示鞍内肿瘤向鞍上明显扩展,同时对右侧颈内动脉形成包绕,术后MRI可见肿瘤切除完全,垂体柄结构良好

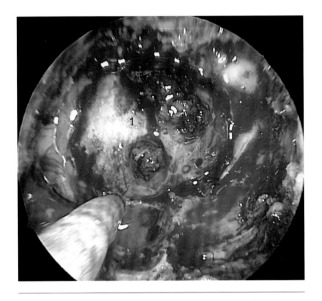

图 2-2-14 内镜下经双鼻孔 - 蝶窦前壁入路术中照片
暴露鞍底硬膜,范围直至两侧颈内动脉隆突内侧
1. 鞍底硬膜

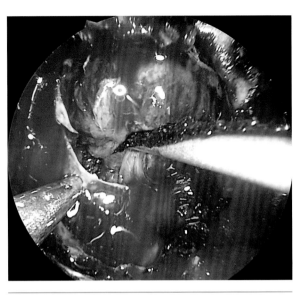

图 2-2-15 沿着肿瘤假包膜进行分离,首先分离鞍内部分
1. 肿瘤

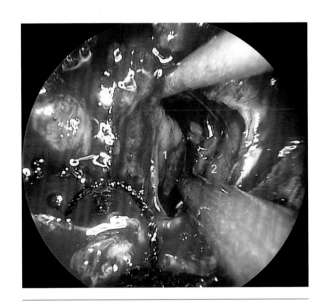

图 2-2-16 可见肿瘤假包膜明显,其与正常垂体之间边界清晰
1. 肿瘤;2. 神经垂体

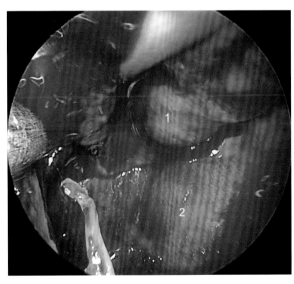

图 2-2-17 进一步向深面分离,可见正常神经垂体保护良好
1. 肿瘤;2. 神经垂体

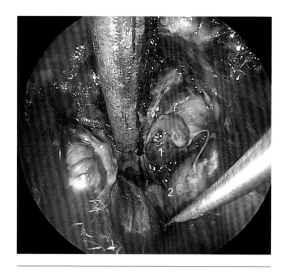

图 2-2-18 沿假包膜分离肿瘤鞍上部分 1
1. 肿瘤；2. 鞍膈

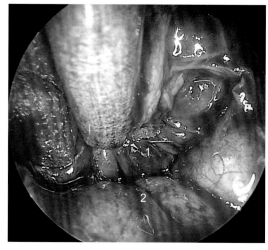

图 2-2-19 沿假包膜分离肿瘤鞍上部分 2
可见鞍膈被肿瘤向上方推挤，从鞍膈上剥离肿瘤，尽可能保留肿瘤假包膜的完整
1. 肿瘤；2. 鞍膈

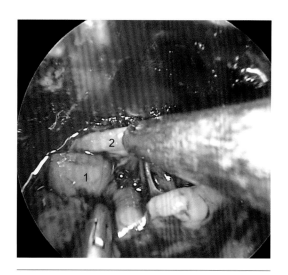

图 2-2-20 进一步向前方分离，可见前方正常鞍膈
1. 肿瘤；2. 鞍膈

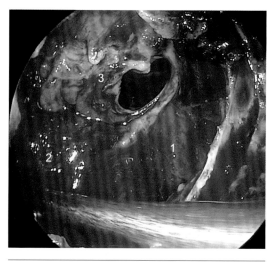

图 2-2-21 肿瘤全切后可见鞍膈小块缺损
1. 神经垂体；2. 残余腺垂体；3. 鞍膈

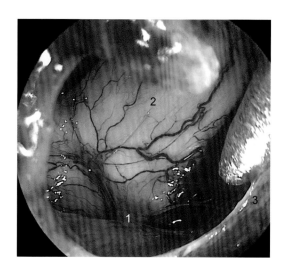

图 2-2-22 透过鞍膈缺损，可见垂体柄及残余正常垂体保留完好
1. 垂体柄；2. 视交叉；3. 鞍膈

【病例3】 巨大分叶状无功能性垂体腺瘤

患者中年女性,因左眼视力下降4个月入院,术前激素检查提示催乳素中度升高。影像学显示肿瘤占据鞍内、鞍上、左侧鞍旁、左侧后颅窝,Knosp分级4级(图2-2-23)。

手术采用内镜扩大经鼻蝶入路,手术过程见图2-2-24~图2-2-35。

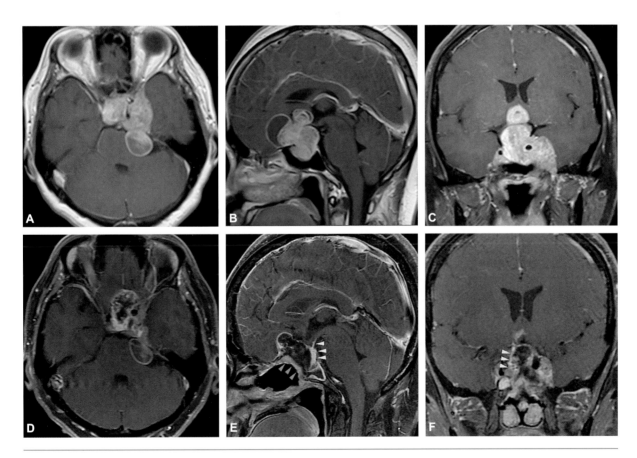

图2-2-23 术前(A~C)和术后(D~E)MRI
术前MRI显示肿瘤呈多分叶生长,占据鞍内-海绵窦、鞍上、蝶骨平台、终板池以及岩斜区,术后MRI显示肿瘤大部切除、颅底缺损以自体脂肪及带蒂鼻中隔黏膜瓣(蓝色箭头)修补,垂体柄及残存垂体(黄色箭头)保留完好

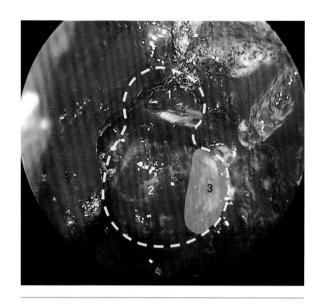

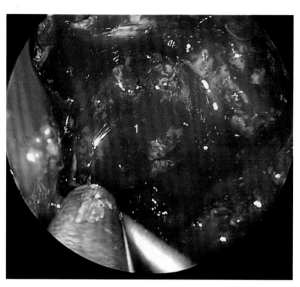

图 2-2-24 内镜下扩大经鼻入路术中照片
黄色虚线显示颅底硬膜暴露范围,黄色阴影处为海绵窦区
1. 蝶骨平台硬膜;2. 鞍底硬膜;3. 海绵窦区

图 2-2-25 打开鞍底硬膜,切除鞍内部分肿瘤
1. 肿瘤

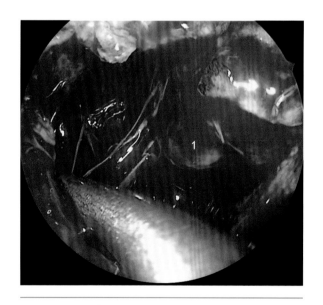

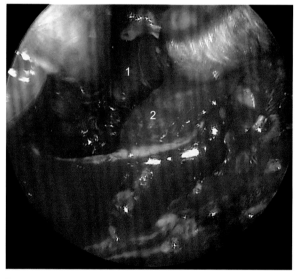

图 2-2-26 鞍内部分肿瘤切除后,可见左侧颈内动脉裸露,海绵窦内侧壁缺如
1. 颈内动脉

图 2-2-27 进一步切除海绵窦内肿瘤,海绵窦段颈内动脉清晰可见
1. 肿瘤;2. 颈内动脉

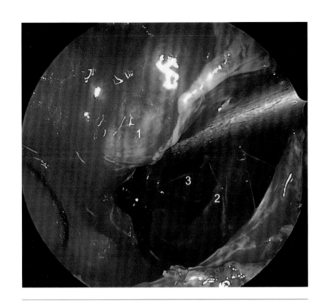

图 2-2-28　海绵窦内肿瘤切除后显露部分海绵窦内结构
1. 颈内动脉；2. 海绵窦外侧壁；3. 展神经

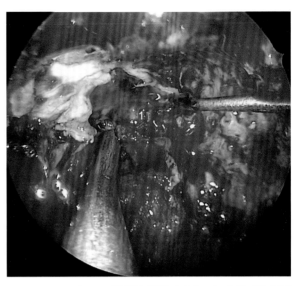

图 2-2-29　切开蝶骨平台硬膜，进一步切除向鞍上鞍结节处扩展的肿瘤
1. 肿瘤

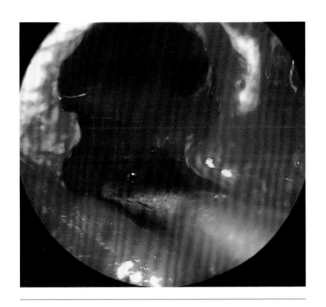

图 2-2-30　可见鞍结节处肿瘤已切除后的瘤腔

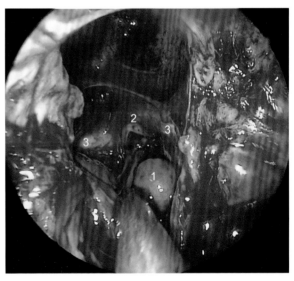

图 2-2-31　进一步向后上方切除凸向三脑室方向肿瘤
1. 肿瘤；2. 视交叉；3. 视神经

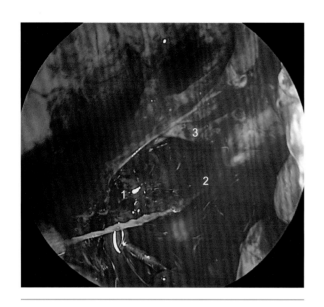

图 2-2-32　切除向终板池扩展的肿瘤
1. 肿瘤;2. 视交叉;3. 大脑前动脉 A1 段

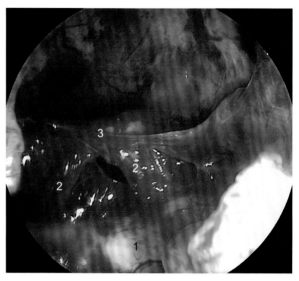

图 2-2-33　肿瘤切除后显示终板池内结构,包括大脑前动脉和前交通动脉复合体结构
1. 视交叉;2. 大脑前动脉 A1 段;3. 前交通动脉

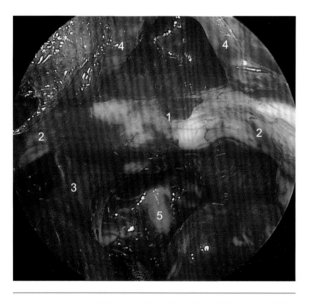

图 2-2-34　肿瘤切除后显露术腔结构,可见视交叉,视神经,垂体柄及残存垂体保留完好
1. 视交叉;2. 视神经;3. 垂体柄;4. 大脑前动脉 A1 段;5. 基底动脉

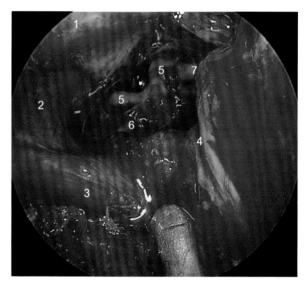

图 2-2-35　向后方可见基底动脉及其分支结构
1. 视交叉;2. 垂体柄;3. 正常垂体;4. 鞍膈;5. 大脑后动脉;6. 小脑上动脉;7. 动眼神经

【病例4】 巨大多激素分泌型垂体腺瘤

患者年轻男性,双眼视力下降2年,因并发急性脑积水在外院行脑室腹腔分流术,术前激素检查示 GH、TSH 及 PRL 均显著升高,性腺轴激素水平低下。影像学显示鞍内、鞍上、蝶窦内巨大占位(图2-2-36)。

手术采用内镜经双鼻孔入路,手术过程如下见图2-2-37~图2-2-51。

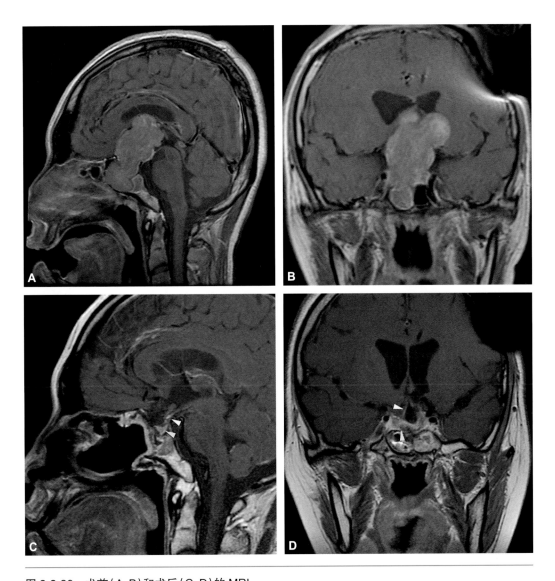

图2-2-36 术前(A、B)和术后(C、D)的 MRI
术前 MRI 显示肿瘤起源于鞍内,下方突破鞍底长入蝶窦,上方突入三脑室底内并堵塞双侧室间孔引起脑积水,术后 MRI 显示肿瘤全切,垂体柄(白色箭头)及部分正常垂体(黄色箭头)得以保留

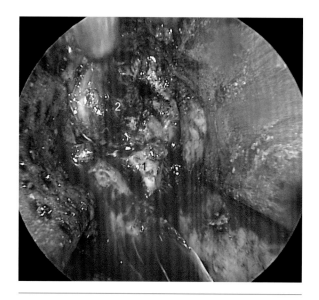

图 2-2-37　内镜下扩大经鼻入路,打开蝶窦前壁,显露蝶窦内肿瘤
1. 蝶窦前壁骨质;2. 肿瘤

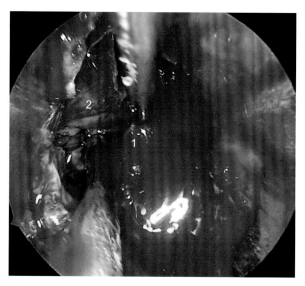

图 2-2-38　切除蝶窦内肿瘤
从蝶窦黏膜外分离有助于充分切除肿瘤并显露颅底骨性标记
1. 肿瘤;2. 蝶窦内黏膜

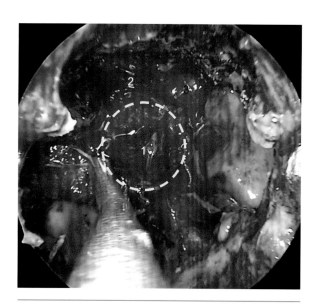

图 2-2-39　蝶窦内肿瘤切除后可见鞍底骨质及硬膜缺损范围(黄色虚线)
1. 肿瘤;2. 鞍结节;3. 视神经管

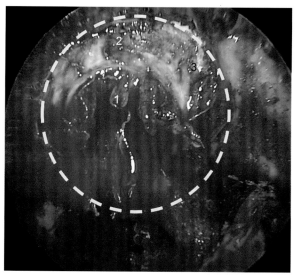

图 2-2-40　扩大颅底骨窗范围(黄色虚线)至鞍结节
1. 肿瘤;2. 鞍结节;3. 视神经管

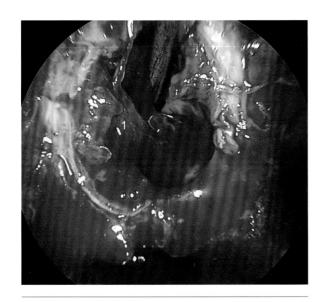

图 2-2-41 切除鞍内肿瘤,并沿肿瘤假包膜分离
1.肿瘤

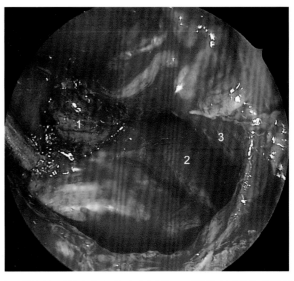

图 2-2-42 可见肿瘤与神经垂体边界清晰,有利于保留正常垂体结构
1.肿瘤;2.神经垂体;3.颈内动脉

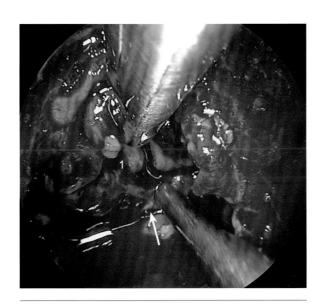

图 2-2-43 沿假包膜分离鞍上肿瘤与鞍膈(箭头所示)边界
1.肿瘤

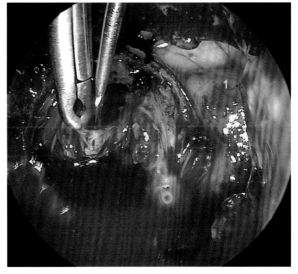

图 2-2-44 切开鞍结节硬膜显露鞍上肿瘤
因肿瘤上界较高,突入三脑室底内达室间孔水平,鞍上肿瘤无法降入鞍内,故切开鞍结节处硬膜,从脑池内暴露并切除肿瘤
1.视神经管

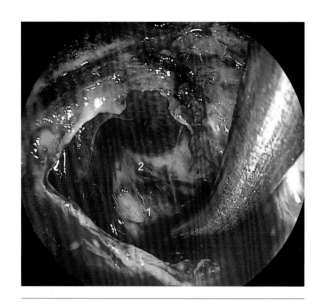

图 2-2-45　分离肿瘤与视交叉粘连
1. 肿瘤；2. 视交叉

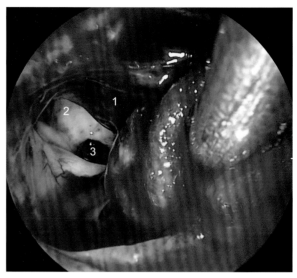

图 2-2-46　进一步切除突入三脑室底内的肿瘤
1. 肿瘤；2. 三脑室；3. 室间孔

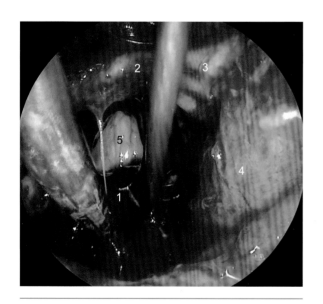

图 2-2-47　分离突向三脑室的肿瘤
因三脑室底被肿瘤推挤极度扩张变薄，难以分离并保留，
故切除过程中可见三脑室开放
1. 肿瘤；2. 视交叉；3. 视神经；4. 颈内动脉；5. 三脑室

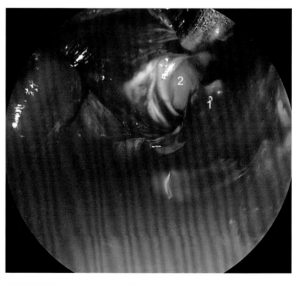

图 2-2-48　透过三脑室可见室间孔
1. 肿瘤；2. 室间孔

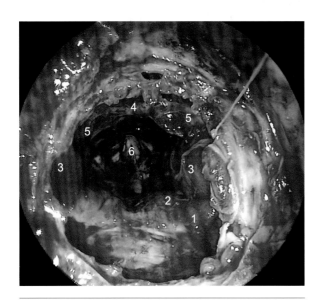

图 2-2-49 肿瘤切除后显露术腔
可见视交叉、视神经、垂体柄、神经垂体及残存腺垂体保留
完好
1. 神经垂体;2. 垂体柄;3. 颈内动脉;4. 视交叉;5. 视神经;
6. 三脑室

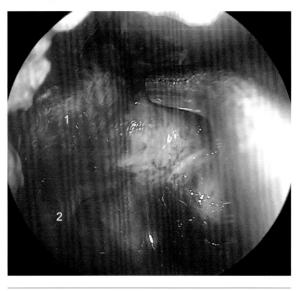

图 2-2-50 放大显示海绵窦内颈内动脉
1. 颈内动脉;2. 残存腺垂体

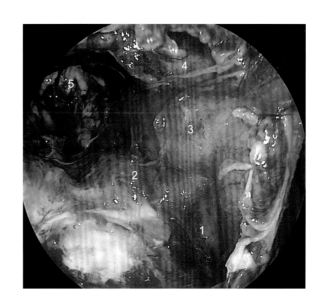

图 2-2-51 放大显示垂体柄和神经垂体保护完好
1. 神经垂体;2. 垂体柄;3. 颈内动脉;4. 视神经;5. 三脑室

参 考 文 献

1. Ezzat S, Asa SL, Couldwell WT, et al. The prevalence of pituitary adenomas: a systematic review. Cancer, 2004, 101 (3): 613-619.

2. Ebersold MJ, Quast LM, Laws ER Jr, et al. Long-term results in transsphenoidal removal of nonfunctioning pituitary adenomas. J Neurosurg, 1986, 64 (5): 713-719.

3. 王姝玮, 王卫庆. 垂体发育调控因子遗传学进展. 中华内分泌代谢杂志, 2015, 31 (12): 1071-1073.

4. Müller F, O'Rahilly R. The amygdaloid complex and the medial and lateral ventricular eminences in staged human embryos. J Anat, 2006, 208 (5): 547-564.

5. 陆云涛, 黄传平, 潘军, 等. 经蝶海绵窦手术静脉腔隙的解剖学研究. 南方医科大学学报, 2006, 26 (11): 1063-1065.

6. 陆云涛, 漆松涛, 潘军, 等. 垂体的膜性结构及其临床意义. 中华神经外科杂志, 2010, 26 (10): 930-934.

7. Songtao Q, Yuntao L, Jun P, et al. Membranous layers of the pituitary gland: histological anatomic study and related clinical issues. Neurosurgery, 2009, 64 (3 Suppl): ons1-9.

8. Lu YT, Qi ST, Xu JM, et al. A membranous structure separating the adenohypophysis and neurohypophysis: an anatomical study and its clinical application for craniopharyngioma. J Neurosurg Pediatr, 2015, 15 (6): 630-637.

9. 漆松涛, 刘忆. 海绵窦及海绵窦区的解剖学研究概述与争论. 中华神经外科杂志, 2013, 29 (9): 961-963.

10. 刘忆, 漆松涛, 陆云涛, 等. 幕上内层蛛网膜形态、分类、分布及临床意义. 中华神经外科杂志, 2014, 30 (5): 477-480.

11. Qi S, Lu Y, Pan J, et al. Anatomic relations of the arachnoidea around the pituitary stalk: relevance for surgical removal of craniopharyngiomas. Acta Neurochir (Wien), 2011, 153 (4): 785-796.

12. 中国垂体腺瘤协作组. 中国垂体腺瘤外科治疗专家共识. 中华医学杂志, 2015, 95 (5): 324-329.

13. Lu Y, Pan J, Qi S, et al. Pneumatization of the sphenoid sinus in Chinese: the differences from Caucasian and its application in the extended transsphenoidal approach. J Anat, 2011, 219 (2): 132-142.

14. Wang J, Wang R, Lu Y, et al. Anatomical analysis on the lateral bone window of the sella turcica: a study on 530 adult dry skull base specimens. Int J Med Sci, 2014, 11 (2): 134-141.

15. 漆松涛, 刘忆. 关于 WHO2007 年版脑膜瘤病理分类一些问题的商榷. 中国临床神经外科杂志, 2016, 21 (2): 125-126.

16. Oldfield EH, Vortmeyer AO. Development of a histological pseudocapsule and its use as a surgical capsule in the excision of pituitary tumors. J Neurosurg, 2006, 104 (1): 7-19.

17. Lee EJ, Ahn JY, Noh T, et al. Tumor tissue identification in the pseudocapsule of pituitary adenoma: should the pseudocapsule be removed for total resection of pituitary adenoma? Neurosurgery, 2009, 64 (3 Suppl): ons62-69.

18. 漆松涛. 垂体瘤的治疗策略. 中华神经外科杂志, 2017, 23 (11): 878-880.

第三节　Rathke 囊肿

一、简介

Rathke 囊肿是发生于鞍区 Rathke 囊袋残余组织的一种先天性非肿瘤性疾病, 囊壁由单层或假复层上皮构成。它是起源于胚胎时垂体 Rathke 囊的遗留, 胚胎发育 3~4 周时从原肠前端向外的突起, 称 Rathke 囊, 是垂体前叶、中间部和结节部的原基, 其向前的延伸是颅咽管。Rathke 囊的近端在胚胎发育第 12 周时闭合, 但在垂体远侧部和神经部之间, 部分成人常残留一道裂隙, 这就是 Rathke 裂, 一般情况下无临床意义, 但当裂隙内分泌物显著增加时可扩张形成囊肿, 即 Rathke 裂囊肿, 简称 Rathke 囊肿[1]。大多数囊肿很小, 并不引起症状。少数囊肿逐渐扩大, 压迫鞍内或鞍上结构, 引起临床症状, 此时称为症状性 Rathke 囊肿。

通过手术与尸解以及影像学对 Rathke 裂囊肿进行研究[2,3]。囊的直径范围 3~40mm, 平均16mm。大部分患者鞍内与鞍上都遭累及。囊腔壁薄厚不一, 薄者居多。囊内容物多数黏稠, 少量为水样液体。内容物多黄色, 也有报道为白色、红色、绿色等各种颜色。有的为油状物, 蛋白含量80~1500mg/dl。有的病例在显微镜下可见钙化, 有的则见胆固醇结晶。瘤体一般呈膨胀性生长, 增长速度较慢。形态常比较规则, 形态饱满却张力并不高, 边缘光滑, 以囊性表现为特征。由于大多起源于鞍内, 所以囊肿大多以鞍内为主, 鞍上囊性部分只是穿过鞍膈的自然延伸。因此常显现偏心性的卵圆形。囊肿占据鞍内后, 仅向上发展。未见有侵入周围海绵窦的报道。与周围血管、神经等结构是睦邻关系, 仅产生机械的压迫作用。

Rathke 囊肿发病高峰年龄为 16~60 岁。Agnetit 首先注意到此病在女性中居多的特点。统计文献中病例数, 发现女性为男性的一倍[4,5]。在正常人的垂体前叶和后叶之间, 有 13%~22% 存在直径

1~5mm 的小囊肿，临床上常无症状和体征。当这些鞍内囊肿增大后，可引起头痛，垂体低下，部分患者有停经溢乳。约有 1/3 的 Rathke 囊肿有明显的鞍上部分，产生视交叉受压，下丘脑功能障碍及少见的阻塞性脑积水。其他少见表现包括无菌性脑膜炎、脓肿形成和空蝶鞍综合征。本症多见于中年女性，与鞍内型颅咽管瘤和无内分泌功能垂体腺瘤垂体腺瘤的临床表现上相似，很难鉴别。因此多通过手术才能确诊。

二、影像学表现

　　CT 上典型的 Rathke 囊肿为鞍内或鞍上球形或类球形囊性病灶，囊内容物以低或等密度为主，囊壁薄，无强化。冠状面可见到正常的垂体组织。Rathke 囊肿多数位于鞍内或伴鞍上延伸，可为低、等或混杂、高密度，密度值与囊液的成分有关。含脂质或清亮液体时呈低密度，黏液或黏稠胶冻状物时呈等或略高密度，伴出血时呈高密度，含多种成分时呈混杂密度。有的环状或半环状的强化，可能为周围受压垂体组织的强化或伴有炎症反应所致，但强化程度低于颅咽管瘤和垂体腺瘤。一般而言 Rathke 囊肿不会有钙化，常以此作为鉴别诊断的依据。但也有些文献发现有少量的 Rathke 囊肿 CT 扫描见到囊壁或囊周有钙化，并有病理证实为机化组织。这可能是伴随感染等因素的继发性改变。鞍区 MR 较 CT 有巨大优势，正因为 MR 的普及应用，Rathke 囊肿的检出率大大增加。MR 检查时，Rathke 囊肿境界清楚、圆滑、大小不等，多数位于鞍区，较大时向鞍上发展。MR 信号多种多样，大部分信号均匀，T_1 上表现为与脑实质相比低、等或高信号，T_2 上多表现为高信号。MR 信号的多样性与其囊内容物不同有关。Rathke 囊中可含有胆固醇、黏多糖、坏死的细胞碎片和含铁血黄素。研究结果发现，大多数认为黏多糖含量高，T_1 上表现为高信号，凝血的存在也是高信号的原因，而胆固醇含量与 T_1 信号变化无关。增强扫描（Gd-DTPA 增强）时，Rathke 囊肿本身没有增强，增强的是受压的正常垂体组织、复层鳞状上皮或炎症组织[6,7]。根据影像学表现，Rathke 囊肿可分为完全鞍内型、完全鞍上型和鞍内 - 鞍上型。

三、Rathke 囊肿与膜性结构的关系

　　Rathke 囊肿起源于中间叶，故大多数囊肿为鞍膈下起源，少部分肿瘤可以为鞍内鞍上生长，极少部分为鞍上起源，这与 Rathke 囊裂隙在神经垂体与腺垂体之间的分布范围有关。与颅咽管瘤不同，Rathke 囊肿几乎均为蛛网膜袖套外肿瘤，故蛛网膜外入路对这种病变的切除最为适合。经鼻入路为自然的鞍膈外 - 蛛网膜外入路，通常不会涉及开放蛛网膜袖套，而经额底入路进入到鞍区时，首先见到的是覆盖于双侧视神经及视交叉表面的外层蛛网膜，此时需注意尽量沿基底蛛网膜袖套外分离囊肿，争取做到蛛网膜外切除，对于少数突入蛛网膜间的囊肿，则需锐性剪开部分蛛网膜袖套以暴露囊肿，但须注意勿损伤位于蛛网膜下腔内的穿支血管[8]（图 2-3-1）。

四、外科治疗

　　大多数无症状性的 Rathke 囊肿不需要手术治疗，但需定期行 MRI 及内分泌检查。如囊肿引起特异性临床症状（如视力下降、垂体功能低下）呈进行性增大或诊断不明确时，则需考虑手术治疗。

（一）手术入路

　　Rathke 囊肿的手术治疗方式包括经鼻手术和经颅手术入路两种。以往，经鼻手术主要适用于主体位于鞍内的病变，而经颅手术则用于主体位于鞍上的病变[9-12]。内镜经鼻入路由于创伤小、无脑组织牵拉、手术效果良好，目前已成为 Rathke 囊肿的主流治疗方式[13-15]。而且，由于内镜扩大经鼻技术的成熟和推广，对于一些以往需开颅手术的鞍上型 Rathke 囊肿，目前已有许多文献报道可采用扩大经鼻手术成功切除[15-17]。然而，在不同个体中 Rathke 囊肿与正常垂体的关系多种多样，我们认为，正常垂体与 Rathke 囊肿的位置关系对于手术入路的选择亦十分重要[18]。当囊肿占据鞍底大部分空间时（完全鞍内型或鞍内 - 鞍上型），经鼻手术可直达病变而不损伤垂体，因而为该类病例的首选入路。而当垂体占据全部或大部分鞍底时（完全鞍上型或鞍内 - 鞍上型），经鼻手术往往需要切开垂体后才能到达病变，这样可能造成术后不同程度的垂体功能低下，采用经鼻 - 经鞍结节入路或可避开正常垂体，但不可避免地会造成脑脊液漏，术后需进行颅底重建，由于多数作者主张部分切除囊壁、敞开引流，行颅底修补可能堵塞引流通道而造成囊肿易于复发[19-21]。因此对于此类囊肿，宜采取经眉弓锁孔手术入路，这样与传统开颅手术相比，其创伤小，不损伤垂体，

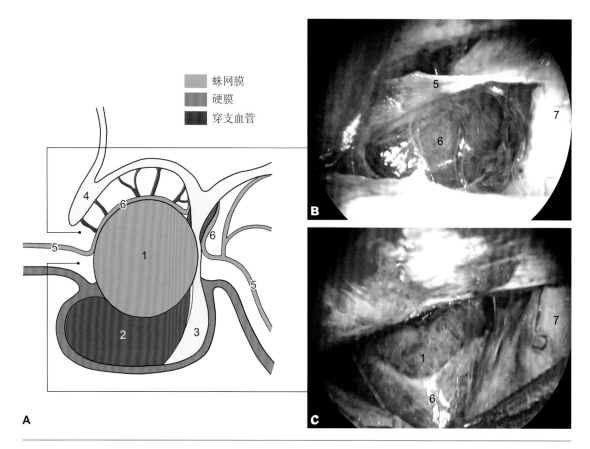

蛛网膜
硬膜
穿支血管

图 2-3-1　采取蛛网膜外入路切除 Rathke 囊肿
A. Rathke 囊肿生长示意图,基底蛛网膜向上形成一个蛛网膜袖套包裹垂体柄,由 Rathke 裂隙起源的 Rathke 囊肿应位于蛛网膜袖套外;B、C. 内镜经眉弓锁孔入路切除 Rathke 囊肿的术中照片显示,如采取经蛛网膜内入路(B),首先需分离大量穿支血管后方能到达病变,这样有可能损伤这些血管而导致术后出现视神经、下丘脑功能障碍,而采取蛛网膜外入路(C)则可避开这些血管结构,直接到达病变
1. Rathke 囊肿;2. 垂体前叶;3. 垂体后叶;4. 视交叉;5. 基底蛛网膜;6. 蛛网膜袖套;7. 视神经

结合内镜的应用可多角度、抵近观察和操作,不会造成脑脊液漏且可使囊肿向周边脑池充分敞开引流[8,18]。但对于少数向鞍上、鞍旁多腔池广泛生长的 Rathke 囊肿,仍宜采用传统的开颅手术治疗。

（二）手术切除程度

Rathke 囊肿手术的首要目的为解除囊肿对周边视神经、视交叉或下丘脑 - 垂体轴的压迫。根据多数文献的报道,Rathke 囊肿的切除程度与复发率之间并不存在相关性,而且,由于 Rathke 囊肿通常由单层扁平或柱状上皮细胞构成,其囊壁多较菲薄,与周边正常垂体之间粘连紧密,有时难以完全剥离,如强行剥离,可能造成不同程度的垂体损伤,易于造成术后垂体功能低下或尿崩等并发症[13,19]。因此,在部分患者,手术不应过分强调全切除囊壁,应在非垂体面尽量切除囊壁、充分

吸除囊内容物并充分敞开引流。笔者单位对于手术的难度不大的 Rathke 囊肿仍以追求全切除为主要手术策略。对有生育要求的特殊患者,才会采取以减压为目的的手术方式。

（三）手术技巧

如采用经鼻手术入路,术前应仔细判断正常垂体的位置,术中切开囊壁鞍底面时应尽量避开垂体,囊内容物应予以充分吸除。术中如未发现脑脊液漏,尽量不予以鞍底修补以充分敞开引流,如出现脑脊液漏,也应尽可能仅进行漏口修补而保持鞍底的开放,这样可有效降低术后囊液再聚集的几率。

如采用经眉弓锁孔入路,暴露病变前应首先解剖基底或侧裂蛛网膜,充分释放脑脊液以使脑组织自然塌陷,从而避免对额叶的牵拉。由于绝大部分 Rathke 囊肿位于蛛网膜外,而蛛网膜内

存在许多供应视交叉或垂体柄的穿支血管，因此应尽量循蛛网膜外分离囊肿，以避免损伤穿支血管后造成的术后视力下降及尿崩等并发症[8]。术中部分切除囊壁并充分吸除囊内容物后，使囊壁与周边脑池充分沟通引流，以减少囊肿复发率。

（四）手术并发症及复发率

Rathke 囊肿毗邻视神经、视交叉、垂体、垂体柄和下丘脑等结构，手术可能造成直接或间接损伤而导致术后出现相应并发症，对术后患者的恢复产生重要影响。常见的并发症有尿崩症、低钠症和垂体功能低下等[14-17,21]。术后严密观察病情变化及血电解质、尿量监测，及时调整治疗方案为防治鞍区肿瘤术后并发症的关键。

Rathke 囊肿术后的复发率报道不一，可从 0~42%，平均为 7% 左右，主要与囊腔闭合、囊液再聚集有关[4,10,13,15,21-25]，多数文献报道囊肿的复发率与囊壁的切除程度无关[13,19]，有作者报道为修补术中脑脊液漏对囊腔内进行的填塞与囊肿复发具有一定的相关性，因此术中在不损伤周边结构的前提下尽可能的全切除肿瘤，至少充分开放囊腔引流可能会减少一定的复发几率[19-21]。

【病例1】　内镜下经鼻蝶入路切除鞍内型 Rathke 囊肿

患者女性，36 岁，因反复头痛伴月经失调 1 年入院，术前激素检查示催乳素略增高，性腺轴激素水平低下。影像学检查显示鞍内囊性占位病变（图 2-3-2）。

手术采用内镜经单鼻孔入路，手术过程见图 2-3-3~ 图 2-3-6。

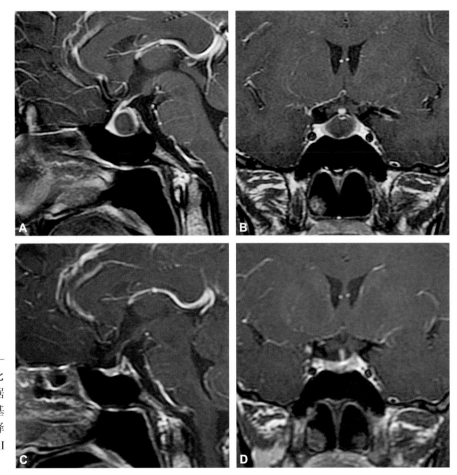

图 2-3-2　手术前后 MRI 对比
A、B. 术前 MRI 显示囊肿占据鞍底大部分空间，鞍底后部基本无正常垂体组织，适合选择经鼻入路手术；C、D. 术后 MRI 显示鞍区结构恢复正常状态

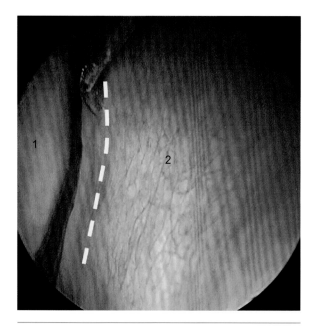

图 2-3-3　平行中鼻甲切开鼻中隔黏膜约 2cm（黄色虚线）
1. 中鼻甲；2. 鼻中隔黏膜

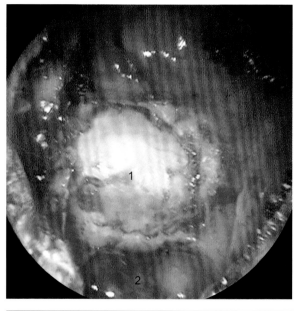

图 2-3-4　磨除鞍底骨质，暴露鞍底硬膜
1. 鞍底硬膜；2. 斜坡隐窝

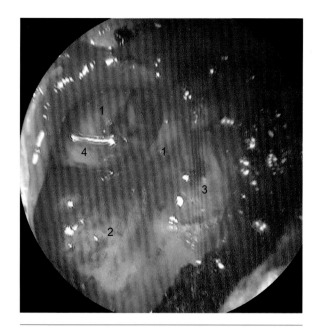

图 2-3-5　囊肿切除后显示囊内结构
切开鞍底硬膜后，彻底切除囊肿内容物及部分囊壁切除后，显露囊内结构
1. 垂体柄；2. 神经垂体；3. 腺垂体；4. 鞍膈孔和鞍上蛛网膜

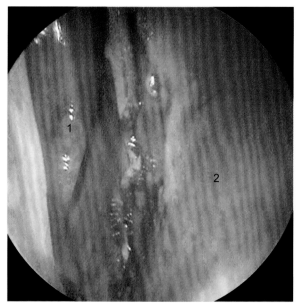

图 2-3-6　术后鼻中隔黏膜复位
1. 中鼻甲；2. 鼻中隔黏膜

【病例2】　内镜下经眉弓锁孔入路切除鞍上型 Rathke 囊肿

患者女性,32岁,因反复头痛伴双眼视物模糊6个月入院,术前激素检查示催乳素略增高。影像学检查显示鞍上位于垂体柄左前方的囊性占位病变(图 2-3-7)。

手术采用内镜下右侧眉弓锁孔入路,手术过程见图 2-3-8~ 图 2-3-13。

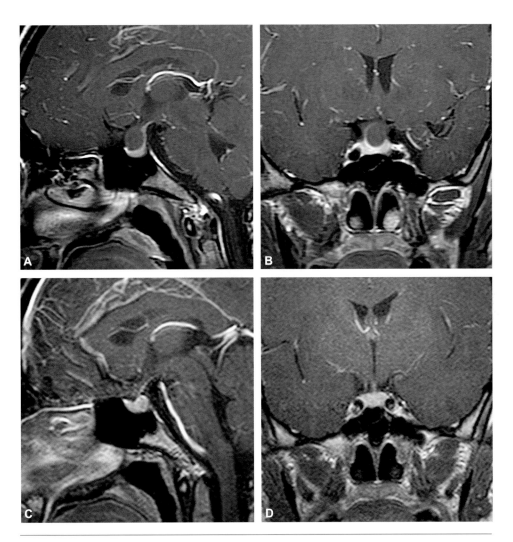

图 2-3-7　手术前后 MRI 对比

A、B. 术前 MRI 显示囊肿位于鞍上,正常垂体占据整个鞍底,如采取经鞍底入路,需切开正常垂体,如采取经鞍结节入路则势必开放蛛网膜下腔导致脑脊液漏,术后需行颅底重建,因此该病例适合采取经颅锁孔入路;C、D. 术后 MRI 提示正常垂体无损保留

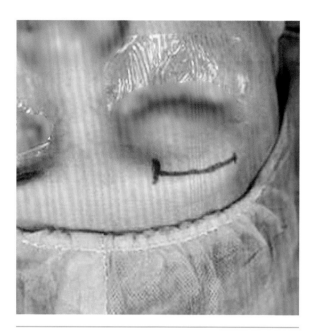

图 2-3-8 取右侧眉弓切口

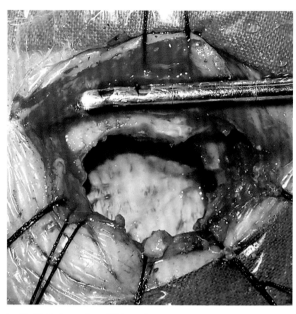

图 2-3-9 取大小约 2cm×1.5cm 骨窗

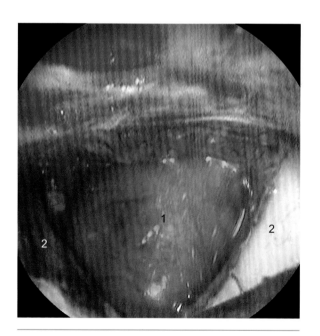

图 2-3-10 经额底第一间隙暴露病变
1. 肿瘤；2. 视神经

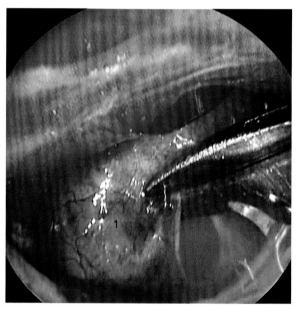

图 2-3-11 切开囊肿壁，可见黄绿色囊液流出
1. 肿瘤

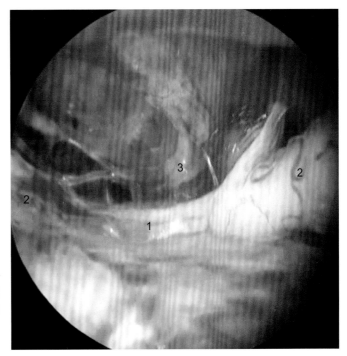

图 2-3-12　充分吸除囊液并切除部分与周边神经结构无粘连的囊壁
1. 视神经；2. 视交叉；3. 垂体柄

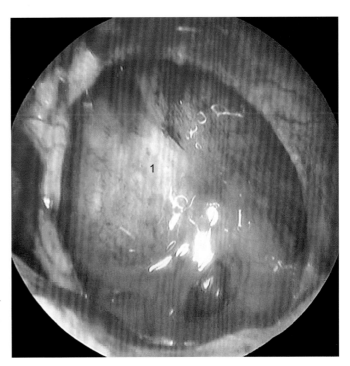

图 2-3-13　显露囊腔内结构，可见正常垂体无损保留
1. 正常垂体

【病例 3】 内镜下经眉弓锁孔入路切除鞍内 - 鞍上型 Rathke 囊肿

患者中年女性,因反复头晕、头痛 1 年入院,术前激素检查示催乳素略升高。影像学检查显示鞍内、鞍上位于垂体柄左后方的囊性占位病变(图2-3-14)。

手术采用内镜下右侧眉弓锁孔入路,手术过程见图 2-3-15~ 图 2-3-18。

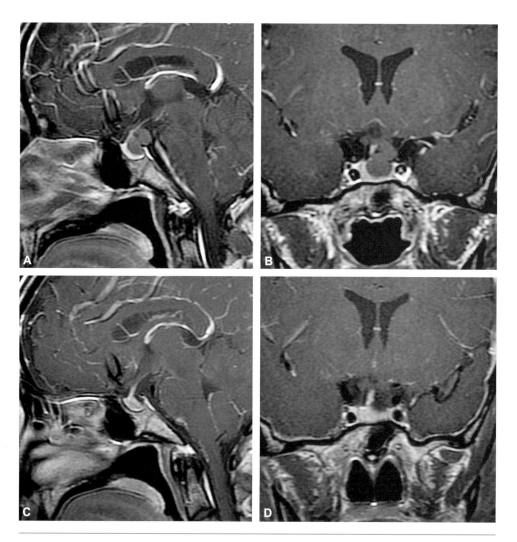

图 2-3-14 手术前后 MRI 对比

A、B. 术前 MRI 显示囊肿位于鞍内 - 鞍上,且位于垂体柄后方,如采取经鼻入路,必须切开正常垂体方能到达病变,如此可能造成垂体损伤而导致术后出现下丘脑 - 垂体功能障碍,且封闭鞍底后囊肿难以达到切开引流的目的,因此该病例适合选择经颅锁孔入路;C、D. 术后 MRI 提示正常垂体无损保留

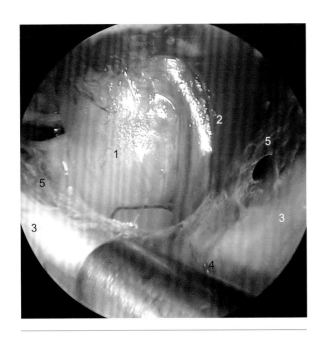

图 2-3-15　显露囊肿与周边结构关系
1. Rathke 囊肿；2. 垂体柄；3. 视神经；4. 视交叉；5. 蛛网膜袖套

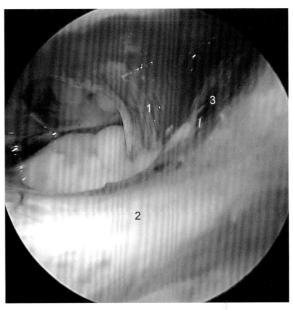

图 2-3-16　切开囊壁,可见淡黄色胶冻样内容物溢出
1. 垂体柄；2. 视交叉；3. 蛛网膜袖套

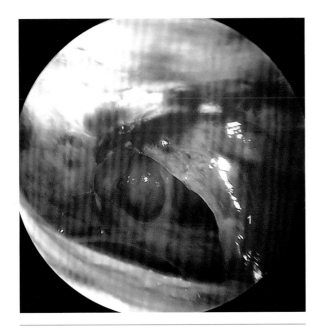

图 2-3-17　充分吸除囊内容物并部分切除与周边结构无粘连的囊壁
1. 垂体柄

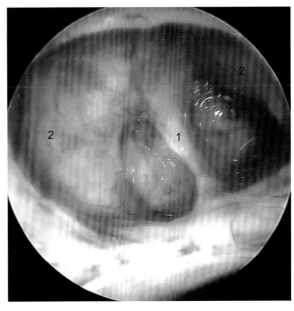

图 2-3-18　探查囊腔,可见正常垂体结构无损保留
1. 神经垂体；2. 腺垂体

参 考 文 献

1. Garre ML，Cama A. Craniopharyngioma：modern concepts in pathogenesis and treatment. Curr Opin Pediatr，2007，19 (4)：471-479.

2. Voelker JL，Campbell RL，Muller J. Clinical，radiographic，and pathological features of symptomatic Rathke's cleft cysts. J Neurosurg，1991，74(4)：535-544.

3. Teramoto A，Hirakawa K，Sanno N，et al. Incidental pituitary lesions in 1000 unselected autopsy specimens. Radiology，1994，193(1)：161-164.

4. Trifanescu R，Ansorge O，Wass JA，et al. Rathke's cleft cysts. Clin Endocrinol(Oxf)，2012，76(3)：151-160.

5. Rittierodt M，Hori A. Pre-morbid morphological conditions of the human pituitary. Neuropathology，2007，27(1)：43-48.

6. Famini P，Maya MM，Melmed S. Pituitary magnetic resonance imaging for sellar and parasellar masses：ten-year experience in 2598 patients. J Clin Endocrinol Metab，2011，96(6)：1633-1641.

7. Osborn AG，Preece MT. Intracranial cysts：radiologic-pathologic correlation and imaging approach. Radiology，2006，239(3)：650-664.

8. Peng Y，Fan J，Li Y，et al. The supraorbital keyhole approach to the suprasellar and supra-Intrasellar Rathke cleft cysts under pure endoscopic visualization. World Neurosurg，2016，92：120-125.

9. Barrow DL，Spector RH，Takei Y，et al. Symptomatic Rathke's cleft cysts located entirely in the suprasellar region：review of diagnosis，management，and pathogenesis. Neurosurgery，1985，16(6)：766-772.

10. Frank G，Sciarretta V，Mazzatenta D，et al. Transsphenoidal endoscopic approach in the treatment of Rathke's cleft cyst. Neurosurgery，2005，56(1)：124-128.

11. Rincon JL，Nunes J，Camuto P，et al. Intracranial approach to suprasellar Rathke's cleft cyst. Skull Base Surg，1999，9(1)：71-73.

12. Ross DA，Norman D，Wilson CB. Radiologic characteristics and results of surgical management of Rathke's cysts in 43 patients. Neurosurgery，1992，30(2)：173-178.

13. Higgins DM，Van Gompel JJ，Nippoldt TB，et al. Symptomatic Rathke cleft cysts：extent of resection and surgical complications. Neurosurg Focus，2011，31(1)：E2.

14. Lillehei KO，Widdel L，Astete CA，et al. Transsphenoidal resection of 82 Rathke cleft cysts：limited value of alcohol cauterization in reducing recurrence rates. J Neurosurg，2011，114(2)：310-317.

15. Madhok R，Prevedello DM，Gardner P，et al. Endoscopic endonasal resection of Rathke cleft cysts：clinical outcomes and surgical nuances. J Neurosurg，2010，112

(6)：1333-1339.

16. Park JK，Lee EJ，Kim SH. Optimal surgical approaches for Rathke cleft cyst with consideration of endocrine function. Neurosurgery，2012，70(2 suppl operative)：250-256.

17. Potts MB，Jahangiri A，Lamborn KR，et al. Suprasellar Rathke cleft cysts：clinical presentation and treatment outcomes. Neurosurgery，2011，69(5)：1058-1068.

18. Fan J，Peng Y，Qi S，et al. Individualized surgical strategies for Rathke cleft cyst based on cyst location. J Neurosurg，2013，119(6)：1437-1446.

19. Aho CJ，Liu C，Zelman V，et al. Surgical outcomes in 118 patients with Rathke cleft cysts. J Neurosurg，2005，102(2)：189-193.

20. Kasperbauer JL，Orvidas LJ，Atkinson JL，et al. Rathke cleft cyst：diagnostic and therapeutic considerations. Laryngoscope，2002，112(10)：1836-1839.

21. Kim E. Symptomatic Rathke cleft cyst：clinical features and surgical outcomes. World Neurosurg，2012，78(5)：527-534.

22. el-Mahdy W，Powell M. Transsphenoidal management of 28 symptomatic Rathke's cleft cysts，with special reference to visual and hormonal recovery. Neurosurgery，1998，42(1)：7-16.

23. Isono M，Kamida T，Kobayashi H，et al. Clinical features of symptomatic Rathke's cleft cyst. Clin Neurol Neurosurg，2001，103(2)：96-100.

24. Raper DM，Besser M. Clinical features，management and recurrence of symptomatic Rathke's cleft cyst. J Clin Neurosci，2009，16(3)：385-389.

25. Zada G. Rathke cleft cysts：a review of clinical and surgical management. Neurosurg Focus，2011，31(1)：E1.

第四节　鞍区脑膜瘤

一、简介

鞍区是脑膜瘤的好发部位。事实上，鞍结节脑膜瘤在生长过程中常常向邻近的解剖区域扩展，例如向前方蝶骨平台、嗅沟，侧方鞍旁、前床突以及海绵窦，后方鞍膈鞍背等，因此"鞍上脑膜瘤"是个笼统的概念，大多数文献报道的"鞍区脑膜瘤"是该区域多个起源部位脑膜瘤的总和。随后文献中也以"鞍结节脑膜瘤"来命名以鞍结节及其邻近鞍膈硬膜的脑膜瘤，以区别于主要以前方蝶骨平台、嗅沟起源的"嗅沟蝶骨平台脑膜瘤"，以及主要由侧方前床突或鞍旁硬膜起源的"前床突脑膜瘤"。由于该区域脑膜瘤沿相邻硬膜扩展生长时常常同时累及交界区域，因此也有学者以"鞍上中线部位脑膜瘤"来命名，以区别于侧方起源的前床突、蝶骨嵴脑膜瘤,两者在手术入路选择、手术处理技术等方面存在诸多不同。本章所描述的内容主要遵循了"鞍上中线区脑膜瘤"这一诊断名称[1]。这一区域脑膜瘤约占颅内脑膜瘤的5%~10%,多见于成年女性,平均年龄大约在40~50岁[2]。

二、解剖及肿瘤分型

鞍上中线部位脑膜瘤的分型主要是根据肿瘤起源部位以及局部神经血管结构的形态变异。形态学关系,鞍结节脑膜瘤上抬视交叉从而多在早期出现所谓的"视交叉综合征";而嗅沟蝶骨平台脑膜瘤本质上将视交叉向后/下方推挤,因此后者肿瘤出现临床症状常常较晚,因此临床上发病

时肿瘤巨大者(例如最大径>4cm)常常是前床突或者嗅沟脑膜瘤。

根据肿瘤起源部位以及鞍区外层蛛网膜解剖形态,我们将鞍上中线脑膜瘤分为以下几种类型[1]:A型,肿瘤起源于蝶骨平台,一般不累及垂体柄、视神经和视交叉,与额底有外层蛛网膜阻挡;B型,肿瘤起源于鞍结节附近硬膜,主要累及视神经和视交叉,一般不累及垂体柄;C型,肿瘤起源于鞍结节-鞍膈附近硬膜,又可分为两种亚型:C1型,肿瘤起源于鞍膈孔周围,可以与垂体柄裸露段直接接触,术中肿瘤和垂体柄之间无蛛网膜边界;C2型,肿瘤起源于鞍膈孔前缘,向后可以推挤垂体柄,但是肿瘤与垂体柄之间仍然有蛛网膜袖套隔绝(图2-4-1)。

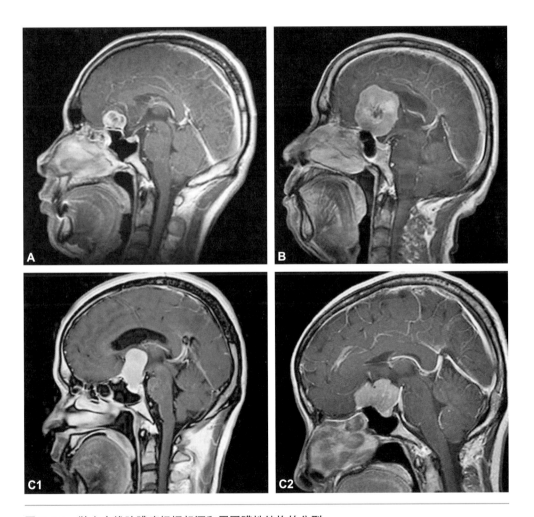

图2-4-1 鞍上中线脑膜瘤根据起源和周围膜性结构的分型

A. A型,肿瘤位置偏前,起源于蝶骨平台,仅累及鞍结节和前方部分鞍膈,一般不累及垂体柄、视神经和视交叉,与额底有外层蛛网膜阻挡;B. B型,肿瘤起源于鞍结节附近硬膜,主要累及视神经和视交叉,一般不累及垂体柄;C、D. C型,肿瘤起源于鞍结节-鞍膈附近硬膜,又可分为两种亚型:C1型(C),肿瘤起源于鞍膈孔周围,可与垂体柄裸露段直接接触,术中肿瘤和垂体柄之间无蛛网膜边界;C2型(D),肿瘤起源于鞍膈孔前缘,向后可以推挤垂体柄,但是肿瘤与垂体柄之间仍然有蛛网膜袖套隔绝

除了肿瘤在鞍区颅底硬膜的起源部位外，局部神经血管结构的解剖特征也与肿瘤的生长方式有关，其中最重要的是视交叉的解剖位置。前置性视交叉常常促使肿瘤向后方扩展，视交叉在肿瘤早期即受到挤压从而出现视路症状，而视神经较长（视交叉后置）时肿瘤容易向蝶骨平台、嗅沟方向扩展，肿瘤较大时才出现临床症状。

三、临床表现及诊断

不同类型的肿瘤由于生长过程中累及的结构不同，所以其临床症状和病程也不尽相同。A型肿瘤由于起源偏前，往往肿瘤较大后才有明显症状，且为非特异性的症状，如头痛，一般不为患者察觉；B型肿瘤往往早期累及视路，因此患者往往由于视力下降而就诊于眼科，这部分患者内分泌症状较少见；C1型肿瘤除了有明显的视力异常外，内分泌异常仍然常见，部分患者可有尿崩症以及垂体功能低下的表现；C2型肿瘤病程与B型肿瘤类似，以视力症状首现，肿瘤巨大时，可引起内分泌功能异常。最常见的内分泌改变是催乳素水平的增高，主要缘于肿瘤推挤导致的垂体柄中断症状[3-13]。

术前辅助检查主要包括CT和MR扫描，视力视野检查，内分泌功能评价等。CT扫描可以发现局部骨质增生或吸收、视神经孔的薄层扫描对于判断肿瘤累及视神经孔有一定的作用，CTA扫描可以辅助判断局部颈内动脉移位状况，对手术入路选择和设计有作用，局部鼻旁窦以及鞍区骨性结构CT扫描也是选择扩大经蝶窦入路的必要检查。而评估正常结构受压移位情况最好是借助MR。通过MR扫描可以对肿瘤与视交叉、前交通动脉复合体、颈内动脉、垂体柄的形态学关系做出准确判断，对手术入路选择和设计提供参考。术前DSA检查在鞍上中线脑膜瘤术前检查中的作用较为有限，术前供血动脉栓塞在鞍结节脑膜瘤中的作用也十分有限，因为大多数鞍结节脑膜瘤主要受眼动脉的分支筛后动脉供血。

除非有绝对的手术禁忌证，该部位脑膜瘤一般首选手术切除，由于顾及视路结构与肿瘤的紧密关系，以及垂体功能的考虑，立体定向放射外科治疗不作为首选，仅作为无法切除或残存肿瘤的辅助治疗手段。

四、蛛网膜在鞍区脑膜瘤手术中的作用和意义

在鞍结节脑膜瘤的生长过程中，周边解剖结构对肿瘤的生长有一定的塑形作用：两侧为颈内动脉、后交通动脉以及颈内动脉池的蛛网膜（颈内动脉内外侧膜）；前外方为视神经及其蛛网膜袖套；后方为垂体柄及其蛛网膜袖套[14]，以及Liliequist膜的间脑叶；上方为视交叉及其蛛网膜、终板以及前交通动脉复合体。上述解剖结构对肿瘤生长的限制作用决定了鞍结节脑膜瘤最常见的扩展方向为向前方蝶骨平台、视交叉视神经上方，以及前交通动脉复合体。随着肿瘤的生长，鞍上脑膜瘤常常从蝶骨平台（A型）长入视交叉上方并包绕视交叉、一侧或双侧视神经、前交通动脉复合体（B型，C2型）。少数肿瘤沿着鞍膈向后方扩展可以包绕垂体柄并通过鞍膈孔累及鞍内（C1型）。肿瘤对周边解剖结构的包绕、嵌顿等一般情况下均有蛛网膜结构提供界面，对手术操作十分重要。少数情况下肿瘤可以突破蛛网膜界面从而与视交叉腹侧面、颈内动脉床突旁段形成粘连，给手术分离带来困难。肿瘤沿视神经鞘往视神经孔扩展时手术全切除困难。

五、手术治疗

（一）手术入路选择

鞍上中线部位脑膜瘤手术治疗的原则是尽量全切除肿瘤，保护周边神经血管结构，特别是视神经及颈内动脉及其分支血管。手术入路包括额颞部入路（翼点入路、额外侧入路、额下入路），中线经颅入路（双侧额底或前纵裂额底入路），扩大经鼻入路等。

1. 经颅入路　额眶入路以及更激进的额眶颧入路在鞍上中线区脑膜瘤手术中的使用价值并不高。有学者认为与传统额颞入路、翼点入路、额下入路相比，这些创伤更大的手术技术在鞍上中线部位脑膜瘤的全切除率、并发症发生率方面并没有体现出显著的优势。笔者近年来更多地使用中线经前纵裂额底入路进行鞍上中线区脑膜瘤的手术处理，与外侧颅底入路以及经蝶窦入路相比，该入路有其优势：①前纵裂间隙可以提供对肿瘤上方与前交通动脉复合体的直视下操作视角，因此特别适用于肿瘤体积较大，并包绕前交通动脉复合体的脑膜瘤；②中线视角易于处理鞍上中线

区脑膜瘤在中线部位的基底,通过磨除鞍结节蝶骨平台骨质,可以增加鞍结节后方肿瘤鞍内基底的直视下处理;③嗅神经的保护和保存率较高。当然该入路的缺陷也显而易见,对于两侧扩展明显的肿瘤,特别是到肿瘤完全包绕颈内动脉时,该入路处理颈内动脉外侧肿瘤存在困难,此时应选择侧方额颞部入路。当选择侧方入路时一般选择从视力损害更明显的一侧进入,当肿瘤近乎中线生长,视力改变差异不大时,一般选择从右侧进入。针对我们对鞍结节脑膜瘤的分型,不同位置和起源的肿瘤选择不同的手术入路。对于累及视神经管内的肿瘤,尽可能在手术早期就磨除视神经上壁,以彻底切除视神经管内肿瘤,缓解对视神经的压迫。

2. 扩大经鼻入路 近年来,随着内镜技术的发展,扩大经鼻入路被越来越多地应用于鞍结节脑膜瘤手术切除中,与经颅手术相比,该入路的优势主要在于:①蛛网膜外入路,符合肿瘤的膜性起源特点;②避免经颅入路分离纵裂或侧裂时对额叶或颞叶的牵拉,文献报道经鼻手术患者术后额叶挫伤、水肿的范围及癫痫的发生率要显著低于经颅手术;③暴露颅底过程中首先处理肿瘤基底,可早期离断肿瘤血供、减少肿瘤出血,同时由于切除了肿瘤基底的颅底骨质和硬膜,可达到 Simpson 1 级切除;④经鼻入路尤其适合处理向视神经管内生长的肿瘤,并可同时达到良好的视神经管减压的目的;⑤术中不需要牵拉视交叉、视神经及颈内动脉等结构,且可早期显露和分离被推挤至后方的垂体柄。多数文献报道,经鼻手术患者术后视力改善的比例显著高于经颅手术者,而术后视力恶化的比例则显著低于后者[15-20]。

同时,经鼻入路亦存在一些缺陷:①由于两侧暴露有限,不适用于侧方扩展明显(横径 >4cm)的肿瘤;②内镜下操作对于大动脉出血的风险可控性较差;③当肿瘤呈多腔池广泛生长并完全或大部分包裹大脑前动脉或颈内动脉时,内镜下操作存在一定困难,肿瘤难以全切;④脑脊液漏的风险显著高于经颅手术;⑤各种鼻腔并发症,严重时可能影响生活质量;⑥学习曲线长,对设备、器械及人员要求较高。[8,11,21]

综上所述,对于中等大小、规则生长的鞍结节脑膜瘤,扩大经鼻入路具有显著优势,而经颅手术适用于处理巨大、严重包裹周围血管的肿瘤,两种入路应互为补充,术者应根据自身的经验水平及对手术适应证的把握来选择手术入路。

(二)手术技术

1. 经颅手术 鞍上中线区脑膜瘤的手术大体上包括三个步骤:①先离断肿瘤在局部硬膜的基底,尽量无血化操作;②瘤内减压,为分离肿瘤与周边结构的蛛网膜界面提供便利;③肿瘤边界的分离,主要是视交叉视神经分离以及与颈内动脉、前交通动脉复合体血管的分离。手术遵循的最重要原则是循着肿瘤与蛛网膜的界面分离,术者应始终铭记鞍区脑膜瘤为蛛网膜外起源生长,在生长过程中推挤蛛网膜进而压迫周边结构。因此始终追求在肿瘤与周边蛛网膜间分离,而不是在蛛网膜与周边神经血管结构间分离,尽量保持蛛网膜的完整可以减少视路结构及其细小供血动脉的损伤,可以避免损伤重要动脉及其细小穿支,同时可以有效保护垂体柄结构(图 2-4-2)。

经硬膜外或硬膜下磨除蝶骨嵴、眶顶板、前床突进而打开视神经孔减压是有用的手术技术,应根据肿瘤类型进行选择。除了强调视神经管累及的鞍上区脑膜瘤视神经管的减压外,经颅磨除鞍结节骨质是另一个笔者认为非常有用的技术,如此可以充分暴露肿瘤基底特别是累及垂体窝内肿瘤的基底,增加手术操作空间,特别适用于视交叉前置,视交叉前间隙狭小的鞍膈脑膜瘤患者,同时对于处理局部肿瘤与两侧颈内动脉的粘连提供直视下的操作空间(见本章病例 3)。使用该技术时,需要特别注意在切除肿瘤后进行妥善的鞍结节修补,因为该操作一般均会进入蝶窦,容易导致脑脊液漏,笔者的经验是用自体脂肪和筋膜进行局部填塞修补。

2. 扩大经鼻入路 首先,需要充分磨除肿瘤基底处的骨质及硬膜,离断肿瘤血供,同时根据肿瘤生长情况不同程度地磨除视神经管以充分暴露肿瘤及视神经减压,在磨除过程中需要特别注意避免颈内动脉及眼动脉的损伤。在分离肿瘤的过程中,与经颅入路相同,需要强调蛛网膜外分离,利用蛛网膜界面对周边神经、血管结构进行保护;同时应充分利用下方入路的优势,仅通过牵拉肿瘤进行分离,最大限度减少对视神经、视交叉的骚扰,同时应尽可能保留各类穿支动脉以减少术后视力或下丘脑 - 垂体功能障碍的几率。与经颅入路不同的是,经鼻入路在分离肿瘤的早期即应显露垂体柄(多数位于肿瘤后方或侧后方)并进行妥善分离和保护。对于体积较大的肿瘤,应首先进

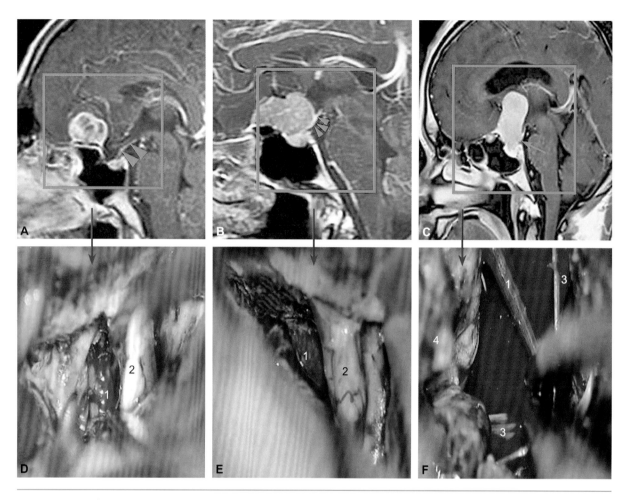

图 2-4-2　不同类型鞍上中线脑膜瘤术中与垂体柄的关系

A. A 型,肿瘤与垂体柄(绿色箭头所示)无直接接触;B. C2 型,肿瘤向后推挤垂体柄(绿色箭头所示),但是肿瘤和垂体柄之间仍然有蛛网膜袖套,术后垂体柄完全保留;C. C1 型,肿瘤起源于鞍隔孔周围,与垂体柄(绿色箭头所示)直接接触;D. A 型肿瘤术中所见(左侧翼点入路);E. C2 型肿瘤术中所见(右侧翼点入路);F. C1 型肿瘤术中所见(前纵裂入路)

1. 垂体柄;2. 视神经;3. 颅底蛛网膜;4. 肿瘤

行瘤内充分减压,然后沿周边逐步分离,如肿瘤的质地较硬,可使用经鼻 CUSA 辅助切除。当分离较大肿瘤的上极与大脑前动脉的边界时,需注意少数肿瘤可能接受部分大脑前动脉系统供血,术中应仔细辨认并予以电凝、离断,以免盲目牵拽造成大出血。肿瘤切除后,应对颅底缺损进行妥善修复,笔者通常采用多层颅底重建技术来修复

颅底,可采用人工材料、自体脂肪、筋膜、带蒂鼻中隔黏膜瓣等,无论采用何种材料及技术,其原则在于使高流量脑脊液漏→低流量脑脊液漏→无脑脊液漏。笔者认为颅底重建至少应该做到,在放置完倒数第二层修补材料时就不再出现可肉眼辨识的脑脊液漏,这样才能减少术后脑脊液漏的几率。

【病例1】

患者中年女性,双眼视力下降半年。视力检查左眼 0.5,右眼 0.1。影像学显示鞍结节脑膜瘤,属于 C2 型(图 2-4-3)。

手术入路选择:肿瘤基底局限于视神经之间,肿瘤两侧扩展少。手术入路选择内镜扩大经鼻蝶入路。内镜手术过程见图 2-4-4~ 图 2-4-14。

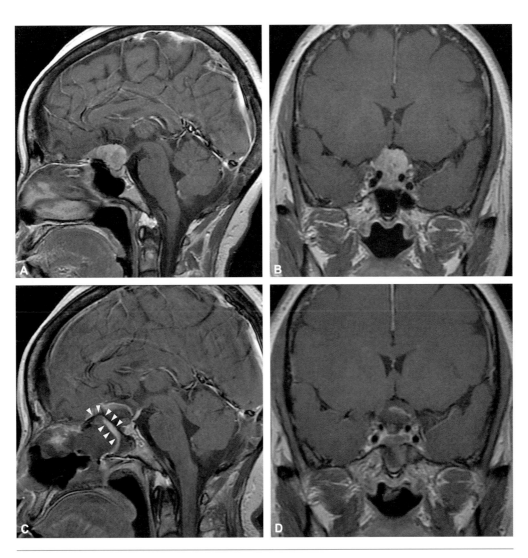

图 2-4-3 术前(A、B)和术后(C、D)的 MRI 结果

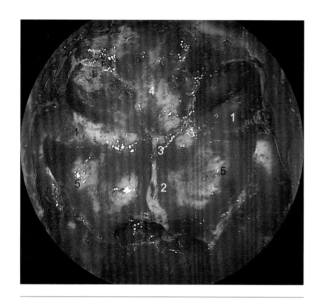

图 2-4-4　显露腹侧颅底解剖标志
1. 视神经管；2. 垂体窝；3. 鞍结节；4. 蝶骨平台；5. 鞍旁颈
内动脉

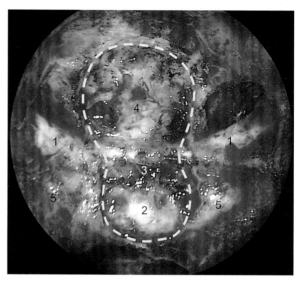

图 2-4-5　腹侧颅底硬膜暴露范围（黄色虚线）
1. 视神经管；2. 垂体窝硬膜；3. 鞍结节硬膜；4. 蝶骨平台硬
膜；5. 鞍旁颈内动脉

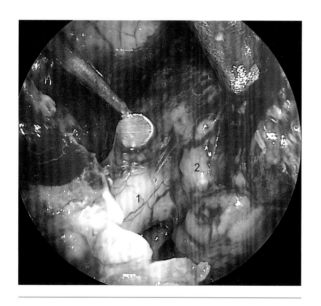

图 2-4-6　分离肿瘤与右侧视神经边界
1. 右侧视神经；2. 肿瘤

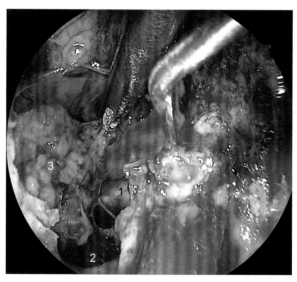

图 2-4-7　分离肿瘤与左侧视神经边界
1. 左侧视神经；2. 垂体柄；3. 肿瘤

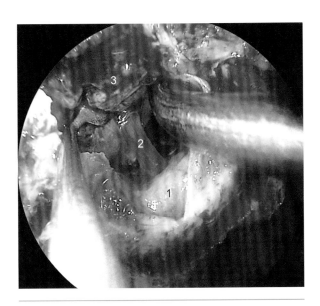

图 2-4-8 分离肿瘤与垂体柄边界
1. 垂体；2. 垂体柄；3. 肿瘤

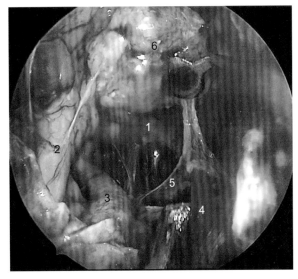

图 2-4-9 分离肿瘤与视交叉边界
1. 视交叉；2. 右侧视神经；3. 右侧颈内动脉；4. 垂体柄；5. 颅底蛛网膜；6. 肿瘤

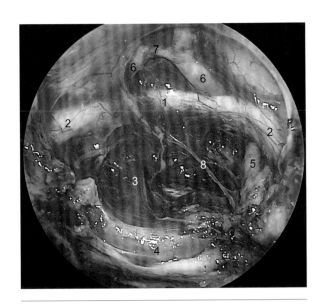

图 2-4-10 肿瘤全切后所见的鞍区结构
1. 视交叉；2. 视神经；3. 垂体柄；4. 垂体；5. 颈内动脉；6. 大脑前动脉；7. 前交通动脉；8. 垂体上动脉

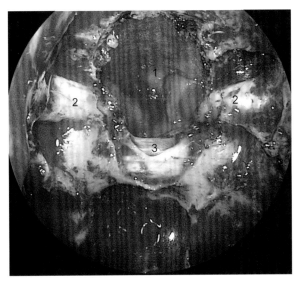

图 2-4-11 以胶原蛋白海绵铺于硬膜下，将脑脊液漏由高流量变为低流量
1. 胶原蛋白海绵；2. 视神经管；3. 垂体

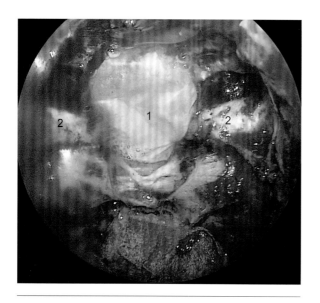

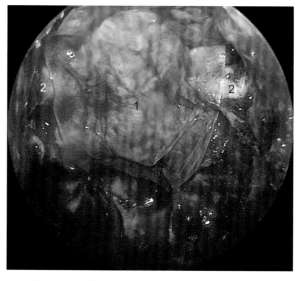

图 2-4-12　硬膜下覆盖第一层人工硬膜
1. 人工硬膜;2. 视神经管

图 2-4-13　硬膜外覆盖第二层人工硬膜
1. 人工硬膜;2. 视神经管

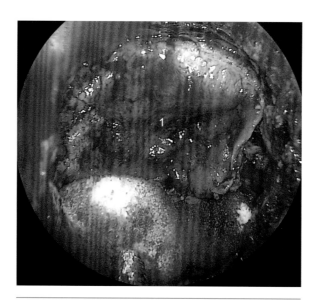

图 2-4-14　带蒂鼻中隔黏膜瓣覆盖颅底缺损,完成颅底重建
1. 鼻中隔黏膜瓣

【病例2】

患者中年女性,双眼视力下降1年余,加重4个月入院。视力检查左眼0.3,右眼眼前指数,视野检查提示双颞侧偏盲。影像学显示鞍结节脑膜瘤,肿瘤位置基本居中,属于C2型(图2-4-15)。

手术入路选择:肿瘤基底广泛,以鞍结节为中心,前方向蝶骨平台扩展,后方沿鞍膈生长并进入鞍内,垂体柄受推挤后移,垂体受压,视交叉受压上抬,肿瘤对前交通动脉复合体有嵌顿。手术入路选择额底前纵裂入路,有助于肿瘤基底以及前交通动脉与肿瘤关系的处理。显微手术过程见图2-4-16~图2-4-19。

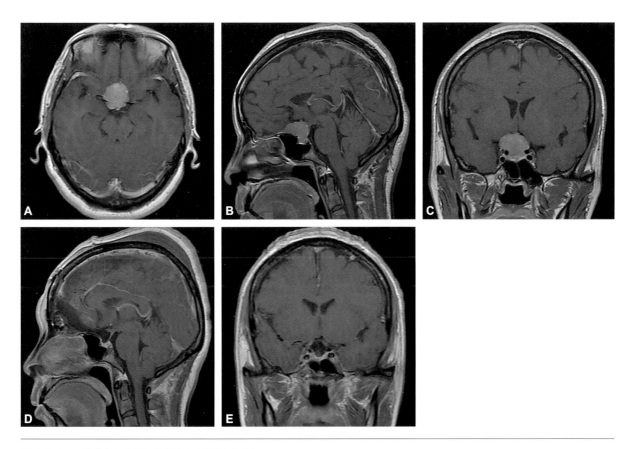

图2-4-15　术前(A~C)和术后(D、E)MR结果

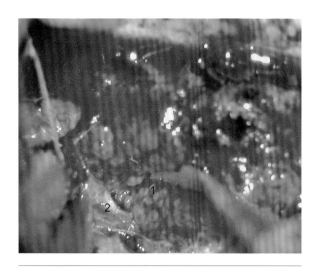

图 2-4-16 显示肿瘤上方与脑组织的蛛网膜边界
前纵裂开颅后逐步解剖暴露蝶骨平台、视交叉前,沿肿瘤
与蛛网膜边界分离肿瘤,可以避免结构特别是穿支血管的
损伤
1.肿瘤;2.蛛网膜

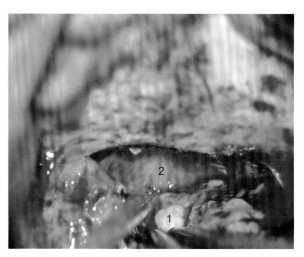

图 2-4-17 显示肿瘤后方与垂体柄的蛛网膜边界
1.肿瘤;2.垂体柄

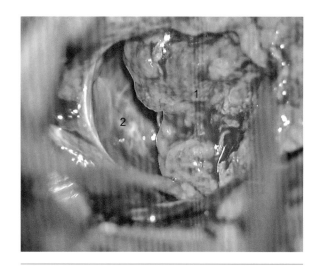

**图 2-4-18 沿蛛网膜边界分离肿瘤与左侧颈内动脉之间
的蛛网膜分隔**
1.肿瘤;2.蛛网膜

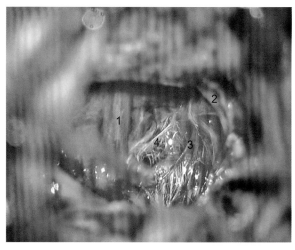

**图 2-4-19 肿瘤切除后显示垂体柄、右侧颈内动脉内侧
膜及穿支血管**
1.垂体柄;2.右侧视神经;3.垂体上动脉;4.Liliequist 膜

　　患者中年女性,8 年前头痛间断性发作,当地医院 MR 及头颅 CT 扫描提示鞍区占位,考虑"垂体腺瘤",对症治疗,入院前 1 个月头痛加重伴有双眼视力减退。入院视力检查右眼 0.8,左眼 1.0,双颞侧偏盲,激素检查提示 PRL 水平轻度增高,余垂体激素及激发试验结果正常。影像检查显示鞍结节脑膜瘤,属于 C1 型(图 2-4-20)。

　　手术入路选择:肿瘤基底主要位于鞍膈,累及鞍内,考虑视交叉前置,视交叉前间隙狭小,肿瘤后方与垂体柄关系密切,侧方入路对鞍内肿瘤及基底处理可能存在盲点,选择前纵裂入路,术中拟磨除部分鞍结节骨质增加暴露,利于鞍内基底及肿瘤的切除。显微手术过程见图 2-4-21~ 图2-4-30。

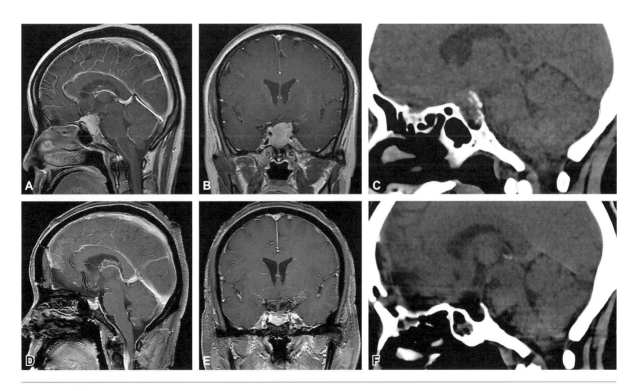

图 2-4-20　术前(A~C)和术后(D、E)的影像学结果

A、B. 术前 MR 显示肿瘤基底主要位于鞍膈,肿瘤通过鞍膈孔进入鞍内,视交叉前置,视交叉前间隙狭小,可能无法满足肿瘤切除所需要的空间;C. 术前 CT 显示鞍结节处陡峭,阻挡肿瘤基底的暴露。因此该患者手术重点是通过鞍结节骨质切除增加操作空间,鞍膈肿瘤基底的处理,垂体柄保护。D~F. 术后 MR 及 CT 显示肿瘤全切除及术中所磨除的骨性部分

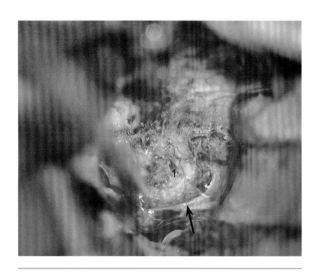

图 2-4-21　显示肿瘤上方与脑组织的蛛网膜边界
前纵裂开颅后显露肿瘤蛛网膜边界,肿瘤为基底蛛网膜
(箭头所示)外生长
1. 肿瘤

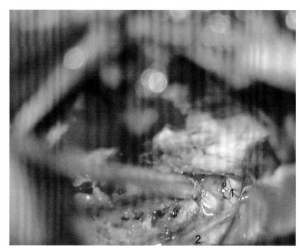

图 2-4-22　显示肿瘤与右侧视神经边界
显示视交叉前间隙狭小,手术分离肿瘤边界困难
1. 右侧视神经;2. 视交叉

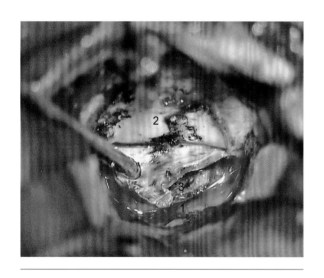

图 2-4-23　处理肿瘤鞍结节基底硬膜
瓣状切开鞍结节蝶骨平台部位硬膜,磨除鞍结节骨质,增
加鞍内肿瘤显露
1. 视交叉;2. 蝶骨平台;3. 肿瘤

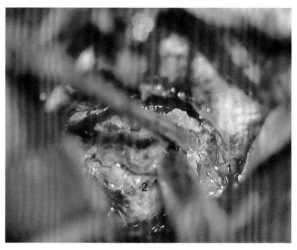

图 2-4-24　处理肿瘤鞍膈基底部分
锐性剪开肿瘤在鞍膈附着硬膜,分离肿瘤与视神经、颈内
动脉边界
1. 右侧视神经;2. 肿瘤

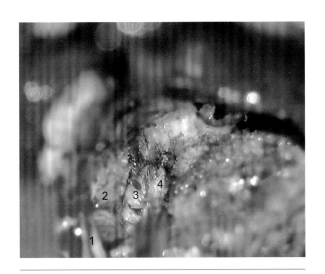

图 2-4-25　分离肿瘤与左侧颈内动脉边界
逐步分离离断肿瘤在鞍内基底,后方可见正常垂体与肿瘤边界
1. 左侧视神经;2. 颈内动脉;3. 垂体;4. 肿瘤

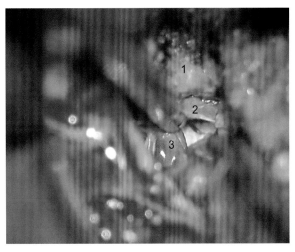

图 2-4-26　切除部分鞍内肿瘤后腾出空间,沿蛛网膜界面分离肿瘤
1. 肿瘤;2. Liliequist 膜;3. 基底动脉

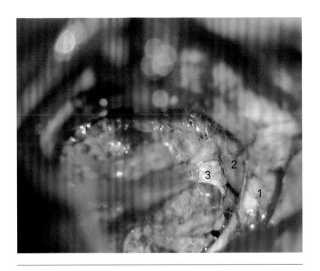

图 2-4-27　分离肿瘤与右侧颈内动脉床突旁段及鞍内垂体边界
1. 右侧视神经;2. 颈内动脉;3. 肿瘤

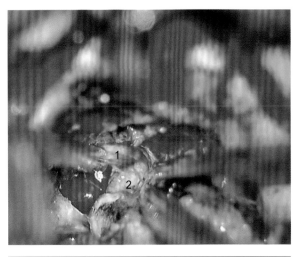

图 2-4-28　鞍内肿瘤与垂体之间有膜性结构边界
1. 垂体;2. 肿瘤

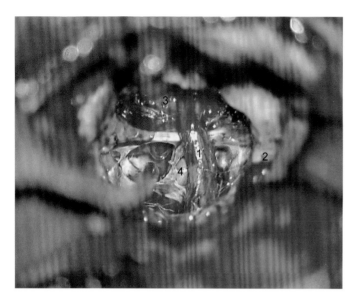

图 2-4-29　肿瘤切除后显露鞍区结构
1.垂体柄;2.右侧视神经;3.垂体;4.Liliequist 膜

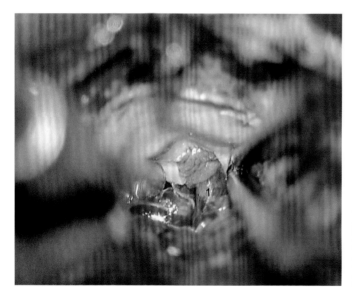

图 2-4-30　术后颅底重建
由于进行鞍结节磨除,手术结束前使用自体脂肪、人
工硬膜、封闭胶进行修补
1.垂体柄

【病例 4】

患者女性,47 岁,头痛、视力减退半年入院,入院查体双眼视力轻度减退(患者近视),余无神经系统阳性体征。术前影像检查显示鞍结节脑膜瘤,垂体柄位于肿瘤正后方(图 2-4-31)。

手术入路选择:肿瘤基底鞍结节,偏向蝶骨平台生长,手术采用右侧额外侧入路。显微手术过程见图 2-4-32~ 图 2-4-34。

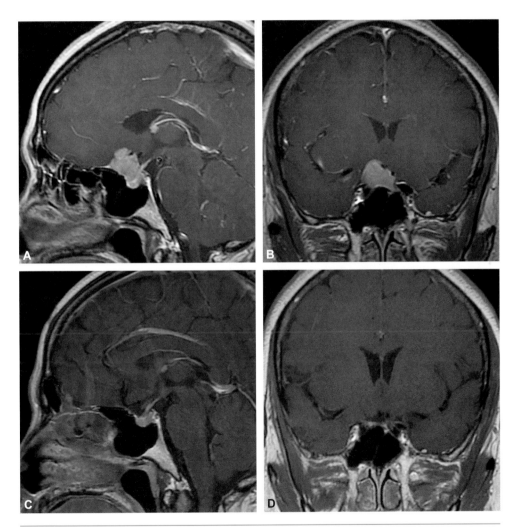

图 2-4-31 术前(A、B)和术后(C、D)MR 扫描
提示鞍区占位,为 B 型鞍结节脑膜瘤

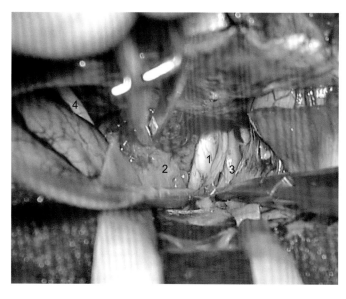

图 2-4-32 显露肿瘤后外侧界
侧裂解剖释放脑脊液后逐步暴露肿瘤,视神经
受肿瘤推挤和大脑前动脉嵌顿受压
1.右侧视神经;2.肿瘤;3.颈内动脉;4.嗅神经

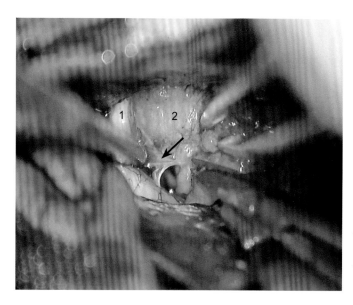

**图 2-4-33 沿蛛网膜(箭头所示)与肿瘤边界
分离**
1.左侧视神经;2.肿瘤

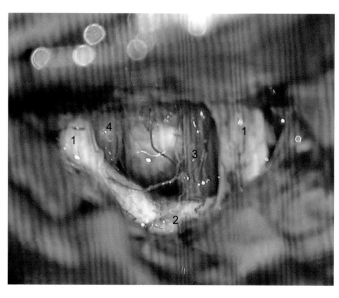

**图 2-4-34 肿瘤辛普森二级切除后显示垂体
柄及视交叉结构**
1.视神经;2.视交叉;3.垂体柄;4.颈内动脉

参 考 文 献

1. Liu Y, Chotai S, Ming C, et al. Characteristics of midline suprasellar meningiomas based on their origin and growth pattern. Clin Neurol Neurosurg, 2014, 125:173-181.

2. Brihaye J, Brihaye-Van GM. Management and surgical outcome of suprasellar meningiomas. Acta Neurochir Suppl (Wien), 1988, 42:124-129.

3. Bander ED, Singh H, Ogilvie CB, et al. Endoscopic endonasal versus transcranial approach to tuberculum sellae and planum sphenoidale meningiomas in a similar cohort of patients. J Neurosurg, 2018, 128(1):40-48.

4. Fulop B, Bella Z, Palagyi P, et al. [endoscopic removal of tuberculum sellae meningeoma through endonasal transsphenoidal approach]. Ideggyogy Sz, 2016, 69(3-4):133-138.

5. Mortazavi MM, Brito DSH, Ferreira MJ, et al. Planum sphenoidale and tuberculum sellae meningiomas: operative nuances of a modern surgical technique with outcome and proposal of a new classification System. World Neurosurg, 2016, 86:270-286.

6. Mahmoud M, Nader R, Al-Mefty O. Optic canal involvement in tuberculum sellae meningiomas: influence on approach, recurrence, and visual recovery. Neurosurgery, 2010, 67(3 Suppl Operative): s108-s119.

7. Nozaki K, Kikuta K, Takagi Y, et al. Effect of early optic canal unroofing on the outcome of visual functions in surgery for meningiomas of the tuberculum sellae and planum sphenoidale. Neurosurgery, 2008, 62(4):839-846.

8. Prevedello DM, Thomas A, Gardner P, et al. Endoscopic endonasal resection of a synchronous pituitary adenoma and a tuberculum sellae meningioma: technical case report. Neurosurgery, 2007, 60(4 Suppl 2): E401.

9. Schick U, Hassler W. Surgical management of tuberculum sellae meningiomas: involvement of the optic canal and visual outcome. J Neurol Neurosurg Psychiatry, 2005, 76(7):977-983.

10. Ong L, Ferrucci S. Tuberculum sellae meningioma associated with lymphomatoid papulosis. Optometry, 2005, 76(3):165-175.

11. Cook SW, Smith Z, Kelly DF. Endonasal transsphenoidal removal of tuberculum sellae meningiomas: technical note. Neurosurgery, 2004, 55(1):239-2446.

12. Fahlbusch R, Schott W. Pterional surgery of meningiomas of the tuberculum sellae and planum sphenoidale: surgical results with special consideration of ophthalmological and endocrinological outcomes. J Neurosurg, 2002, 96(2):235-243.

13. Kadis GN, Mount LA, Ganti SR. The importance of early diagnosis and treatment of the meningiomas of the planum sphenoidale and tuberculum sellae: a retrospective study of 105 cases. Surg Neurol, 1979, 12(5):367-371.

14. Qi S, Lu Y, Pan J, et al. Anatomic relations of the arachnoidea around the pituitary stalk: relevance for surgical removal of craniopharyngiomas. Acta Neurochir (Wien), 2011, 153(4):785-796.

15. Bander ED, Singh H, Ogilvie CB, et al. Endoscopic endonasal versus transcranial approach to tuberculum sellae and planum sphenoidale meningiomas in a similar cohort of patients. J Neurosurg, 2018, 128(1):40-48

16. de Divitiis E, Esposito F, Cappabianca P, et al. Tuberculum sellae meningiomas: high route orlow route? A series of 51 consecutive cases. Neurosurgery, 2008, 62(3):556-563.

17. Graffeo CS, Dietrich AR, Grobelny B, et al. A panoramic view of the skull base: systematic review of open and endoscopic endonasal approaches to four tumors. Pituitary, 2014, 17(4):349-356.

18. Khan OH, Anand VK, Schwartz TH. Endoscopic endonasal resection of skull base meningiomas: the significance of a "cortical cuff" and brain edema compared with careful case selection and surgical experience in predicting morbidity and extent of resection. Neurosurg Focus, 2014, 37(4): E7.

19. Kitano M, Taneda M, Nakao Y. Postoperative improvement in visual function in patients with tuberculum sellae meningiomas: results of the extended transsphenoidal and transcranial approaches. J Neurosurg, 2007, 107(2):337-346.

20. Ottenhausen M, Banu MA, Placantonakis DG, et al. Endoscopic endonasal resection of suprasellar meningiomas: the importance of case selection and experience in determining extent of resection, visual improvement, and complications. World Neurosurg, 2014, 82(3-4):442-449.

21. Nakamura M, Roser F, Struck M, et al. Tuberculum sellae meningiomas: clinical outcome considering different surgical approaches. Neurosurgery, 2006, 59(5):1019-1029.

第五节 颅咽管瘤

一、简介

颅咽管瘤(craniopharyngiomas)是沿胚胎颅咽管的发生路径生长的颅内先天性上皮性肿瘤。Zenker 在 1857 年即描述了在腺垂体远侧部及结节部的鳞状上皮细胞巢。Saxer 在 1902 年描述了一例由这些细胞成分组成的肿瘤。1903 年,奥地利病理学家 Erdheim 确认了肿瘤的基本病理学特点,而"颅咽管瘤"这一名称由 Cushing 在 1932 年最终确定并沿用至今。从发现至今的一百多年来,其先后被称为 Rathke 囊肿瘤、垂体管肿瘤、颅咽管囊肿瘤、Erdheim 肿瘤、釉质瘤、表皮瘤、垂体柄肿瘤、髓样癌等[1]。从名称的演变反映了人们对该肿瘤的认识过程，其确切细胞起源至今仍存在争论（见肿瘤的细胞起源学说章节）。现有的资料表明颅咽管瘤约占原发性颅内肿瘤的 2%~5%，儿童颅内肿瘤的 5.6%~15.0%，是儿童最常见的鞍区肿瘤，也是儿童中非胶质细胞来源肿瘤中发病率最高的颅内肿瘤[2,3]。其发病有两个显著的年龄高峰：5~14 岁和 50~74 岁。国内 2587 例颅咽管瘤的年龄分布中，0~10 岁 586 例，占 22.7%；11~20 岁 778 例，占 30.1%。胎儿及新生儿期诊断颅咽管瘤的报道也屡见不鲜[4-6]。

颅咽管瘤的人群发病率目前了解不多。Bunin 等[7]统计全美 1990~1993 年间 135 例患者年人群发病率为每年 0.13/10 万，而儿童人群发病率略高于全年龄组，在 5~9 岁以及 10~14 岁儿童中的发病率为每年 0.18~0.20/10 万。美国每年新发病例 300 余例，无种族差异。个别西方国家脑肿瘤注册机构资料显示该患者群发病率约为每年 0.14/10 万，而亚洲与非洲发病率略高于西方国家[8]。国内尚缺乏基于人口学的颅咽管瘤流行病学资料。

二、病理、细胞起源及肿瘤分型

病理：病理学上主要被分为两类：成釉细胞型颅咽管瘤和鳞状乳头型颅咽管瘤，但介于两者之间的混合型颅咽管瘤也屡有报道。成釉细胞型肿瘤多见于 20 岁以内儿童或青少年，但可见于各个年龄组，肿瘤囊性变多见，同时钙化是其特征性表现，见于超过 90% 的病例。纤维结缔组织增生、坏死碎屑以及钙化是镜下特征性表现。而鳞状乳头型颅咽管瘤几乎均见于成年人，囊性变少见，罕见钙化。

（一）细胞起源

颅咽管瘤的细胞起源学说仍存在争议，目前普遍被接受的学说有两类：①肿瘤起源于胚胎 Rathke 囊的残余上皮细胞，Rathke 囊残余细胞存在于从口咽部到三脑室之间的任何位置（也即胚胎 Rathke 囊形成垂体的发生路径），该学说也解释了鼻咽部颅咽管瘤、源于蝶骨的颅咽管瘤、鞍内以及鞍上和三脑室内颅咽管瘤的发生；同时该学说认为肿瘤和胚胎时期口凹与牙板所在部位关系十分密切，而牙板将形成牙齿的釉质器，这样也就解释了颌部牙釉质细胞癌、角质化，以及钙化性齿源囊肿和牙釉质型颅咽管瘤在组织学上其为相似

的原因，该学说是目前较为公认的釉质性颅咽管瘤的发生学说。②细胞化生学说：即肿瘤是来源于腺垂体结节漏斗部上皮的鳞状上皮化生，有学者就推测鳞状乳头型颅咽管瘤可能就来源于这种化生的鳞状上皮。鳞状上皮细胞小巢在成年人更为常见，儿童基本未见明显的鳞状化生，这也是鳞状乳头型颅咽管瘤几乎仅见于成人的原因。

（二）肿瘤的分型

对颅咽管瘤的分型主要依据两点：①肿瘤累及的解剖部位：例如将其分为鞍内、鞍内鞍上以及完全鞍上；Samii 等[9]根据肿瘤累及鞍上结构的严重程度对颅咽管瘤进行了分类。②根据肿瘤与鞍区重要结构间的形态学关系进行分类：例如根据肿瘤与视交叉的关系将其分为视交叉前型、视交叉后型以及广泛累及型；根据肿瘤与鞍膈、三脑室底的关系将其分为鞍膈下、鞍上脑室外、脑室内外型以及脑室内型；最近有作者针对经蝶窦行颅咽管瘤切除术将肿瘤分为垂体柄前、穿垂体柄以及垂体柄后型。以上各种分类各有其优缺点，其中 Hoffman 等[10]根据肿瘤与视交叉的相对位置关系进行的分型得到较为广泛的接受，但总体来说目前尚缺乏一种合理的、能够涵盖全部颅咽管瘤复杂多变的生长方式的分类方法。

颅咽管瘤起源部位都是沿着从蝶鞍到垂体柄漏斗部这样一个路径分布。笔者进行成人及胎儿标本的解剖学研究，根据围绕垂体柄的蛛网膜袖套将垂体柄分为：鞍膈下段、蛛网膜外段鞍上蛛网膜袖套内段以及蛛网膜下漏斗结节段[11]。不同节段起源的肿瘤与鞍上膜性结构形成不同的形态关系，根据这种关系将颅咽管瘤分为（图 2-5-1）：①垂体柄鞍膈下段起源 Q 型颅咽管瘤；②鞍上脑室外垂体袖套起源蛛网膜下腔生长的 S 型肿瘤；③垂体柄鞍上漏斗结节部起源的 T 型颅咽管瘤。漆松涛教授将上述分型定义为 QST 分型。对于神经外科医生而言，这种由肿瘤的起源部位结合周边膜性结构决定的肿瘤的生长方式，对于手术方法的选择及预后判断可能更符合[12,13]。与成釉细胞型颅咽管瘤不同，成人鳞状乳头型颅咽管瘤生长方式相对单一，多发生于三脑室前端靠近腺垂体结节部的部位（图 2-5-2）。

三、蛛网膜与颅咽管瘤

不同于垂体腺瘤、鞍区脑膜瘤均为蛛网膜外发生生长，也不同于下丘脑胶质瘤、生殖细胞等完

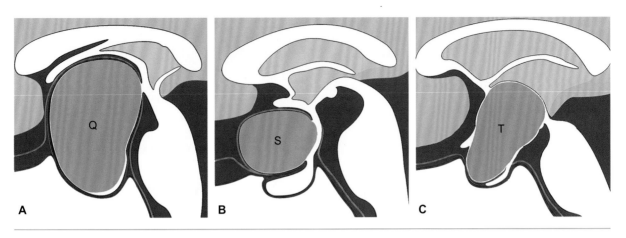

图 2-5-1　显示颅咽管瘤的三种典型生长方式
A. 鞍膈下起源 Q 型颅咽管瘤；B. 鞍上脑室外蛛网膜下腔生长的 S 型肿瘤；C. 鞍上漏斗结节起源的 T 型颅咽管瘤

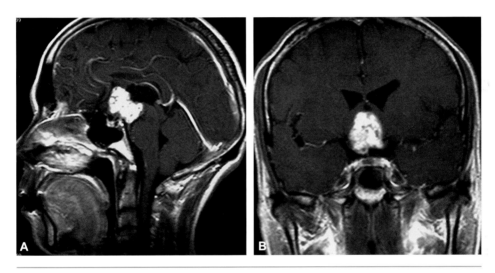

图 2-5-2　鳞状乳头型颅咽管瘤的典型 MRI 表现
肿瘤多发生于三脑室前端靠近腺垂体结节部的部位，患者矢状位（A）和冠状位 MRI（B）提示垂体柄全长完好

全在蛛网膜下软膜内生长，颅咽管瘤可以与蛛网膜形成复杂的形态学关系，这种形态学关系与肿瘤多点起源直接相关。如前所述，在胚胎颅咽管的发生路径上均可能生长肿瘤，多点起源导致了肿瘤与蛛网膜的关系是多样的。鞍膈下起源颅咽管瘤（包括鼻咽部颅咽管瘤）（Type Q）可以完全位于蛛网膜外，甚至硬膜（鞍膈）外，当肿瘤沿垂体柄向鞍上扩展时，少部分可以穿垂体柄蛛网膜袖套向鞍上甚至三脑室前部生长，肿瘤与蛛网膜的关系实质上属于蛛网膜外、蛛网膜间、蛛网膜下混合型（图 2-5-3）。鞍上垂体柄袖套内外段起源肿瘤少部分可以突破垂体柄蛛网膜袖套向鞍上池扩展，此时肿瘤属于蛛网膜下三脑室外生长（Type S），肿瘤向视交叉前间隙有基底蛛网膜、两侧颈内动脉内侧膜、后交通及动眼神经膜、后方为 Liliequist 膜的间脑叶，这些蛛网膜结构成了手术切除肿瘤可供分离的界面。当肿瘤囊腔巨大时，可以包绕局部血管神经等结构（图 2-5-4），但肿瘤在蛛网膜内的扩展部分均可以循鞍上池周围的蛛网膜边界循边分离，我们发现肿瘤与颈内动脉及其分支、局部脑神经根均有蛛网膜间隙，一种罕见的例外是当肿瘤起源部位发生巨大钙化时，钙化可能与局部血管神经结构形成紧密粘连，导致肿瘤切除有一定的难度（图 2-5-5）。而起源于垂体柄结节漏斗部主要向三脑室壁内生长的肿瘤位于蛛网膜下软膜内（Type T），因此手术的重点是保留三脑室底（壁）的

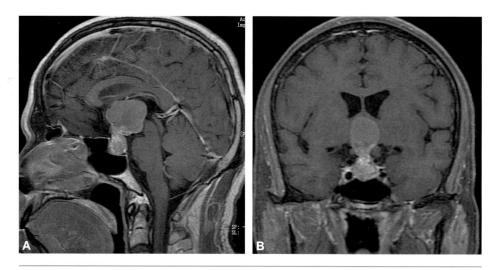

图 2-5-3　一例从鞍内起源(Type Q)颅咽管瘤的 MRI

肿瘤穿垂体柄生长,从而累及鞍内、鞍上和三脑室底内,并累及三脑室前部,就肿瘤与蛛网膜的关系上,其属于蛛网膜外、蛛网膜间、蛛网膜下混合型

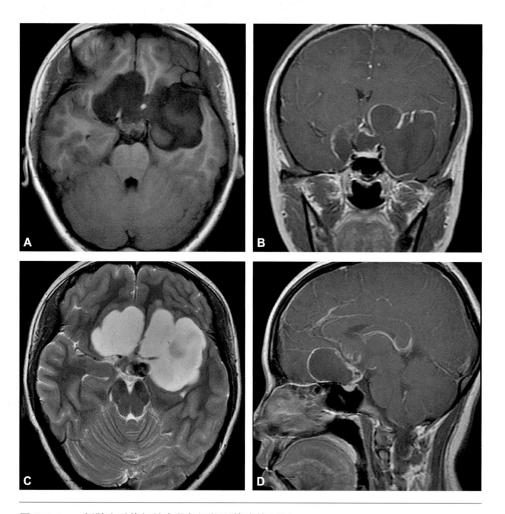

图 2-5-4　一例鞍上垂体柄袖套段起源颅咽管瘤的 MRI

突破垂体柄蛛网膜袖套向鞍上池扩展生长,此时肿瘤属于蛛网膜下三脑室外生长(Type S),在视交叉前间隙内基底蛛网膜、两侧颈内动脉内侧膜、后交通及动眼神经膜包裹肿瘤,而后方有 Lilliequist 膜间脑叶间隔,这些蛛网膜结构成了手术切除肿瘤可供分离的界面

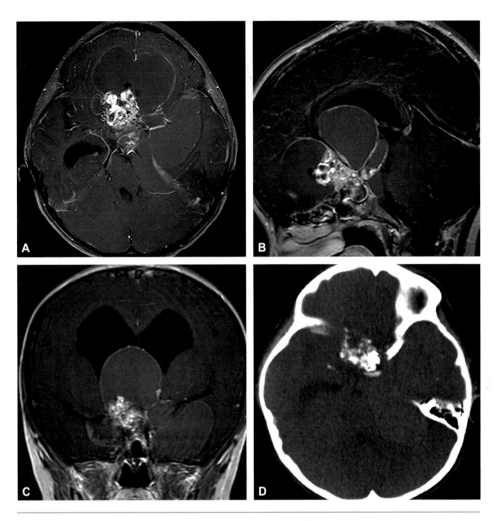

图 2-5-5　一例鞍上垂体柄袖套段起源的颅咽管瘤的影像学表现
肿瘤向蛛网膜下腔池广泛扩展（S 型），但其起源部位钙化明显，该巨大钙化与局部血管神经结构形成紧密粘连，为肿瘤切除造成较大难度

下丘脑组织和保留垂体柄的连续性，蛛网膜在该类型肿瘤的主要意义有两点：其一是垂体柄蛛网膜袖套受肿瘤推挤，分离肿瘤在垂体柄结节部的粘连时应在蛛网膜下操作，可以减少对垂体上动脉及其属支血管的牵拉损伤；其二是三脑室底尽管多见蛙腹样扩张，但不会突破 Liliequist 膜的间脑叶，对后循环血管的保护提供保障。

四、基于膜性结构的颅咽管瘤手术切除

颅咽管瘤虽然组织学上良性，但术后复发率高，文献中未能手术全切除的病例复发率高达 70%~100%，而在得到影像学全切除的病例远期复发率将明显降低（10%~20% 左右）。因此颅咽管瘤手术原则是在尽量减少重要结构损害的前提下追求肿瘤的全切除。

（一）手术入路选择

总体来说，可以将手术入路根据术中分离肿瘤时采用的手术间隙分为轴外路径以及轴内路径两大类。而轴内路径主要包括经终板三脑室路经，手术治疗时应考虑肿瘤大小、质地、累及部位以及肿瘤与鞍上膜性结构的形态学关系等因素来选择手术入路。

对于鞍膈下以及鞍上脑室外肿瘤手术入路选择以轴外路径为主，包括经蝶窦路径、额颞部路径（包括翼点、额下、颞下等以及各种联合入路）等；而结节漏斗型肿瘤几乎无一例外需要使用轴内三脑室入路，根据肿瘤扩展范围可能单纯或联合轴内、轴外路径进行切除。肿瘤切除过程中肿瘤与鞍上蛛网膜的关系是决定手术操作间隙最重要的因素。

由于颅咽管瘤复杂的生长方式,入路选择有时需要考虑多个手术间隙的充分暴露。图 2-5-6 总结了不同分型颅咽管瘤手术入路选择时总的原则。

(二)不同分型肿瘤手术原则

1. **鞍膈下起源颅咽管瘤(Q 型)** 根据肿瘤大小、累及的部位以及肿瘤质地等可以选择经面、经口、经鼻蝶窦等入路;累及颅内部分较小时可经蝶窦手术,当颅内部分较大,位置较高时目前仍多选择经颅切除,巨大肿瘤常常需要联合入路。Q型鞍膈下起源颅咽管瘤与鞍上结构,特别是三脑室底下丘脑结构常常为推挤毗邻关系,手术切除对下丘脑功能的损害较小,因此应该追求激进的手术全切除。从我们的经验看,该类型肿瘤的复发部位总是位于鞍内特别是胚胎颅咽管在鞍底的遗迹,因此鞍内肿瘤的全切除是减少复发、追求远期疗效的关键。

2. **鞍上蛛网膜下腔颅咽管瘤(S 型)** 由于上述起源部位及生长方式的特点,一般与三脑室底下丘脑结构隔内层蛛网膜及软膜粘连不十分紧密,肿瘤起源于鞍膈上垂体柄的蛛网膜袖套段,该类型肿瘤多数为 Hoffman 分型视交叉前型,视交叉及前交通动脉常常推挤抬高,多数肿瘤有向视交叉前间隙突出的部分,该类型颅咽管瘤成人多

见[12],手术全切除率高,治愈率高,随访结果表明该类型颅咽管瘤得到全切除者术后很少复发。手术入路一般选择轴外蛛网膜下腔入路即可满足肿瘤暴露及切除的要求,可选用额颞部入路。骨瓣的开放根据肿瘤大小、质地及累及方向给予改良,术中操作空间均在蛛网膜下腔,部分病例处理肿瘤在垂体柄的生长根基时可能对垂体柄产生部分损害,但只要垂体柄的形态、连续性存在,术后反应常常轻微,尿崩也多为一过性,容易恢复。是内分泌功能保全和预后最好的一类颅咽管瘤。

3. **鞍上向三脑室腔或三脑室旁脑实质内生长的颅咽管瘤(T 型)** 主要向三脑室底内或三脑室旁脑实质内累及的颅咽管瘤,其起源部位在垂体柄正中隆起、灰结节,肿瘤实质常常位于三脑室底内,其顶端被覆三脑室室管膜层及神经组织层,而底端是漏斗柄与三脑室底神经组织层的延续部,其蛛网膜下腔面被覆软脑膜层,位于三脑室底、侧壁神经组织层的下丘脑核团在术中无明确的解剖定位,为该型肿瘤切除时下丘脑结构损伤的主要原因。尽管有作者认为随着肿瘤的生长,颅咽管瘤可以向上突破室管膜层及神经层突入三脑室腔内而形成假性三脑室内肿瘤(a 型);向下可以突破软脑膜层进入脚间池、斜坡等蛛网膜下

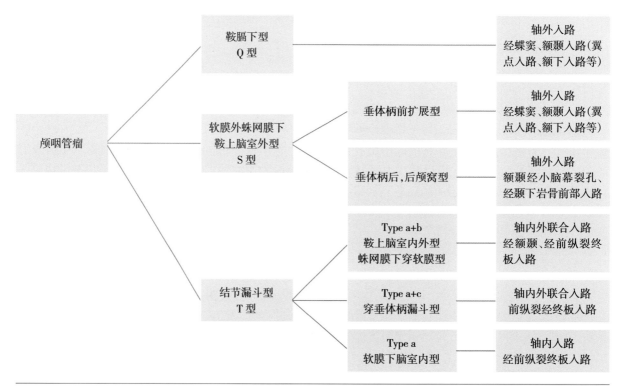

图 2-5-6　不同生长方式颅咽管瘤的手术入路选择总结

腔(a+b 型),但从数百例手术中发现垂体柄延续至三脑室底的后壁在所有该型颅咽管瘤中均保持完整,这可能也是所有颅咽管瘤均未真正突破 Liliequist 膜的原因。而肿瘤顶端覆盖的三脑室室管膜层及神经组织层尽管在大型肿瘤呈菲薄、萎缩形态,但其解剖结构仍然存在,因此并没有发现真正意义上的真性三脑室内颅咽管瘤,对该解剖概念的认识是术中处理肿瘤时保护三脑室底神经组织层的关键。该类型肿瘤是颅咽管瘤中最常见的类型,经轴外入路颈内动脉内外侧及视交叉前间隙探查时常见三脑室漏斗部位蛙腹样扩张,少数情况肿瘤穿垂体柄漏斗生长导致垂体柄全长膨胀甚至穿鞍膈孔累及鞍内(a+c 型),由于肿瘤主

体突向三脑室方向,因此常常需要经终板三脑室入路手术,蛛网膜下腔的操作主要起到辅助作用。术中操作对于三脑室前部下丘脑结构及其血供不可避免地会产生损伤,充分认识该型肿瘤的生长方式,术中采取正确的操作技巧是减少术后下丘脑反应,提高远期生活质量的关键。文献中对于颅咽管瘤是否应该追求全切除的争论主要集中在该类型的肿瘤[14]。

总之,颅咽管瘤是一种组织学表现良性的肿瘤,只有真正意义上的全切除才有可能使患者获得治愈的机会,今后研究的重点应该着重于降低手术难度和手术风险、改善术后患者生活质量如内分泌功能方面。

【病例 1】 典型 Q 型鞍膈下颅咽管瘤(Type Q)

患者女性,7 岁,主诉:双眼视力下降 7 个月余,加重伴多饮多尿 1 个月。入院查体患儿生长发育迟缓,体重增加,右眼视力眼前指数,左眼视力 0.7。实验室检查提示部分性垂体功能低下(生长激素轴、甲状腺轴)。影像检查如图 2-5-7。

手术入路:根据肿瘤性质及生长方式,该病例选择前纵裂入路,轴外、蛛网膜外手术操作,完成肿瘤全切除,重点是鞍内肿瘤的切除。该病例采用了鞍结节磨除扩大鞍内肿瘤暴露的策略,以增加鞍内肿瘤切除几率。显微手术过程见图 2-5-8~图 2-5-11。

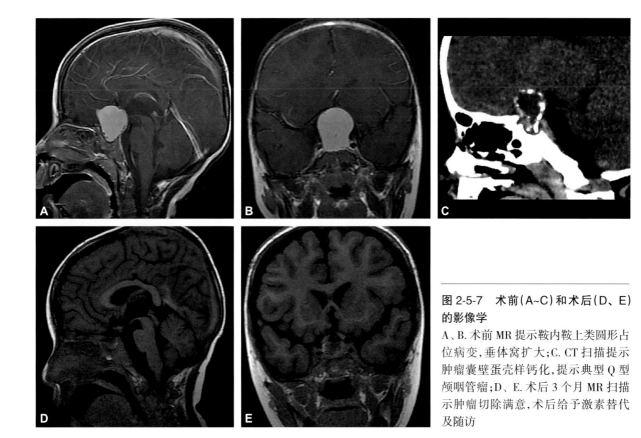

图 2-5-7　术前(A~C)和术后(D、E)的影像学

A、B. 术前 MR 提示鞍内鞍上类圆形占位病变,垂体窝扩大;C. CT 扫描提示肿瘤囊壁蛋壳样钙化,提示典型 Q 型颅咽管瘤;D、E. 术后 3 个月 MR 扫描示肿瘤切除满意,术后给予激素替代及随访

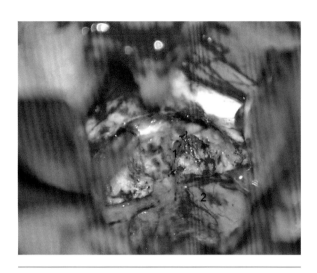

图 2-5-8　前纵裂开颅暴露鞍内鞍上肿瘤
该病例为增加鞍内暴露，磨除鞍结节部分骨质，激光刀 T
形切开局部鞍膈硬膜，暴露其内肿瘤包膜毗邻垂体固有膜
1. 鞍膈和垂体窝硬膜；2. 肿瘤

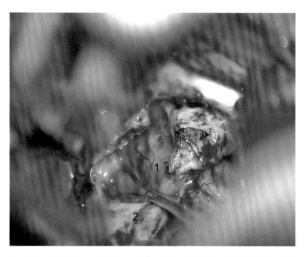

**图 2-5-9　沿肿瘤包膜与鞍膈之间界面分离鞍上及鞍内
肿瘤**
1. 肿瘤；2. 鞍膈

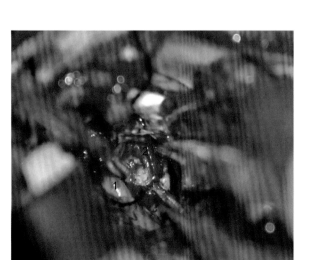

图 2-5-10　鞍内肿瘤循膜分离
可见肿瘤起源于鞍内垂体中间叶，图片显示鞍内肿瘤钙化
与残存垂体柄及神经垂体粘连紧密
1. 肿瘤；2. 残余垂体柄

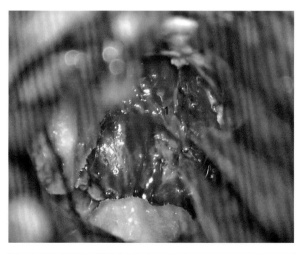

图 2-5-11　鞍内肿瘤切除后显示神经垂体及残存垂体柄
1. 残余垂体柄和相连的神经垂体

【病例2】 典型S型鞍上蛛网膜下腔生长颅咽管瘤型（Tyep S）

患者女性，24岁，主诉：反复头痛、嗅觉丧失1个月。入院查体患者双侧嗅觉丧失。实验室检查提示催乳素轻微升高，余正常。影像检查如图2-5-12。

手术入路：根据肿瘤性质及生长方式，该病例选择左侧额颞入路，轴外、蛛网膜外手术操作，完成肿瘤全切除，重点是蛛网膜下腔池内肿瘤囊壁与Willis环分支的分离。显微手术过程见图2-5-13~图2-5-16。

随访期患者内分泌功能大部分恢复，月经恢复，该患者于术后2年自然妊娠后生产健康男婴。

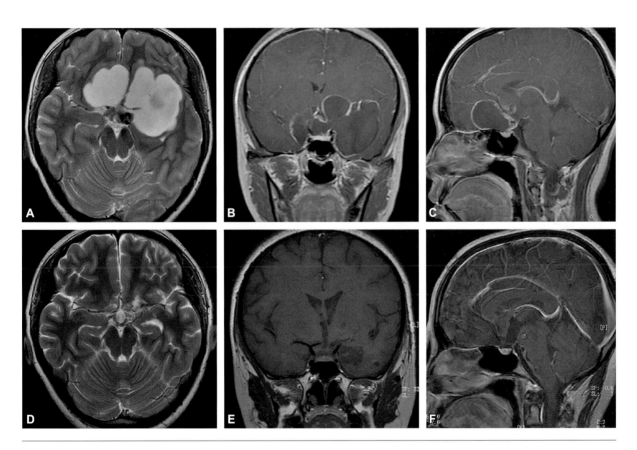

图2-5-12　术前（A~C）和术后（D~F）MR扫描
肿瘤主要从视交叉池向前方经视交叉前间隙扩展到前颅窝、左侧中颅窝，垂体柄位于肿瘤右后方。术后随访期患者MR扫描提示肿瘤全切除，垂体柄及三脑室底结构得到良好保留

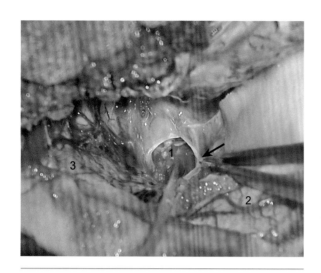

图 2-5-13　左侧额颞部入路切除颅咽管瘤
骨窗向颞部扩大改良，解剖侧裂暴露肿瘤，图片显示肿瘤
与颅底蛛网膜的形态学关系（箭头所示），肿瘤巨大囊腔位
于蛛网膜下，因此在额颞叶脑组织与蛛网膜之间扩展，导
致肿瘤囊壁与脑组织粘连紧密，需要锐性分离
1. 肿瘤；2. 额叶；3. 颞叶

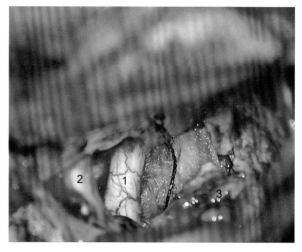

图 2-5-14　图片显示肿瘤与颅底蛛网膜关系
肿瘤从视交叉池向前方扩展，经视交叉前池突入额叶底面
脑组织内，从形态学上来说，肿瘤囊壁处于脑组织与蛛网
膜之间，缺乏膜性分界，因此与脑池内不同，囊壁与脑组织
之间的分离会困难许多，大部分需要锐性分离，本例额叶
脑组织内囊壁的分离就是如此
1. 视神经；2. 颈内动脉；3. 肿瘤

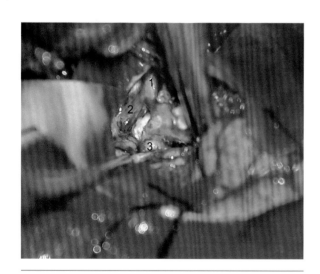

**图 2-5-15　图片显示钙化与左侧颈内动脉及其分支的
粘连**
当钙化巨大且坚硬时常常导致切除困难，本例肿瘤钙化经
充分囊内减压后，予显微镜下全切除
1. 颈内动脉；2. 后交通动脉；3. 肿瘤

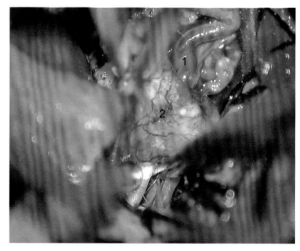

图 2-5-16　循边分离肿瘤
肿瘤囊壁的分离需要循肿瘤在脑池内扩展时与蛛网膜的
边界分离，因此对这种类型肿瘤应避免分块切除，因为分
块切除很容易失去肿瘤边界，而且容易导致囊壁包绕的血
管神经损伤
1. 大脑中动脉；2. 肿瘤

【病例3】　典型 T 型鞍上三脑室底内生长颅咽管瘤（Type T）

患者男性，7 岁。主诉：头晕 3 周加重伴呕吐 7 天。入院查体双侧视力正常，垂体功能检查垂体前叶功能基本正常。影像检查见图 2-5-17。

手术入路选择：肿瘤沿垂体柄长轴中线生长，手术需要暴露从鞍内—鞍上—三脑室底下丘脑结构的长轴，因此选择前纵裂经终板入路。显微手术过程见图 2-5-18~ 图 2-5-22。

该患者随访 3 年，未见肿瘤复发，患者垂体功能低下得到大部恢复，体重轻度增加，无认知、记忆力等障碍，学习成绩良好。

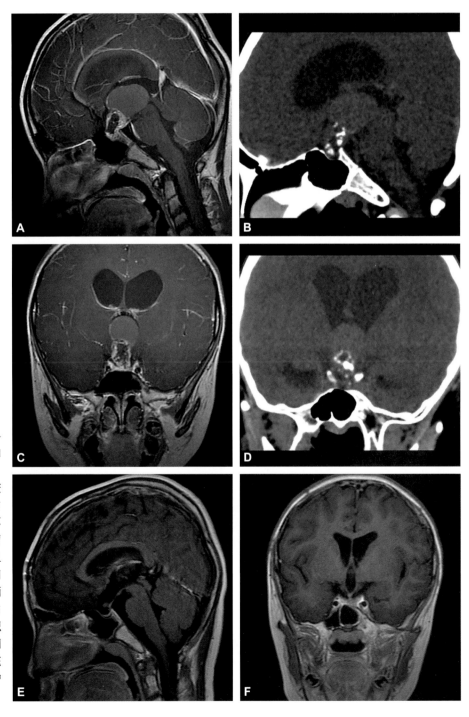

图 2-5-17　术前（A~D）和术后（E、F）的影像学
A、C. 术前 MR 扫描提示鞍内鞍上三脑室生长巨大占位，肿瘤囊实性，内信号不均匀，增强扫描囊壁及肿瘤实质部分增强，合并梗阻性脑积水；B、D. 术前 CT 扫描提示鞍内鞍上沿垂体柄长轴方向生长占位病变，内可见散在钙化，梗阻性脑积水；E、F. 术后 1 年随访期 MR 扫描提示肿瘤切除完全，三脑室底及两侧壁保护良好

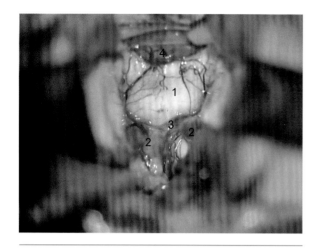

图 2-5-18　经前纵裂间隙暴露视交叉、前交通动脉复合体及肿瘤

1. 视交叉；2. 大脑前动脉 A2 段；3. 前交通复合体；4. 垂体柄

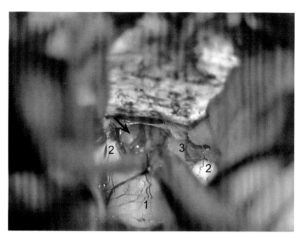

图 2-5-19　经视交叉前间隙显示肿瘤扩张的垂体柄及与垂体柄蛛网膜袖套（ASPS）的关系

1. 视交叉；2. 视神经；3. 垂体柄

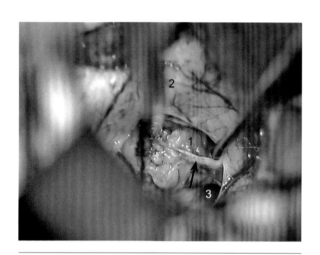

图 2-5-20　经终板切除肿瘤

经终板和三脑室腔剖开三脑室底的薄层神经组织（箭头所示）暴露三脑室底内肿瘤边界

1. 肿瘤；2. 视交叉；3. 三脑室

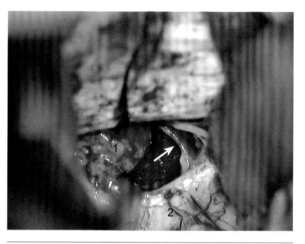

图 2-5-21　显露垂体柄与肿瘤的关系

肿瘤穿垂体柄生长，显示纵行剖开垂体柄（白色箭头）纤维后暴露其内的肿瘤，肿瘤沿边界分离后囊状扩张的垂体柄仍得到保留

1. 肿瘤；2. 视交叉

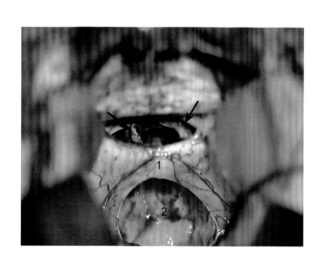

图 2-5-22　显示肿瘤切除后三脑室底及剖开并保留的垂体柄形态（箭头所示）

1. 视交叉；2. 三脑室

五、颅咽管瘤患者的预后评价及注意事项

(一)颅咽管瘤患者的预后评价

由于颅咽管瘤发病率低,大量的病例分散在不同认识及治疗水平的医疗单位,因此客观的 QOL 预后评价标准可以在不同治疗团队、不同治疗方法之间进行对比,对于颅咽管瘤特别是儿童颅咽管瘤这样一种最佳处理方式仍存在争论的疾病就显得至关重要。尽管有大量的研究尝试对患者的生活质量进行系统、客观的评价,但目前仍缺乏公认的预后评价系统。Wen 等[15]提出了一个综合不同方面的 4 级预后评分系统(表 2-5-1)。该评分系统包含了神经系统、视力、垂体功能、下丘脑功能等不同领域的预后总的评价,这个评分系统的主要优势是简单明了,但总体来说仍显粗糙。Duff 等通过分析 121 例病例,提出一种二分类的方法,试图区分患者远期独立生活能力的好坏(表 2-5-2),凡是未达到所有 8 条标准的患者均被认为是预后不良,这种二分类的方法可能将有些评价生活质量的数据丢失。De Vile 等[16]提出一种综合评分系统,该评分系统包含 5 个不同的反映生活质量并与颅咽管瘤密切相关的领域,包括神经系统功能、视力、垂体功能、下丘脑功能,以及儿童受教育能力和成人工作能力等 5 个方面,

表 2-5-1 Wen 生活质量评价表

预后分级	评价标准
I	大致正常、生活自理
	轻度内分泌障碍
	癫痫药物可良好控制
II	生活自理
	全垂体功能低下
	轻至中度视力障碍
	脑神经功能受损
	轻度的精神心理异常
III	部分自理能力
	严重视力受损
	严重神经系统并发症(例如偏瘫、难治性癫痫等)
	学习能力丧失或严重精神心理障碍
IV	生活完全不能自理,依靠辅助生活

表 2-5-2 Duff 关于颅咽管瘤远期生活质量评价

预后	评价标准
生活质量佳	随访期存活
	无手术以及肿瘤相关性的运动功能障碍
	保留有用视力
	Katz 评分 A(能够完成日常穿衣、吃饭等活动)
	Karmofsky 评分≥80
	学习能力正常或落后不超过正常学龄儿童 1 级
	成人能够从事工作
	无严重的心理\精神障碍
生活质量差	凡未完全达到以上 8 条者

每个方面分别给予 0~3 分的四个等级,给予共计 15 分的评分(得分越高表示生活质量越低下,例如 15 分代表死亡),从而综合评价患者总体生活质量(表 2-5-3)。

总之,对于颅咽管瘤而言,综合评价患者的生活质量是一项复杂、综合的工作,对于视力、垂体功能、下丘脑功能、神经系统并发症的评价相对客观,易行;但对于认知、记忆力以及学习工作能力的评价有时是困难的,尤其是对于儿童患者。

(二)颅咽管瘤患者的预后

几乎所有的研究均观察到颅咽管瘤中腺垂体功能受到明显损害。与术前相比,术后垂体功能障碍普遍加重。文献报道垂体功能低下发生率在 GH 轴为 88%~100%;FSH/LH 轴 80%~95%,ACTH 轴 55%~88%;TSH 轴为 39%~95%;ADH 功能障碍 25%~86%[17]。值得注意的是,相对于垂体前叶功能障碍,尿崩对患者及其家庭是更大的负担,特别是无渴感尿崩的发生。因此对于颅咽管瘤患者术前需要与家长或患者明确术后将出现很高的垂体功能低下及尿崩的可能性,而且需要终生替代治疗。另外颅咽管瘤患者一般术后可能出现的其他并发症包括:①下丘脑功能障碍导致的肥胖、食欲旺盛、记忆力障碍、体温调节失衡、情绪不稳及行为异常、睡眠周期紊乱等,一般多见于严重累及下丘脑结构的 T 型颅咽管瘤,并且在儿童患者表现更为明显;②视力视野受损;③神经心理学功能紊乱等,常常见于下丘脑功能严重紊乱者。文献报道的易导致下丘脑功能紊乱的因素包括:①大型肿瘤;②肿瘤累及下丘脑结构;③术前存

表 2-5-3　De Vile 等颅咽管瘤术后随访期
生活质量评价系统

临床表现	评分
垂体功能	
全垂体功能低下 + 渴感异常	3
全垂体功能低下	2
部分垂体功能低下	1
垂体功能正常	0
视力	
视敏度双眼≤6/60	3
双眼视敏度 6/18~6/60 或者单眼失明	2
单眼或双眼视敏度 6/9~6/18	1
视力正常	0
神经系统功能	
严重肢体运动功能障碍(偏瘫)和(或)癫痫	3
轻度肢体运动功能障碍 ± 癫痫	2
脑神经等功能障碍,无癫痫	1
神经系统功能正常	0
受教育或工作能力	
严重学习、工作能力障碍 + 行为异常	3
中等学习、工作能力障碍(IQ:71~79)	2
轻度学习、工作能力受限(IQ:80~89)	1
学习、工作能力无影响(IQ>90)	0
下丘脑功能	
严重下丘脑综合征(病理性肥胖 + 摄食过度 + 行为异常)	3
中度下丘脑功能障碍(肥胖)	2
轻度下丘脑功能障碍(超重)	1
下丘脑功能正常	0
死亡	15

在下丘脑功能障碍的表现(例如肥胖等);④患者年龄 <5 岁。

六、其他治疗手段

由于颅咽管瘤常常累及三脑室前部,周边下丘脑等结构功能重要,手术全切除困难,而次全切除、大部切除以及部分切除后绝大多数患者肿瘤将复发,可以选择的其他治疗手段包括:放射治疗(普通放疗、适型调强放疗、立体定向放疗等)、囊内近距离放、化疗($P^{32}\backslash I^{131}$ 以及博来霉素等)、干扰素治疗等,这些姑息性治疗方法长期疗效仍需进一步研究与评价。作者除那些不愿接受手术治疗患者外,均采用积极的根治性外科手术治疗颅咽管瘤,因为只有这样颅咽管瘤才能真正治愈[18,19]。

七、颅咽管瘤的基础研究进展

颅咽管瘤为鞍区最常见的肿瘤之一,其基础研究进展缓慢,究其原因,和它本身为良性肿瘤及发病率低,对其认识不足有关;其次,和没有稳定传代的细胞系作为基础研究的对象有较大关系。

目前,颅咽管瘤分为成釉上皮型和鳞状乳头型两大类,前者占所有颅咽管瘤的 90% 以上。因此,相比鳞皮型颅咽管瘤,临床医师和病理学家对成釉上皮型颅咽管瘤的发病机制及基础研究有着更为透彻的理解。本世纪初开始,已经有临床病理学家通过免疫组织化学的方法观察到在 WNT 通路的关键蛋白 β-catenin 核转移在成釉上皮型颅咽管瘤中出现,且这种现象并不在鳞皮型颅咽管瘤及其他鞍区囊性病变,如 Rathke 囊肿中出现。之后的分子遗传学的研究也证实了编码 β-catenin 蛋白的 CTNNB1 基因 exon 3 突变,是成釉型颅咽管瘤常见的基因改变。Gaston-Massuet 等[20]通过敲除 exon 3 构建的小鼠,最终在鞍区长出类似釉质型颅咽管瘤的肿物,进一步验证了 WNT 通路在成釉上皮型颅咽管瘤发生中的作用,被认为是颅咽管瘤近年来最有意义的发现之一。然而,β-catenin 蛋白核转移主要发生在成釉上皮型颅咽管瘤组织中的前沿细胞和指轮状细胞中,其他类型的细胞没有看到这种现象。Hölsken 等[21]比较了釉质型颅咽管瘤中 β-catenin 蛋白核转移的细胞和无核转移的细胞,发现两类细胞均出现 exon 3 突变。因此,他认为釉质型颅咽管瘤中 β-catenin 蛋白核转移并非仅仅由 exon 3 突变引起,可能还存在其他机制。目前认为,存在 β-catenin 蛋白核转移的细胞有着更大的组织侵袭性和增殖活性,甚至出现 EMT 改变。

2013 年,Priscilla K Brastianos 等通过全基因组测序,进一步证实了釉质型颅咽管瘤上述改变,同时发现鳞皮型颅咽管瘤存在 BRAF 基因(V600E)突变,其后他们根据测序结果,检测了 39 例鳞皮型颅咽管瘤该位点的突变,结果发现 36 例存在这种突变,且这种突变仅仅见于鳞皮型颅咽管瘤,不出现在成釉质细胞型颅咽管瘤中。目前,BRAF突变在鳞皮型颅咽管瘤中的意义尚不明确,它到底参与了肿瘤的起源,还是参与进展,抑或两者兼有,需要进一步研究。值得提出的是,在乳头状甲状腺癌以及食管上皮鳞皮化生中,均出现了该基因的突变,因此,该基因可能和鳞皮型肿瘤的进展,即鳞状上皮化生,有较大的联系。BRAF突变在黑色素瘤中,也常出现,目前已经有针对V600E的靶向药物治疗黑色素瘤,取得了一定的效果。该药物是否能应用在鳞皮型颅咽管瘤,需要进一步研究。

参 考 文 献

1. Prabhu VC, Brown HG. The pathogenesis of craniopharyngiomas. Childs Nerv Syst, 2005, 21 (8-9): 622-627.

2. Karavitaki N, Wass JA. Craniopharyngiomas. Endocrinol Metab Clin North, Am 2008, 37 (1): 173-193.

3. Karavitaki N, Wass JA. Non-adenomatous pituitary tumours. Best Pract Res Clin Endocrinol Metab, 2009, 23 (5): 651-665.

4. Arai T, Ohno K, Takada Y, et al. Neonatal craniopharyngioma and inference of tumor inception time: case report and review of the literature. Surg Neurol, 2003, 60 (3): 254-259.

5. Janisch W, Flegel HG. [Craniopharyngioma in a fetus]. Zentralbl Allg Pathol, 1989, 135 (1): 65-69.

6. Kolen ER, Horvai A, Perry V, et al. Congenital craniopharyngioma: a role for imaging in the prenatal diagnosis and treatment of an uncommon tumor. Fetal Diagn Ther, 2003, 18 (4): 270-274.

7. Bunin GR, Surawicz TS, Witman PA, et al. The descriptive epidemiology of craniopharyngioma. J Neurosurg, 1998, 89 (4): 547-551.

8. Haupt R, Magnani C, Pavanello M, et al. Epidemiological aspects of craniopharyngioma. J Pediatr Endocrinol Metab, 2006, 19 (Suppl 1): 289-293.

9. Samii M, Tatagiba M. Surgical management of craniopharyngiomas: a review. Neurol Med Chir(Tokyo), 1997, 37 (2): 141-149.

10. Hoffman HJ, De Silva M, Humphreys RP, et al. Aggressive surgical management of craniopharyngiomas in children. J Neurosurg, 1992, 76 (1): 47-52.

11. Song-tao Q, Xi-an Z, Hao L, et al. The arachnoid sleeve enveloping the pituitary stalk: anatomical and histologic study. Neurosurgery, 2010, 66 (3): 585-589.

12. Qi S, Lu Y, Pan J, et al. Anatomic relations of the arachnoidea around the pituitary stalk: relevance for surgical removal of craniopharyngiomas. Acta neurochir (Wien), 2011, 153 (4): 785-796.

13. Qi S, Pan J, Lu Y, et al. The impact of the site of origin and rate of tumour growth on clinical outcome in children with craniopharyngiomas. Clin Endocr, 2012, 76 (1): 103-110.

14. Puget S, Garnett M, Wray A, et al. Pediatric craniopharyngiomas: classification and treatment according to the degree of hypothalamic involvement. J Neurosurg, 2007, 106 (1 Suppl): 3-12.

15. Wen BC, Hussey DH, Staples J, et al. A comparison of the roles of surgery and radiation therapy in the management of craniopharyngiomas. Int J Radiat Oncol Biol Phys, 1989, 16 (1): 17-24.

16. De Vile CJ, Grant DB, Kendall BE, et al. Management of childhood craniopharyngioma: can the morbidity of radical surgery be predicted? J Neurosurg, 1996, 85 (1): 73-81.

17. Karavitaki N, Cudlip S, Adams CB, et al. Craniopharyngiomas. Endocr Rev, 2006, 27 (4): 371-397.

18. 漆松涛. 颅咽管瘤的现状与展望. 中华医学杂志, 2017, 97 (17): 1281-1282.

19. 中华医学会神经外科学分会小儿神经外科学组. 颅咽管瘤治疗专家共识(2016)[J]. 中华医学杂志, 2017, 97 (17): 1283-1289.

20. Gaston-Massuet C, Andoniadou CL, Signore M, et al. Increased Wingless (Wnt) signaling in pituitary progenitor/stem cells gives rise to pituitary tumors in mice and humans. Proc Natl Acad Sci U S A, 2011, 108 (28): 11482-11487.

21. Holsken A, Kreutzer J, Hofmann BM, et al. Target gene activation of the Wnt signaling pathway in nuclear beta-catenin accumulating cells of adamantinomatous craniopharyngiomas. Brain Pathol, 2009, 19 (3): 357-364.

第六节 视路 - 下丘脑胶质瘤

一、简介

(一)流行病学

视路 - 下丘脑胶质瘤(optic pathway/hypothalamic gliomas, OPHGs)可发生于视觉传导通路的任何部位。OPHGs诊断时的年龄,从新生儿至老年人均有,但儿童占大多数,约占儿童颅内肿瘤的2%~7%,大约90%的患者在20岁以内,75%在10岁以内,60%在5岁以内。男女发病率大致相同。视路胶质瘤的患者中有30%~50%伴发Ⅰ型神经纤维瘤病(NF1);NF1的患者中有15%左右伴发视路胶质瘤。

(二)病理类型和生长模式

OPHGs绝大多数为低级别肿瘤,以毛细胞型星形细胞瘤(WHO Ⅰ级)最为多见,部分为毛细胞黏液样星形细胞瘤或纤维细胞性星形细胞瘤（WHO Ⅱ级）。黏液性毛细胞星形细胞瘤曾经被归类至毛细胞性星形细胞瘤，但其生物学行为更为倾向于低度恶性肿瘤，如脑脊液播散。与毛细胞星形细胞瘤患者相比，手术切除程度和辅助治疗的类型似乎并不能影响黏液性毛细胞星形细胞瘤患者的疾病无进展存活率或总存活率[1]。

　　绝大多数视路胶质瘤呈多分叶状的实性肿瘤，但肿瘤也可发生囊性变，特别是在非 NF1 的患者。在组织病理学上，肿瘤或者与正常视神经之间边界清晰（神经周生长模式），或者浸润视神经（神经内生长模式）。伴发于 NF1 的肿瘤神经周生长更为常见，而无 NF1 的肿瘤主要为神经内生长。当肿瘤沿着视神经扩展并压迫视神经纤维时，视神经将逐渐脱髓鞘并发生视神经萎缩。视神经胶质瘤的另一个病理学特点是微小囊变，表现为一种由星形细胞产生的 PAS 和酸性黏多糖阳性的物质在细胞外聚集，这种黏液性亲水性物质可能是肿瘤进行性增大的原因，并可能参与了轴突退行性变的发生。Hoyt 和 Baghdassarian 认为蛛网膜增生和黏液样物质的形成是一种自限性的过程，这就导致多数视路胶质瘤在儿童期生长扩大引起症状，然后又停止生长保持稳定。

（三）临床表现

　　视力障碍是 OPHGs 患者最常见的症状，就诊时发生率超过 80%。OPHGs 其他的临床表现取决于肿瘤的位置。当肿瘤局限于单侧视神经时，主要表现为单侧的视力丧失，常常伴有眼睑下垂，视盘可萎缩也可水肿，其中视盘萎缩更为常见，此类患者病程常在 6~9 个月之间，其他还可产生突眼、斜视、瞳孔异常等。视交叉受累的患者表现为视力下降和视野缺损，肿瘤压迫三脑室可导致脑积水和颅内压升高的症状体征，此类患者病程通常较视神经胶质瘤患者长。当下丘脑受累后，特别是婴幼儿，可出现婴儿间脑综合征，有时可表现为性早熟或睡眠过度，少见的情况下可因食欲异常导致厌食、消瘦或肥胖。初次就诊的视路胶质瘤患者中，约 12%~20% 的患者可出现内分泌异常，最常见于视交叉下丘脑胶质瘤的患者，而在接受过治疗如放疗的患者中，内分泌异常相对多见。伴发的脑积水可导致巨颅症、头痛、恶心、呕吐、复视。

　　X 线片的典型表现是神经管扩张和 J 形蝶鞍，

在视神经胶质瘤患者出现率约 65%~85%。在 CT 上，视路胶质瘤多为等或低密度的鞍上膨胀性生长的占位性病变，通常强化，少数可见钙化。MR 上，此类肿瘤通常呈 T_1 低信号，T_2 高信号，强化特点差异较大，可表现为均匀或不均匀强化，甚至不强化，成人型通常强化，而不强化者常见于儿童型。当肿瘤累及视神经时，通常表现为视神经的纺锤形扩张，正常视神经的宽度在儿童不应超过 5mm，在成年人不应超过 7mm。累及视交叉和下丘脑的胶质瘤表现为鞍上占位病变，在婴幼儿肿瘤可以长得非常大，此类鞍上肿瘤通常呈实质性，但可以有囊性变，肿瘤还可沿视束甚至视放射向后扩展。NF1 的中枢神经系统影像学表现包括：MRI 上除了视路胶质瘤外，可出现脑深部的非强化性、T_2 高信号的病灶，多见于苍白球、小脑、脑干、内囊、半卵圆中心、胼胝体，还可出现脑实质肿瘤（通常是星形细胞瘤）的表现，常见于基底核区和脑干，CT 上还可见蝶骨翼发育不良。Kornreich 等研究了 91 例儿童型视路胶质瘤患者，其中 47 例（52%）伴发 NF。结果表明：视路胶质瘤的最常见的受累部位在 NF 组为眶内视神经（66%），其次是视交叉（62%），在非 NF 组则为视交叉（91%），视神经受累者仅 32%；就诊时肿瘤发生视路结构以外结构侵犯的发生率，在 NF 组仅为 2%，但在非 NF 组较为常见（68%）。

（四）分类

　　视路/下丘脑胶质瘤的位置，约 25% 局限于视神经，40%~75% 累及视交叉。累及视交叉的视路胶质瘤中，单纯视交叉受累 6.6%，视交叉和视神经同时受累 47.2%，视交叉和脑（通常是下丘脑）受累 46.2%。视路胶质瘤按照发生的部位可分为两类，前方型包括眶内、视神经管内、颅内视交叉前的视神经胶质瘤，而后方型包括累及视交叉、下丘脑、视束甚至膝状体和视放射的胶质瘤。

　　目前最常用的分类方法是基于术前患者的 MRI 表现并以此指导外科干预，共分为三类：①视交叉前胶质瘤，②弥漫性视交叉胶质瘤，③外生性视交叉-下丘脑胶质瘤。

二、自然病程和动态观察

　　很多 OPHGs 保持稳定无进展，因此不需要干预，可采用动态观察的策略，特别是在伴发于 NF1 的患者，以及没有在短期内重要功能存在危险的患者,后者包括:肿瘤小且局限于视神经或是交叉、视力功能尚可;肿瘤小且没有造成脑脊液循环梗阻[2]。伴发于NF1的肿瘤病程通常呈良性,只有少部分会进展并需要治疗。与没有NF1的患者相比,伴发于NF1的OPHGs患者发生视力恶化的比例及出现下丘脑或垂体功能障碍的比例明显要低。新近诊断OPHGs的患者采用动态观察策略的另一个原因是,无论是否伴发NF1,未经治疗的视路胶质瘤发生自发消退是一种常见的现象。2003年,Tow等[3]研究了伴有或不伴NF1的OPHGs患者致残率和死亡率,所有患者随访至少10年,绝大多数未经治疗且伴有NF1的患者仍存活,此部分患者的视力功能较经过治疗的伴有NF1的患者要好,因此建议OPHGs患者除非有明确的肿瘤进展证据,否则不应进行治疗。

OPHGs肿瘤进展的发生率约为15%~30%[4]。尽管肿瘤可以很大,但很多患者在6岁以后肿瘤就不再进展[5,6]。Opocher等[7]进行的荟萃分析表明,肿瘤进展的危险因素包括就诊时年龄小(<1岁)、不伴发NF1、肿瘤位置位于视路后部。累及视交叉的肿瘤较少合并NF1,并且更易进展。

确诊为OPHGs的患者在采用动态观察的策略时,需动态观察有无进行性的视力障碍,尽管视敏度的检查是最可靠的检查,但在年龄<6岁的儿童,由于欠配合难以保证准确。因此,影像学动态观察也是必不可少的随访方法。目前,关于视路胶质瘤患者如何长期随访尚无共识。一些学者主张随访10~25年,另一些学者则主张如果患者在青春期无病情恶化,将在之后保持稳定,不需要太长时间的随访[8,9]。Shofty等[10]在6例儿童期肿瘤在影像学上完全稳定或改善的患者,无一例在成年期发生肿瘤进展。而6例在儿童期肿瘤有进展的患者中,3例(50%)在成年期肿瘤发生进展。因此,儿童期肿瘤影像学有进展的患者,即使经历短暂的肿瘤稳定期,成年期仍有继续进展的风险。

三、治疗的选择

对于具有典型影像学表现的患者,不需要行活检或手术来确诊,只有临床表现或影像学表现不典型的患者才考虑[11]。OPHGs治疗的指征包括高颅压(肿瘤本身的占位效应及脑积水)、视力的恶化、间脑综合征以及动态影像学随访中发现

肿瘤进展[2]。关于治疗的方式,Astrup[12]建议新近诊断的视路胶质瘤应采用动态观察,眶内进展的肿瘤可手术切除,累及视交叉并有进展的肿瘤在年龄较大的儿童可采用放疗,在5岁以下的儿童可采用化疗,对某些外生性的累及视交叉的肿瘤可采用手术切除。

目前国内外较为公认的OPHGs手术指征包括:单个视神经受累导致进行性、影响外观的突眼和(或)失明;当患者的肿瘤呈囊性、体积大、呈外生性或位于下丘脑、产生占位效应或脑积水[13]。沿视路浸润性生长的肿瘤被认为是手术的禁忌证。对于缺乏OPHGs手术指征的需要治疗的患者,主要是放疗和(或)化疗。

Goodden等[2]认为,对于儿童患者,单纯的视力恶化(不伴有脑积水或肿瘤囊性部分压迫视神经)的患者应首选化疗。化疗最主要的优势,是在年龄小(特别是5岁以下)的儿童并发症发生率低、远期副作用风险小,常可使患儿免于手术或放疗。化疗应用最广泛的方案,来自Packer等的报道,他们在新近诊断的低级别胶质瘤及复发性肿瘤,采用联合使用卡铂和长春新碱,诱导期10周,维持期48周,2年和5年的疾病无进展存活率分别为75%和50%,63%的患者影像学上肿瘤缩小,5岁及5岁以下的儿童化疗疗效更好[14]。替莫唑胺化疗在超过半数的患者可使肿瘤稳定,且无明显副作用,适用于肿瘤进展、而一线治疗失败的患者。

虽然放疗对控制OPHGs通常有效,但放疗的远期副作用严重限制了其应用,特别是在儿童患者,这些远期副作用包括智力发育迟缓、内分泌功能障碍(特别是生长激素缺乏)、moyamoya综合征、白内障、放射性视网膜病变、继发性恶性肿瘤。Jenkin等[15]报道48例接受放疗的患者,在中位随访时间11年间,有5例(10%)患者出现继发性恶性肿瘤并均导致患者死亡。越是年龄小的儿童,放疗后远期的认知功能障碍越严重,可严重影响患者的生活质量。因此在5岁以下的儿童应避免使用放疗,仅作为其他治疗方法失败后的补救措施。尽管有利用伽玛刀或短距离放疗的方法治疗视路胶质瘤的报道,外放射仍然是最常用的放疗方法,放射剂量在不同的报道中从35~65Gy不等,但获得最理想疗效的范围是45~56Gy[6]。采用立体定向适形放疗治疗视路胶质瘤,5年存活率可达到79%,而没有传统外放射治疗认知功能障碍

或内分泌功能障碍。

在视交叉胶质瘤患者的视力预后研究中，平均随访时间 10 年，视力保持稳定在接受放疗的患者中为 68%，在单纯观察的患者中为 81%，而肿瘤复发或进展率在放疗组和观察组均为 41%，死亡率均为 27%。许多学者认为，尽管放疗对于延缓视路胶质瘤有确定的短期效果，但对于最终的视力预后或存活率没有影响[16]。

目前推荐的针对 OPHGs 的放化疗方法是，<7 岁的患儿首选化疗，7~10 岁的患儿首选治疗方法仍存在争论，10 岁以上的患者可采用总剂量 50~54Gy，每次分割剂量 180cGy 的放疗[6]。在 Alvord 和 Lofton[17] 的研究中，肿瘤全切除的患者，伴 NF1 组和不伴 NF1 组的患者治疗失败率分别为 30% 和 15%，而采用总剂量达到或超过 4500cGy 的放疗疗效在两组之间无差异。Packer 等[14] 的研究发现，化疗后疾病无进展存活率在伴有或不伴有 NF1 的患者之间无差异。

四、外科治疗

（一）手术目的

视神经胶质瘤患者采用手术全切除或部分切除加放疗将导致视力丧失，因此如果视神经胶质瘤患者的治疗目的时保留视力，则不应采取手术[16]。对于已无有效视力、严重的突眼或痛性失明的患者，可采用手术全切除[1]。无论是否伴发 NF1，局限于视神经的视路胶质瘤手术全切除预后很好，15 年的存活率 92%[15]。

对于颅内 OPHGs 患者，手术的主要目的应为：①解除占位效应、挽救视力、缓解脑积水；②在相对安全的基础上尽可能积极切除肿瘤，因为中枢神经系统低级别胶质瘤全切除可明显改善患者的 5 年存活率；③明确病理诊断，因为明确的组织病理学诊断对制订治疗措施和预测预后非常重要，特别是区别毛细胞性和黏液性毛细胞星形细胞瘤；④延缓儿童患者的放疗，或作为化疗和（或）放疗失败后的补救性治疗措施[1,2,13]。

2006 年，Ahn 等[18] 回顾性分析了 17 年间、33 例采用手术治疗的视路胶质瘤（11 例为前方型，22 例为后方型）的结果，他们发现积极切除肿瘤并不能获得更高的生存率，且并不能降低内分泌并发症发生率，但积极切除肿瘤可以更好地控制脑积水、并可在年幼的儿童患者延缓放疗。

（二）手术方法和膜性结构的意义

对于仅局限于一侧视神经上没有侵犯视交叉的胶质瘤，单纯手术可达到临床治愈。手术的目的既要保留眼球又要防止残存肿瘤侵及视交叉损害另一侧视力。一般采用患侧的额颞经眶入路可以完整切除肿瘤。肿瘤切除后需要探查颅内段视神经和视交叉以确认颅内部分肿瘤达到完整切除。颅内的 OPHGs 手术入路取决于肿瘤的发生部位和生长方向：向鞍上、鞍旁生长，可采用翼点或扩大的翼点入路；主要向第三脑室生长，可采用经前纵裂或胼胝体入路。

针对颅内 OPHGs 最常采用的手术入路分两类：中线入路和侧方入路。前者包括前纵裂经终板入路和经胼胝体入路，后者主要是翼点入路。中线入路主要用于切除位置居中、向侧方扩展不明显的肿瘤，特别是在三脑室内生长的肿瘤，同时可以打通脑脊液循环，缓解脑积水。翼点入路则适用于偏于一侧，或肿瘤向外侧扩展明显的肿瘤。

尽管 OPHGs 是软膜内来源的肿瘤，但膜性结构在 OPHGs 的手术中有重要的意义。生长于三脑室内的 OPHGs，其本质是相对于其起源部位（视路结构和下丘脑）之外的外生性肿瘤，由于肿瘤多呈膨胀性生长且起源来自一侧，故在起源侧的下丘脑组织被肿瘤推向周边，而肿瘤与对侧下丘脑之间隔有室管膜。在经终板切开暴露肿瘤后，应注意尽早辨明肿瘤起源侧三脑室壁室管膜在正常下丘脑组织和肿瘤之间的转折处，而在脑组织内，肿瘤的周边分离需根据肿瘤的质地、色泽、吸引器下的感觉来判断。在肿瘤底部的分离，尽可能不越过下丘脑底面的软膜及 Liliequist 膜间脑叶，特别是在体积较大的肿瘤，因为下方是脚间窝进入后穿质的密集穿支。

视交叉、颅内段视神经及视交叉周围的外生性肿瘤，其生长受到周围脑池蛛网膜和血管的限制，可形成分叶，血管结构可嵌入肿瘤或被肿瘤包裹。在分离肿瘤时，要注意松解肿瘤周围的蛛网膜系带，避免蛛网膜系带所附着的血管结构特别是穿支在分离肿瘤时被牵扯损伤，分块切除外生的肿瘤，逐步暴露肿瘤起源部位远端和近端的视路结构，以便于残存视路结构的保护。

笔者单位对选择手术治疗的患者策略仍是安全的前提下积极全切除肿瘤，避免儿童患者放化疗。

【病例1】

患儿女孩,6岁,主因双眼视力进行性下降8个月余入院,激素水平及肿瘤标记物检测均正常。影像学显示三脑室内占位(图2-6-1)。

患儿视力进行性下降,治疗指征明确,术前诊断视路下丘脑胶质瘤,肿瘤主要位于三脑室内,采用手术治疗,手术入路选择前纵裂经终板入路。手术过程见图2-6-2~图2-6-7。

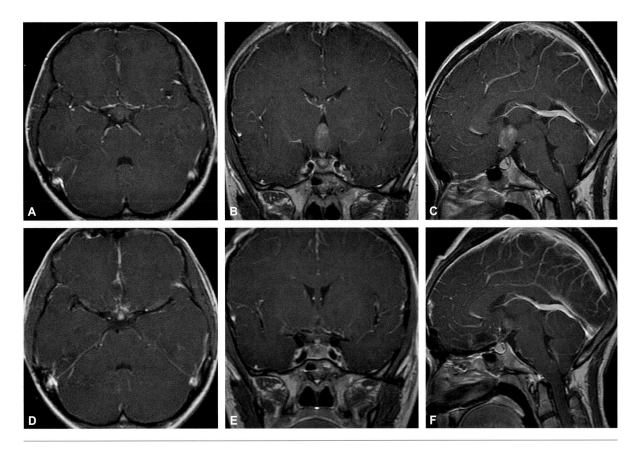

图2-6-1 手术前(A~C)、后(D~F)的影像学结果

A~C. 术前 MRI 示三脑室内占位性病变,增强扫描中度不均匀强化,病变与右侧下丘脑之间存在脑脊液信号,提示起源偏左;D~F. 术后 MRI 显示肿瘤近全切除

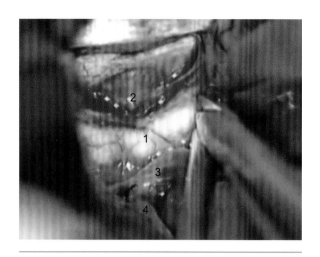

图 2-6-2　经前纵裂入路下显露术区结构
通过前纵裂入路彻底分开纵裂后,暴露垂体柄、视交叉及前交通动脉复合体
1. 视交叉;2. 垂体柄;3. 前交通动脉;4. 大脑前动脉

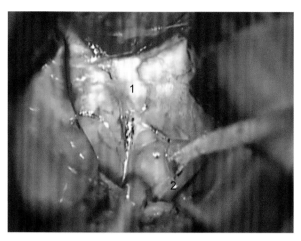

图 2-6-3　将前交通动脉复合体牵向后方,暴露终板,并剪开终板软膜暴露肿瘤
1. 视交叉;2. 终板

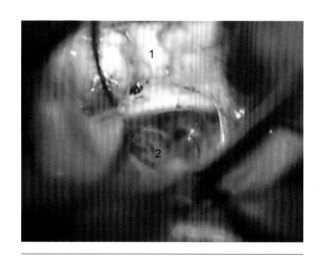

图 2-6-4　显露肿瘤
1. 视交叉;2. 肿瘤

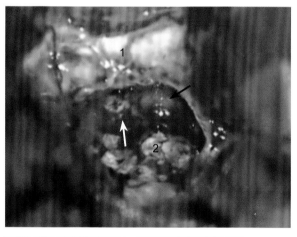

图 2-6-5　分离肿瘤与下丘脑边界
使用显微剥离子探查肿瘤边界,可见肿瘤与右侧下丘脑界限清楚(黑色箭头),起源位于视交叉后部及邻近的左侧下丘脑(白色箭头)
1. 视交叉;2. 肿瘤

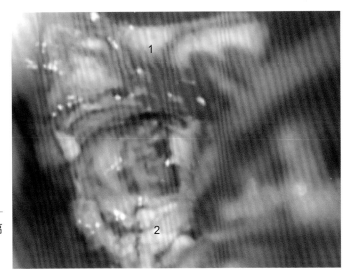

图 2-6-6 在三脑室内分离
肿瘤的边界
1. 视交叉;2. 肿瘤

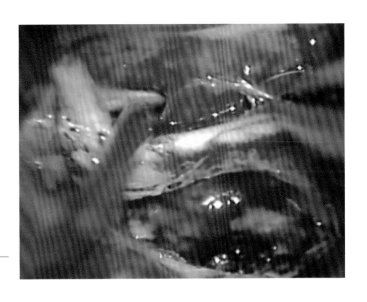

图 2-6-7 肿瘤切除后

【病例 2】

患儿女孩,12 岁,主因双眼视力下降 1 年余伴进行性头痛半年余入院。影像学显示三脑室内占位(图 2-6-8)。

患儿视力进行性下降,治疗指征明确,术前诊断视路下丘脑胶质瘤,肿瘤主要位于三脑室内,采用手术治疗,手术入路选择右侧翼点经侧裂入路。手术过程见图 2-6-9~ 图 2-6-15。

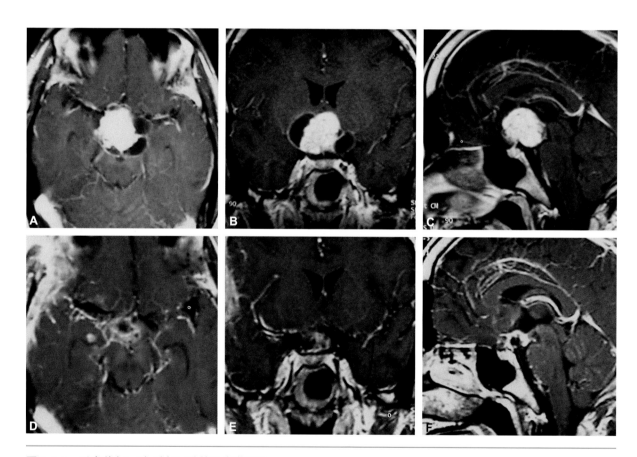

图 2-6-8　手术前(A~C)、后(D~F)的影像学结果
A~C. 术前 MRI 示鞍上三脑室内巨大囊实性占位性病变,增强扫描病灶实性部分呈均匀显著强化;D~F. 术后 MRI 显示肿瘤近全切除

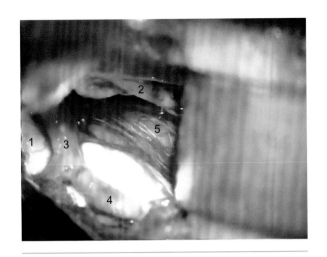

图 2-6-9 经翼点入路显露术区

分离外侧裂暴露鞍区结构后,可见视交叉及下丘脑肿胀,脉络膜前动脉和后交通动脉被肿瘤囊性部分推挤向外侧

1. 视交叉;2. 动眼神经;3. 颈内动脉;4. 大脑中动脉;5. 肿瘤

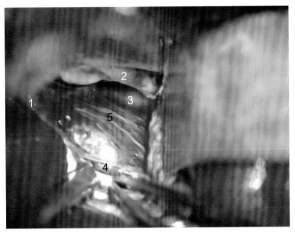

图 2-6-10 释放肿瘤囊液后视交叉及下丘脑部分塌陷,血管间操作间隙变大

1. 颈内动脉;2. 动眼神经;3. 后交通动脉;4. 脉络膜前动脉;5. 后交通动脉穿支

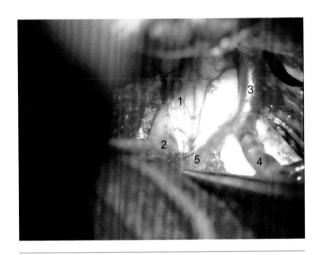

图 2-6-11 向上抬起额叶底面,沿大脑前动脉分离,暴露终板

1. 视交叉;2. 终板;3. 颈内动脉;4. 大脑中动脉;5. 大脑前动脉

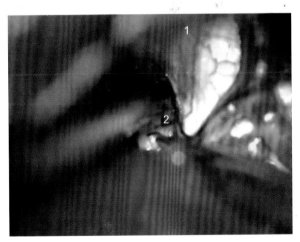

图 2-6-12 经终板切除肿瘤

打开终板,暴露并切除部分三脑室内肿瘤,然后以棉片填入三脑室,将肿瘤顶向第二间隙

1. 视交叉;2. 肿瘤

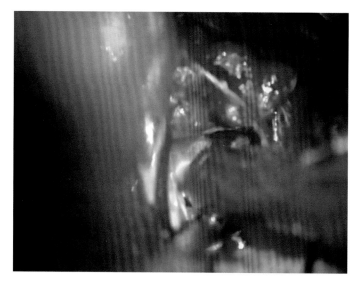

图 2-6-13　在第二间隙的血管间隙
内用 CUSA 切除肿瘤

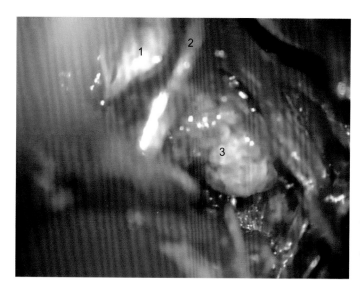

图 2-6-14　在第二间隙内逐步分离
切除肿瘤
1. 视交叉；2. 颈内动脉；3. 肿瘤

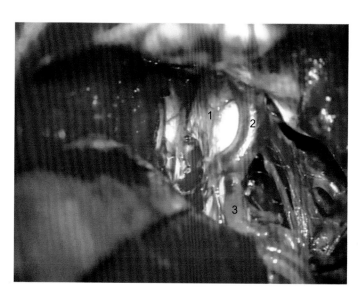

图 2-6-15　肿瘤切除后
1. 视交叉；2. 颈内动脉；3. 大脑中动脉

参 考 文 献

1. Binning MJ, Liu JK, Kestle JR, et al. Optic pathway gliomas：a review. Neurosurg Focus, 2007, 23(5)：E2

2. Goodden J, Pizer B, Pettorini B, et al. The role of surgery in optic pathway/hypothalamic gliomas in children. J Neurosurg Pediatr, 2014, 13(1)：1-12.

3. Tow SL, Chandela S, Miller NR, et al. Long-term outcome in children with gliomas of the anterior visual pathway. Pediatr Neurol, 2003, 28(4)：262-270.

4. Nicolin G, Parkin P, Mabbott D, et al. Natural history and outcome of optic pathway gliomas in children. Pediatr Blood Cancer, 2009, 53(7)：1231-1237.

5. Grill J, Laithier V, Rodriguez D, et al. When do children with optic pathway tumors need treatment? An oncological perspective in 106 patients treated in a single centre. Eur J Pediatr, 2000, 159(9)：692-696.

6. Jahraus CD, Tarbell NJ. Optic pathway gliomas. Pediatr Blood Cancer, 2006, 46(5)：586-596.

7. Opocher E, Kremer LC, Da Dalt L, et al. Prognostic factors for progression of childhood optic pathway glioma: a systematic review. Eur J Cancer, 2006, 42(12)：1807-1816.

8. Listernick R, Ferner RE, Liu GT, et al. Optic pathway gliomas in neurofibromatosis-1：controversies and recommendations. Ann Neurol, 2007, 61(3)：189-198.

9. Fouladi M, Wallace D, Langston JW, et al. Survival and functional outcome of children with hypothalamic/chiasmatic tumors. Cancer, 2003, 97(4)：1084-1092.

10. Shofty B, Constantini S, Bokstein F, et al. Optic pathway gliomas in adults. Neurosurgery, 2014, 74(3)：273-279

11. Leonard JR, Perry A, Rubin JB, et al. The role of surgical biopsy in the diagnosis of glioma in individuals with neurofibromatosis-1. Neurology, 2006, 67(8)：1509-1512.

12. Astrup J. Natural history and clinical management of optic pathway glioma. Br J Neurosurg, 2003, 17(4)：327-335.

13. Walker DA, Liu J, Kieran M, et al. CPN Paris 2011 Conference Consensus Group. A multi-disciplinary consensus statement concerning surgical approaches to low-grade, high-grade astrocytomas and diffuse intrinsic pontine gliomas in childhood (CPN Paris 2011) using the Delphi method. Neuro Oncol, 2013, 15(4)：462-468.

14. Packer RJ, Ater J, Allen J, et al. Carboplatin and vincristine chemotherapy for children with newly diagnosed progressive low-grade gliomas. J Neurosurg, 1997, 86(5)：747-754.

15. Jenkin D, Angyalfi S, Becker L, et al. Optic glioma in children：Surveillance, resection, or irradiation? Int J Radiat Oncol Biol Phys, 1993, 25(2)：215-225.

16. Lee AG. Neuroophthalmological management of optic pathway gliomas. Neurosurg Focus, 2007, 23(5)：E1.

17. Alvord EC Jr, Lofton S. Gliomas of the optic nerve or chiasm. J Neurosurg, 1988, 68：85-98.

18. Ahn Y, Cho BK, Kim SK, et al. Optic pathway glioma：outcome and prognostic factors in a surgical series. Childs Nerv Syst, 2006, 22(9)：1136-1142.

第七节　前交通动脉瘤和后交通动脉瘤

一、膜性结构与动脉瘤的发生机制

动脉瘤的发病机制主要包括动脉内的血流动力学改变、动脉壁本身缺陷和继发病理改变，以及动脉瘤外周环境三方面。前人对颅内动脉瘤发病机制的研究主要从以下方面考虑：血流动力学改变、血管壁缺陷及相关分子水平研究、感染、创伤及相关的危险因素。虽然各种病因均有一定的理论根据，但目前仍无定论，而多因素致病学说是目前颅内动脉瘤发生学的共识。目前国内外研究主要集中于血流动力学改变、动脉壁本身缺陷及继发病理改变方面，近期进展主要可概括为：与颅内动脉瘤相关的基因表达异常导致局部血管壁产生不同形式的改变及破坏；持续的血流动力学作用使得血管壁生理结构紊乱，诱导血管壁瘤样变化；炎性反应对血管壁成分如血管内皮、细胞外基质及平滑肌层的完整性被破坏等。

动脉瘤发生过程中的瘤周环境主要包括血管周围的蛛网膜成分、脑脊液及脑组织。脑脊液弥漫于整个蛛网膜下腔，与动脉的关系并无特异性，脑组织在动脉瘤生长至一定大小后可在周围发挥限制、保护作用，而以蛛网膜与血管壁解剖关系密切，伴随动脉瘤发生、生长、破裂的整个过程。颅内的蛛网膜包绕整个脑组织，与脑组织表面的软膜之间的间隙称为蛛网膜下腔。在大脑凸面，蛛网膜通常与软膜贴合较紧；而在脑叶凹陷处（如侧裂）及颅底等部位，蛛网膜下腔明显扩大，其中又有大量的蛛网膜小梁、纤维、网膜以及隔膜等将其分隔为各个腔室，这些腔室被称为脑池或蛛网膜下池。脑池构成了颅内的自然解剖间隙，里面充满脑脊液，包含重要的血管和神经组织结构，与脑室和脑表面的蛛网膜下腔共同构成脑脊液的循环通路和储存体系。各类神经外科疾病，尤其是动脉瘤、蛛网膜下腔出血、脑脊液循环障碍等，无论在解剖形态学上还是病因发生学上都与脑池及其蛛网膜结构存在密切联系。目前尚无文献对瘤周蛛网膜与动脉瘤发生学之间的关系进行阐述。例如，据笔者观察，颈内动脉与后交通动脉结合部位各侧面蛛网膜存在一定数量上的差异，这与临床上观察到的后交通动脉瘤指向存在一定的对应关系，表现为动脉瘤好发于蛛网膜分布较少的颈内动脉-后交通动脉结合部外下侧面，提示血管壁周围蛛网膜的缺失导致瘤周环境的不完整性是动脉瘤的可能发病机制。

二、前交通动脉瘤周围的膜性结构对动脉瘤出血后出血模式的影响及其在动脉瘤手术中的意义

前交通动脉连同邻近的双侧大脑前动脉 A1 段和 A2 段，甚至还包括 Heubner 回返动脉，合称前交通动脉复合体[1,2]。前交通动脉复合体血管构筑及血流动力学复杂、解剖变异常见、位于半球间裂深部、穿支血管丰富和毗邻下丘脑等重要结构等，因此前交通动脉瘤是最复杂的前循环动脉瘤。前交通动脉瘤破裂所致蛛网膜下腔出血占自发性蛛网膜下腔出血的 21.0%~25.5%，是引起动脉瘤性蛛网膜下腔出血最常见的颅内动脉瘤类型[3]。

前交通动脉复合体位于终板池内[4-6]。终板池上方经终板内侧膜与胼周池交通；下外侧与颈动脉池交通，进而与侧裂池、脚间池、脚池、环池和四叠体池直接或间接交通；前外侧通嗅池；下方与视交叉池交通。脑池之间被小梁蛛网膜分隔，但对出血后的血液弥散产生一定的限制作用，由于脑池之间小梁蛛网膜发育程度不一致，因此动脉瘤破裂后既有局部累积又有向周围弥散分布的特点。

终板外侧膜形态有些致密，有些却很薄，有些是缺如的。大脑前动脉 A1 段通过视交叉或视神经时略向后凸呈弧形，穿过终板外侧膜进入终板池。Heubner 回返动脉的起始部在终板池内，多数从大脑前动脉 A1 段远端距离前交通动脉 6mm 之内，或 A2 段近端距离前交通动脉 4mm 之内区域发出，它从大脑前动脉上方折返，经终板外侧膜出终板池。终板内侧膜按形态分为凸起型和平坦稀疏型。终板内侧膜构成终板池上壁，这层膜从两侧直回后中部结合处向上延伸，在前方和外层蛛网膜结合。

终板池的解剖特征以及和邻近脑池的交通关系，可能影响前交通动脉瘤破裂后积血的位置。在头部 CT 中显示前纵裂积血，前纵裂、鞍上池、侧裂池、脚间池、环池和四叠体池出血发生率呈递减趋势，分析与前交通动脉瘤破裂出血后，血液首先聚集于终板池，同时向相邻脑池弥散分布，弥散程度与出血速度、出血持续时间、脑池之间小梁蛛网膜发育程度和脑池之间距离有关。由于脚间池、环池和四叠体池距终板池渐远，因此积血发生率呈递减趋势。脑池内出血侧别分布情况比较差异不显著，考虑与前交通动脉瘤破裂后出血并不局限于向一侧扩散而是向相邻的四周脑池弥散及前交通动脉瘤侧别与动脉瘤瘤体指向的不一致有关。

由于前交通动脉复合体前方为视交叉前间隙，空间较大，而后面邻接终板，两者之间空间较小，而且大脑前动脉 A1 段走行方向一般自后外向前内走行，因此动脉瘤指向多向前。直回位于前交通动脉复合体上方，发生向上指向的前交通动脉瘤时，瘤体常紧贴直回，瘤体较大时可能部分甚至全部嵌入直回中，动脉瘤破裂出血大多发生在瘤顶，当出血迅猛时可形成直回血肿[3]。

终板池上部前后窄长呈缝隙样，向上通胼周池；向下与视交叉池交通，而视交叉池底壁为鞍膈和鞍结节上面的蛛网膜，后壁则为 Liliequist 膜间脑叶，因此终板池积血向下弥散较向上更受限制。上指向的动脉瘤体远离前颅底，出血速度较快，易向上弥散形成纵裂血肿。下指向的动脉瘤体和颅底、视交叉及视神经粘连，出血速度较缓，活动性出血时间较短，当出血迅猛时由于积血向下弥散较难，可向上弥散形成纵裂血肿，而下指向的动脉瘤破裂出血形成纵裂血肿的可能性较小。

终板构成三脑室前壁的主要部分，为一被覆软脑膜外观透明的薄层灰质膜。30% 的前交通动脉覆盖终板的下 1/3，前交通动脉与终板关系密切，两者间距 3.5mm（0~14mm），因此前交通动脉瘤破裂出血可冲破终板破入三脑室，当瘤体为后指向且破口朝后时导致出血直接破入三脑室可能性更大。前交通动脉瘤出血后破入脑室系统的三个途径分别为：①动脉瘤瘤体后上指向且动脉瘤较大时，瘤体指向或接触侵及终板，甚至嵌入三脑室内，动脉瘤瘤体破裂出血可直接破入三脑室。②前上指向的前交通动脉瘤并直回血肿时，血肿可直接穿透脑室壁破入侧脑室额角，血液经室间孔流至三脑室。③当构成终板池各壁的小梁蛛网膜发育良好时，终板池可形成一个相对密闭的腔

隙;上指向的前交通动脉瘤出血较多时终板池内压力较高,血肿穿破透明隔间腔薄壁形成透明隔间腔血肿甚至经透明隔间腔破入侧脑室体部,血液经室间孔流至三脑室。

在手术时,如前交通动脉瘤出血量少,可能积血位置首先为第三脑室前下方,终板上方,胼胝体池下方附近;其次为颈内动脉池,视交叉池,嗅沟附近;最后为前纵裂内直回附近。由于终板内侧膜较其他部位结构致密,被血肿冲破进入胼胝体、第三脑室的可能性不大。但是前交通动脉破裂大量出血的情况比较复杂。在前交通动脉瘤显微手术中必须认识到,出血可能导致终板池内终板内侧膜和终板外侧膜蛛网膜黄染和增厚,使其内的结构模糊,其次,随着动脉瘤的生长,覆盖其上的

终板池和邻近的脑池(如视交叉池、胼胝体池、颈内动脉池等)贴近形成蛛网膜重叠,动脉瘤同样被邻近的脑池的蛛网膜包绕,在动脉瘤破裂时可以阻止血液向邻近脑池扩散,同时这些蛛网膜也为前交通动脉瘤分离提供宝贵的解剖界面。

终板外侧膜多数较稀疏,终板内侧膜多数为凸起型,蛛网膜结构紧密,而终板池后缘是游离的,脑池内还有蛛网膜小梁和系带附着于前交通复合体。当存在前交通动脉瘤时,这些蛛网膜和小梁、系带附着于动脉瘤或其周围,在解剖动脉瘤及暴露双侧的大脑前动脉 A1 段和 A2 段时,需要将这些与蛛网膜及小梁、系带细致分离,避免由于这些膜性结构的牵扯,造成动脉瘤术中意外破裂(图 2-7-1)。

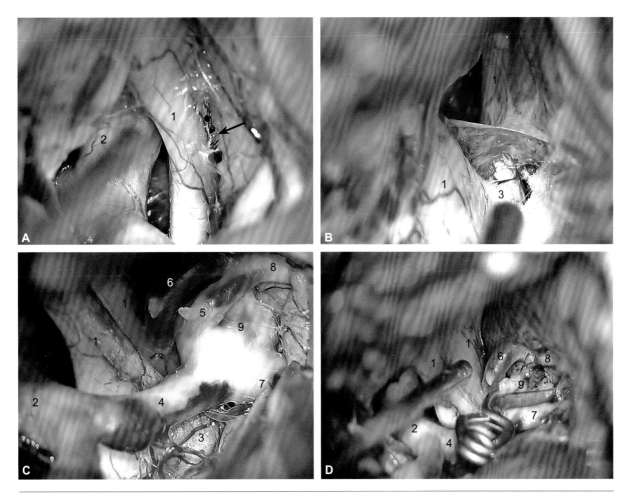

图 2-7-1　前交通动脉瘤与周围膜性结构的关系

A. 终板外侧膜(黑色箭头);B. 终板内侧膜(蓝色箭头);C. 位于终板池内的前交通动脉瘤表面大量的蛛网膜系带(绿色箭头);D. 动脉瘤夹闭后

1. 视神经;2. 颈内动脉;3. 视交叉;4. 左侧大脑前动脉 A1 段;5. 前交通动脉;6. 右侧大脑前动脉 A1 段;7. 左侧大脑前动脉 A2 段;8. 右侧大脑前动脉 A2 段;9. 动脉瘤

【病例1】

患者女性,55 岁,因蛛网膜下腔出血入院,全脑血管造影显示前交通动脉瘤(图 2-7-2),采用右侧翼点入路动脉瘤夹闭术(图 2-7-3~ 图 2-7-5)。

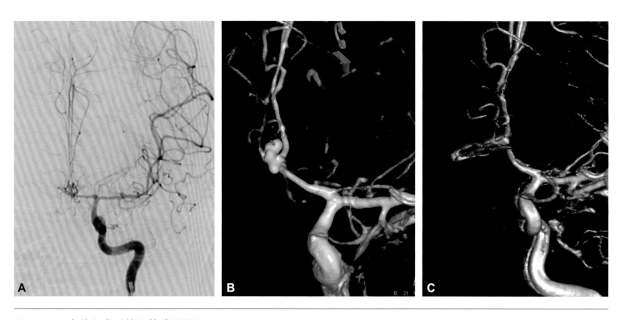

图 2-7-2　术前和术后的血管造影结果
A、B. 术前左侧颈内动脉造影(正位)、三维重建提示前交通多发动脉瘤;C. 术后 3D 重建对比,动脉瘤夹闭完好,载瘤动脉通畅

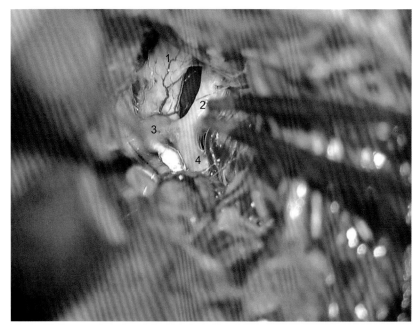

图 2-7-3　开放颈动脉池后释放脑脊液,脑组织塌陷
1. 视神经;2. 颈内动脉;3. 大脑前动脉 A1 段;4. 大脑中动脉 M1 段

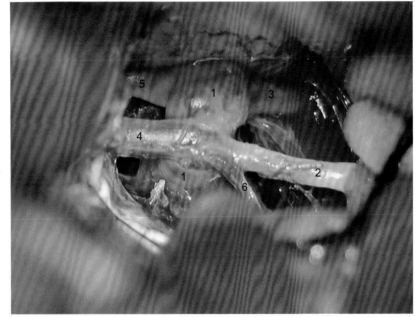

图 2-7-4 松解动脉瘤周围蛛网膜结构

这样可以避免力量传导引起出血,充分暴露动脉瘤及前交通复合体

1. 前交通动脉及动脉瘤;2. 右侧大脑前动脉 A1 段;3. 左侧大脑前动脉 A1 段;4. 大脑前动脉 A2 段;5. 左侧大脑前动脉 A2 段;6. Heubner 回返动脉

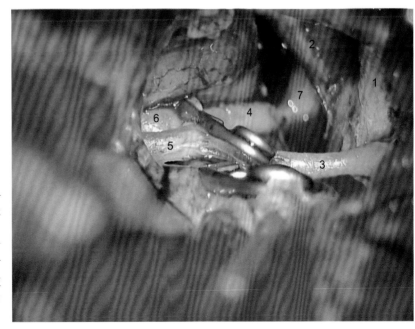

图 2-7-5 动脉瘤夹闭,前交通动脉复合体保留完好

1. 右侧视神经;2. 左侧视神经;3. 右侧大脑前动脉 A1 段;4. 左侧大脑前动脉 A1 段;5. 大脑前动脉 A2 段;6. 左侧大脑前动脉 A2 段;7. 左侧颈内动脉

三、后交通动脉瘤与膜性结构

后交通动脉瘤周围蛛网膜及脑池结构数量繁多并极其复杂[4,6-11]，包括颈内动脉池、后交通动脉池、动眼神经池、脚间池、视交叉池、环池前部、脚池等，详见第一章第四节。后交通动脉瘤破裂导致蛛网膜下腔出血，可出现头痛、恶心、呕吐、意识障碍等症状，由于与动眼神经毗邻，还可引起动眼神经麻痹症状。未破裂后交通动脉瘤直径>4mm 时可通过动脉瘤的压迫和搏动效应引起动眼神经麻痹，表现为患侧眼睑下垂、瞳孔散大并对光反射消失及眼球活动障碍[12,13]。动脉瘤破裂后，蛛网膜下腔积血对动眼神经的刺激是可能的损伤机制，但不能解释其他脑神经未受累的原因，而患侧动眼神经池内积血引起蛛网膜及小梁对动眼神经牵拉张力的增加是可能的作用机制。

动脉瘤破裂后，高速的血流从血管内涌出而进入蛛网膜下腔，分隔脑池的蛛网膜及小梁对于蛛网膜下腔内的血流可以起到一定的限制作用，阻止血液向相邻脑池扩散。利用 CT 扫描提供的出血分布形态，结合动脉瘤的好发部位，可以推断破裂动脉瘤的位置，整体正确率可达到80%~86%。CT 对于预测前交通动脉瘤、大脑前动脉瘤、大脑中动脉瘤都具有良好的信度[14,15]。对于后交通动脉瘤，一旦后交通动脉瘤破裂后，出血立即涌入颈动脉池，并可以向外侧延伸至侧裂池，向内向视交叉池蔓延，逐渐向终板池、前纵裂池扩散，如 Liliequist 膜间脑叶不完全分隔视交叉池与脚间池，则亦可向脚间池扩散，而对侧的颈内动脉池、后交通动脉池、侧裂池随着时间推移逐渐被累及。因此，后交通动脉瘤破裂后出血可波及诸多脑池，使其出现多样的特征性 CT 出血模式（图2-7-6）。

随着神经介入技术、理念的发展，目前绝大部分后交通动脉瘤已经采用介入栓塞方式进行治疗，但开颅夹闭术仍为动脉瘤治疗的金标准之一[16]。翼点入路是后交通动脉瘤显微手术最常

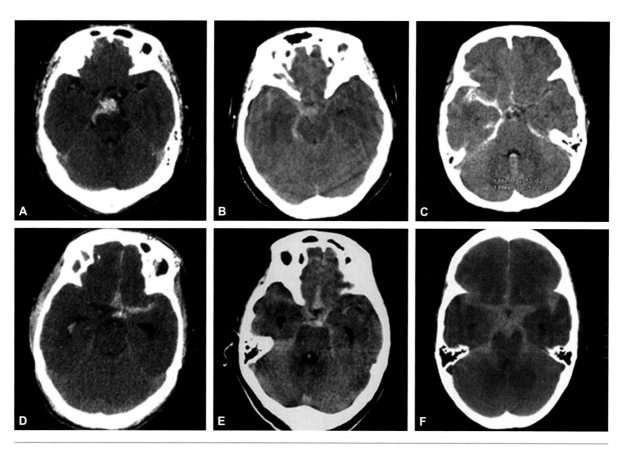

图 2-7-6　后交通动脉瘤破裂出血后呈现多样化的特征性 CT
A~C. 右侧后交通动脉瘤；D~F. 左侧后交通动脉瘤

用的手术入路。在分离侧裂时,由于后交通动脉瘤周围有丰富的内层蛛网膜结构附着于颈内动脉、视神经、视束、动眼神经、钩回之间,因此应尽量减少对颞叶特别是钩回的牵拉,以防止强张力量传导至动脉瘤导致意外破裂,同时这些蛛网膜结构应锐性剪切分离,以充分暴露颈内动脉、后交通动脉及动脉瘤[6-9,17]。

位于颅底的 Willis 环是动脉瘤的好发部位,与 Willis 环相关的内层蛛网膜分布复杂且个体差异大,其与蛛网膜内的动脉形成锚定作用,例如在终板池、蛛网膜对前交通复合体等也有覆盖加强的作用,也会影响动脉的走向,从而通过血流动力学的影响对动脉瘤的形成和破裂产生作用,是一未受到应有重视的解剖因素,值得研究。

【病例2】

患者女性,55 岁,因"头痛 5 年,查体发现动脉瘤 15 天"入院。全脑血管造影检查发现未破裂右胚胎型后交通动脉并动脉瘤(图 2-7-7),采用右侧翼点入路夹闭术(图 2-7-8~ 图 2-7-11)。术后顺利康复,出院 GOS 评分 5 分。

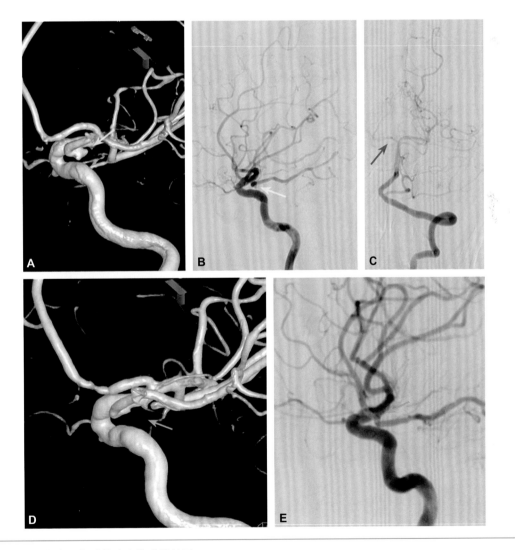

图 2-7-7 术前和术后的脑血管造影结果
A~C. 术前脑血管造影提示右侧胚胎型后交通动脉及动脉瘤(黄色箭头),右侧大脑后动脉 P1 段发育不良(红色箭头);D、E. 术后复查脑血管造影,提示动脉瘤完美夹闭(绿色箭头),颈内动脉通畅,后交通动脉保留完好

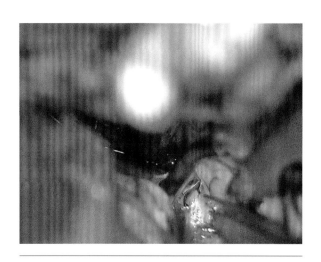

图 2-7-8　解剖分离侧裂

减少颞叶特别是钩回的牵拉,防止力量传导引起动脉瘤破裂,在分离过程中,有目的地分离、松解动脉瘤周围蛛网膜结构,是重要的技术关键点

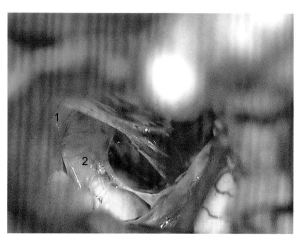

图 2-7-9　颈动脉池开放后,策略性解剖颈内动脉外侧壁、环池前方与颞叶内侧面蛛网膜

1. 视神经;2. 颈内动脉

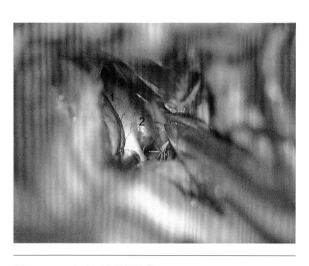

图 2-7-10　解剖瘤周蛛网膜

锐性解剖动脉瘤与颈内动脉外侧壁与颞叶内侧面蛛网膜,松解相关蛛网膜小梁及束带

1. 颈内动脉;2. 后交通动脉瘤

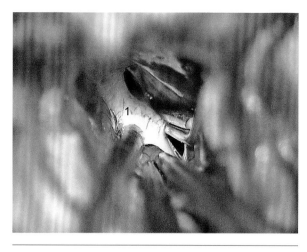

图 2-7-11　动脉瘤在无系带牵拉与干扰下夹闭

1. 颈内动脉

【病例3】

患者女性,57岁,因蛛网膜下腔出血入院,术前 Hunt-Hess 分级3级,全脑血管造影提示左侧后交通动脉瘤(图 2-7-12),采用左侧翼点入路动脉瘤夹闭术(图 2-7-13~图 2-7-18)。术后恢复顺利,GOS 评分5分。

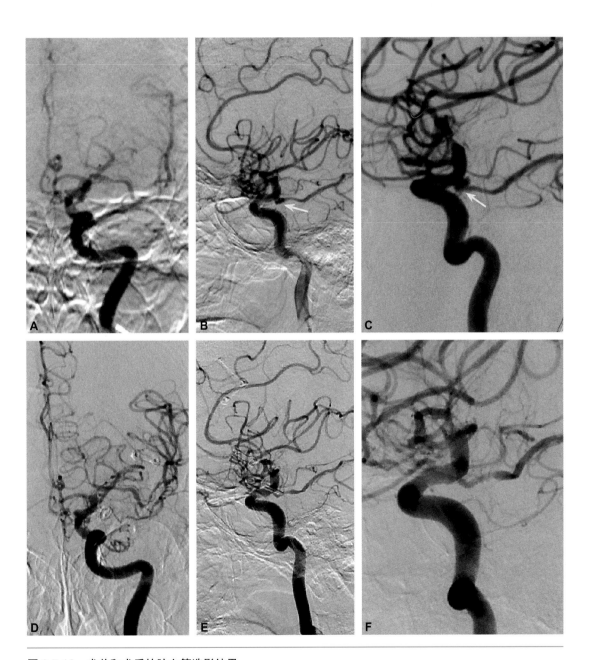

图 2-7-12 术前和术后的脑血管造影结果
A~C. 术前脑血管造影提示左侧后交通动脉瘤(黄色箭头);D~F. 术后复查脑血管造影,提示动脉瘤完美夹闭(绿色箭头),颈内动脉通畅,后交通动脉保留完好

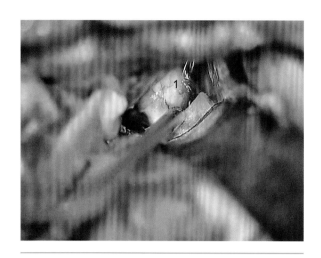

图 2-7-13　开放视交叉池释放脑脊液,降低脑组织张力,获取操作空间
1. 视神经

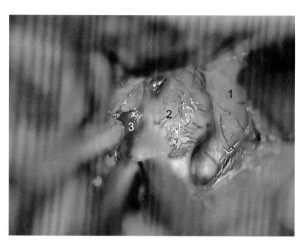

图 2-7-14　暴露颈内动脉近端和后交通动脉瘤
1. 视神经;2. 颈内动脉;3. 动脉瘤

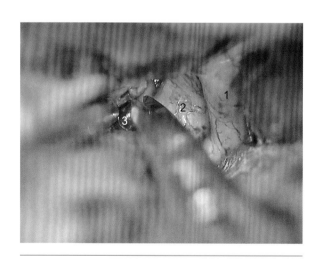

图 2-7-15　在颈内动脉池外侧锐性分离后交通动脉及动脉瘤瘤颈
1. 视神经;2. 颈内动脉;3. 动脉瘤

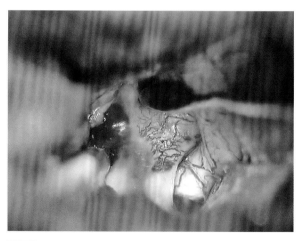

图 2-7-16　锐性分离后交通动脉池蛛网膜,分离暴露瘤颈

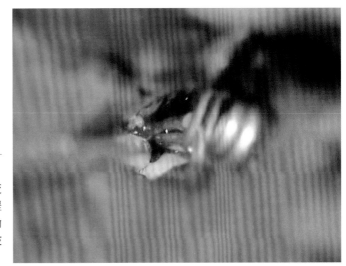

图 2-7-17 夹闭动脉瘤
选择 Yasargil 动脉瘤夹避开后交通动脉将动脉瘤夹闭,施夹过程注意避免过度牵拉颞叶底面与动脉瘤顶之间的粘连而导致术中破裂出血

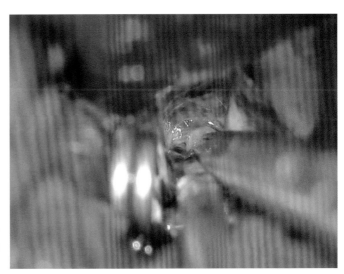

图 2-7-18 锐性解剖后交通动脉池,确认后交通动脉通畅性

参 考 文 献

1. Nathal E, Yasui N, Sampei T, et al. Intraoperative anatomical studies in patients with aneurysms of the anterior communicating artery complex. J Neurosurg, 1992, 76(4):629-634.

2. 黄勤, 付万新, 柳浩然, 等. 前交通动脉复合体的解剖学研究. 中华神经医学杂志, 2002, 1(1):14-17.

3. Sekhar LN, Natarajan SK, Britz GW, et al. Microsurgical management of anterior communicating artery aneurysms. Neurosurgery, 2007, 61(5 Suppl 2):273-290.

4. Wang SS, Zheng HP, Zhang FH, et al. The microanatomical structure of the cistern of the lamina terminalis. J Clin Neurosci, 2011, 18(2):253-259.

5. Qi ST, Fan J, Zhang XA, et al. Reinvestigation of the ambient cistern and its related arachnoid membranes: an anatomical study. J Neurosurg, 2011, 115(1):171-178.

6. Inoue K, Seker A, Osawa S, et al. Microsurgical and endoscopic anatomy of the supratentorial arachnoidal membranes and cisterns. Neurosurgery, 2009, 65(4):644-665.

7. 吕健, 朱贤立. 鞍区脑池的显微外科解剖. 中国临床神经外科杂志, 2003, 8(2):120-123.

8. 吕健, 朱贤立. 颅内蛛网膜和蛛网膜下池的划分、分布及特点. 中国临床解剖学杂志, 2003, 21(4):303-306.

9. 王守森, 王如密. 鞍区蛛网膜下池的显微解剖及其临床意义. 中国微侵袭神经外科杂志, 2004, 9(2):90-93.

10. Froelich SC, Abdel AK, Cohen PD, et al. Microsurgical and endoscopic anatomy of Liliequist's membrane: a complex and variable structure of the basal cisterns. Neurosurgery, 2008, 63(1 Suppl 1):S1-S9.

11. Yasargil MG, Kasdaglis K, Jain KK, et al. Anatomical observations of the subarachnoid cisterns of the brain during surgery. J Neurosurg, 1976, 44(3):298-302.

12. Kim JY, Choi SC. Third cranial nerve palsy and posterior communicating artery aneurysm. Clin Exp Emerg Med, 2014, 1(1):65-66.

13. Anan M, Nagai Y, Fudaba H, et al. Third nerve palsy caused by compression of the posterior communicating artery aneurysm does not depend on the size of the aneurysm, but on the distance between the ICA and the anterior-posterior clinoid process. Clin Neurol Neurosurg, 2014, 123:169-173.

14. van der Jagt M, Hasan D, Bijvoet HW, et al. Validity of prediction of the site of ruptured intracranial aneurysms with CT. Neurology, 1999, 52(1):34-39.

15. Karttunen AI, Jartti PH, Ukkola VA, et al. Value of the quantity and distribution of subarachnoid haemorrhage on CT in the localization of a ruptured cerebral aneurysm. Acta Neurochir (Wien), 2003, 145(8):655-661.

16. Thiarawat P, Jahromi BR, Kozyrev DA, et al. Microneurosurgical management of posterior communicating artery aneurysm-a contemporary series from Helsinki. World Neurosurg, 2017, 101:379-388.

17. Zhang XA, Qi ST, Huang GL, et al. Anatomical and histological study of Liliequist's membrane: with emphasis on its nature and lateral attachments. Childs Nerv Syst, 2012, 28(1):65-72.

第一节　海绵窦及相关膜性结构

海绵窦位于头颅中线蝶鞍、垂体腺和蝶窦的两侧，其内部血管、神经及膜性结构十分复杂，是颅内重要的结构，Parkinson 称其为"解剖学的珠宝箱"。即使是在神经显微外科高度发展的今天，侵犯海绵窦的颅底肿瘤仍然是全世界神经外科医生的巨大挑战。随着 1965 年 Parkinson 首次报道了直视下，在海绵窦内成功进行了颈内动脉海绵窦漏夹闭术以来，各国的神经外科医生和神经解剖学家不断探索，对该部位显微解剖结构进行了深入研究，并以此为依据设计了很多确实可行的海绵窦手术入路。本节综合了现有对海绵窦解剖学的观点，从骨性、硬膜和血管结构等方面详细叙述海绵窦解剖，以期为该区的神经外科手术提供解剖学指导。

一、海绵窦的发育和命名的历史回顾

早在 1695 年，Ridley 就对此区域进行了描述，并注意到了海绵间窦的存在，但他并没有称其为海绵窦，而总称其为总窦。Winslow(1732)率先提出海绵窦这一名词。他在研究海绵窦时发现，颈内动脉浸泡在静脉血中，该窦内有众多的纤维小梁，窦腔被分割成互相连接的网眼样的小腔隙，颇

似海绵故称该窦为海绵窦。

Taptas(1949)通过对成人新鲜标本、新生儿和胎儿标本的解剖观察，提出了一个与前不同的概念：所谓海绵窦就是一个由硬膜皱襞分开形成的硬膜外间隙，它不是一个静脉窦，而是静脉丛，颈内动脉和静脉丛的关系是毗邻关系。Parkinson[1]早期认为海绵窦是一个静脉囊，颈内动脉穿行其中，如果该段颈内动脉任何部位破裂，血液都会进入周围的静脉窦而形成动静脉瘘。但他通过对静脉腐蚀标本进行解剖研究重新认识到，海绵窦是一个包含有静脉血管丛、颈内动脉、脂肪、结缔组织以及有或无髓鞘神经等结构的腔隙；其内是由粗细不等的静脉所组成的一个不规则的静脉丛，反复分支吻合，不完全包绕颈内动脉。蝶鞍侧方的静脉通路是一个静脉网[2]。此后，他又指出解剖所见的纤维小梁，只是不同断面的静脉而已，并建议可以用蝶鞍外侧腔隙的名称来代替海绵窦[3]。Lang 等[4]指出，成人的海绵窦是一个具有三角形边界的充满血液的间隙，由垂体囊、蝶骨骨膜和海绵窦的硬脑膜组成，只有在胎儿和儿童，有时能在海绵窦内见到静脉支。Tsuha 等通过 X 线研究，观察到海绵窦是由完整的静脉通道组成，其内由纤维小梁分隔成许多小腔。Inoue 等[5]研究显示海绵窦由颈内动脉周围 3 个主要静脉间隙组成。从目前资料来看，更多学者认为海绵窦是一

个静脉丛,颈内动脉与静脉丛是毗邻关系,越来越多的文献和专业书籍也采取了鞍旁结构来描述海绵窦了。

　　这种形态学上的概念差异,导致临床手术治疗方案的不同。如果海绵窦内为静脉丛与颈内动脉伴行,那么切开海绵窦壁进入其内,实际上可以不切开静脉,而是打开动、静脉之间的间隙。如果海绵窦是一个大的静脉囊腔,颈内动脉穿行而过,那么海绵窦手术将在静脉腔内进行[6]。迄今为止,争论依然存在。

二、海绵窦区解剖及其相关膜性结构

(一)海绵窦概况

　　海绵窦从前方的眶上裂向后延伸至鞍背的外侧。前方达前床突和眶上裂,后方至岩骨尖和后床突,顶部、外侧和后部由硬脑膜封闭。传统认为海绵窦内壁为单层硬膜、外壁为双层,外壁双层间从上到下夹有动眼、滑车和三叉神经眼支。内外壁之间的窦腔容纳展神经、颈内动脉和窦内属支、鞍旁静脉丛以及交感神经纤维。但目前也有学者认为海绵窦的内侧壁并无硬膜结构,而仅仅由垂体包膜和一薄层的疏松结缔组织(称之为垂体囊)所构成[7]。而我们的研究证明海绵窦的各个壁均为双侧膜性结构,整个外层为硬膜来源的相对致密的硬膜层,而内层为疏松结缔组织来源的纤维层,这点我们将在海绵窦相关膜性结构内详述。

　　Rohton[8]将海绵窦描述成一个船样结构,认为海绵窦有四个壁:顶壁、外侧壁、内侧壁和后壁。窦的顶壁可以看成是船的甲板,其位于前、后床突和岩尖之间;外侧壁和内侧壁即为船体,内外侧壁在船底面相交接,并使窦的横截面成为一个三角形;而后壁位于鞍背外侧、岩尖上部,其构成了船尾;前床突、后床突以及岩尖之间的硬膜构成了海绵窦的顶壁,动眼神经就穿过该壁(图3-1-1)。另有研究将海绵窦看成一个五面体的间隙。五个壁是:内侧壁、后壁、下壁、上壁、外侧壁。其认为上壁、后壁、外侧壁和部分内侧壁由硬膜脑膜层构成,而下壁与部分内侧壁由硬膜骨膜层构成,内侧壁上部与垂体囊相融合,下部以薄骨板与蝶窦为邻。笔者认为从形态学角度,没有必要将内侧壁和下壁分开来,其实中颅窝内侧部本身就是弧形上升的,故其实内侧壁和下壁是弧形相延续的整体,正如前面的模式图所示,按照Rohton描述的四个壁来解释海绵窦的构成便于理解。但如果从

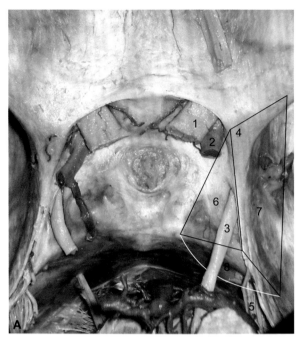

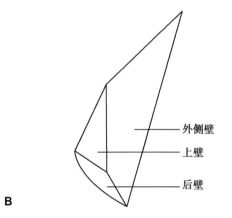

外侧壁
上壁
后壁

图 3-1-1　海绵窦上面观
A.海绵窦横断面为三角形;B.海绵窦模式图(类似船型)
1.视神经;2.颈内动脉;3.动眼神经;4.前床突;5.三叉神经;6.海绵窦上壁;7.海绵窦外侧壁;8.海绵窦后壁

组织学构成来说,就应该将内壁和下壁分开,因为位于垂体两侧的海绵窦内壁,是由垂体囊构成;而下壁,也即位于蝶骨大翼的表面,是由中颅窝底硬膜骨膜层所构成,硬膜脑膜层向内构成鞍膈。本文采用Rhoton对于海绵窦四个壁的分法,只是要注意其内侧壁上、下份在组织学构成上并不相同,但这仍然需要更进一步的解剖学和组织学研究来证实。

　　对于究竟海绵窦各壁硬膜如何形成的问题,目前讨论甚多。Taptas提出,硬脑膜在胚胎发展过程中出现折叠、扭曲从而形成包被大脑、脑神经、脑血管的鞘,并把其折叠的形式同腹膜皱褶相

比较。他认为折叠的两层硬脑膜在无血管和神经通过时是紧紧贴在一起的,海绵窦是在胚胎发育过程中,由于血管和神经的通过,使两层硬脑膜分离而形成的硬膜间隙,故海绵窦各壁均由硬脑膜形成。Parkinson、Harris、Rhoton认为外侧壁由两层硬膜构成,动眼神经、滑车神经、眼神经在这两层硬膜间通过。Umansky等[9]和Kawase等[10]认为,外侧壁由两层构成,外层即硬膜脑膜层,内层由动眼神经、滑车神经、眼神经硬膜鞘和硬膜鞘之间的网状纤维构成。这两层贴附在一起却很易分离,神经在深层中行走,其中60%深层是完整的,40%滑车神经和眼神经之间是不完整的。Kawase等[10]还提出海绵窦的硬脑膜有3个与肿瘤浸润和扩散有关的部位:眶上裂周围的静脉丛;垂体周围的疏松组织;动眼神经和滑车神经的鞘膜袋。这些部位的脑膜壁非常薄甚至缺如,易于肿瘤浸润和扩散。Kehrli等[11]详细研究了海绵窦外侧壁脑神经的脑膜鞘,认为鞘内有蛛网膜粒,是海绵窦内脑膜瘤发生的基础。

在海绵窦外侧壁内行走的神经,从上向下分别是动眼神经、滑车神经和眼神经,而展神经走行在海绵窦内[5]。展神经走行在眼神经内侧,并向内附着于海绵窦内颈内动脉的外表面,向外也贴附于眼神经的内表面,并在前床突基底部逐渐加入到海绵窦外侧壁的脑神经中来的。各脑神经从鞍结节平面开始,从垂直的一列纵队逐渐相互靠拢成为圆形。同时各脑神经都有分支出现,其数量从几根到几十根不等,但位置基本恒定,在前床突基底部平面,滑车神经在外上方,动眼神经在内上方,眼神经在外侧,而展神经在下部。Mtyazaki等曾报道,在磨除前床突的手术中,脑神经的损伤率很高,并经过解剖学研究认为,海绵窦外侧壁脑神经在前床突尖端离骨质较远,而在其中部和基底部则极为接近,尤其是动眼神经和滑车神经,几乎是紧贴着前床突骨膜走行。因此,提倡磨除前床突时,最好切开前床突表面硬膜,在硬膜外从床突尖端开始磨除,最后磨除基底部,彻底显露神经,并要求在磨除神经时,先保留床突下表面的薄层骨质,最后彻底显露清楚后,再用咬骨钳小心去处该层骨质,以确保神经完整。

对于海绵窦段颈内动脉,Sekhar等[12]将其自入海绵窦到出海绵窦依次分为五段:后垂直段、后曲段、水平段、前曲段和前垂直段。而Bouthiller等[13]对颈内动脉重新进行了划分,其认为床突段

颈内动脉并不位于海绵窦内,因此海绵窦段颈内动脉仅仅分为四段,即后垂直段、后曲段、水平段和前曲段,而前垂直段应该单独称为床突段颈内动脉。笔者认为由于床突段颈内动脉由上下硬膜环牢牢固定,故将其分开讨论有利于形态学理解和术中辨认,但关于海绵窦段颈内动脉分段,认为只要能对颈内动脉两个膝部弯曲的形态有空间认识,至于究竟有没有前垂直段并不重要。而在经蝶入路下,颈内动脉根据其位置,首先可分为鞍旁段和斜坡旁段,而根据其形状,鞍旁段颈内动脉又可分为上水平部、垂直部和下水平部。我们根据经蝶和经颅入路的颈内动脉分段对应关系进行了描述,发现对于单纯磨除鞍底后,打开海绵窦内侧壁所能暴露的颈内动脉,并非全段的海绵窦段颈内动脉,而仅仅是后曲部的前部、水平段和前曲部,且其形状也并非经颅手术中所见的S形,而是呈C形或者拐杖形。扩大暴露全段海绵窦段颈内动脉后,根据其部位和形态,将其分为鞍旁段和斜坡旁颈内动脉,并且将鞍旁颈内动脉分为上、下水平部和垂直部,上水平部相当于Sekhar分法当中的前曲部,而垂直部相当于水平部,下水平部即相当于后曲部的前部。对于斜坡旁颈内动脉,根据其形态可分为隐藏部和三叉神经旁部,隐藏部位于下水平部的后方,鞍背的侧方也即上斜坡旁,其相当于Sekhar分法中后曲部的后部,而三叉神经旁部即相当于后垂直部。对两种入路中相对应动脉分段的理解,有助于掌握各动脉分支的走行和形态。

海绵窦段颈内动脉最粗大的分支是脑膜垂体干。该动脉100%由海绵窦段颈内动脉的后曲段发出[9]。其发出的位置在鞍背的外侧,海绵窦段颈内动脉后曲部尖端或者稍靠前的上壁或侧壁上,其大小近似于眼动脉。动眼神经和滑车神经在脑膜垂体干三个分支的分叉部的正上方或稍靠后方的位置,进入海绵窦的顶壁硬膜。脑膜垂体干在靠近海绵窦顶壁的位置通常分出三个分支:天幕动脉也称之为Bernasconi-Cassinari动脉,其向外侧走行到小脑幕;垂体下动脉,其向内侧走行以供应垂体囊的后部;脑膜背侧动脉,其进入海绵窦后壁硬膜,并供应斜坡硬膜和展神经的血供。Inoue等[5]在文章中对脑膜垂体干进行详细描述,并将脑膜垂体干分为完全或不完全型,前面提到的从脑膜垂体干主干分出3支小动脉的正常情形,即为完全型,其占70%;而不完全型是指,

这 3 个分支小动脉中的 1~2 支直接从颈内动脉上发出,占 30%,在不完全型中脑膜背侧动脉最常从颈内动脉上直接发出。海绵窦下动脉也称为海绵窦下外侧干,也是海绵窦段颈内动脉重要的分支,自海绵窦段颈内动脉水平段的中部外侧壁发出,可位于展神经上方,也可位于下方,自眼神经内侧下行,供应海绵窦下外侧壁、圆孔、卵圆孔附近的硬膜。

(二)海绵窦相关膜性结构

中颅窝底的硬膜在各骨性标志处(如:前后床突、岩尖、视柱等)形成硬膜返折和分离,并构成了海绵窦的外侧壁、上壁和后壁[5,10,14,15]。但在垂体窝的侧壁,也即海绵窦内侧壁,垂体与海绵窦之间仅仅相隔垂体包膜和一层很薄的疏松的结缔组织(垂体囊),关于海绵窦内侧壁的膜性结构可参考本书第二章第　节。覆盖在前床突上表面的外层硬膜,向后外下方延续为海绵窦外侧壁,向内侧扩展与颈内动脉的外膜相融合,形成颈内动脉的上硬膜环,限定了床突段颈内动脉的上缘,并继续向内延伸形成鞍膈,向前形成视神经鞘,向后延续为海绵窦上壁[10,15]。覆盖于前床突下表面的内层硬膜,向内侧延伸环绕颈内动脉形成颈内动脉下环。这些膜性结构和海绵窦区神经和血管关系密切,对更好地设计该区域手术入路非常重要。

关于海绵窦外侧壁的构成,以 Parkinson、Harris、Rhoton 为代表的传统观点认为外侧壁由

两层硬膜构成,Ⅲ、Ⅳ、V1 在这两层硬膜间通过。而 Umansky 等[9]和 Kawase 等[10]认为,外侧壁由两层构成,外层即硬膜层,内层由Ⅲ、Ⅳ、V1 神经鞘和神经鞘之间的网状纤维构成。笔者结合临床中海绵窦区相关病变的发生,更加赞同 Umansky 等和 Kawase 等的观点,海绵窦外侧壁外层是由中颅窝底硬膜的内层所构成,而内层是由各脑神经鞘和神经鞘之间的网状纤维所构成(图 3-1-2),而这些脑神经也并非走行在海绵窦外侧壁的两层之间,而是仅仅走行在外侧壁的内层内,这一解剖特点在海绵窦外侧壁内肿瘤的发病和手术过程中也得到证实,因为外侧壁内肿瘤没有对脑神经进行包绕,而和神经之间仍然有薄层膜性结构分隔,国内周定标报道在手术过程中打开海绵窦外侧壁外层,切除肿瘤后,在脑神经表面仍然可见一层较薄的膜性结构,且认为对于海绵窦外侧壁内肿瘤,手术过程中由于肿瘤和脑神经之间仍有界限,故手术过程中脑神经能够得到很好的保护。

(三)海绵窦相关硬膜皱襞

海绵窦顶壁(上壁)为不规则四边形。①外侧缘:前岩床韧带和前床突外缘;②后缘:后岩床韧带;③内侧缘:后床突与视神经管颅内缘的连线,其与鞍膈无解剖界限;④前缘:视神经管颅口和前床突基部。床突间韧带将海绵窦顶壁分成两个三角:后面的动眼神经三角、前内侧的颈内动脉三角(图 3-1-3)。动眼神经自后床突前外方进入上壁,

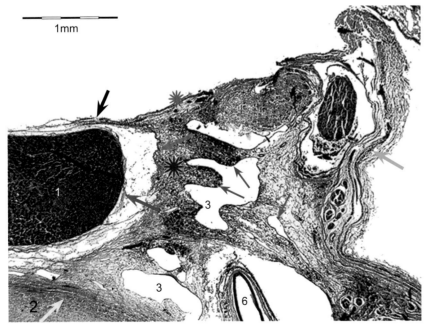

1mm

图 3-1-2　经腺垂体(前叶)冠状位切片显示海绵窦壁(Masson 染色,40×)

可见海绵窦内侧壁由内层纤维层(棕色星号)和外层垂体囊构成(紫色粗箭头),纤维层向窦内发出结缔纤维(蓝色细箭头)和神经血管表面的疏松结缔组织相连,其内有静脉(红色细箭头)通过,在海绵窦外侧壁可见脑神经穿行于外侧壁的内层

1. 垂体;2. 鞍底硬膜;3. 海绵窦腔;4. 动眼神经;5. 前床突;6. 颈内动脉;蓝色星号:海绵窦上壁;黑色箭头:鞍膈;绿色箭头:海绵窦外侧壁;黄色箭头:鞍底硬膜和海绵窦与海绵窦内侧壁下份(下壁)硬膜相延续

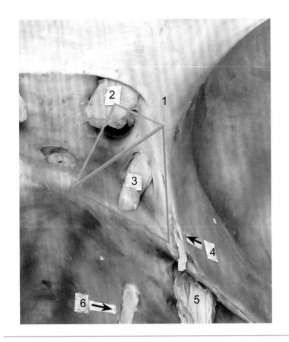

图 3-1-3 海绵窦上壁的两个三角区域
红色三角:动眼神经三角;蓝色三角:颈内动脉三角。1. 前床突;2. 视神经;3. 动眼神经;4. 滑车神经;5. 三叉神经;6. 展神经

而滑车神经进入上壁的后外角,然后它们旋即转入海绵窦外侧壁中。颈内动脉也自顶壁中穿出并移行为床突上段。

海绵窦后壁的四个边分别为:①上缘:后岩床韧带;②下缘:岩斜裂的上缘;③外侧边:位于

Meckel 腔开口处的内侧;④后壁的内侧边即位于鞍背的外侧缘。后壁又以滑车神经和展神经连线分为两个三角:下外侧斜坡旁三角、下内侧斜坡旁三角。展神经即在蝶岩韧带下方通过海绵窦后壁的下外侧三角内的 Dorello 管,进入海绵窦内。1859 年 Gruher 撰文描述了他发现的岩骨尖处的一个骨纤维性管,并称其为蝶岩孔。蝶岩孔宽6~12mm,高 1~2mm;孔内含有展神经和岩下窦;孔的后上壁是由纤维性结缔组织形成的蝶岩韧带,后人称其为 Gruber 韧带,在其研究的标本中有 1%~2% 的蝶岩韧带完全骨化。1989 年 Dolenc 著书描述海绵窦和相关结构的显微解剖和显微手术,其中将 Dorello 管的涉及范围扩大,把从展神经离开蛛网膜下腔进入岩斜区硬脑膜层的出口处开始到穿过 Gruber 韧带下进入海绵窦后部之前的一个静脉空间统称为 Dorello 管。Destrieux 等[16]在前人研究基础上,将 Dorello 管的定义范围进一步扩大,改称为岩斜静脉窦汇,岩斜静脉窦汇在岩斜区硬膜表面上的投影呈一不规则的四边形。

海绵窦的外侧壁由 Meckel 腔的内侧缘在前方扩展至眶上裂的外侧缘,并且上方至前岩床突韧带,下方至颈动脉沟的下缘。窦外侧壁下缘在前方即位于三叉神经半月节中上 1/3 交界处,大概位于上颌神经上缘水平(图 3-1-4),并形成了 Meckel 腔内侧壁的上 1/3。

Meckle 腔是由颅后窝向颅中窝后内侧部分

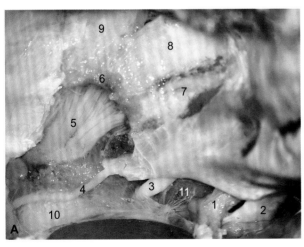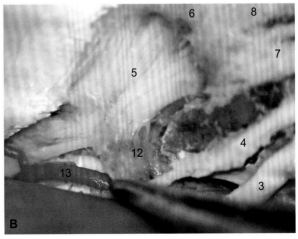

图 3-1-4 麦氏囊与海绵窦的关系及麦氏囊内的蛛网膜
A. 打开 Meckel 腔外侧壁,可见海绵窦静脉腔止于上颌神经上缘;B. 蛛网膜深入 Meckel 腔内并最终和半月结表面的疏松结缔组织融合
1. 颈内动脉;2. 视神经;3. 动眼神经;4. 滑车神经;5. 三叉神经根;6. 三叉神经半月节;7. 眼神经;8. 上颌神经;9. 下颌神经;10. 脑干;11. Liliequist 膜;12. 麦氏囊内的蛛网膜;13. 小脑上动脉

突入的硬脑膜陷凹,其内容纳半月形的三叉神经节和三叉神经池。Meckel 腔本身结构复杂,其周围与许多重要神经、血管结构毗邻。其位于海绵窦后部的外下方,腔的开口位于后颅窝并向前扩展,向前外下至岩骨内侧部、向上至岩上窦、向内至海绵窦的后外侧部。蛛网膜下腔在 Meckel 腔内向前大约扩展至三叉神经半月节的中部。在眼神经从三叉神经半月节发出点的下方,海绵窦的内、外侧壁的下缘在颈内动脉沟的外侧缘聚集起来,也就是说,颈动脉沟即位于 Meckle 腔的上部靠内侧的位置。

上颌神经并没有行走于海绵窦的外侧壁,而眼神经则行走于其中。上颌神经在眼神经的下缘走于中颅窝的硬膜两层之间,海绵窦内外侧壁汇聚平面的下方。眼上静脉通常在眼神经和上颌神经之间沿着蝶骨体向后方走行,最后达到海绵窦的前下部。随着硬膜的脑膜层从中颅窝底与骨膜层分开并向上升起,构成海绵窦外侧壁的脑膜层硬膜能从上颌、眼神经外侧面向上剥离起来,眼神经内侧也有海绵窦的静脉空间。上颌神经的内侧面对着骨面,并定位于窦前部的下缘下方。

(四) 颈内动脉环、颈动脉袖

1. 外层硬膜与颈内动脉上环　颈内动脉上环是由 Perneczky 在 1985 年首先提出,当时命名为纤维环,以后人们称其为 Perneczky 环或颈内动脉上环、颈内动脉远端环等。Rhoton[8]对该处解剖进行了详细研究后,认为海绵窦的顶壁由两层硬膜构成,这两层硬膜在眶上裂、前床突处分离。而覆盖于前床突的上表面的外层硬膜,自前床突上表面向内侧延续,与颈内动脉的外膜相融合,形成颈内动脉远环(上环)的外侧部,该层硬膜在颈内动脉前方继续沿着视神经下方、并在视柱上表面向内走行,最终构成颈内动脉远环内侧部。再向内,硬膜所形成的上硬膜环与鞍膈延续(图 3-1-5)。

颈内动脉上环和颈内动脉外膜紧密结合,牢牢固定动脉上缘,因此钝性分离可能损伤颈内动脉外膜。Kim 等[15]甚至认为锐性分离也较困难,但 Sekhar 并不同意该观点,认为在手术中锐性分离上环较为容易。目前显微解剖研究表明,上环并非是一个真正的圆形,而是一个不在同一平面上围绕颈内动脉的膜性结构,Rhoton 认为,由于视柱上表面的水平本身低于前床突,故上环的前内侧部低于后外侧部;这个观点和 Oikawa 等[17]的观点相同,他还认为,在海绵窦段颈内动脉与蝶骨体之间可能有蛛网膜,脑脊液也可随之流入,这一颈内动脉内侧的蛛网膜下腔隐窝被称为颈内动脉内侧隐窝,由于该隐窝的存在,使一些床突下动脉瘤破裂后也可形成蛛网膜下腔出血。Oikawa 等[17]观察到上环的内侧约在鞍结节上 0.4mm,故认为鞍结节可以作为判断上环位置的标志,动脉瘤位于鞍结节以下时,可能与颈内动脉内侧隐窝关系密切,破裂后可引起蛛网膜下腔出血。Kim 等[15]报道在 70 侧海绵窦内有 50 侧可以肉眼见到颈内动脉内侧隐窝。

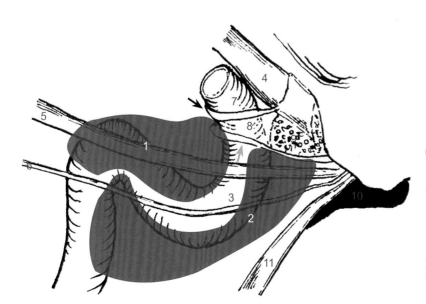

图 3-1-5　颈内动脉上 (黑色箭头)、下 (绿色箭头) 硬膜环

可见上硬膜环的前内侧低于后外侧,磨除前床突后,可显露上下硬膜环之间的床突段颈内动脉

1、2. 蓝色区域显示海绵窦内的静脉腔隙;3. 海绵窦段颈内动脉;4. 视神经;5. 动眼神经;6. 滑车神经;7. 床突上段颈内动脉;8. 床突段颈内动脉;9. 磨除的前床突;10. 眶上裂;11. 眼神经

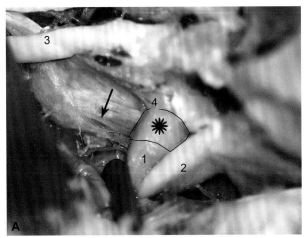 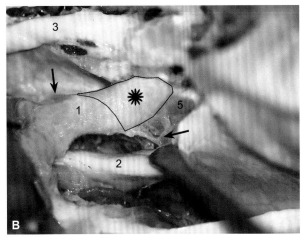

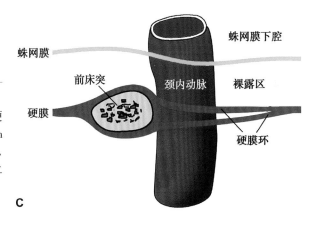

图 3-1-6 颈内动脉床突上段起始部的裸露区

A、B. 在磨除前床突后,可见颈内动脉在穿出颈内动脉上硬膜环后,在进入基底蛛网膜(黑色箭头)之前,存在一 3~5cm 的无膜性结构覆盖区域(黑色星号),称之为颈内动脉裸区,而眼动脉通常在其进入蛛网膜前发出;C.颈内动脉床突上段起始部裸露区示意图

1. 颈内动脉;2. 视神经;3. 动眼神经;4. 上硬膜环;5. 眼动脉

2. 内层硬膜与颈内动脉下环 覆盖于前床突的下表面的内层硬膜,向内侧沿着视柱下表面,延伸并环绕颈内动脉形成颈内动脉下环,并继续向内向后走行,最终融入覆盖颈内动脉沟的硬膜内(图 3-1-5)。下环还将前床突下缘和动眼神经分开,被称之为颈内动脉动眼神经膜,其在动眼神经三角内参与形成动眼神经鞘,并继续向外延续参与海绵窦外侧壁的构成。在下环与颈内动脉之间有一狭窄的空间存在[5,15]。

3. 床突间隙和颈内动脉裸区 当前床突磨除后即可产生一个间隙,上由外层硬膜、下由内层硬膜包绕形成。Dejesus 将床突间隙分为三部分,颈内动脉前外侧部较大,由前床突体部占据;后部较小,由前床突尖占据,当有中床突存在时,床突间隙还可有前内侧部,而当颈内动脉床突孔形成时,后部可与前内侧部相交通。上下硬膜环之间的颈内动脉位于床突间隙的前内侧,通过移除前床突能够得到暴露,这段颈内动脉也被称为床突段颈内动脉。如果要处理在海绵窦顶水平,眼动脉从颈内动脉起源处的动脉瘤时,则需分离硬膜环,使颈内动脉能自由活动才行。

在颈内动脉穿出上硬膜环后,也即成为床突上段颈内动脉后,同时在穿入颅底蛛网膜之前,颈内动脉存在一段没有膜性结构包绕的区域,我们称之为颈内动脉裸区(图 3-1-6)。在我们的尸头标本上,将前床突磨除之后,可见到大约有 3~5cm 的区域没有蛛网膜包裹,而眼动脉往往在进入蛛网膜之前发出。

三、海绵窦相关争论问题的讨论

海绵窦是否是一个连续的、具有小梁的静脉窦，又或者是由环绕着颈内动脉的分开的、融合的和不连续的、不同形状大小的静脉所构成的静脉丛呢？就这个疑问的讨论一直以来就没有停止过。Rhoton[8]在文章中写道，其实这两种概念都是片面正确的，他认为大量从眼眶、中颅窝硬膜和外侧裂浅静脉来源的静脉在开口进入海绵窦内之前，它们在海绵窦壁内保持着各自的完整性，并环绕着动脉和神经周围蜿蜒走行。在其他区域，众多的硬膜窦融合，并在窦内形成了巨大的静脉空间，例如在基底静脉丛、岩上、下窦开口进入海绵窦后部的区域；又或者例如在海绵窦内侧，海绵间窦加入到海绵窦的区域，在这些区域海绵窦确实为一大静脉腔。而究竟海绵窦的静脉腔或静脉丛的构成比是多少呢？其实这在不同的个体之间、在同一个个体窦内的不同区域之间比例都是不同的，并且在新生儿和成人之间也存在差别。Rhoton[8]发表文章认为硬膜静脉丛，指的是经海绵窦的静脉丛，而不是一个海绵窦腔，其大多位于海绵窦外侧的中颅窝硬膜，以及靠近眶尖和眶上裂的前部。但是当这些众多的静脉通道加入到硬膜包裹，也就是所谓的窦腔内后，就变成了真正意义上的海绵窦了。在基底静脉丛、岩上、下窦和海绵窦连接的地方，以及在颈内动脉内侧，海绵间窦汇入双侧海绵窦的位置，这种窦腔结构是最大的。

笔者认为 Rhoton 的这种说法较为全面地阐述了海绵窦静脉空间的构成，并为该区域的手术入路空间、方式以及术中操作提供了解剖学基础。我们在对胎儿的鞍区及鞍旁区进行病理切片研究后，也发现海绵窦其实被内层的结缔组织纤维层分隔成很多小的静脉腔隙，但同时有一些小静脉穿行，并汇入这些静脉腔（静脉窦）内，故其实绝对地说海绵窦是静脉窦、静脉腔和静脉丛都是不合适的，更应该理解为海绵窦是各种静脉形式的共同体，而作为一个主要的大脑表面静脉和深静脉的中间站。

参 考 文 献

1. Parkinson D. A surgical approach to the cavernous portion of the carotid artery：anatomical studies and case report. J Neurosurg, 1965, 23(5)：474-483.

2. Parkinson D. Cavernous sinus exploration. J Neurosurg, 1992, 76(2)：341-342.

3. Parkinson D. Lateral sellar compartment：history and anatomy. J Craniofac Surg, 1995, 6(1)：55-68.

4. Lang J, Kageyama I. Clinical anatomy of the blood spaces and blood vessels surrounding the siphon of the internal carotid artery. Acta Anat, 1990, 139(4)：320-325.

5. Inoue T, Rhoton AL, Theele D, et al. Surgical approaches to the cavernous sinus：a microsurgical study. Neurosurgery, 1990, 26(6)：903-932.

6. Weninger WJ, Streicher J, Muller CB. Anatomical compartment of the parasellar region：a dispose tissue bodies represent intracranial continuations of extracranial spaces. J Anat, 1997, 191(pt 2)：269-275.

7. Destrieux C, Kakou MK, Velut S, et al. Microanatomy of the hypophyseal fossa boundaries. J Neurosurg, 1998, 88(4)：743-752.

8. Rhoton AL Jr. The cavernous sinus, the cavernous venous plexus, and the carotid collar. Neurosurgery, 2002, 51(4 Suppl)：375-410.

9. Umansky F, Nathan H. The lateral wall of the cavernous sinus with special reference to the nerves related to it. J Neurosurg, 1982, 56(2)：228-234.

10. Kawase T, Van Loveren H, Keller JT, et al. Meningeal architecture of the cavernous sinus：clinical and surgical implication. Neurosurgery, 1996, 39(3)：527-536.

11. Kehrli P, Maillo TC, Wolff Quenot MJ. The sheaths of the cranial nerves in the lateral wall of the cavernous sinus：an embryological and anatomical study. Neurochirurgie, 1995, 41(6)：403-312.

12. Sekhar LN, Burgess J, Akin O. Anatomical study of the cavernous sinus emphasizing operative approaches and revealed vascular and neuro-reconstruction. Neurosurgery, 1987, 21(6)：806-816.

13. Bouthillier A, Von Loveren HR, Keller JT. Segments of the internal carotid artery：a new classification. Neurosurgery, 1996, 38(3)：425-433.

14. Sadasivan B, Ma SH, Dujoveny M, et al. The anterior cavernous sinus space. Acta Neurochir, 1991, 108(3-4)：154-158.

15. Kim JM, Romano A, Sanan A, et al. Microsurgical anatomy features and nomenclature of the paraclinoid region. Neurosurgery, 2000, 46(3)：670-682.

16. Destrieux C, Velut S, Kakou MK, et al. A new concept in Dorello's canal microanatomy：the petroclival venous confluence. J Neurosurg, 1997, 87(1)：67-72.

17. Oikawa S, Kyoshima K, Kobayyshi S. Surgical anatomy of the juxta-dual ring area. J Neurosurg, 1998, 89(2)：250-254.

第二节　海绵窦区脑膜瘤

一、简介

脑膜瘤是海绵窦区最常见的良性肿瘤,约占颅内肿瘤的 1%。Cusimano 等[1]报道的 124 例海绵窦区良性肿瘤中,脑膜瘤有 89 例,约占 71.8%。Kawase 等[2]研究发现,海绵窦区脑膜瘤起源于海绵窦外侧壁脑神经鞘膜层以及 Meckel 腔的蛛网膜颗粒,但是原发于海绵窦内的脑膜瘤较少,多是自蝶骨嵴、岩骨斜坡以及眶尖等邻近部位侵犯而来的。他同时提出海绵窦硬膜壁存在三个薄弱区域,即眶上裂周围静脉丛,毗邻垂体的内侧壁及第Ⅲ、Ⅴ对脑神经的鞘膜腔,脑膜瘤可通过这些薄弱区向窦外扩展,源于邻近部位的脑膜瘤也可经此向窦内扩散。Samii 和 Gerganov[3]总结了 242 例海绵窦区脑膜瘤的资料,原发性海绵窦脑膜瘤仅占 10%,自周围区域起源继发累及海绵窦的脑膜瘤以蝶骨嵴(38.4%)和岩斜坡区(36.8%)最为常见,其他还包括鞍结节(4.6%)、岩尖(4.1%)、桥小脑角区(4.1%)、前床突(2%)。

海绵窦脑膜瘤常见的临床表现是视力下降和视野缺损(39%)、复视(33%)、头痛(31%)、眼球突出(14%)、颜面部感觉异常(9%)、癫痫等。海绵窦脑膜瘤的典型影像学特征包括:边界清楚,T_1 和 T_2 像均为等信号,明显且均质性强化,脑膜瘤尾征的出现,对周边结构的侵袭(如眶、Meckel 腔、中脑周围脑池和后颅窝等),周围骨质增厚,骨质侵蚀,肿瘤内钙化,以及包绕颈内动脉并可能造成颈内动脉的狭窄。

由于 CT 和 MRI 已经提供了肿瘤本身病理解剖,以及对周围神经血管结构影响的相关信息,故血管造影通常并不一定需要。然而,如果有明显的颈内动脉侵犯的风险,DSA 造影就能提供非常有用的功能信息。第一,DSA 造影能提供动脉受累的详细信息,例如管腔狭窄;第二,当环形压迫后,DSA 能够提供保留对侧 ICA 和后循环的相关信息。在海绵窦脑膜瘤中,术后造成的致死性脑卒中的发生率大约在 5% 左右。对于有明显 ICA 侵犯的患者中,部分患者需行球囊闭塞实验。如果出现了明显的神经功能症状,则提示对侧 ICA 和后循环不能提供足够的血供代偿,这个结果会显著影响手术策略的制订。球囊闭塞试验可以和单光子发射计算机断层显像(SPECT)影像联合使用,来增加其可靠性。患者最终根据可能的动脉闭塞后发生神经系统并发症的情况,被分为低危和高危组。

由于脑膜瘤生长缓慢,对于肿瘤较小且无症状或仅有轻微脑神经症状的海绵窦脑膜瘤,可以考虑动态观察。Hashimoto 等[4]利用 MRI 体积分析研究了 113 例偶然发现的脑膜瘤,其中 38 例起源于颅底,结果发现在经过约 4 年的随访后,近75% 的非颅底脑膜瘤生长至少 15%,而在颅底脑膜瘤这一比例仅 34%。

对于需要进行治疗的患者,治疗策略仍然存在争论,并且各家的观点仍然在不断的革新中。但最主要的目的仍然是保持或者改善患者的神经功能,同时对于肿瘤的生长达到长期控制。尽管在过去的几十年中,现代显微神经外科技术以及对该区域解剖的认识有了极大的发展和进步,但累及海绵窦肿瘤的手术对于神经外科医师来说,仍然存在巨大挑战。颅底手术入路的发展及显微神经外科技术的进步使得海绵窦脑膜瘤追求全切除的趋势在 20 世纪 80~90 年代期间达到顶峰。之后,随着对根治性切除海绵窦脑膜瘤带来的医源性损伤认识的深入,采用立体定向放射外科治疗或次全切除加立体定向放射外科治疗的策略逐渐占据主导地位。

在既往未曾行显微手术的海绵窦脑膜瘤患者中,立体定向放射外科治疗后术前已有的脑神经功能障碍的改善率在 1 年为 20%、2 年为 34%、3 年为 36%、5 年为 39%,而治疗后新增脑神经功能障碍率在 1 年为 5%、3 年为 7%、5 年为 10%、10 年为 16%[5]。无论是单纯采用或术后辅助性使用立体定向放射外科治疗,5 年和 10 年的肿瘤无进展存活率分别可达 87%~99% 及 73%~94%,而并发症率低于 15% 左右。对于肿瘤体积较大的海绵窦脑膜瘤,其放射治疗效果差于体积小的肿瘤,且放射相关性并发症的风险升高。Pollock 等[6]报道,放射相关性并发症的发生率在肿瘤体积 ≤ 9.3cm³ 及肿瘤体积 >9.3cm³ 的患者分别为3% 和 21%,其中最常见的并发症是三叉神经功能障碍。在体积较大的肿瘤中,为了在保证疗效的同时降低放射相关性并发症,可采用的放疗策略包括:采用较低周边剂量的立体定向放射外科治疗、分割立体定向放射外科治疗或分割剂量放疗。Hasegawa 等[7]比较了伽玛刀治疗海绵窦脑膜瘤时,采用较低的周边剂量对肿瘤控制率的影响,结果发现当以周边剂量 12Gy 将患者分为两组时,高剂量组(77 例,平均体积 11cm³,平均随访时间 64 个月)和低剂量组(34 例,平均体积 36cm³,平均随访时间 54 个月)的 5 年肿瘤控制率分别为 94% 和 93%,当以周边剂量 10Gy 将患者分为两组时,高剂量组(96 例,平均体积 13cm³,平均随访时间 62 个月)和低剂量组(15 例,平均体积 54cm³,平均随访时间 54 个月)的 5 年肿瘤控制率分别为 95% 和 88%(P=0.50)。Metellus 等[8]比较了海绵窦脑膜瘤采用立体定向放射外科治疗或分次放疗的疗效,结果表明两组之间肿瘤控制率相似(均 >90%),但肿瘤缩小率在前者(53%)高于后者(29%)。

手术切除在相当部分的患者仍是应当考虑的首选治疗,尤其是肿瘤海绵窦外部分较大、患者的症状主要是由于肿瘤对神经组织的压迫所致(如压迫脑干)、肿瘤压迫视路结构。海绵窦脑膜瘤的全切率是比较低的。这一点是由于海绵窦脑膜瘤与该区众多神经血管结构的密切关系所决定的。多数神经外科医生宁可采用对海绵窦外肿瘤部分的最大安全切除,术后采用辅助性立体定向放射外科治疗。这样联合治疗方式的目的在于,将肿瘤体积缩小到立体定向放射外科治疗的安全治疗范围内,并以此来获得长期肿瘤生长的控制。有研究对比了积极手术切除和最大范围安全切除联合 Gamma 刀治疗的疗效,其结果认为海绵窦外肿瘤切除联合 Gamma 刀放射外科治疗,和积极手术全切除的肿瘤控制效果上没有明显差别,而在肿瘤体积控制和脑神经功能方面在联合治疗组更好[9,10]。当海绵窦脑膜瘤体积较大,特别是与视路结构关系密切时,手术的目标应当是尽量缩小瘤体并使视路结构充分减压(最好是使肿瘤残留部分与视路结构之间产生 3~5mm 的距离),以使后续的放射外科治疗能够采用足够的周边剂量,同时使放射相关性并发症降至最低。

我们认为,对于海绵窦脑膜瘤的手术积极程度应该个体化,对于患者较为年轻、手术中观察肿瘤边界相对清楚的肿瘤,积极切除仍是应该追求的目标,是保证长期疗效重要的保障。如果肿瘤与海绵窦神经血管关系密切,肿瘤未进行全切除,对于术后辅助性放射治疗的时间点上也存在不同的意见。一些推荐术后立即使用,而另外一些推荐在影像学证实肿瘤体积增大或者有症状复发时才使用。Sindou 等[11]报道了 100 例海绵窦脑膜瘤单纯手术治疗、即使肿瘤残留也不进行辅助性放疗的前瞻性研究结果,其中 12 例全切除(组 1),28 例行海绵窦外部分切除加窦内部分减压(组 2),60 例仅单纯切除肿瘤海绵窦外部分(组 3),3 组患者平均随访时间分别为 15.3 年(11~20 年)、14.6 年(7~20 年)和 6.9 年(3~20 年),3 组患者的复发率分别为 0、18%、11%,无统计学差异。这一结果提示在海绵窦内肿瘤未能全切的患者,可以考虑动态观察,在影像学证实肿瘤体积增大或者有症状复发时才使用。

二、膜性结构层次在原发性和继发性海绵窦脑膜瘤的差别

对海绵窦脑膜瘤手术时,术前须仔细对照影像学,分清原发性海绵窦脑膜瘤和继发性海绵窦脑膜瘤的差别。完全海绵窦内起源的脑膜瘤可对动脉外层侵蚀破坏,从而造成血管和肿瘤间无明显界限,且海绵窦脑神经位于肿瘤表面,积极手术风险很高。Knosp 等[12]提出的分类方法将原发于海绵窦脑膜瘤分为四型:肿瘤局限于海绵窦内,向外侧推挤脑神经(A 型);肿瘤原发于海绵窦内,突破海绵窦外侧壁至硬膜下,包绕脑神经(B 型);肿瘤原发于海绵窦内后部,突入 Meckel 腔,甚至向后侵犯后颅窝(C 型);海绵窦内脑膜瘤向内侧侵犯蝶窦的(D 型)。该分型简单、实用,对于手术治疗和判断预后具有一定的指导意义。对于 A 型肿瘤,肿瘤局限于海绵窦内,Parkinson 三角常常扩大,可经此处切开海绵窦外侧壁,但颈内动脉多被完全包绕在肿瘤中,全切困难。B 型肿瘤除包绕颈内动脉,还有部分浸润生长累及神经鞘膜,与脑神经粘连紧密,全切亦非常困难。C 型肿瘤尽管有部分突入 Meckel 腔,但与血管、神经粘连较轻,适当的手术入路下全切相对容易。D 型肿瘤少见且完全包绕颈内动脉,切除困难。C 型肿瘤手术疗效优于其他 3 种类型。

由岩斜坡区起源的脑膜瘤突入海绵窦,常常通过麦氏囊及海绵窦后壁,最易包裹三叉神经并累及展神经。而从蝶骨嵴来源累及海绵窦的脑膜瘤,多沿着海绵窦外侧壁和上壁生长,海绵窦脑神经位于肿瘤内侧,部分肿瘤容易与海绵窦硬膜分离,部分可侵犯硬膜与海绵窦外侧壁脑神经粘连。

在作者的病例中,真正对海绵窦内颈内动脉壁有侵袭的脑膜瘤是十分罕见的。绝大多数肿瘤尽管可包绕动脉,但均隔有膜或结缔组织形成的界面,可以完全切除。仅病理性质不好,如不典型脑膜瘤或恶性脑膜瘤才会造成肿瘤动脉外壁的浸润,这是因为起源于麦氏囊或其他海绵窦结构的蛛网膜的脑膜瘤,多呈膨胀性生长,且肿瘤与颈动脉间至少还会有海绵窦内静脉丛相隔的缘故。

三、海绵窦区脑膜瘤的手术治疗

(一) 术前评估

为了预测术前的风险,Sekhar 和 Altschuler 依据 ICA 被包绕和侵犯的程度,将海绵窦内肿瘤分为了五个级别(表 3-2-1)。Hirsch 等[13]根据影像学对海绵窦脑膜瘤与海绵窦段颈内动脉的关系进行了分级,肿瘤不完全包裹颈内动脉为 I 级,肿瘤完全包裹颈内动脉但未造成其管腔狭窄为 II 级,肿瘤完全包裹颈内动脉并至其管腔狭窄为 III 级。Hirsch 分级不仅与海绵窦脑膜瘤术中颈内动脉损伤风险直接相关,也与术后海绵窦脑神经功能预后相关。

表 3-2-1 Sekhar 对海绵窦内肿物的分型

级别	海绵窦累及	海绵窦段 ICA
I	一个区域*	无受累
II	超过一个腔隙受累	移位并没有被完全包绕
III	占据整个海绵窦腔	完全包绕
IV	占据整个海绵窦腔	完全包绕并造成狭窄,假性动脉瘤或者堵塞
V	双侧海绵窦受累	完全包绕

*:分为前上部,后下部,外侧部或内侧部

(二) 手术入路

笔者单位在海绵窦区脑膜瘤最常使用的是三种入路。对于来源于蝶骨嵴内侧部、仅累及海绵窦前部的肿瘤,通常采用翼点入路或颅眶颧颞前入路,对海绵窦前后部均受累但未明显累及后颅窝结构的肿瘤,通常采用颅眶颧颞前入路,而对于累及海绵窦、岩斜坡区的肿瘤,通常采用颞下经岩骨前部切除入路或联合岩骨前部切除的颅眶颧颞入路。

(三) 肿瘤切除

对于位于海绵窦外侧壁的肿瘤,肿瘤分离切除时应尽可能从可见的正常硬膜区开始,由外周向中央进行肿瘤基底的分离,这样最容易保护肿瘤内侧或下方的脑神经。小的渗血可先用棉片压迫,明显的供血动脉出血应采用短促的电凝,避免热传导损伤脑神经。在海绵窦上壁,动眼神经在穿入海绵窦上壁处常易被肿瘤包裹,应从动眼神经嵌入处将肿瘤逐步与动眼神经分离,尽可能避免电凝,小的出血可先用吸收性明胶海绵和棉片压迫止血。在海绵窦内分离肿瘤时,如果肿瘤与颈内动脉粘连紧密,应考虑残留薄层。而静脉性出血,可采用止血材料如吸收性明胶海绵、流体明胶压迫止血。

(四) 手术预后

随着最近十年神经外科的极大发展,海绵窦手术相关的死亡率已经显著降低,大约在 5% 左右。血管性并发症是较为严重的并发症,由于颈内动脉闭塞而造成的缺血、梗死,在大约 5% 的患者中可见。CSF 漏是采用颅底手术入路的重要并发症。术后暂时性或者永久的脑神经功能障碍是最常见的并发症。Newman[14]前瞻性地研究了 56 例海绵窦脑膜瘤手术患者的脑神经功能,在 20 例术前有视力障碍的患者中,有 5 例(25%)在手术后视力改善,而另外 6 例(30%)术后视力下降,其中 4 例(20%)无光感。海绵窦脑神经术前已有功能障碍者术后少有恢复,而新出现的功能障碍率约在 10%~20% 之间。O'Sullivan 等[15]报道,眼外肌支配神经术前无功能障碍的,术后新增功能障碍为 18%,三叉神经术前无功能障碍的,术后新增功能障碍率为 8%。

(五) 肿瘤复发

对比其他部位的脑膜瘤,海绵窦脑膜瘤的复发率较低。虽然各个研究的随访时间长短不一,但单纯手术治疗后的复发率约在 10.0%~13.3% 之间(随访时间 2.0~8.3 年)。如果联合使用放射外科治疗,其复发率约在 6.0%~13.6% 间(平均随访时间为 1.60~4.12 年)。Sindou 等[11]通过 8.3 年随访后,报道认为海绵窦脑膜瘤的复发最常见于 3~9 年。Klink 等[16]报道复发的平均时间是 8.2 年。

【病例1】

　　患者中年男性,因头晕、复视1周入院,查体显示右侧展神经不全性麻痹。影像学显示右侧海绵窦区占位病变(图3-2-1)。

　　患者肿瘤位于海绵窦内,已引起脑神经功能障碍,手术指征明确,采用右侧额颞开颅颞前入路。显微手术过程见图3-2-2~图3-2-7。

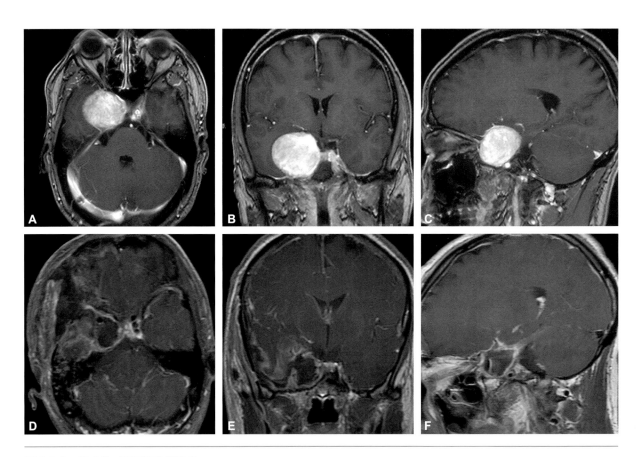

图 3-2-1　手术前、后的影像学结果
A~C. 术前 MRI 提示右侧海绵窦肿瘤完全位于海绵窦内,强化均匀明显;D~F. 术后 MRI 显示肿瘤全切除

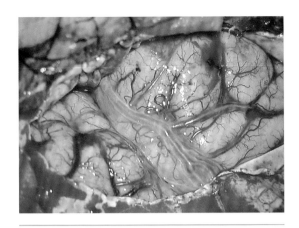

图 3-2-2 右侧额颞开颅,首先暴露并分离侧裂

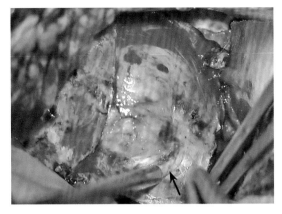

图 3-2-3 显露和切开海绵窦外侧壁
分离侧裂解剖动眼神经周围蛛网膜后,向后牵开颞叶,暴露膨隆的海绵窦外侧壁,切开海绵窦外侧壁后可见肿瘤表面的三叉神经纤维(箭头所示)

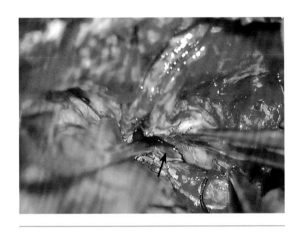

图 3-2-4 沿着海绵窦壁与肿瘤之间的界面(箭头所示)分离肿瘤

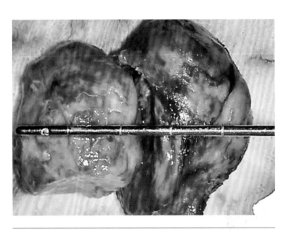

图 3-2-5 完整取出肿瘤

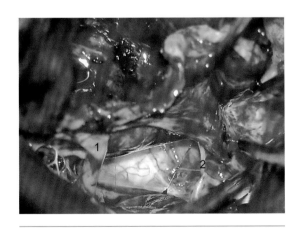

图 3-2-6 肿瘤切除后的观察
翻开海绵窦外侧壁,可见动眼神经和滑车神经保护完好,瘤床深部有海绵窦外侧壁内层,透过该层透明的袖套,可见深部脑神经
1. 动眼神经;2. 滑车神经

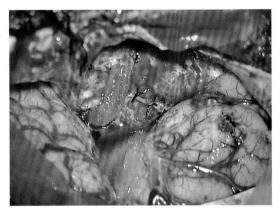

图 3-2-7 将离断的海绵窦外侧壁外层予以缝合,保持海绵窦壁的完整

【病例2】

　　患者女性,16岁,因头痛和右侧颜面部麻木半年入院。查体显示右侧面部感觉减退。影像学显示右侧海绵窦区和桥小脑角区哑铃形占位病变(图3-2-8)。

　　患者肿瘤为继发累及海绵窦,起源部位为麦氏囊或其周围,向前进入麦氏囊并引起麦氏囊的极度扩张,已引起脑神经功能障碍,手术指征明确,采用右侧额颞开颅颞前入路。显微手术过程见图3-2-9~图3-2-14。

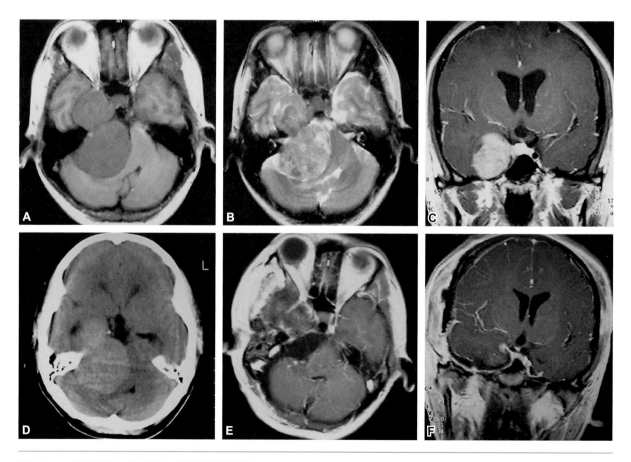

图3-2-8　手术前(A~D)、后(E、F)的影像学结果
A~D. 术前 MRI 和 CT 显示左侧海绵窦区和桥小脑角区哑铃形占位病变;E、F. 术后 MRI 显示肿瘤全切除

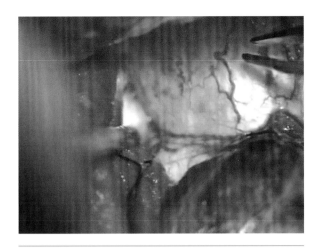

图 3-2-9　分离侧裂解剖动眼神经周围蛛网膜后,向后牵开颞叶,暴露膨隆的海绵窦外侧壁

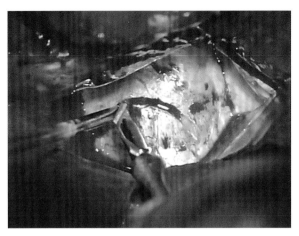

图 3-2-10　切开海绵窦外侧壁硬膜

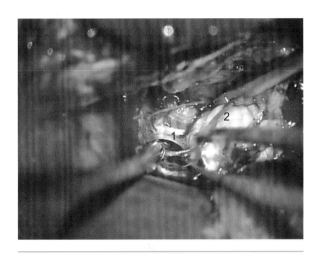

图 3-2-11　将麦氏囊内的肿瘤向后分离,可见三叉神经纤维散布于肿瘤周围
1.三叉神经纤维;2.肿瘤

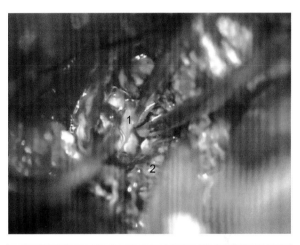

图 3-2-12　麦氏囊肿瘤分离后予以切除,将后颅窝肿瘤逐步与基底动脉和脑干分离
1.基底动脉;2.肿瘤

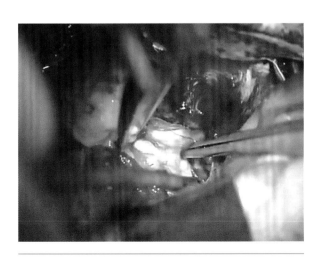

图 3-2-13　肿瘤的后颅窝部分与脑干之间界面清楚

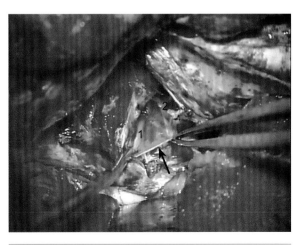

图 3-2-14　肿瘤全切后显示仍存在的蛛网膜(箭头所示)
1.基底动脉;2.展神经

参 考 文 献

1. Cusimano MD, Sekhar LN, Sen CN, et al. The results of surgery benign tumor of the cavernous sinus. J Neurosurg, 1995, 37 (1): 1-10.

2. Kawase T, van Loveren H, Keller JT, et al. Meningeal architecture of the cavernous sinus: clinical and surgical implications. Neurosurgery, 1996, 39 (3): 527-536.

3. Samii M, Gerganov VM. Surgery of cavernous sinus meningiomas: advantages and disadvantages. In, Dolenc VV and Rogers L (ed). Cavernous sinus. Springer, Wien New York, 2009: 153-162.

4. Hashimoto N, Rabo CS, Okita Y, et al. Slower growth of skull base meningiomas compared with non-skull base meningiomas based on volumetric and biological studies. Clinical article. J Neurosurg, 2012, 116 (3): 574-580.

5. Kano H, Park KJ, Kondziolka D, et al. Does prior microsurgery improve or worsen the outcomes of stereotactic radiosurgery for cavernous sinus meningiomas? Neurosurgery, 2013, 73 (3): 401-410.

6. Pollock BE, Stafford SL, Link MJ, et al. Single-fraction radiosurgery of benign cavernous sinus meningiomas. Clinical article. J Neurosurg, 2013, 119 (3): 675-682.

7. Hasegawa T, Kida Y, Yoshimoto M, et al. Long-term outcomes of Gamma Knife surgery for cavernous sinus meningioma. J Neurosurg, 2007, 107 (4): 745-751.

8. Metellus P, Regis J, Muracciole X, et al. Evaluation of fractionated radiotherapy and gamma knife radiosurgery in cavernous sinus meningiomas: treatment strategy. Neurosurgery, 2005, 57 (5): 873-886.

9. Couldwell WT, Kan P, Liu JK, et al. Decompression of cavernous sinus meningioma for preservation and improvement of cranial nerve function. Technical note. J Neurosurg, 2006, 105 (1): 148-152.

10. Pamir MN, Kiliç T, Bayrakli F, et al. Changing treatment strategy of cavernous sinus meningiomas: experience of a single institution. Surg Neurol, 2005, 64 (Suppl 2): S58-S66.

11. Sindou M, Wydh E, Jouanneau E, et al. Longterm follow-up of meningiomas of the cavernous sinus after surgical treatment alone. J Neurosurg, 2007, 107 (5): 937-944.

12. Knosp E., Perneczky A., Koos WT, et al. Meningiomas of the space of the cavernous sinus. Neurosurgery, 1996, 38 (3): 434-444.

13. Hirsch WL, Sekhar LN, Lanzino G, et al. Meningiomas involving the cavernous sinus: Value of imaging for predicting surgical complications. AJR Am J Roentgenol, 1993, 160 (5): 1083-1088.

14. Newman S. A prospective study of cavernous sinus surgery for meningiomas and resultant common ophthalmic complications (an American Ophthalmological society thesis). Trans Am Ophthalmol Soc, 2007, 105: 392-447.

15. O'Sullivan MG., van Loveren HR., Tew JMJ. The surgical resectablility of meningiomas of the cavernous sinsu. Neurosurgery, 1997, 40 (2): 238-247.

16. Klink DF, Sampath P, Miller NR, et al. Long-term visual outcome after nonradical microsurgery patients with parasellar and cavernous sinus meningiomas. Neurosurgery, 2000, 47 (1): 24-32.

第三节　海绵窦海绵状血管瘤

一、简介

（一）海绵窦海绵状血管瘤的起源位置

对于海绵窦区肿瘤，El-Kalliny[1]等将其分为三种类型，海绵窦内、硬膜间和侵袭性肿瘤。①海绵窦内肿瘤起源于海绵窦内（例如脑膜瘤、血管周细胞瘤和节细胞神经母细胞瘤），这型肿瘤非常少见。②硬膜间肿瘤定义为位于海绵窦外层固有硬膜和内层膜性层之间的潜在腔隙内的肿瘤。这些肿瘤通常起源于海绵窦外侧壁，例如神经鞘瘤，表皮样囊肿。③侵袭性肿瘤起源于海绵窦外结构，通过其各个硬膜壁或者通过穿入或穿出海绵窦的神经结构，而侵袭海绵窦内。

海绵窦海绵状血管瘤（cavernous sinus hemangiomas，CSH）为脑外型海绵状血管瘤，起源于海绵窦内，其通常轮廓较为光滑，椭圆形，且其向内侧推挤海绵窦段 ICA，而并没有将其包裹或者造成其狭窄。但由于患者就诊时，往往肿瘤已经巨大，造成其和颈内动脉和脑神经关系密切，加上血运丰富，为外科治疗带来了极大难度，本章节将着重描述海绵窦海绵状血管瘤的相关临床问题。

（二）发病率和临床表现

CSH 是海绵窦区罕见的良性肿物，在海绵窦区良性肿物中其发生率低于 3%，占颅内海绵状血管瘤的 0.4%~2.0%。近年来有国外学者建议使用"海绵窦血管瘤（cavernous hemangioma）"来替代"海绵窦海绵状血管瘤"这一命名，主要是为了与脑内海绵状血管瘤进行区分，这是因为两者的病理结构不同。

CSH 常见于 30~60 岁的患者，以中年女性多见。目前其发病原因不明，有研究认为其发病可能与雌激素有关。对上海华山医院就诊经手术和病理证实的 CSH 患者 23 例进行分析，发现其中男 3 例,女 20 例,男女比例为 1∶6.7,平均发病年龄(44.3±11.6)岁(21~69)岁,平均病程(2.0±0.4)年(3 个月~8 年)。国内另一组数据也显示,7 例 CSH 患者中男 1 例,女 6 例,年龄 34~66 岁,平均(47.7±10.6)岁,从首发症状出现至就诊历时 1~60个月,平均(31.0±19.2)个月。

(三)病理

颅内海绵状血管瘤是血管畸形的一种,有研究认为其是不完全性的常染色体显性遗传病,基因位于第七对染色体上,与性别无关。按照病理不同可分为脑内型和脑外型。脑内型好发于大脑半球皮层及皮层下区、基底核区、小脑、脑室及脑干等部位。而脑外型以中颅窝最多见,包括鞍旁、蝶骨小翼和海绵窦等,也可位于小脑幕、大脑凸面的硬膜、桥小脑角区和颈静脉孔区等,但通常不累及脑膜血管。史继新等[2]根据术中所见及病理特征将其分为两类三型:Ⅰ型即脑内型,镜下肿瘤由大量扩张的血管构成,血管壁有菲薄的胶原纤维和内皮细胞,无肌层和弹力组织,管腔之间无脑组织,此型血流缓慢,易形成血栓、反复出血致不同时期出血成分沉积及钙化,此型在颅内最为常见,手术易于切除,预后良好。Ⅱ型即脑外型,也称为颅内硬脑膜型海绵状血管瘤,与Ⅰ型不同的是其很少合并出血及钙化等。根据病理特点又分为 2个亚型:Ⅱa 型和Ⅱb 型。Ⅱa 型紫红色或紫色,与脑组织无粘连,肿瘤可见明显搏动,质软,张力高;显微镜下肿瘤由大量扩张的薄壁血管构成,管腔内充满血液,无血栓及钙化,血管之间缺乏肿瘤间质成分,极易大量出血,手术切除困难。而Ⅱb 型肿瘤无明显搏动,显微镜下肿瘤亦由大量血管构成,但血管壁厚,肿瘤间质成分较多,内有较多的弹力纤维,手术能全切且预后较好。

而中颅窝底、海绵窦是脑外型海绵状血管瘤的最常见部位,有学者对其的病理进行了细致研究,其病理特点类似于Ⅱa 和Ⅱb 的特点。同是结合了血管瘤表面形态和有无纤维假包膜,将其分为两型:①海绵状型:有完整假包膜,血管瘤表面光滑,触之囊性感,血压降低或穿刺后张力降低,瘤体可缩小,血压回升或停止抽血后瘤体张力很快恢复原样,并可见针眼处出血。②桑葚状型:假包膜不完整或缺如,血管瘤外观呈结节状,触之实质感,肿瘤张力不受血压等影响。另有些学者在这两者基础上,发现部分肿瘤同时含有桑葚样成分和海绵样成分,并认为其为第三型。海绵状

型管腔较大,内部充满血液,由于管腔间结缔组织少,使管腔呈背靠背排列,术中出血凶猛,切除难度大,类似于史继新的Ⅱa 型;而桑葚状型管腔较小,其内有血栓,管腔间有较多结缔组织,由于结缔组织支撑良好,故手术相对易于切除,预后较好。

(四)临床表现

CSH 发病起初症状隐匿,进展缓慢。它们可在海绵窦内无症状性生长,或者可以扩展到鞍区、鞍上区、小脑幕切迹,甚至于后颅窝,出现症状时瘤体多已较大。头痛是最常见的临床表现,可伴有恶心及呕吐等颅高压症状。当肿块较大时侵犯海绵窦内Ⅲ、Ⅳ、Ⅴ(1~2 支)和Ⅵ脑神经而出现海绵窦综合征,如眼睑下垂、水肿、眼球突出及眼外肌麻痹等脑神经麻痹症状,其中动眼神经和展神经麻痹比较常见。肿块向鞍上池生长时压迫视交叉可引起视力下降或复视,侵入蝶鞍内压迫垂体导致垂体增生肥大而引起停经和泌乳等内分泌失调症状。有学者发现以上症状在患者劳累或孕期时加重,在休息或分娩后有所减轻,故认为这一特征与性腺激素水平有相关性。

于兰冰等[3]对 43 例 CSH 患者进行分析,显示:首发症状头痛 19 例(44.2%),最为常见;视力下降 17 例(39.5%),动眼神经麻痹 4 例(9.3%),复视 4 例(9.3%),面部疼痛或麻木 5 例(11.6%),癫痫 3 例(7.0%)。其他比较少见的临床症状有轻偏瘫 2 例(4.7%),月经紊乱 4 例(9.3%),突眼 2 例(4.7%),听力下降 1 例(2.3%)。3 例(7.0%)为其他原因行放射学检查时偶然发现。患者除与症状相一致的体征外,还有视神经萎缩 8 例(18.6%),视盘水肿 4 例(9.3%)。国内孙君昭等[4]的 33 例 CSH 中,头痛、头晕 21 例;患侧面部麻木、疼痛 11例;复视 10 例。眼睑下垂 8 例,同侧视力下降 5 例,其中有 1 例伴有频繁的癫痫发作。

(五)影像学诊断

CSH 造成的临床表现主要是由于:①肿瘤巨大造成颅内高压表现;②向上压迫视神经、视交叉从而出现视路相关症状;③压迫海绵窦脑神经,而造成相应的神经功能阳性表现;④向内累及鞍内垂体,引起内分泌改变。但上述表现均缺乏特异性表现,故临床误诊率较高[5,6]。在这种情况下,影像学特征对于疾病术前诊断就尤为重要。

1. CT 表现 表现为鞍旁肿块,形态类似哑铃状,靠外侧大,靠内侧小。平扫在海绵窦区或整

个中颅窝底可见高、等或低密度肿块影,密度均匀,边界清楚。增强扫描可见显著均一强化,无瘤周水肿。部分患者 CT 骨窗像可见骨质破坏和增生,这点很容易和海绵窦脑膜瘤发生误诊。

2. MRI 表现　颅脑 MRI 对 CSH 的诊断非常重要,MRI 能够明确 CSH 的范围及其与周围组织结构的关系。其在 T_1WI 上呈低信号至等信号,T_2WI 和质子加权像上呈显著的高信号(明亮如脑脊液信号)。由于 CSH 内血液流动相对缓慢,因此,瘤体内未见血管流空现象。又由于血液的主要成分是水和血红蛋白,所以平扫时瘤体于 T_1 加权像呈较均匀的稍低信号。MR 增强时,CSH 所有病灶均显著强化,部分较大病灶早期呈不均匀强化,动态延迟扫描后随着时间推移(5 分钟内),强化程度趋向均匀,因此延迟扫描非常必要。有学者认为通过 MRI 增强的表现形式不同,能在术前大致区分肿瘤的病理亚型。其认为海绵状型(A 型)早期即呈均匀强化,而 B 型(桑葚样型)和 C 型(混合型)增强后呈自外向内的渐进性增强,且强化时间较长[7]。考虑为 A 型管腔较大,管腔间结缔组织少,增强剂弥散较快引起。此外,少部分 CHS 始终呈不均匀强化,

3. DSA 表现　常无典型的供瘤动脉和引流静脉,在静脉相或窦相可见病灶部分染色。因此,晚期静脉相有密集的静脉池和局部病灶染色是此病的两大特征。于兰冰等[3]对 43 例 CSH 中的 16 例行脑血管造影,其中 6 例未见明显染色,6 例可见染色但未见明显供血动脉,4 例可见染色和供血动脉的患者供血动脉主要为脑膜垂体干、脑膜中动脉或大脑前动脉。Sohn 等[8]报道在血管造影时,动脉期后期至静脉期的血管染色影是常见的表现。

(六)鉴别诊断

CSH 主要需与发生于鞍旁的其他病变进行鉴别:①鞍旁神经鞘瘤:多为三叉神经瘤,呈跨颅窝生长并且易坏死囊变,T_1WI 为略低信号,T_2WI 呈稍高信号,增强后呈明显不均匀强化,程度低于 CSH。②鞍旁脑膜瘤:T_1WI 呈等或低信号,T_2WI 呈等或稍高信号,但明显低于 CSH,DWI 呈稍高信号,CT 及 MR 增强明显强化,但强化程度低于 CSH,病灶邻近脑膜呈脑膜尾征,CT 检查可见病灶邻近的颅骨常有骨质增生、硬化,而 CSH 邻近的颅骨往往有不同程度的骨质吸收或破坏,但无骨质增生。③侵袭性垂体瘤:该肿瘤从蝶鞍内向

两侧海绵窦及鞍上生长,呈雪人征,易囊变、坏死或出血。此外,MRS 上脑膜瘤及垂体瘤均表现为 Cho 峰升高并出现丙氨酸峰,该特点可资鉴别。④鞍旁软骨瘤:局限性边缘不规则软组织肿块,呈混杂信号,增强后除钙化灶不强化外,其余明显强化。⑤鞍旁软骨肉瘤:病灶较软骨瘤更大,侵犯范围广,肿瘤血供丰富,可见斑点状钙化或骨化,增强后呈明显不均匀强化。

而 CSH 具有以下显著特点:①病灶呈横向哑铃形或球形为多见,且后者也多伸入鞍内;②T_2WI 显著高信号,与 CSH 相比,脑膜瘤 T_2WI 上显示较低的信号强度,而海绵窦海绵状血管瘤很少观察到脑膜瘤"脑膜尾征"的典型成像;③表现为即刻均匀强化或显著不均匀进行性强化。也有学者认为对 CSH 的术前诊断,FLAIR 序列可能是一个有用的工具。FLAIR 序列是一个翻转恢复序列,可以抵消掉图像上的液体,故能更清楚地看到病变区域相邻的脑脊液信号。随着海绵窦海绵状血管瘤的生长,颈内动脉常被包裹,但没有变窄。与此相反,脑膜瘤生长时,它通常压迫和缩小颈内动脉,可据此区分一部分肿物。

二、治疗策略及其预后

(一)立体定向放射外科治疗

立体定向放射外科在有条件的单位可作为治疗中、小型(>3cm)CSH 的首选方案,或手术后的辅助治疗手段,其并发症少、血管瘤抑制率高。Yamamoto 等[9]总结了 30 例 CSH 采用伽玛刀治疗的结果,肿瘤平均体积 11.5cm³(范围 1.5~51.4cm³),肿瘤周边剂量 13.8Gy(范围 10.0~17.0Gy),随访时间平均 53 个月(范围 12~138 个月),22 例治疗前有症状的患者随访期间完全缓解 2 例、改善 13 例、无变化 7 例,MRI 随访肿瘤显著缩小 18 例、缩小 11 例、无变化 1 例,仅 1 例治疗后出现面部感觉障碍。Lee 等[10]报道的伽玛刀治疗 CSH 疗效的多中心研究结果表明,31 例患者中 11 例伽玛刀治疗前曾行手术治疗,20 例伽玛刀为首选治疗,肿瘤周边剂量 12.6Gy(范围 12~19Gy),中位随访时间 40 个月(6~199 个月),所有患者的影像学随访均显示肿瘤缩小,并在治疗后 6 个月时缩小均超过 50%,随访中均无肿瘤生长、新增脑神经功能障碍、视力功能恶化、垂体功能低下或放疗并发症,术前存在的脑神经功能障碍 25% 改善。

由于 CSH 对放疗敏感,一些单位已开始尝试

在大型（>3cm）和巨大型（>4cm)CSH 利用立体定向放射外科作为首选治疗的可行性研究。Wang 等[11]采用赛博刀通过大分割立体定向放射外科的方法治疗 31 例巨大型 CSH（肿瘤体积 >40cm³，最大径 >4cm，肿瘤平均体积 64.4cm³），在 11 例患者肿瘤周边剂量 21Gy（范围 19.5~21.0Gy），分 3 次照射，在 20 例患者肿瘤周边剂量 22Gy（范围 18~22Gy），分 4 次照射，随访时间 30 个月（范围 6~78 个月）。随访的 MRI 显示，肿瘤体积平均缩小 88.1%（62.3%~99.4%），头痛和呕吐反应轻而短暂。30 例术前有症状的患者中，19 例症状完全缓解，11 例部分缓解。除 1 例患者出现癫痫外，随访期内未发现放射相关的神经功能障碍或并发症。这一研究尽管平均随访期仍偏短，但已显示了立体定向放射外科治疗对巨大型 CSH 良好的疗效，更长随访时间的病例总结值得期待。

（二）开颅手术

目前，开颅手术切除肿瘤仍是大型和巨大型 CSH，以及术前影像学表现不典型的 CSH 首选的治疗方式，在多数肿瘤（60%~92%）可达到全切除并获得根治。但 CSH 切除的并发症一直居高不下。这主要是由于 CSH 术中容易出现的大量出血，以及由于出血导致术野不清晰，从而导致术中辨认和保护脑神经的困难。切除程度受多种因素制约，例如肿瘤大小、生长方式、手术入路的选择以及术者经验等。Goel 等[12]指出，利用吸引器快速瘤内吸除肿瘤减压和尽快切断来自颈内动脉的供血动脉，是对巨大 CSH 手术成功的关键。

开颅手术采用的手术入路非常重要，充分暴露肿瘤是手术成功的重要环节。笔者单位通常采用额颞颧弓颞前入路，充分暴露中颅窝，开放侧裂充分释放脑脊液并解剖动眼神经周围蛛网膜后，将颞叶向后上牵开，充分暴露海绵窦外侧壁。当肿瘤较大并嵌入颞叶时，也可采主动切除颞叶前下部小部分，以避免颞叶的过度牵拉损伤。

海绵窦海绵状血管瘤术中出血是手术最主要的困难，出血的来源主要为两类：静脉性出血及动脉性出血。静脉性出血来源于肿瘤周边海绵窦内的静脉丛；动脉性出血主要来源于肿瘤内部、假包膜与硬膜之间细小的血管。一般认为 CSH 由颈外动脉的分支（特别是脑膜中动脉）和 ICA 的海绵窦段（特别是脑膜垂体干）供血。当 CSH 较小、局限于海绵窦内时，由海绵窦段 ICA

分支供血。随着肿瘤累及中颅窝，其也获得了来自脑膜中动脉的血供[13]。对于肿瘤周围海绵窦的静脉性出血，可通过吸收性明胶海绵压迫或流体明胶止血，并辅助适度抬高头部、过度换气等方法降低海绵窦内的静脉压力，可有效制止静脉性出血。

而对于控制动脉性出血，分离肿瘤时坚持完整切除的原则很重要。沿肿瘤假包膜周边分离，保持假包膜的完整，对于肿瘤假包膜与硬膜间的细小动脉出血，可用低功率双极电凝确切止血。电凝离断颈内动脉发出的肿瘤供血动脉后，肿瘤质地将明显变软，瘤内出血及瘤周动脉性出血明显减少，术野清晰，使得肿瘤易于分离、脑神经更易保护。但在部分患者，早期切断肿瘤血供有困难，这样就容易导致肿瘤分离中大量出血。很多学者采用各种方法减少术中出血量，包括术前放疗、术中控制性低血压、瘤内注射硬化剂等，且均证实具有一定的效果。例如，伽马刀能够闭塞 CSH 内的薄壁血管和血窦并且能使血管周围大量胶原增生，故针对体积较大的病灶，在手术前先采用伽马刀治疗或放疗可达到缩小肿块及减少术中出血的作用。笔者单位采用的是瘤内注射纤维蛋白胶的方法[14]。方法是在切开海绵窦外侧壁硬膜暴露肿瘤后，以纤维蛋白胶注射器针头穿刺肿瘤，并向瘤内注射纤维蛋白胶，注射时并不需要很大的压力，即可使纤维蛋白胶在瘤内血管网中很好地弥散并形成血栓，当感觉阻力增大后，可更换部位再注射。注射满意后，瘤体会略变硬韧，此时即使直接锐性剪切，瘤体也很少出血，便于瘤内减压。在肿瘤切除的过程中，如发现仍有出血的部分，可重复注射，此时可以看到纤维蛋白胶可从距离穿刺点较远的肿瘤创面溢出，止血效果非常好，且在采用这种方法时，可以分块切除而出血少。

（三）膜性解剖结构在 CSH 手术中的应用

CSH 是真性海绵窦内起源的肿瘤，具有假包膜，与周围的脑神经和颈内动脉之间存在潜在间隙，动眼神经、滑车神经、三叉神经通常走行在肿瘤外表面的海绵窦外侧壁硬膜内，展神经通常走行在 CSH 的内下方。肿瘤和脑神经之间的潜在界面使得在技术上可以保护脑神经。CSH 和海绵窦壁内脑神经之间分离时，需注意贴肿瘤表面进行，而不是贴硬膜进行，采用后者可能将脑神经分离至肿瘤而损伤。

【病例1】

患者中年女性,因左侧面部麻木1个月入院,查体无阳性体征。影像学检查显示左侧海绵窦占位病变(图3-3-1)。

患者主要表现为三叉神经功能障碍,术前影像学考虑海绵窦海绵状血管瘤,采用手术治疗,入路采用左侧额颞入路。显微手术过程见图3-3-2~图3-3-11。

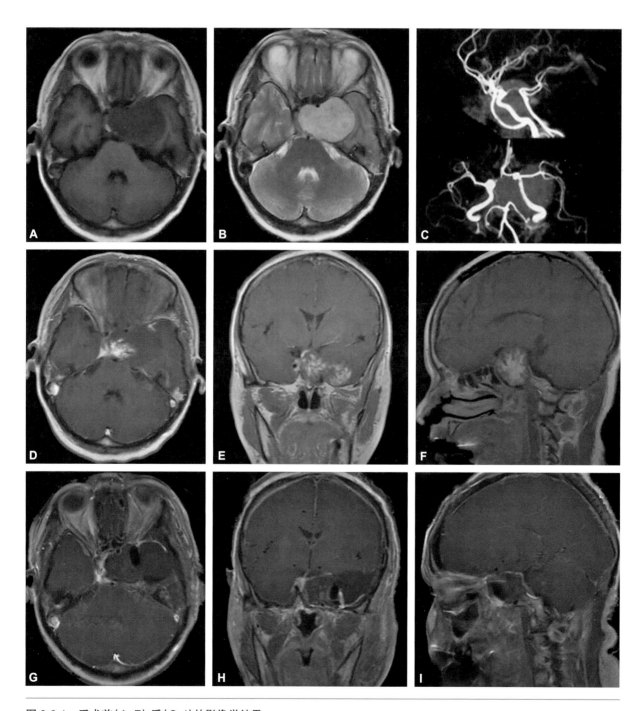

图3-3-1　手术前(A~F)、后(G~I)的影像学结果
A~F. 术前MRI提示右侧海绵窦内占位,并向鞍内突出,海绵窦段颈内动脉被压向下方,MRA显示肿瘤染色,影像学符合典型海绵状血管瘤表现;G~I. 术后MRI显示肿瘤全切除

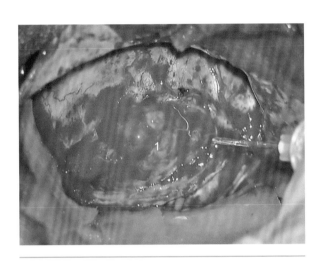

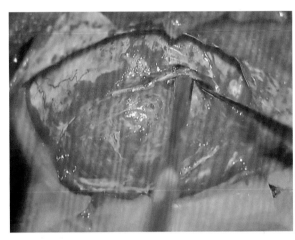

图 3-3-2　暴露海绵窦外侧壁后切开海绵窦外侧壁硬膜，以纤维蛋白胶瘤内注射

1.肿瘤

图 3-3-3　沿着肿瘤表面分离海绵窦外侧壁硬膜

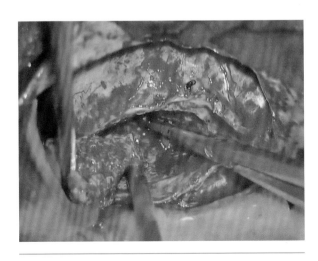

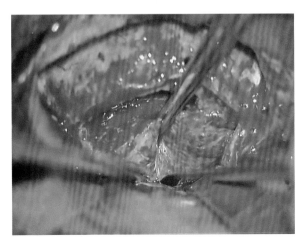

图 3-3-4　瘤内切瘤减压,可见经过注射纤维蛋白胶,切除肿瘤时出血很少

图 3-3-5　瘤内减压后沿着肿瘤假包膜表面继续分离

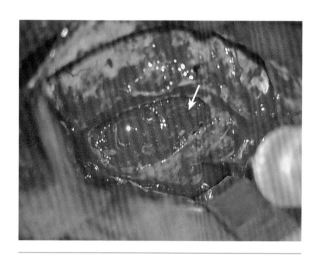

图 3-3-6　继续向瘤内注射纤维蛋白胶，可见胶自肿瘤切除的创面渗出（箭头所示）

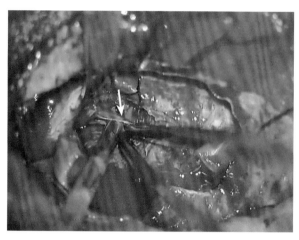

图 3-3-7　分离肿瘤表面的三叉神经（箭头所示）

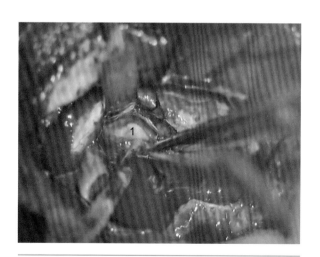

图 3-3-8　分离肿瘤与颈内动脉
1. 颈内动脉

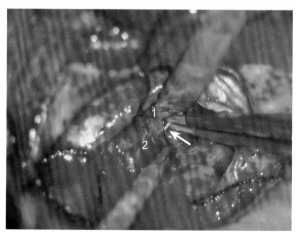

图 3-3-9　切断来自颈内动脉的供血动脉（箭头所示）
1. 颈内动脉；2. 肿瘤

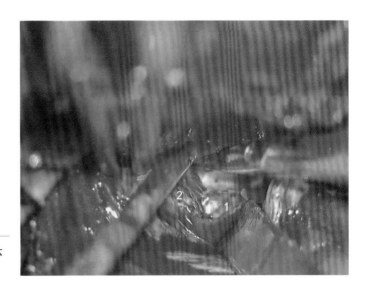

图 3-3-10　分离肿瘤与垂体
1. 垂体；2. 肿瘤

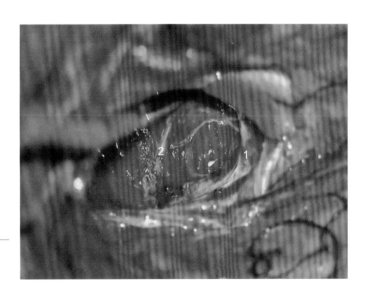

图 3-3-11　肿瘤全切后
1. 三叉神经分支；2. 展神经

【病例 2】

　　患者中老年男性,因右眼视物重影 40 余天入院。眼科检查提示右眼视力 0.8,左眼视力 0.6,右眼展神经麻痹。影像学显示右侧海绵窦区占位病变(图 3-3-12)。

　　患者主要表现为展神经功能障碍,术前影像学考虑海绵窦海绵状血管瘤,采用手术治疗,入路采用右侧额颞开颅颞前入路。显微手术过程见图 3-3-13~ 图 3-3-20。

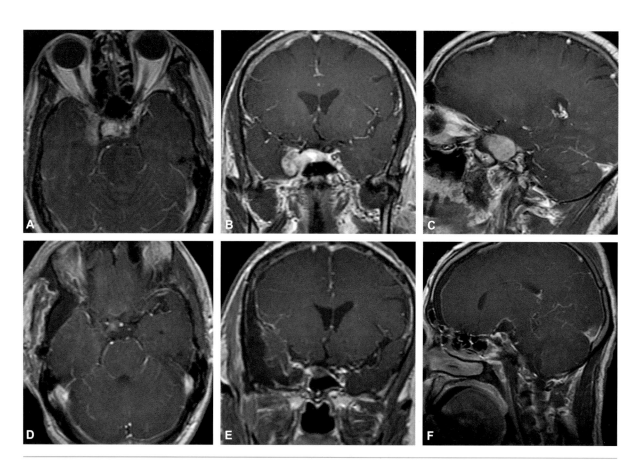

图 3-3-12　手术前(A~C)、后(D~F)的影像学结果

A~C. 术前 MRI 提示右侧海绵窦内占位,增强片呈均匀明显强化,肿瘤自海绵窦段颈内动脉上方伸向垂体窝;D~F. 术后 MRI 显示肿瘤全切除

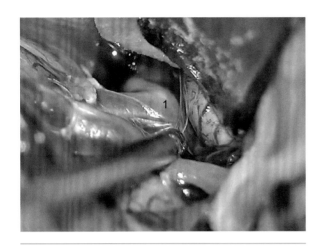

图 3-3-13 分离侧裂
1. 大脑中动脉

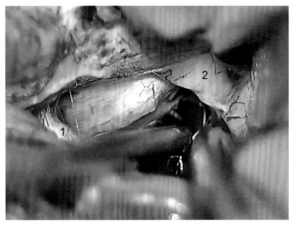

图 3-3-14 解剖动眼神经周围膜性结构,避免颞叶向后牵拉过程中对神经造成骚扰
1. 颈内动脉;2. 动眼神经

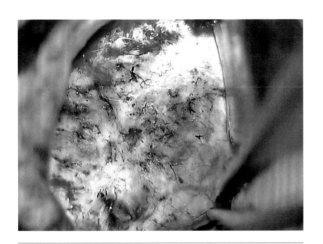

图 3-3-15 颞极向后牵开后暴露海绵窦外侧壁,见其膨隆明显

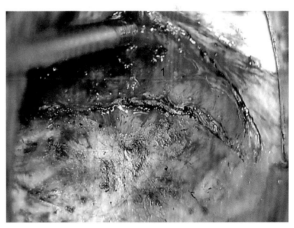

图 3-3-16 使用激光刀切开海绵窦外层硬膜
1. 肿瘤

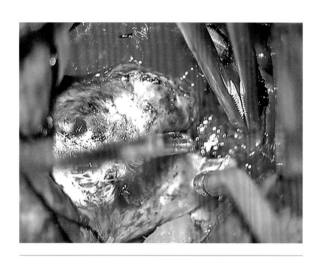

图 3-3-17 进一步切开海绵窦外侧壁硬膜,充分暴露肿瘤

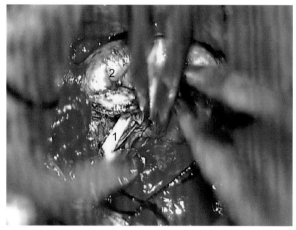

图 3-3-18 进一步分离肿瘤和展神经,可见两者之间仍然有分离界面
1. 展神经;2. 肿瘤

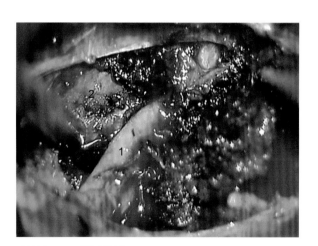

图 3-3-19 肿瘤全切后被压向下的海绵窦内颈内动脉
1. 展神经;2. 颈内动脉

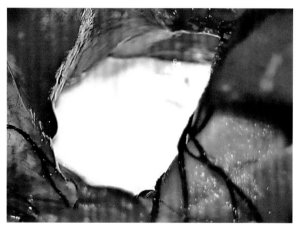

图 3-3-20 最后使用人工硬膜贴敷在硬膜缺损处,保护海绵窦外侧壁内脑神经

参 考 文 献

1. El-Kalliny M, van Loveren H, Keller JT, et al. Tumors of the lateral wall of the cavernous sinus. J Neurosurg, 1992, 77(4):508-514.

2. 史继新,王汉东,杭春华,等. 颅内海绵状血管瘤. 中华神经外科杂志,2000,16(5):298-300.

3. 于兰冰,赵继宗,贾文清. 海绵窦海绵状血管瘤的诊断及治疗. 中华医学杂志,2004,84(24):2086-2088.

4. 孙君昭,张剑宁,于新,等. 海绵窦海绵状血管瘤的临床特点及伽玛刀治疗效果. 中华神经医学杂志,2013,12(9):905-908.

5. Meyer F, Lombardi D, Seheithauer B, et al.. Extra-axial Cavernous hemangiomas involving the dural sinus. J Neurosurg, 1990, 73(2):187-192.

6. Zhou LF, Mao Y, Chen L. Diagnosis and surgical treatment of cavernous sinus hemangiomas: an experience of 20 cases. Surg Neurol, 2003, 60(1):31-37.

7. Yao Z, Feng X, Chen X, et al. Magnetic resonance imaging characteristics with pathological correlation of cavernous malformation in cavernous sinus. J Comput Assist Tomogr, 2006, 30(6):975-979.

8. Sohn CH, Kim SP, Kim IM, et al. Characteristic MR imaging findings of cavernous hemangiomas in the cavernous sinus. Am J Neuroradiol, 2003, 24(6):1148-1151.

9. Yamamoto M1, Kida Y, Fukuoka S, et al. Gamma Knife radiosurgery for hemangiomas of the cavernous sinus: a seven-institute study in Japan. J Neurosurg, 2010, 112(4):772-779.

10. Lee CC, Sheehan JP, Kano H, et al. Gamma Knife radiosurgery for hemangioma of the cavernous sinus. J Neurosurg, 2017, 126(5):1498-1505.

11. Wang X, Zhu H, Knisely J, et al. Hypofractionated stereotactic radiosurgery: a new treatment strategy for giant cavernous sinus hemangiomas. J Neurosurg, 2018, 128(1):60-67.

12. Goel A, Muzumdar D, Sharma P. Extradural approach for cavernous hemangioma of the cavernous sinus: experience with 13 cases. Neurol Med Chir (Tokyo), 2003, 43(3):112-119.

13. Linskey ME, Sekhar LN. Cavernous sinus hemangiomas: a series, a review, and an hypothesis. Neurosurgery, 1992, 30(1):101-108

14. Kim IM, Yim MB, Lee CY, et al. Merits of intralesional fibrin glue injection in surgery for cavernous sinus cavernous hemangiomas. Technical note. J Neurosurg, 2002, 97(3):718-721.

第四节 三叉神经鞘瘤

一、简介

三叉神经鞘瘤是起源于三叉神经周围髓鞘的良性肿瘤,几乎总是起源于三叉神经感觉纤维。尽管三叉神经鞘瘤是颅内第二常见的施万细胞瘤,但其发生率远低于听神经瘤,仅占颅内施万细胞瘤的 0.8%~8.0%,约占颅脑肿瘤的 0.07%~0.36%。McCormick 等[1]总结文献报道中 120 例三叉神经鞘瘤患者的资料指出,三叉神经鞘瘤的发病年龄高峰在 30~40 岁。确诊时年龄平均为 37 岁,症状出现至确诊的时间从 6 天至 16 年,平均为 39 个月。

三叉神经鞘瘤临床表现最常见的是三叉神经相关症状(90%~100%),其中面部麻木最为常见(70%)。面部疼痛或三叉神经运动功能障碍(咬合无力)较为少见。面部疼痛的发作性和刺痛性与三叉神经痛相似,但多数情况下是缺乏触发诱因、持续时间长和对药物不敏感有别于三叉神经痛。约 1/4 的患者可出现眼外肌运动障碍。其他症状体征包括头痛、面肌痉挛、癫痫、听力障碍、耳鸣、步态不稳、长束体征。

三叉神经鞘瘤最早由 Krayenbuhl(1936)分为半月节型和三叉神经根型。1953 年,Jefferson[2]将三叉神经鞘瘤分为中颅窝型(A 型)、后颅窝型(B 型)、哑铃型(C 型)。需要注意的是,A 型和 B 型均强调以中颅窝或后颅窝为主,小部分肿瘤可以通过麦氏囊开口累及后颅窝(A 型)或麦氏囊(B 型)。尽管之后陆续出现了很多分型方式,但几乎无例外的是在 Jefferson 分型的基础上进行[3-9]。例如 Samii 等[4]增加了 D 型肿瘤,定义为通过神经孔同时累及颅内、外,而 Day 和 Day[5]对此分型进行的修改是增加了起源于三叉神经颅外段的 D 型。Pamir 等[10]总结文献中 371 例三叉神经鞘瘤的资料,其中 A 型占 38.7%,B 型占 17.8%,C 型占 33.1%,D 型占 10.5%。

在 CT 上,多数肿瘤与脑实质等或低密度,出现钙化或出血比较罕见,病变强化通常均匀。骨窗像可以看到骨质岩尖部骨质破坏和颅底神经孔的扩大。在 MRI 上,三叉神经鞘瘤常表现为均质性的占位病变,典型的肿瘤在 T_1 加权像上呈等或略低信号(与脑灰质相比),在 T_2 加权像上呈略低信号,强化形式通常为均匀增强,但体积大的肿瘤可出现囊性变和病变内信号不均匀性,这种表现是此区域呈 Antoni B 型组织学特点的反映。三叉神经鞘瘤与其他脑神经的神经鞘瘤相比,出现囊性变和呈不均匀信号的发生率明显要高。

对于偶然发现的小肿瘤的患者可以考虑动态观察,但肿瘤较大、动态观察期间肿瘤体积增大,或出现症状体征的患者应手术治疗,在经验丰富的专家,手术全切率可达到 70%~100%[4,5,8,11]。立体定向放射外科治疗如伽玛刀,对于 2.5cm 以下的实性中小型肿瘤效果也很好,特别是对年龄较大、合并其他疾病、手术耐受性差、拒绝手术、复发性肿瘤的患者均应考虑。

三叉神经鞘瘤在多数近二十年来的报道中,手术后早期的与肿瘤和手术相关的死亡率接近 0。尽管术后三叉神经功能障碍仍是最常见的并发症,但三叉神经功能障碍的恶化或功能障碍无改善的情况在不少近年的报道中,已可达到相当可观的改善率。例如 Al-Mefty 等[7]报道,面部麻木、面部疼痛、三叉神经运动功能的改善率分别为 38%、73%、80%。约 10%~20% 的患者可在术后 1 年至数年内复发。

二、三叉神经相关膜性结构特点

(一)海绵窦的硬膜结构

海绵窦是位于蝶鞍两侧,介于附着在蝶骨体和前、后床突的两层硬膜之间的静脉间隙。海绵窦窦腔内的内容物包括颈内动脉海绵窦段、围绕颈内动脉走行的交感神经纤维以及展神经。动眼神经、滑车神经、三叉神经则是贴海绵窦壁走行。

在脑神经进入海绵窦时,硬膜的脑膜层向海绵窦腔、进一步向颅外方向返折,包裹脑神经形成硬膜鞘。该硬膜鞘在脑神经向颅外方向走行过程中逐渐变薄,并延续为神经外膜和神经束膜。

(二)三叉神经硬膜鞘的解剖特点

三叉神经的硬膜鞘外观类似三个手指的手套,并分为两个部分:麦氏囊部(手掌部),其内是三叉神经根和半月节;外周部(手指部)包裹三叉神经的三个分支(图 3-4-1)。麦氏囊部由岩尖部后颅窝硬膜脑膜层向中颅窝返折形成,位于覆盖中颅窝底的硬膜骨膜层和面对颞叶底面的硬膜脑膜层之间(图 3-4-2A、B)。麦氏囊部内壁光滑,没有分隔。麦氏囊部开口处形成的硬膜环的大小存在个体差异,在此处,三叉神经根与硬膜环之间从没有间隙到存在明显的间隙,差异显著。

在麦氏囊部的前、下缘,三个外周硬膜鞘并不是通过单个的开口与麦氏囊部相通。在每一个外周硬膜鞘和麦氏囊部的交界处,均有多个小开口连通两者,笔者将其命名为"筛状区"(图 3-4-1),所有的三叉神经节前感觉纤维均由筛状区通过(图 3-4-2C)[12]。例外的是三叉神经运动支,其

在麦氏囊部的中下部、半月节近端,通过一个单独的单孔硬膜鞘、向下外侧贴麦氏囊和下颌神经硬膜鞘走行,在卵圆孔水平与下颌神经硬膜鞘融合(图 3-4-1、图 3-4-2D)。

与麦氏囊部相比,外周部最显著的特点是硬膜鞘内丰富的分隔(图 3-4-1,图 3-4-2E、F)。但是这些分隔形成的神经纤维管道并不是彼此独立的,而是互相交通,不同的神经纤维束之间通过这些交通交换神经纤维形成丛状结构(图 3-4-2E)。尽管存在结构的差异,外周部是麦氏囊部的直接延续,也就是由硬膜的脑膜层构成。

(三)三叉神经相关蛛网膜的解剖特点

桥小脑角池蛛网膜在三叉神经压迹处,跟硬膜脑膜层一起向中颅窝底方向返折,包裹三叉神经形成与桥小脑角池直接交通的三叉神经池(麦氏囊)。三叉神经池至于半月节,在此处,蛛网膜与三叉神经紧密连接,蛛网膜下腔终止,而蛛网膜并未在此完全闭合,而是继续伴随三叉神经的三个分支进入外周部的硬膜鞘。

三、膜性结构对三叉神经鞘瘤生长方式的影响

三叉神经的中枢 — 外周髓鞘移行区(obersteiner-redilich zone)在神经根进入脑干点的外侧约 1.1~2.5mm 处。因此三叉神经鞘瘤可以起

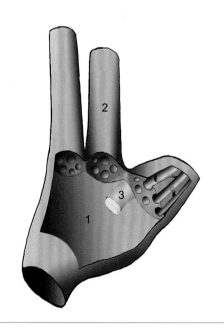

图 3-4-1 三叉神经硬膜鞘的结构示意图
1. 硬膜鞘麦氏囊部;2. 硬膜鞘外周部;3. 三叉神经运动支硬膜鞘

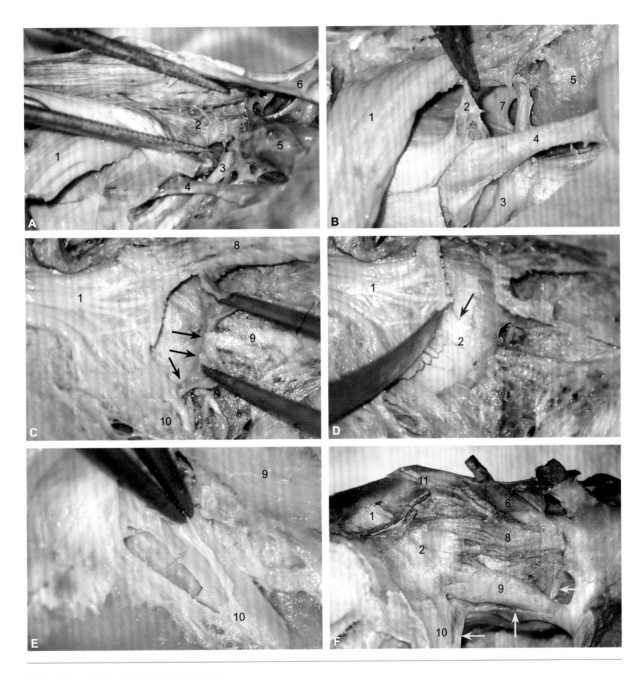

图 3-4-2　三叉神经硬膜鞘的解剖特点

A. 三叉神经硬膜鞘的形成及与海绵窦外侧壁浅层的关系；B. 三叉神经硬膜鞘与中颅底硬膜骨膜层的关系；C. 三叉神经硬膜鞘麦氏囊部和外周部之间的筛样区（黑色箭头）；D. 三叉神经运动支单独的硬膜鞘（蓝色箭头）；E. 三叉神经硬膜鞘外周部神经束见硬膜分隔和交通的特点（绿色箭头）；F. 三叉神经硬膜鞘由脑膜层向颅外返折形成，而骨膜层（黄色箭头）仅形成海绵窦底壁，并通过颅底骨孔、裂与颅骨外侧骨膜相延续

1. 三叉神经；2. 三叉神经硬膜鞘麦氏囊部；3. 展神经；4. 蝶岩韧带；5. 颈内动脉；6. 动眼神经；7. 破裂孔镰状韧带；8. 眼神经；9. 上颌神经；10. 下颌神经

源于脑池段的三叉神经根、三叉神经半月节或节后分支。肿瘤起源点相对于三叉神经池终止点的位置决定了肿瘤主体是位于脑池内还是脑池外。而硬膜的两个结构决定了肿瘤的进一步扩展,一个是麦氏囊开口处的硬膜环,一个是筛状区。

麦氏囊开口处的硬膜环大小个体差异较大。早在显微外科时代之前,就有不少学者认为,当此硬膜环较小时,其对三叉神经的压迫是三叉神经痛的病因。当此硬膜环较大时,如果三叉神经鞘瘤起源于桥小脑角池内,肿瘤可局限于后颅窝(B型),但也可以由于三叉神经的引导作用进入麦氏囊内,形成以后颅窝为主、累及麦氏囊的肿瘤(B型),甚至形成中、后颅窝哑铃型肿瘤(C型);同理,当肿瘤起源于麦氏囊时,早期可局限于中颅窝(A型),但当肿瘤达到一定大小时几乎必然会进入桥小脑角池,形成哑铃型肿瘤(C型)。而当此硬膜环很小几乎卡住三叉神经时,起源于桥小脑角池或麦氏囊的肿瘤,就容易分别形成局限于相应脑池的后颅窝型(B型)和中颅窝型(A型)肿瘤(图3-4-3)。

该硬膜环除了自身大小可影响肿瘤生长方式外,硬膜环处受压的三叉神经纤维束也对限制肿瘤进出此硬膜环产生协同作用,这一现象在麦氏囊内起源的肿瘤尤其明显。被肿瘤顶向后内侧的神经可呈片状(图3-4-4A、B)或网兜样(图3-4-4C、D)堵在麦氏囊开口硬膜环处,阻挡肿瘤向后颅窝扩展。有时还可看到肿瘤进一步顶开这些神经束阻挡突入后颅窝,而此部分肿瘤比麦氏囊开口要小的多(图3-4-5)。

与麦氏囊开口处的硬膜环相比,由于筛状区均为小硬膜口,且被神经纤维填充得更紧密,因此反倒不容易被起源于麦氏囊的肿瘤突破。因此,在A型肿瘤,筛样区常由正常的冠状位被推挤向前并变为矢状位。个别情况下,肿瘤可顺着神经纤维撑开筛样区的小硬膜口进入硬膜鞘的外周部(见本节病例2)。当肿瘤起源于三叉神经硬膜鞘的外周部内时,如果未能突破筛状区进入麦氏囊,则容易扩张开骨孔(裂)向颅外发展形成D型肿瘤(见本节病例3),或将麦氏囊向后压迫并局限于中颅窝形成A型肿瘤。如果将筛样区的小硬膜口扩张开、突破筛样区进入麦氏囊,则可以形成除B型以外的各种类型肿瘤(图3-4-6)。

如上所述,影响三叉神经鞘瘤生长方式的因素较多,按部位分型的四分型法并不能说明肿瘤

相对于蛛网膜、硬膜的关系。例如,Pellet等(1990)认为C型肿瘤起源于蛛网膜外,因三叉神经池是桥小脑角池的延续,故将蛛网膜顶入桥小脑角池,肿瘤与池内容物之间有蛛网膜间隔。而实际上,根据我们的观察,绝大多数C型肿瘤后颅窝部分为蛛网膜下腔肿瘤,与脑干小脑之间没有蛛网膜分隔。理论上,只有肿瘤起源于麦氏囊蛛网膜与半月神经节紧密连接点和硬膜鞘筛状区之间这一狭小区间的肿瘤,才可能将麦氏囊蛛网膜向后推挤进入桥小脑角池,形成与脑干小脑间的蛛网膜分隔,而这种情况罕见。因此,要更好地在术中保护神经血管结构,必须在术中结合术前影像学观察肿瘤周围膜性结构的性质和位置,才能更好地理解肿瘤的生长方式和利用膜性结构来保护周围的重要结构。

四、手术要点

尽管按部位分型不能很好地说明肿瘤与膜性结构及周围神经血管之间的关系,但从选择手术入路来说,按部位的四分型法仍是指导入路选择的理想分型方法。A型肿瘤可采用颞下入路;B型肿瘤可根据具体情况选用乙状窦后入路、颞下经小脑幕入路或颞下经岩尖切除入路;C型肿瘤骑跨于中、后颅窝,可根据情况选择颞下经小脑幕入路或颞下经岩尖切除入路;D型肿瘤主体位于颅外并伴有三叉神经分支出颅骨孔的扩大,可采用颞下窝入路、颅眶颧入路、扩大经蝶入路等。术中很好地判断肿瘤的确切起源,尽早地明了各种膜性结构在肿瘤生长时推挤的方向是对周边结构保护和手术高效的保证。

三叉神经鞘瘤通常界限清楚,有良好的分离层面,对邻近组织呈压迫推挤而非侵袭。对于中颅窝肿瘤部分,瘤体较小时可以先分离肿瘤再切除,瘤体较大时切除肿瘤应采用瘤内减压和瘤周分离交替进行,瘤体的缩小不仅有助于肿瘤的进一步分离,也有利于辨认残存正常的三叉神经的纤维束。尽管麦氏囊小,但由于三叉神经鞘瘤生长缓慢,麦氏囊可以被肿瘤撑得很大,但其完整性并不被破坏。三叉神经鞘瘤通常也不侵犯海绵窦实质或颈内动脉管壁。在分离此部分肿瘤时的静脉性出血,常常是三叉神经周围与海绵窦及颅外静脉丛交通的静脉丛出血,因此止血并不困难。在后颅窝的肿瘤,由于位于蛛网膜下腔,少数可能与血管和脑干表面粘连,是最容易发生神经血管损伤的部位。

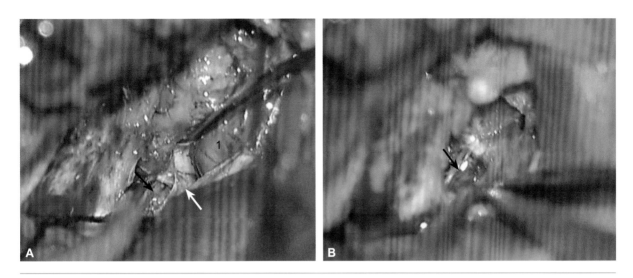

图 3-4-3　麦氏囊开口对肿瘤的阻挡作用实例

A. 分离肿瘤时所见的麦氏囊开口（黑色箭头）及三叉神经（白色箭头）。B. 肿瘤切除后所见的麦氏囊开口

1. 肿瘤

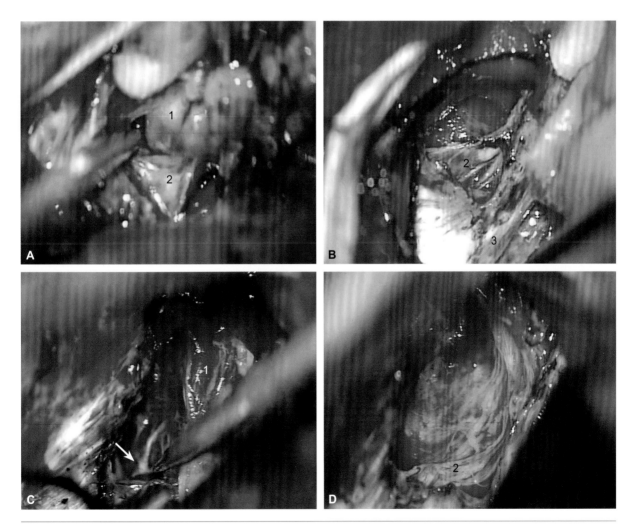

图 3-4-4　麦氏囊开口处受压的三叉神经对肿瘤扩展的协同阻挡作用实例

A、B. 三叉神经在麦氏囊开口呈片样遮挡；C、D. 三叉神经呈网兜样（箭头所示）遮挡

1. 肿瘤；2. 三叉神经；3. 面听神经

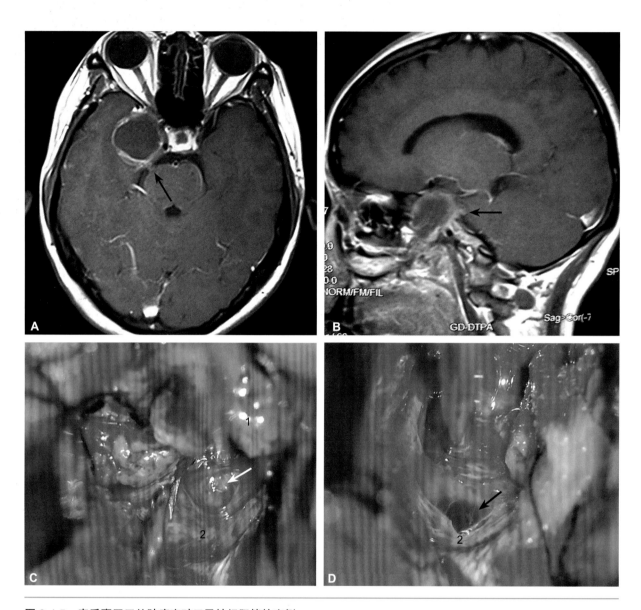

图 3-4-5　麦氏囊开口处肿瘤突破三叉神经阻挡的实例

A、B. 术前 MR 显示肿瘤小结节自麦氏囊开口突入后颅窝(箭头所示);C、D. 术中可见三叉神经在麦氏囊开口部分遮挡,肿瘤自三叉神经之间突入后颅窝(箭头所示)

1. 肿瘤;2. 三叉神经

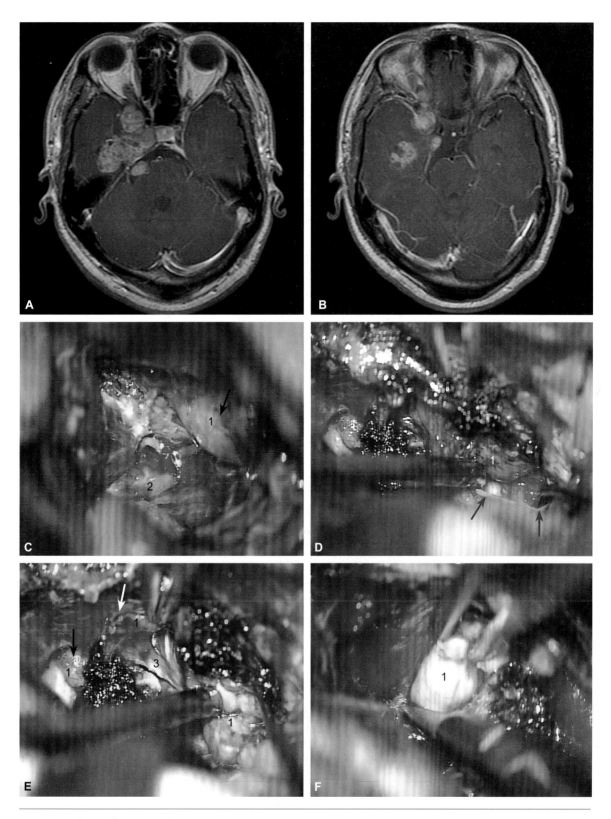

图 3-4-6　肿瘤与膜性结构复杂关系实例

A、B. 术前 MR 显示肿瘤为 D 型,主体位于海绵窦区,通过眶上裂进入眶内,通过麦氏囊开口进入桥小脑角区;C. 海绵窦区肿瘤主体切除后,可见部分肿瘤位于三叉神经硬膜鞘的外周部(黑色箭头),并可透过菲薄的硬膜看到海绵窦内的颈内动脉;D. 在后颅窝,可见麦氏囊开口周围的蛛网膜(蓝色箭头)围绕肿瘤,但后颅窝肿瘤位于蛛网膜下腔,与脑干之间没有蛛网膜;E. 与三叉神经分开的麦氏囊部分肿瘤通过筛样区扩大的硬膜孔(白色箭头)与位于硬膜鞘外周部的肿瘤(黑色箭头)相连;F. 切开硬膜鞘外周部后暴露肿瘤

1. 肿瘤;2. 颈内动脉;3. 三叉神经

【病例1】

患者中年女性,初次就诊病例,临床表现为右侧下颌支支配区麻木感,影像学显示右侧海绵窦区肿瘤,通过麦氏囊开口小部分进入桥小脑角区(图 3-4-7)。

手术入路选择:肿瘤属于 A 型肿瘤,选择了颞下入路。显微手术过程见图 3-4-8~ 图 3-4-15。

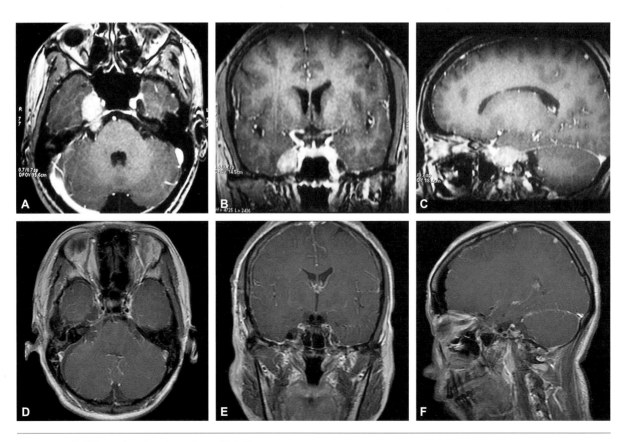

图 3-4-7　术前(A~C)和术后(D~F)MR 检查结果

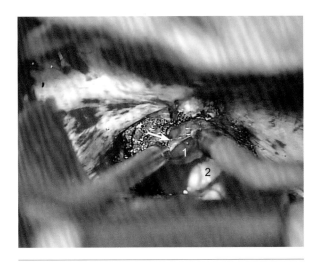

图 3-4-8 切开小脑幕暴露肿瘤
自滑车神经进入幕缘处后方斜向麦氏囊方向切开小脑幕，可见蛛网膜（白色箭头）呈帐篷样覆盖后颅窝肿瘤，肿瘤位于蛛网膜下腔，与脑干之间无蛛网膜分隔
1. 肿瘤；2. 脑干

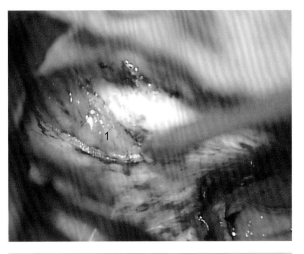

图 3-4-9 切开中颅窝肿瘤表面的硬膜
1. 肿瘤

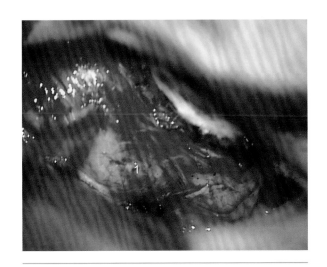

图 3-4-10 肿瘤完全暴露后
1. 肿瘤

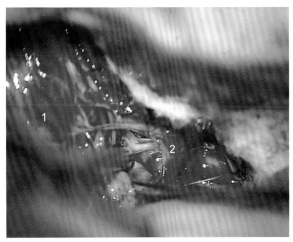

图 3-4-11 首先自麦氏囊开口处分离三叉神经
1. 肿瘤；2. 三叉神经

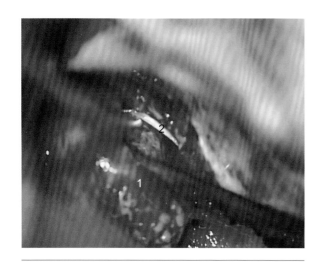

图 3-4-12 在麦氏囊内分离肿瘤
1. 肿瘤;2. 三叉神经

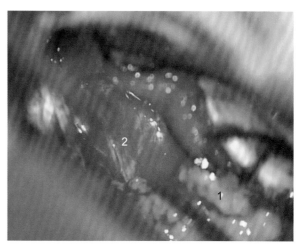

图 3-4-13 将麦氏囊肿瘤与三叉神经分离后摘除肿瘤
1. 肿瘤;2. 三叉神经

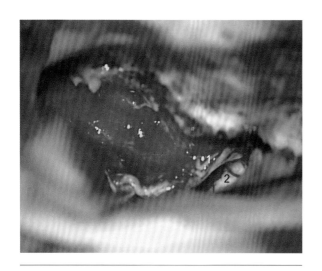

图 3-4-14 肿瘤切除后所见的麦氏囊开口处三叉神经形态
1. 三叉神经;2. 脑干

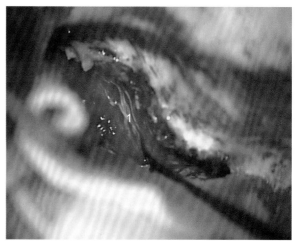

图 3-4-15 肿瘤切除后所见的麦氏囊内的三叉神经
1. 三叉神经

【病例2】

患者年轻女性,初次就诊病例,临床表现为头痛、行走不稳、吞咽困难和饮水呛咳,影像学显示右侧桥小脑角区巨大肿瘤,通过麦氏囊开口小部分进入麦氏囊,伴有脑积水(图3-4-16)。

手术入路选择:肿瘤属于 B 型肿瘤,由于肿瘤下界已达后组脑神经水平,只能考虑乙状窦后入路,为切除进入麦氏囊的部分,在后颅窝肿瘤切除后,磨除麦氏囊后方的岩尖(乙状窦后道上入路)暴露麦氏囊。显微手术过程见图3-4-17~图3-4-28。

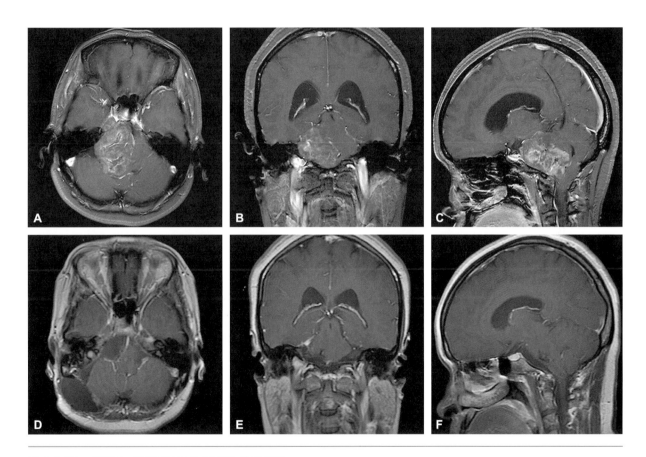

图 3-4-16　术前(A~C)和术后(D~F)MR 检查结果

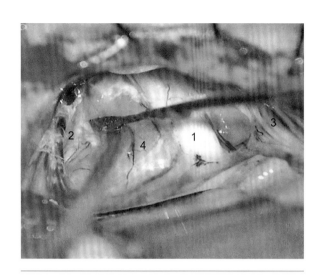

图 3-4-17　释放小脑延髓池脑脊液后暴露肿瘤,在肿瘤上极可见三叉神经纤维
1.面听神经复合体;2.三叉神经;3.后组脑神经;4.肿瘤

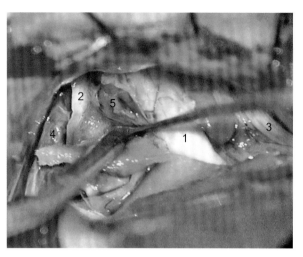

图 3-4-18　肿瘤上部瘤内减压后分离三叉神经
1.面听神经复合体;2.三叉神经;3.后组脑神经;4.岩静脉;5.肿瘤

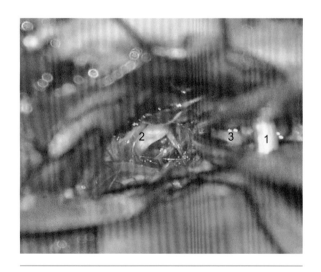

图 3-4-19　脑桥上部及三叉神经脑池段大部分分离后
1.面听神经复合体;2.肿瘤;3.三叉神经

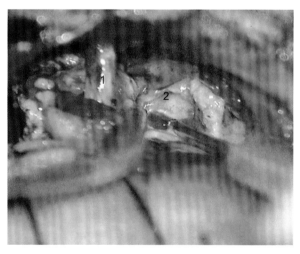

图 3-4-20　在面听神经复合体和后组脑神经之间瘤内减压
1.面听神经复合体;2.肿瘤

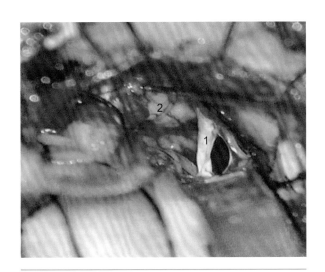

图 3-4-21　瘤内减压充分后分离后组脑神经
1. 后组脑神经；2. 肿瘤

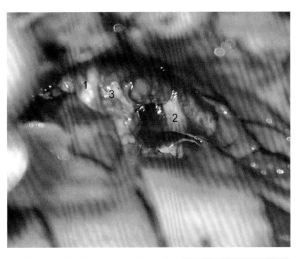

图 3-4-22　分离展神经
1. 面听神经复合体；2. 展神经；3. 肿瘤

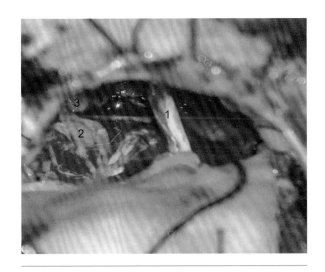

图 3-4-23　后颅窝肿瘤主体切除后
1. 面听神经复合体；2. 三叉神经；3. 肿瘤

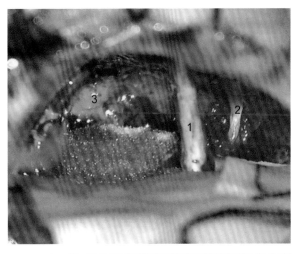

图 3-4-24　暴露位于麦氏囊开口处残留的肿瘤后颅窝部分
1. 面听神经复合体；2. 肿瘤；3. 展神经

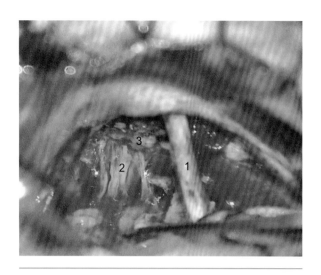

图 3-4-25　将后颅窝残余肿瘤与三叉神经脑池段完全分
离后切除
1. 面听神经复合体；2. 三叉神经；3. 肿瘤

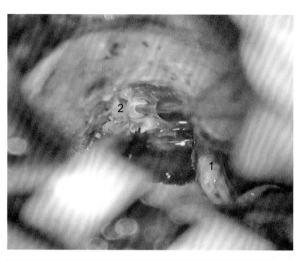

图 3-4-26　在面听神经上方磨除岩尖部暴露麦氏囊
1. 面听神经复合体；2. 岩尖

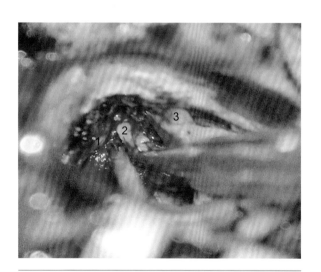

图 3-4-27　将麦氏囊内残余肿瘤逐步牵出
1. 三叉神经；2. 肿瘤；3. 面听神经复合体

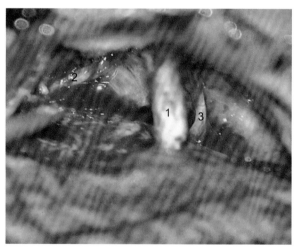

图 3-4-28　肿瘤全切后
1. 面听神经复合体；2. 三叉神经；3. 展神经

【病例3】

患者中轻女性,初次就诊病例,临床表现为右侧颜面部麻木、头晕、右侧耳鸣和听力下降,影像学显示右侧海绵窦区和桥小脑角区哑铃型肿瘤,伴有脑积水(图3-4-29)。

手术入路选择:肿瘤属于C型肿瘤,选择了颞下经小脑幕入路。显微手术过程见图3-4-30~图3-4-43。

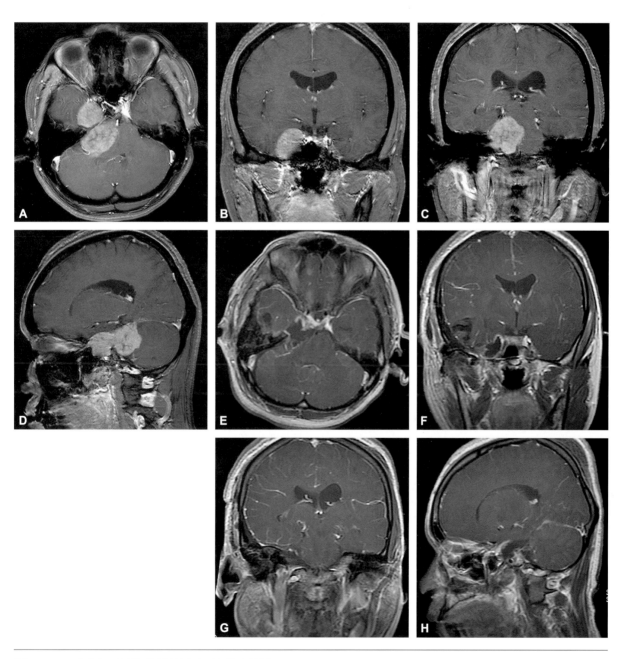

图3-4-29 术前(A~D)和术后(E~H)MR检查结果

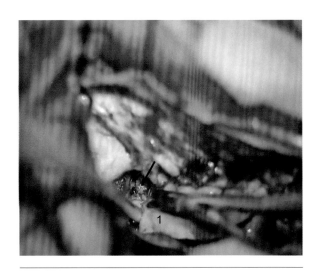

图 3-4-30　肿瘤在麦氏囊开口处与蛛网膜、硬膜粘连(属于常见的情况),电凝后切断
1. 肿瘤

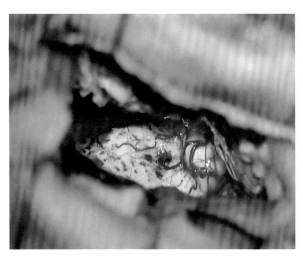

图 3-4-31　肿瘤全切后所见的脑干面

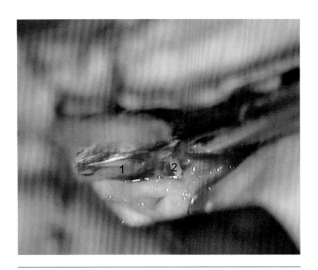

图 3-4-32　牵开颞叶释放环池脑脊液后,分离滑车神经
1. 肿瘤;2. 滑车神经

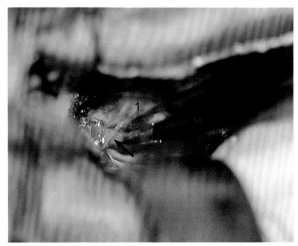

图 3-4-33　小脑幕部分切除后可见后颅窝蛛网膜(箭头所示)帐篷样覆盖肿瘤
1. 肿瘤

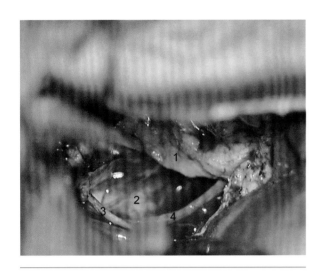

图 3-4-34　后颅窝肿瘤瘤内减压后翻开肿瘤
可见肿瘤位于蛛网膜下腔,与脑干之间无蛛网膜分隔
1. 肿瘤;2. 脑干;3. 滑车神经;4. 小脑上动脉

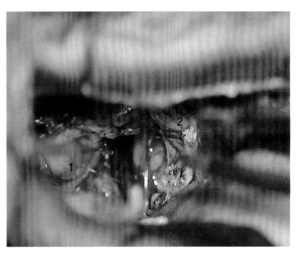

图 3-4-35　向前翻开肿瘤可见肿瘤与小脑之间也没有蛛网膜分隔
1. 肿瘤;2. 小脑

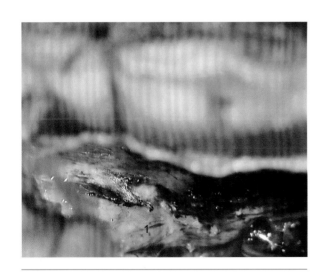

图 3-4-36　切开麦氏囊肿瘤表面硬膜
1. 肿瘤

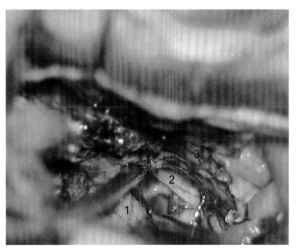

图 3-4-37　将肿瘤下极向上分离,可见三叉神经脑干端
1. 肿瘤;2. 三叉神经;3. 小脑

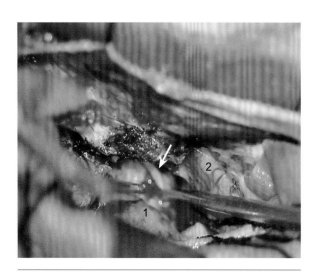

图 3-4-38　沿着肿瘤下极分离被推向下方的三叉神经(箭头所示)
1. 肿瘤；2. 小脑

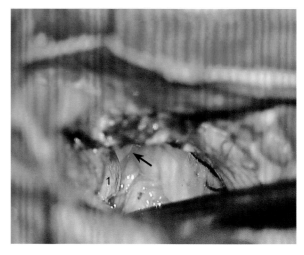

图 3-4-39　后颅窝肿瘤完全与三叉神经(箭头所示)分离后
1. 肿瘤

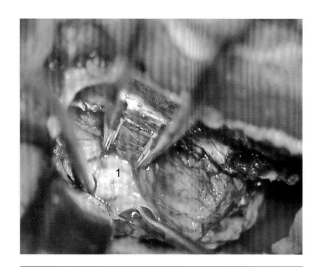

图 3-4-40　分离麦氏囊肿瘤
1. 肿瘤

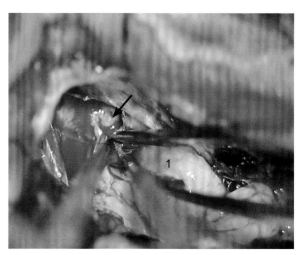

图 3-4-41　显露麦氏囊内肿瘤与三叉神经关系
将麦氏囊肿瘤向后翻开后可见肿瘤小结节通过筛样区扩大的硬膜孔进入三叉神经硬膜鞘外周部(箭头所示)
1. 肿瘤

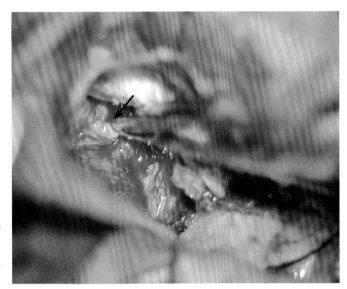

图 3-4-42　切除残余肿瘤
麦氏囊肿瘤完全游离后,处理残留于筛样区扩大的硬膜孔中的肿瘤结节(箭头所示)

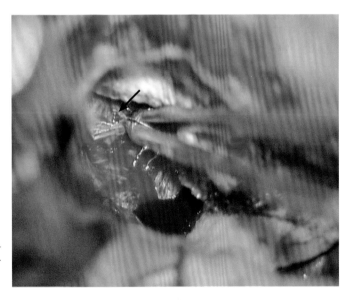

图 3-4-43　将肿瘤小结节摘除后所见的扩大的筛样区硬膜孔(箭头所示)

【病例4】

　　患者中轻女性,初次就诊病例,临床表现为左侧面部下颌支支配区麻木,影像学显示左侧海绵窦区和翼腭窝肿瘤,肿瘤主体位于颅外(图3-4-44)。

　　手术入路选择:肿瘤属于D型肿瘤,该患者蝶窦外侧隐窝气化良好,首先考虑采用扩大经鼻蝶入路,但术前检查发现患者鼻窦炎较严重,鼻腔黏膜充血并息肉样变、鼻道狭窄、上颌窦口有脓性分泌物。因此考虑经颅入路,为充分暴露翼腭窝,采用了直切口、小骨窗的颞下经颧弓入路。显微手术过程见图3-4-45~图3-4-56。

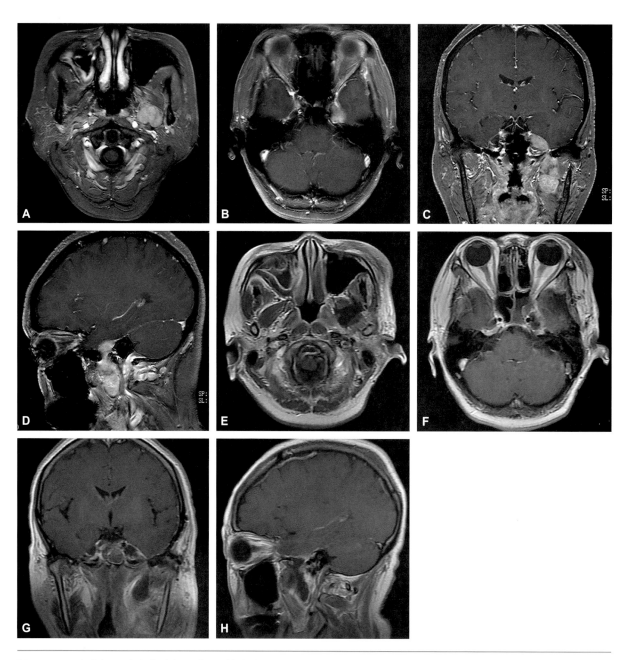

图3-4-44　术前(A~D)和术后(E~H)MR检查结果

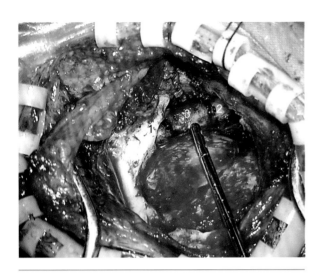

图 3-4-45　颞部骨瓣打开后磨除中颅底至开放扩大的卵圆孔
1. 颧弓根；2. 开放的卵圆孔；3. 卵圆孔内的肿瘤

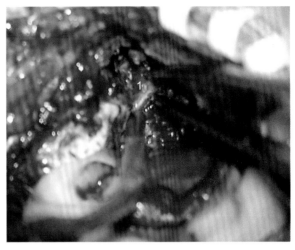

图 3-4-46　电凝切断肿瘤颅外部分表面的翼外肌
1. 翼外肌

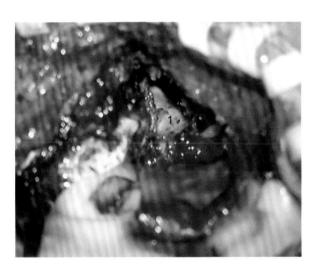

图 3-4-47　翼外肌切开并向前后分开后即暴露颅外肿瘤
1. 肿瘤

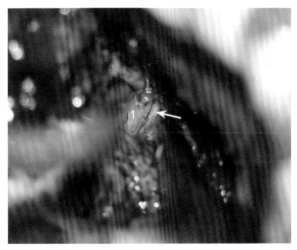

图 3-4-48　沿着肿瘤周围的纤维性包膜（箭头所示）分离肿瘤
1. 肿瘤

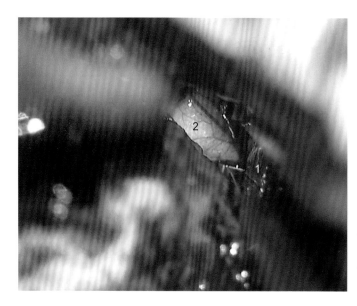

图 3-4-49 将颅外肿瘤沿着包膜一直分到最低点
1. 肿瘤;2. 肿瘤包膜

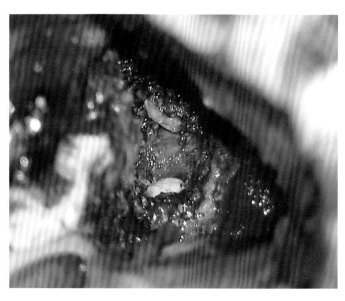

图 3-4-50 颅外肿瘤摘除后
1. 卵圆孔处的肿瘤

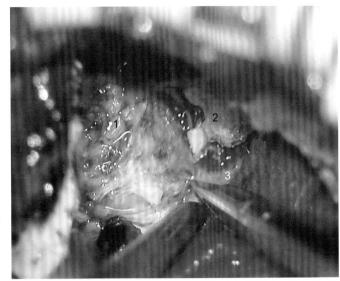

图 3-4-51　平中颅底剪开卵圆孔处的三叉神经下颌支硬膜鞘暴露肿瘤
1. 肿瘤；2. 开放的卵圆孔；3. 颞底硬膜

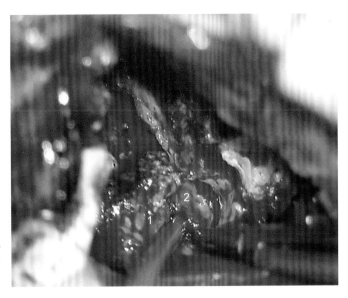

图 3-4-52　分离卵圆孔处的肿瘤
1. 肿瘤；2. 下颌神经

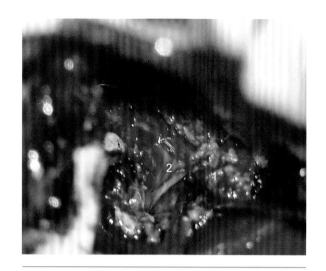

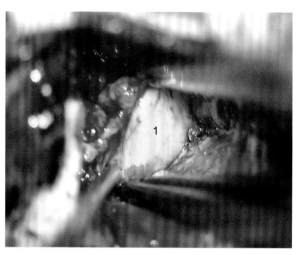

图 3-4-53　卵圆孔处肿瘤分离后切除此部分肿瘤
1. 肿瘤；2. 卵圆孔内侧壁

图 3-4-54　将残余的肿瘤颅内部分向颅外牵开分离
1. 肿瘤

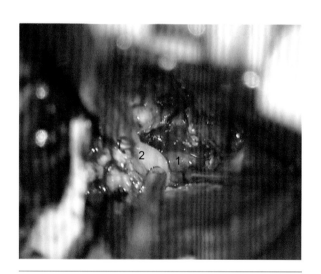

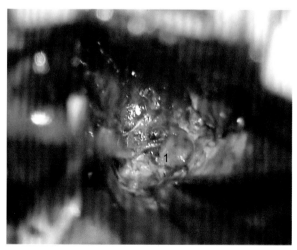

图 3-4-55　肿瘤大部分牵出后暴露麦氏囊蛛网膜，可见肿瘤完全位于蛛网膜以外
1. 麦氏囊蛛网膜；2. 肿瘤

图 3-4-56　肿瘤全切后所见的较为完整的麦氏囊蛛网膜
1. 麦氏囊蛛网膜

参 考 文 献

1. McCormick PC, Bello JA, Post KD. Trigeminal schwannoma. Surgical series of 14 cases with review of the literature. J Neurosurg, 1988, 69 (6): 850-860.

2. Jefferson G. The trigeminal neurinomas with some remarks on malignant invasion of the gasserian ganglion. Clin Neurosurg, 1953, 1: 11-54

3. Dolenc VV. Frontotemporal epidural approach to trigeminal neurinomas. Acta Neurochir, 1994, 130 (1-4): 55-65.

4. Samii M, Migliori MM, Tatagiba M, et al. Surgical treatment of trigeminal schwannomas. J Neurosurg, 1995, 82 (5): 711-718.

5. Day JD, Fukushima T. The surgical management of trigeminal neuromas. Neurosurgery, 1998, 42 (2): 233-240.

6. Yoshida K, Kawase T. Trigeminal neurinomas extending into multiple fossae: surgical methods and review of the literature. J Neurosurg, 1999, 91 (2): 202-211.

7. Al-Mefty O, Ayoubi S, Gaber E. Trigeminal schwannomas: removal of dumbbell-shaped tumors through the expanded Meckel cave and outcomes of cranial nerve function. J Neurosurg, 2002, 96 (3): 453-463.

8. Goel A, Muzumdar D, Raman C. Trigeminal neuroma: analysis of surgical experience with 73 cases. Neurosurgery, 2003, 52 (4): 783-790.

9. Gwak HS, Hwang SK, Paek SH, et al. Long-term outcome of trigeminal neurinomas with modified classification focusing on petrous erosion. Surg Neurol, 2003, 60 (1): 39-48.

10. Pamir MN, Peker S, Bayrakli F, et al. Surgical treatment of trigeminal schwannomas. Neurosurg Rev, 2007, 30 (4): 329-337.

11. Konovalov AN, Spallone A, Mukhamedjanov DJ, et al. Trigeminal neurinomas. A series of 111 surgical cases from a single institution. Acta Neurochir, 1996, 138 (9): 1027-1035.

12. Li Y, Zhang XA, Qi S. Anatomic characteristics of the dural sheath of the trigeminal nerve. Head Neck, 2016, 38 Suppl 1: E185-188.

第四章　侧裂区

第一节　蝶骨嵴及侧裂显微解剖

一、蝶骨嵴区及其硬膜概述

蝶骨嵴位于前颅窝和中颅窝交界处，由蝶骨大翼和蝶骨小翼构成。水平面上，蝶骨嵴起自前床突，弧形向外侧延伸形成前中颅窝交汇处，止于翼点对应的颞骨内侧面。蝶骨嵴可以大致等分为内中外三份：内 1/3 为前床突外侧缘，中 1/3 形成蝶骨小翼的后缘，外 1/3 是蝶骨大翼的翼部（图 4-1-1）。

蝶骨嵴区的硬脑膜和颅底其他部位硬膜一致，分为内层（脑膜层）和外层（骨膜层）。除了分层形成静脉窦（蝶顶窦）部位外，两层之间黏附很紧密，不易分开。蝶顶窦沿蝶骨嵴走行，主要连接脑膜中静脉和海绵窦，也接纳来自颞叶前段的桥静脉。蝶骨嵴区硬膜较厚，蝶骨小翼后缘硬脑膜平均厚度 2mm，该区硬脑膜与骨面黏附紧密，出入骨面的小血管较多。这些出入骨面的小血管多为眶脑膜动脉分支。在翼点入路咬除蝶骨嵴时，此处硬膜常常剥离，硬膜外出血也较常见[1,2]。

前床突由蝶骨小翼向后突出形成，位于海绵窦顶壁的前上方。前床突是小脑幕前内侧、前岩床韧带和床突间韧带附着的部位。颈内动脉从海

绵窦穿出后，分别穿过前床突下和上表面硬膜形成的颈内动脉上环（远侧环）和下环（近侧环）。两环之间的颈内动脉称为颈内动脉床突段。这段颈内动脉可以通过磨除前床突来暴露。颈内动脉在穿出远侧环进入颈动脉池前，有一段大约 2~4mm 的血管位于硬膜下、蛛网膜外，称为颈内动脉裸露段（图 4-1-2）[3]。

二、侧裂的膜性结构解剖

侧裂跨经大脑底面和外侧面，分为前后两个池，后池又可分为内侧与外侧两部分[4-6]。额叶和顶叶的外侧面围绕侧裂浅部由前向后分别为眶部、三角部、盖部、中央前回、中央后回和缘上回（图 4-1-3）。侧裂池是最大的脑池，也是沟通基底池和大脑凸面的关键脑池，是脑池内脑脊液循环至大脑表面最后一道关卡。侧裂池及其相关内层蛛网膜详见第一章第四节。

三、侧裂池的开放及其和膜性结构的关系

翼点入路通过逐步打开侧裂池蛛网膜，可以暴露 Willis 环、鞍上和鞍旁结构、颞叶内侧基底部、岛叶、基底节区、海马杏仁核区域。因此解剖侧裂池是颅内动脉瘤、颅底肿瘤手术最重要的环节之一。Yarsagil 等[7]根据侧裂池形态，将侧裂池

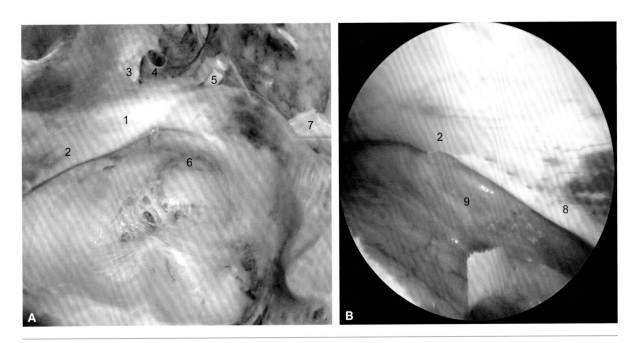

图 4-1-1 蝶骨嵴和侧裂内侧部

A. 蝶骨嵴内 1/3 及其周围结构；B. 内镜辅助眉弓锁孔入路术中所见蝶骨嵴中 1/3 和外 1/3 结构

1. 蝶骨嵴内 1/3；2. 蝶骨嵴中 1/3；3. 视神经；4. 颈内动脉；5. 动眼神经；6. 海绵窦外侧壁；7. 三叉神经；8. 蝶骨嵴外 1/3；9. 侧裂内侧部

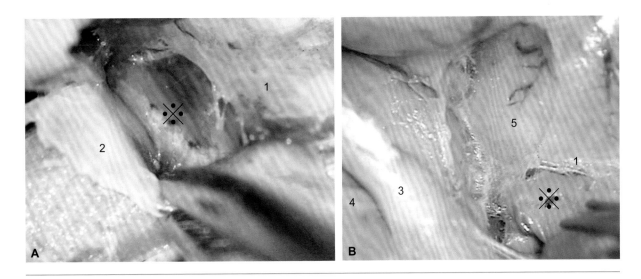

图 4-1-2 颈内动脉裸露区（※）

1. 颅底外层蛛网膜；2. 远侧环；3. 视神经；4. 嗅神经；5. 额叶

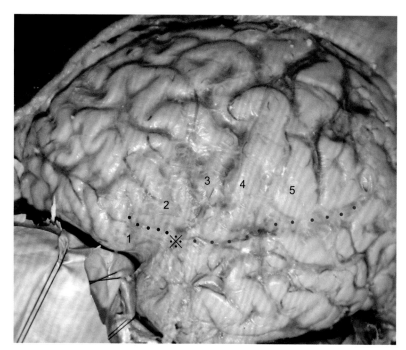

图4-1-3　左侧大脑半球外面观

侧裂外侧部有水平支(蓝色虚线)、升支(绿色虚线)和后支(红色虚线),后支为侧裂向后方的直接延续,指向后上方。额叶和顶叶外侧面的岛盖部分由前向后分别为眶部、三角部、盖部、中央前回、中央后回和缘上回

※.侧裂点;1.额叶岛盖眶部;2.额叶岛盖三角部;3.额叶岛盖盖部;4.中央前回;5.中央后回

分为4型:侧裂池宽且直;侧裂池窄而直;额眶回突入颞叶;颞上回近端突入额眶回(图4-1-4)。术前通过CT或者MRI了解侧裂形态(图4-1-5),以指导术中分离侧裂。

分离侧裂时,相比于较易保护的动脉,侧裂区静脉引流模式多样,有些可能影响侧裂分离,有些静脉切断可能导致术后脑静脉性梗死、出血或脑挫裂伤。Kazumata等[8]将侧裂静脉的引流途径分为三类:①浅表部指侧裂浅静脉(大脑中浅静脉)构成,可为缺如或发育不良(Ⅰ型,10%)、单干型(Ⅱ型,46%)、两干型(Ⅲ型,44%);②中间部指岛叶静脉,岛叶静脉共干后(大脑中深静脉)引流至基底静脉为经典型(49%),引流至蝶顶窦为非经典型(51%),该静脉可独立引流,也可与浅表部或基底部静脉共干引流,反映了脑浅深结构之间的区域静脉引流既可向深静脉,也可向浅静脉引流的必然结果;③基底部包括嗅静脉、额眶外侧静脉、大脑前静脉,以及来自视交叉的小静脉支,这些静脉均为基底静脉的属支,如果这些静脉引流至基底静脉,则不跨过颈内动脉,但有时可见来自额底的静脉引流至蝶顶窦,称为额底桥静脉(57%)。翼点入路时,额底桥静脉的存在将增加术后额叶底部水肿挫伤的可能性。Elhammady和Heros[9]强调,向蝶顶窦和海绵窦引流的静脉只要是在终末段而不是侧裂内切断,不会出现静脉回流障碍。

由于侧裂静脉多走行于颞侧,回流至蝶顶窦或海绵窦,因此解剖侧裂应在侧裂静脉的额侧切开蛛网膜。一般在额下回三角区水平的适当部位切开外层蛛网膜约8~10mm,此处额叶和颞叶之间有2~3mm间隙,是脑表面侧裂最宽处,又称侧裂点(图4-1-3)[10]。由此进入侧裂,切开外层蛛网膜后,如果侧裂池不发达,可以轻轻牵拉额叶,额叶的牵开力使额叶侧蛛网膜产生张力,使蛛网膜与软膜之间的潜在间隙打开,有利于分离操作。个别情况下2~3条额眶静脉可横跨侧裂,回流至大脑中静脉,此时需要将其电凝后离断。围绕侧裂静脉周围的索带状系带需要锐性分离,切不可盲目牵拉离断,容易引起侧裂静脉出血。通常侧裂的分离方向有两种,分别为顺行分离和逆行分离。顺行分离分离起始点位于侧裂点,先暴露大脑中动脉M2,再循之向内侧分离至基底池(图4-1-6)。当侧裂池粘连严重时,如蛛网膜下腔出血或者炎症的患者,需要从内向外侧打开,先分离颈内动脉床突上段,再沿颈内动脉走行解剖邻近的蛛网膜,分离出大脑中动脉分叉部(图4-1-7)[10]。

分离外侧裂时,需要注意以下几个细节:①尽量锐性分离内层蛛网膜,减少不必要的牵拉撕扯,以防侧裂静脉和穿支动脉的破裂出血;②额底和颞底的外层蛛网膜需要锐性剪开,充分暴露;③视神经及颈内动脉周围的蛛网膜需要完全松解,以

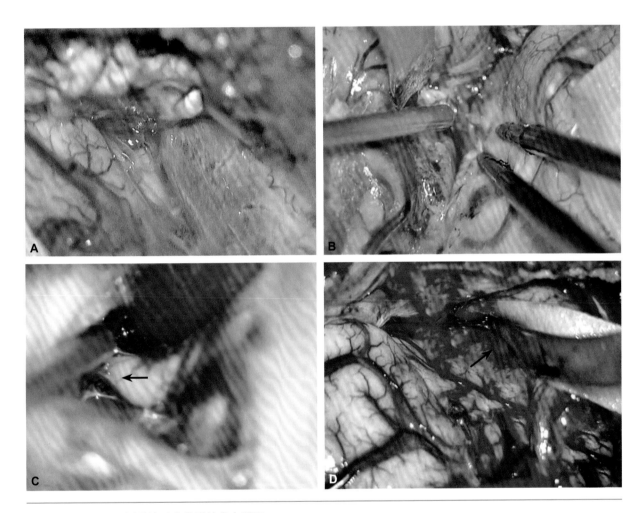

图 4-1-4 Yarsagil 侧裂池形态分型的术中所见
A. 侧裂池宽且直；B. 侧裂池窄而直；C. 额眶回突入颞叶（箭头所示）；D. 颞上回近端突入额眶回（箭头所示）

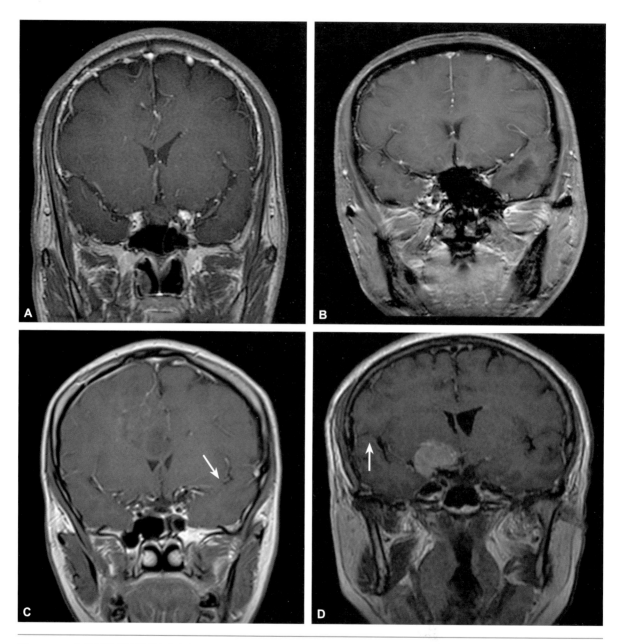

图 4-1-5　术前影像学判断侧裂池类型
A. 侧裂池宽且直；B. 侧裂池窄而直；C. 额眶回突入颞叶(箭头所示)；D. 颞上回近端突入额眶回(箭头所示)

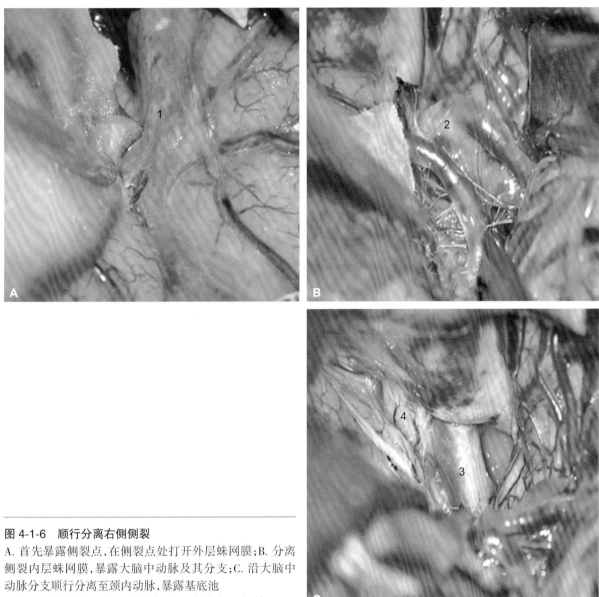

图 4-1-6　顺行分离右侧侧裂

A. 首先暴露侧裂点,在侧裂点处打开外层蛛网膜;B. 分离侧裂内层蛛网膜,暴露大脑中动脉及其分支;C. 沿大脑中动脉分支顺行分离至颈内动脉,暴露基底池

1. 大脑中浅静脉;2. 大脑中动脉;3. 颈内动脉;4. 视神经

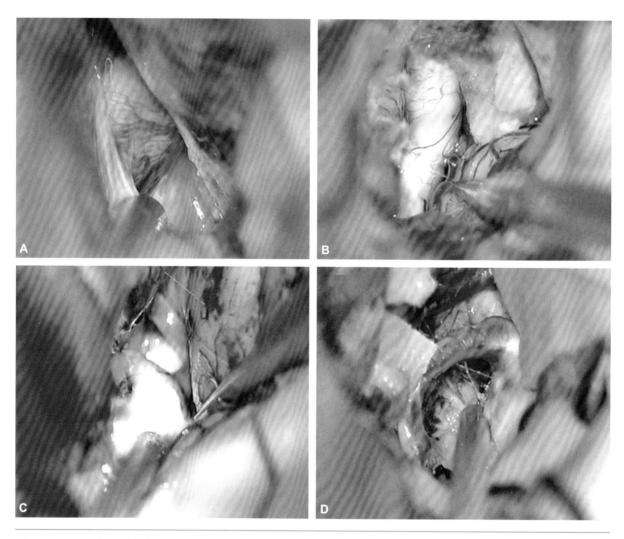

图 4-1-7　逆行分离左侧侧裂

A. 沿着额底暴露颈内动脉床突上段,打开基底池,释放脑脊液;B. 顺颈内动脉暴露颈内动脉分叉部;C. 沿着大脑中动脉暴露侧裂池;D. 侧裂池完全打开,暴露大脑中动脉及其分支

防手术过程中,蛛网膜传导的牵拉力对视神经和颈内动脉造成损伤;④耐心等待脑脊液充分释放后,额叶颞叶自然回缩,尽可能少用脑压板或自动拉钩,防止脑叶挫伤;⑤合理利用手术间隙,根据病变所在的位置、间隙的大小选择手术空间。充分利用棉片的推挤置换作用,将占位推挤至最合理和适宜的手术间隙进行处理[3]。

参 考 文 献

1. Campero A,Campero AA,Martins C,et al. Surgical anatomy of the dural walls of the cavernous sinus. J Clin Neurosci,2010,17(6):746-750.
2. Tanriover N,Sanus GZ,Ulu MO,et al. Middle fossa approach:microsurgical anatomy and surgical technique from the neurosurgical perspective. Surg Neurol,2009,71(5):586-596.
3. 刘忆,漆松涛,陆云涛,等. 幕上内层蛛网膜形态、分类、分布及临床意义. 中华神经外科杂志,2014,30(5):477-480.
4. Inoue K,Seker A,Osawa S,et al. Microsurgical and endoscopic anatomy of the supratentorial arachnoidal membranes and cisterns. Neurosurgery,2009,65(4):644-665.
5. 陆云涛,漆松涛,刘忆,等. 侧裂池蛛网膜结构及其与大脑中动脉分级关系的解剖学研究. 中国临床解剖学杂志,2014,32(5):505-509.
6. Tanriover N,Rhoton AJ,Kawashima M,et al. Microsurgical anatomy of the insula and the sylvian fissure. J Neurosurg,2004,100(5):891-922.
7. Yasargil MG,Kasdaglis K,Jain KK,et al. Anatomical observations of the subarachnoid cisterns of the brain during surgery. J Neurosurg,1976,44(3):298-302.
8. Kazumata K,Kamiyama H,Ishikawa T,et al. Operative anatomy and classification of the sylvian veins for the distal transsylvian approach. Neurol Med Chir(Tokyo),2003,43(9):427-434.
9. Elhammady MS,Heros RC. Editorial:Temporal lobe venous preservation. J Neurosurg,2016,124(2):429-431.
10. Wen HT,Rhoton AJ,de Oliveira E,et al. Microsurgical anatomy of the temporal lobe:part 2—sylvian fissure region and its clinical application. Neurosurgery,2009,65(6 Suppl):1-36.

第二节　蝶骨嵴脑膜瘤

一、简介

蝶骨嵴脑膜瘤是指起源于蝶骨大、小翼骨缘处的脑膜瘤。是累及前、中颅窝最常见的肿瘤,约占幕上脑膜瘤的 20%。蝶骨嵴是前中颅窝交界处一狭长的内外走行的骨嵴,肿瘤在其上可发生在不同部位,引起不同的症状和体征,同时手术治疗的难度和预后均有所不同。

蝶骨嵴脑膜瘤临床表现取决于肿瘤部位及生长方向。蝶骨嵴内侧部的蝶骨嵴脑膜瘤因其靠近重要神经血管,早期可以出现临床症状和体征。可因直接压迫视神经或者因视神经管骨质增生等原因引起视神经受累,出现视力下降;可因肿瘤占位效应或颅底硬膜受累引起头痛;累及海绵窦者,可引起海绵窦内神经受累,引起眼外肌麻痹、复视、面部神经感觉障碍等。蝶骨嵴中、外侧部的脑膜瘤症状出现较晚,一般发现时肿瘤体积较大,无脑神经受累表现,早期多见一侧颞部间断性头痛而较少引起重视。多出现缓慢颅内压增高症状,部分类型的脑膜瘤,如分泌型、过渡型、血管瘤样型等,可引起较严重的瘤周水肿。24% 的患者早期可有癫痫发作。

二、蝶骨嵴脑膜瘤的分型

蝶骨嵴脑膜瘤文献记载的分型较多。1938年,Cushing 和 Eisenhardt 最早将蝶骨嵴脑膜瘤分为团块状(en masse)和斑块状(en plaque),并将团块状肿瘤按照所在的解剖部位(内侧床突部、中间翼部、外侧翼点部)将肿瘤分为蝶骨嵴内侧 1/3 型,中 1/3 型和外侧 1/3 型[1]。此后,陆续有国内外学者在此基础上,提出了改良分型。

例如 1980 年,Bonnal 等[2]将蝶骨嵴脑膜瘤分为 A~E 类。A 类:深部、前床突或蝶骨海绵窦球状脑膜瘤;B 类:蝶骨翼侵袭性扁平(斑块)型脑膜瘤;C 类:蝶骨翼侵袭性球形脑膜瘤,兼有 A、B 两类特点;D 类:同 Cushing 蝶骨嵴中 1/3 脑膜瘤;E类:同 Cushing 蝶骨嵴外 1/3 脑膜瘤。

针对特定的 Cushing 和 Eisenhardt 分型,有学者进一步将其细化分型。例如 Carrizo 和 Basso[3]将蝶骨嵴内侧 1/3 脑膜瘤分为床突型和蝶骨海绵窦型。Nakamura 等[4]在 Cushing 分型基础上,将蝶骨嵴内侧 1/3 脑膜瘤进一步分为侵袭海绵窦和非侵袭海绵窦型。由于肿瘤累及海绵窦蝶骨嵴脑膜瘤是不能达到完全切除的主要危险因素之一,同时也是术后出现新的神经功能缺损,如动眼神经功能障碍的主要原因,因此针对海绵窦侵犯,Abdel-Aziz 等[5]将累及海绵窦的蝶骨嵴脑膜瘤进一步分为蝶骨海绵窦型、床突海绵窦型和蝶骨床突海绵窦型。

笔者认为,在现代条件下,比较简单实用的分型,是 Fohanno 和 Bitar[6] 提出的三分型法:第一类是蝶骨嵴内侧型(同 Cushing 和 Eisenhardt 分型),第二类是蝶骨嵴外侧型(包括了 Cushing 和 Eisenhardt 分型中的中间型和外侧型),第三类是斑块样和侵袭性脑膜瘤。其中,斑块样脑膜瘤指起源于翼点区域、产生骨质增生,并向周围扩展侵犯蝶骨大翼,部分患者可累及中线颅底的蝶骨体,肿瘤本身扁平;而侵袭性脑膜瘤则呈团块状,但通过颞骨扩展至颞部颅外结构包括颞肌,也可侵犯眶部。

三、术前评估

不同类型的蝶骨嵴脑膜瘤的手术难点不同。蝶骨嵴内侧型脑膜瘤的手术难度主要取决于肿瘤与颈内动脉、视神经、大脑中动脉的关系,以及是否累及海绵窦。蝶骨嵴外侧型脑膜瘤的手术难度则来自开颅时颅骨出血的处理、受累骨质的处理以及分离大脑中动脉。斑块型和侵袭性脑膜瘤的主要问题在于全切的可能性和相应的风险,以及复发的问题。因此,术前评估主要内容要根据肿瘤的部位来确定。

蝶骨嵴脑膜瘤在诊断、鉴别诊断、制订手术策略的角度看,CT 和 MR 上肿瘤的形态、密度或信号、强化形式、骨质变化、钙化、瘤周水肿、瘤内及瘤周血管情况等均是需要评估的因素。但就确定诊断后的术前评估而言,有几个重点需要关注。

首先是肿瘤的血运和质地,在常规的影像学检查方面 MR 优于 CT。肿瘤内的流空信号常提示血运丰富。但只有血管造影能够真正准确地评估脑膜瘤的血运,表现为迂曲增粗的硬膜供血动脉及肿瘤内的"日射征"或"轮辐征"。大型肿瘤还可接受所压迫的脑表面的软膜供血。MR 的 T_2 信号对肿瘤质地有一定的预测意义,较高时常常提示肿瘤质地偏软。

第二是分离界面是否清晰,肿瘤与脑表面的分离界面对于预测神经功能预后非常重要。是否存在安全的分离界面,主要看两个影像学表现。一是肿瘤与脑之间是否存在蛛网膜下腔,在 MR 上表现为两者之间的裂隙样 T_1 低信号、T_2 高信号区。如果各个层面均能看到完整的此间隙,则肿瘤不仅与脑容易分离,而且两者之间的血管通常也无粘连。二是观察瘤周有无水肿。需要明确的是,在有症状的脑膜瘤患者,约 2/3 存在不同程度的瘤周水肿,其成因可能与血管通透性变化、静脉受压、特定肿瘤病理类型、软膜和脑实质被侵犯、肿瘤大小和部位等多种因素相关[7]。有瘤周水肿只能提示出现软膜被侵犯、肿瘤与脑表面粘连的可能性大,并非一定。

第三是骨质受累情况,这与判断肿瘤起源和制订手术计划(手术入路选择、计划切除彻底程度等)有关。肿瘤侵犯颅骨最明显的标志是骨质的增生或破坏。这些征象在 CT 上评估更优。但部分患者 MR 也可以看出肿瘤侵犯颅骨,表现为 T_1 上以低信号区取代了正常骨髓的高信号区。在斑块样和侵袭性脑膜瘤,受累颅骨均为真性侵犯,含有肿瘤。

第四是判断肿瘤基底附着部,因为这对于手术入路的选择非常重要。硬膜尾征不总是可靠,但多数准确。相对可靠的判断依据是骨质受累的部位,但骨质受累仅出现于 15%~25% 的患者。Yasargil 指出,即使是在显微镜下,有时也难以确定脑膜瘤的基底。

第五,也是最重要的一点,根据以上情况判断肿瘤的起源和生长方向,例如因为蝶骨嵴内 1/3 肿瘤是由颈内动脉外向内生长、还是由颈内动脉内向外生长、有无对颈内动脉裸露段和视神经孔的侵袭,手术难度和预后是完全不同的。除上述现象外,周边结构的推挤方向也是判断肿瘤的初始起源部位的重要依据。

脑膜瘤的治疗决策应基于肿瘤的生长速度、影像学特征、起源、部位、患者的健康状况,以及对不同治疗方式风险和收益的综合评估。Adachi 等[8] 针对颅底脑膜瘤的治疗设计了一套评分系统来量化评估如何进行治疗决策,包括①肿瘤基底附着部位置(0~2 分);②受累的动脉(0~2 分);③与脑干的关系(0~2 分);④中央颅底受累情况(0~2 分);⑤脑神经受累情况(0~2 分)。0~4 分为低,5~7 分为中等;8~12 分为高。分值越高,手术获得全切除的可能性越小。

DSA 在蝶骨嵴脑膜瘤中主要是观察肿瘤的血供来源、程度,肿瘤和血管的毗邻关系,主要是应用在蝶骨嵴外侧型脑膜瘤。必要时在术前行 DSA 栓塞部分或者全部供血血管,使肿瘤血供减少,术中出血降低,肿瘤质地软化,减少术后并发症。对于较大的内侧型肿瘤,颈内动脉及其分支受肿瘤包绕,增强明显强化者,有必要行 DSA 检查。

四、蝶骨嵴、侧裂区蛛网膜在蝶骨嵴脑膜瘤发生发展中的作用

脑膜瘤是蛛网膜外肿瘤，因此蛛网膜在肿瘤的生长过程中起了重要的作用。不管哪种类型的蝶骨嵴脑膜瘤，发生后首先挤压蝶骨嵴表面的外层蛛网膜，也就是侧裂池底部的蛛网膜。外层蛛网膜由于脑膜瘤的推挤产生适形性的变化，成为隔绝肿瘤和神经血管以及脑组织的屏障。

蝶骨嵴不同区域的蛛网膜与硬膜之间附着的强度差别较大。在蝶骨嵴内侧部（床突区）有四个蛛网膜相关结构对肿瘤生长方式影响较大。首先是视神经和动眼神经的蛛网膜袖套，前者在前床突内侧、随视神经通过神经管进入眶内，而后者在前床突后方随动眼神经进入海绵窦上壁和外侧壁。这两个脑神经和各自的蛛网膜袖套结构如同两个"立柱"，是限制肿瘤向内侧和向后扩展阻力最大的结构（见第一章第五节）。因此，肿瘤向内侧扩展时，必须向前经过视神经前方的蝶骨平台（相对容易）或向后经过视神经和动眼神经之间的间隙（相对困难），造成视神经嵌在肿瘤内侧（但两者之间仍有蛛网膜间隔）。

第三个结构是颈内动脉及其蛛网膜袖套，由于颈内动脉的蛛网膜袖套是折向颅内方向，使得颈内动脉在穿出远侧环进入颈动脉池前，有一段大约2~4mm的血管位于硬膜下，蛛网膜外，称为颈内动脉裸露段。当肿瘤向内侧扩展时，容易掀起蛛网膜（见第一章第五节），绕着颈内动脉裸露段生长，并由此与颈内动脉床突段发生粘连。这种情况下肿瘤极难和颈内动脉分离，强行分离容易引起破裂或者术后血管痉挛。

第四个结构是蝶顶窦及其蛛网膜袖套，是阻挡肿瘤向蝶骨嵴外侧区域扩展的唯一结构。尽管由于静脉壁薄提供的阻力有限，且其蛛网膜袖套也是向颅内方向，但前床突外侧面的蛛网膜由于接近前后走向，再加上颞叶内侧面的阻挡，因此，蝶骨嵴内侧起源的团块样肿瘤的基底容易被局限在蝶骨嵴内侧部，反而容易向后下方及后方沿着海绵窦外侧壁和上壁扩展，造成海绵窦受累。

基于我们对蛛网膜影响蝶骨嵴内侧型脑膜瘤生长方式的认识，可以很好地解释既往学者对蝶骨嵴内侧型脑膜瘤的细化分类原因。Al-Mefty[9]按照肿瘤在前床突起源位置和手术难度进一步将蝶骨嵴内侧型脑膜瘤分为三类。

如果肿瘤起源于前床突的下内侧，则为Ⅰ型，肿瘤将直接包绕没有蛛网膜覆盖的颈内动脉床突上段起始部及床突段，并直接与颈内动脉的外膜粘连。随着肿瘤的生长，与颈内动脉外膜粘连的肿瘤逐渐由床突上段近端向远端的颈内动脉分叉部扩展，并像撑开雨伞一样将围绕颈内动脉的蛛网膜袖套撑开。这一生长模式就是在此型肿瘤分离颈内动脉困难和危险的原因。

如果肿瘤起源于这段没有蛛网膜的颈内动脉上方的前床突的上面或外侧面，则为Ⅱ型，与肿瘤毗邻的颈内动脉已进入蛛网膜袖套。当肿瘤生长时，即使肿瘤完全包绕颈内动脉，两者之间仍存在蛛网膜相隔，颈内动脉（以及大脑中动脉）虽嵌在肿瘤内，但其外膜多与肿瘤并无粘连，因此耐心细致的分离通常可以将肿瘤完全与颈内动脉分离而风险并不高。

Ⅲ型肿瘤起源于视神经孔处并向视神经管内扩展。此型肿瘤由于压迫视神经，常使患者在肿瘤较小时即已产生视力障碍而就诊。De monte[10]和Al-Mefty[9]认为，此处颈内动脉已有蛛网膜包裹，而肿瘤与视神经之间没有蛛网膜，这与在Ⅰ型和Ⅱ型肿瘤，肿瘤与内侧的视神经之间均有蛛网膜相隔不同。但实际上，笔者认为这一说法不准确。原因是颅底蛛网膜在视神经孔处包裹视神经出颅，直达球后。此型肿瘤在手术中肿瘤与视神经之间似乎没有蛛网膜界面的原因并不是没有蛛网膜，而是肿瘤容易（但不总是）破坏了这层界面。尽管肿瘤绝对体积较小，但肿瘤实际上相对于视神经孔（管）如此狭小的空间已很大，与其他部位大型肿瘤在压迫最强处会破坏蛛网膜界面一样，视神经周围的蛛网膜可被破坏并导致肿瘤直接接触压迫视神经，此时临床视力障碍症状常开始快速进展。

五、显微手术治疗

肿瘤切除程度和WHO分级是肿瘤复发的决定性因素[11]。因此对于蝶骨嵴脑膜瘤，任何可能的条件下对肿瘤完全切除，一直是神经外科医师追求的目标。

（一）手术指征

并非所有蝶骨嵴脑膜瘤患者均需尽快行手术治疗。蝶骨嵴脑膜瘤手术指征如下：①肿瘤压迫视神经引起的单侧视力进行性下降；②严重的瘤周水肿或肿瘤体积大引起的颅内高压，或者肿瘤

直接或间接引起的癫痫发作、神经功能缺损；③内侧型蝶骨嵴脑膜瘤，严重包绕颈内动脉及其分叉，尤其是缺乏蛛网膜界面时，以及肿瘤侵袭海绵窦时，需要严格把握手术切除程度，权衡手术效果和术后并发症；④斑块型和侵袭性脑膜瘤侵入眶内引起凸眼、视力下降、颅面形态改变者，应尽早手术。

（二）手术入路

由于各型蝶骨嵴脑膜瘤部位较为固定，因此其手术入路也相对固定，绝大多数病例可以在额颞入路基础上，根据具体肿瘤扩展方向进行调整，以达到最佳暴露。蝶骨嵴外侧型脑膜瘤，一般可以通过标准翼点入路进行切除。当肿瘤向额下或者颞下生长时，则需要根据肿瘤大体位置，将翼点入路的皮瓣分别向额下和颞下进行扩展。对于蝶骨嵴内侧型脑膜瘤，尤其是肿瘤体积较大时，标准翼点入路往往显露不佳。而采用扩大翼点入路能够为切除肿瘤提供方便，同时也便于海绵窦部位的暴露和对视神经管进行减压。其原则是，如肿瘤向前颅窝底发展，切口起自病变侧耳屏前颧弓上，终止于对侧眶上孔上方发际内，有利于扩大额部骨瓣，方便抬起额叶处理额下肿瘤；如果肿瘤向中颅窝底乃至斜坡发展，则切口需要向后弯行形成反"？"形皮瓣，类似于标准去骨瓣减压皮瓣但较其略小，以便抬起颞叶暴露中颅窝底、海绵窦和上斜坡。当瘤体巨大，跨越中线或侵入眼眶内较多，则要采用颅眶颧入路，可使术野增大，从前床突、蝶骨嵴外前方和外侧以及颞底部窥视和处理肿瘤（图4-2-1）[12]。

（三）手术技巧

分开侧裂后，牵开额叶颞叶，可显露肿瘤。肿瘤与脑叶之间尚有外层蛛网膜隔离。分离蝶骨嵴外侧型肿瘤时，特别需要保护大脑中动脉及其分支。供应肿瘤的血管可以切断，其余血管应该予以保护。被肿瘤包绕的血管，可以从受累血管的近端分离，将其游离；也可以逆行分离。

分离内侧型肿瘤时，重点是尽可能早地探查同侧颈内动脉和视神经，辨别其与肿瘤的关系，尤其是颈内动脉和肿瘤的关系。多数情况下，肿瘤和神经血管之间有外层蛛网膜隔绝，但是如前所述，肿瘤直接和颈内动脉外膜接触也时有出现。肿瘤巨大时，可以将肿瘤主体切除减压后，再仔细切除和神经血管关系密切的肿瘤。如果肿瘤直接和颈内动脉及其分支外膜相连，不能强行分离和牵拉肿瘤，以防术中血管破裂出血和术后血管痉挛。当主要血管，如颈内动脉分叉部被肿瘤包绕时，可以采用逆行追踪法，先找到大脑中动脉的远端，再向血管近端追踪，直到显露颈内动脉；也可采取顺行法，常用于体积较小、可早期辨认颈内动脉的肿瘤。采用哪种方法主要看术中血管被包绕的程度，一般从受累轻的一侧向重的一侧探查和分离。

蝶骨嵴内侧脑膜瘤容易侵犯海绵窦外侧壁。侵犯海绵窦外侧壁时，外侧壁往往不易区分。分离肿瘤时，需要注意辨认和保护外侧壁间的脑神经。当中颅窝底肿瘤体积较大时，肿瘤往往可以通过小脑幕缘累及滑车神经、三叉神经和岩斜区；同时可以通过海绵窦顶壁，动眼神经进入海绵窦处累及海绵窦，使其切除难度大大增加。当出现这种情况时，手术需要在保留神经血管前提下，尽可能多切除肿瘤，在如海

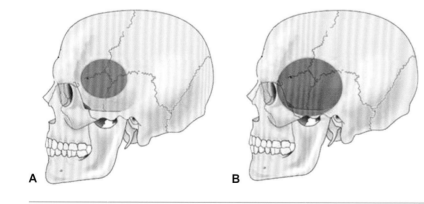
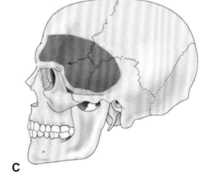

图4-2-1　翼点入路及其改良入路骨窗
A. 标准翼点入路骨窗；B. 眶颞入路骨窗；C. 兼顾翼点和额下的骨窗

绵窦外侧壁、大脑脚等关键部位充分减压后,残存难以切除的肿瘤不必强行切除,术后辅以放射治疗。

肿瘤累及视神经管和眶上裂时需要彻底切开周围骨质,一方面是为了切除肿瘤,另一方面是对神经进行减压。当眶颅沟通肿瘤形成时需要锯开眶顶部以及外侧壁才能清除硬膜外的肿瘤;当视神经管受累时,需要打开视神经管,做视神经全程减压,术后才有望恢复视力。

巨大型的蝶骨嵴内侧脑膜瘤,要做到Simpson I级切除十分困难。因为肿瘤在生长过程中侵蚀局部硬膜、骨质、蛛网膜、海绵窦和颈内动脉外膜。对于蝶骨嵴和中颅窝底受累的硬膜和骨质,在可能前提下尽量切除可以做到,但是在海绵窦壁、颈内动脉外膜等部位粘连紧密的肿瘤完全切除十分困难。采用双极电凝小输出功率多点灼烧,或利用接触式激光刀头采用蚕食切除的方式有助于清除残留的肿瘤细胞。

【病例1】

患者老年女性,初次就诊病例,临床表现为右眼视力严重障碍和头痛,术前右眼视力手动,影像学显示右侧蝶骨嵴内侧性脑膜瘤,肿瘤包裹颈内动脉、大脑前动脉A1段和大脑中动脉M1段(图4-2-2)。

手术入路选择:患者右眼尚未失明,视神经减压以恢复视力是本次手术需要解决的主要问题。肿瘤的特点是包裹颈内动脉和颈内动脉分叉部,肿瘤周围无明显水肿,预计与脑组织粘连并不重,脑池较为宽大,本例选择了翼点经外侧裂入路。显微手术过程见图4-2-3~图4-2-15。

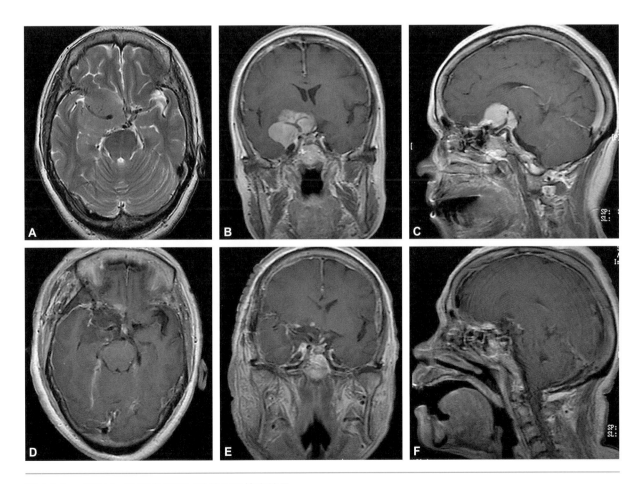

图4-2-2 术前(A~C)和术后(D~F)的MR检查结果

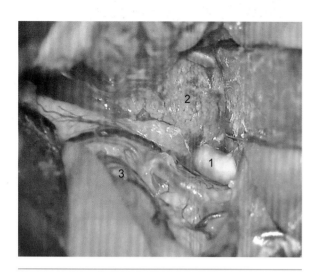

图 4-2-3   分离侧裂暴露大脑中动脉及肿瘤
两者之间存在完整蛛网膜,因此遵循蛛网膜界面容易分离
大脑中动脉
1. 大脑中动脉;2. 肿瘤;3. 额叶

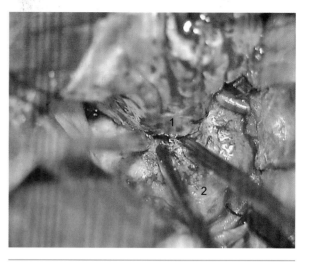

图 4-2-4   贴蝶骨嵴硬膜电凝切断肿瘤基底,减少血运,直至前床突
此时须小心,尚不清楚肿瘤与颈内动脉之间有无界面可用
1. 前床突;2. 肿瘤

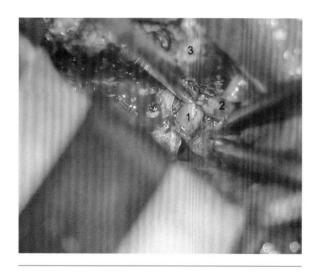

图 4-2-5   从大脑中动脉处逆行分离暴露至颈内动脉分叉
1. 大脑前动脉;2. 大脑中动脉;3. 肿瘤

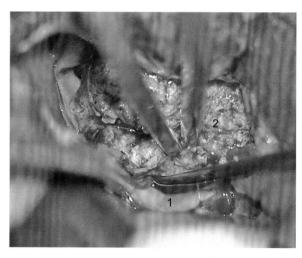

图 4-2-6   肿瘤与大脑前动脉 A1 段之间有蛛网膜,全程游离 A1 段
1. 大脑前动脉;2. 肿瘤

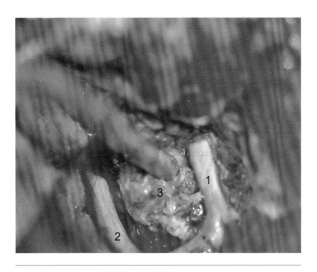

图 4-2-7　贴颈内动脉表面逆行分离

可见其与肿瘤之间仍有蛛网膜界面,由于颈内动脉后方内外两侧肿瘤均较大,且包裹后交通动脉、脉络膜前动脉、穿支血管,故采用分内外两块分别切除的策略

1. 颈内动脉;2. 大脑前动脉;3. 肿瘤

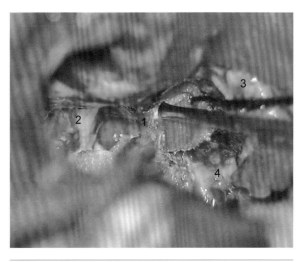

图 4-2-8　分离肿瘤与视神经

在视神经颈内动脉间隙内缩小瘤体后,将肿瘤翻向外侧,与严重受压变扁的右侧视神经分离

1. 右侧视神经;2. 左侧视神经;3. 颈内动脉;4. 大脑前动脉

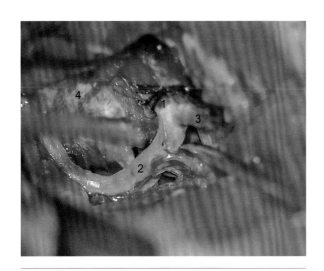

图 4-2-9　合理利用神经血管间隙切除肿瘤

在视神经颈内动脉间隙内可见的肿瘤切除后,自颈内动脉上间隙穿支之间将肿瘤推入视神经颈内动脉间隙切除

1. 颈内动脉;2. 大脑前动脉;3. 大脑中动脉;4. 视神经

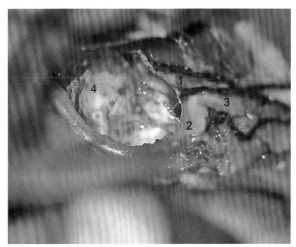

图 4-2-10　在颈内动脉上间隙已分离穿支外侧填入棉片保护

1. 颈内动脉;2. 大脑前动脉;3. 大脑中动脉;4. 视神经

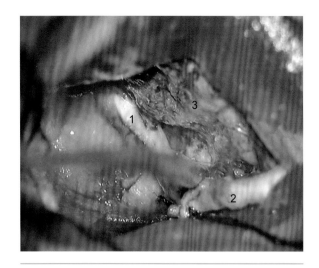

图 4-2-11　调整显微镜角度暴露嵌入钩回、位于颈内动脉外侧的肿瘤

1.颈内动脉；2.大脑中动脉；3.肿瘤

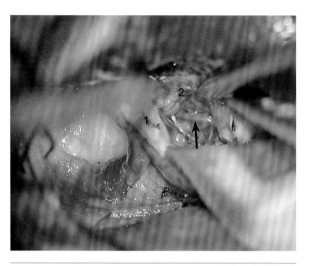

图 4-2-12　沿颈内动脉壁找到后交通动脉（箭头所示）及脉络膜前动脉，予以保护

1.颈内动脉；2.肿瘤

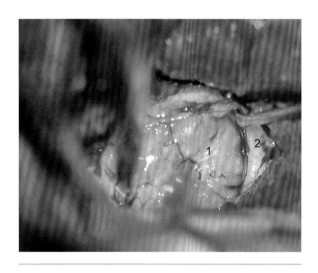

图 4-2-13　将肿瘤与外侧的钩回分离并切除

1.肿瘤；2.颞叶钩回

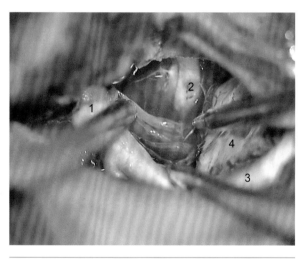

图 4-2-14　肿瘤全切后所见的后交通动脉和脉络膜前动脉（双极电凝两尖之间）

1.颈内动脉；2.动眼神经；3.大脑中动脉；4.颞叶钩回

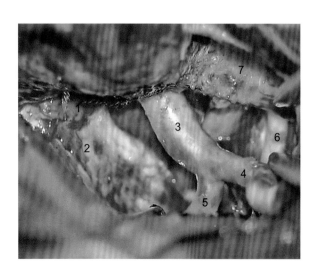

图 4-2-15　术毕所见术野内保留完好的神经血管结构

1.视神经；2.视交叉；3.颈内动脉；4.大脑中动脉；5.大脑前动脉；6.动眼神经；7.海绵窦外侧壁

【病例2】

　　患者中年女性,初次就诊病例,临床表现为头痛,术前双眼视力基本正常,影像学显示右侧蝶骨嵴中外侧性脑膜瘤(图4-2-16),手术难点主要在于处理肿瘤与侧裂内大脑中动脉的关系(图4-2-17~图4-2-20)。

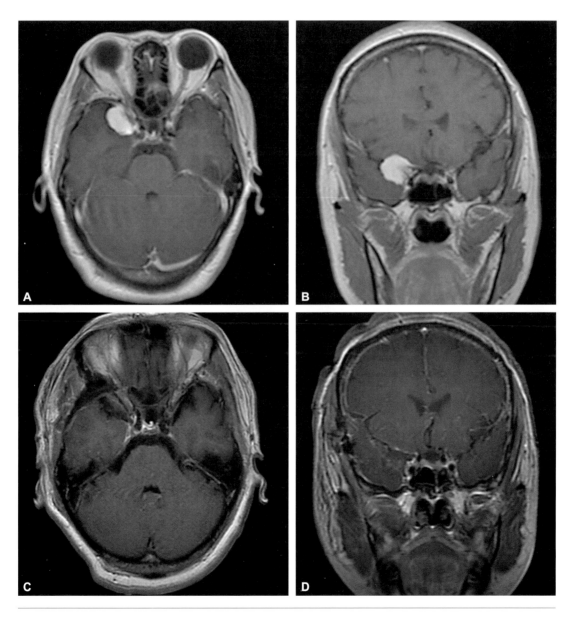

图4-2-16　术前(A、B)和术后(C、D)MRI
术前 MRI 提示肿瘤位于蝶骨嵴中外侧,主要累及大脑中动脉及其分支

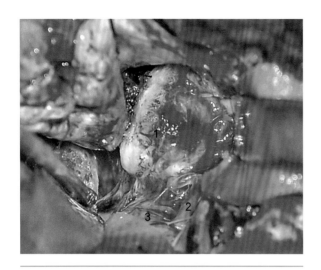

图 4-2-17　右侧额颞入路开颅暴露肿瘤

肿瘤基底位于蝶骨嵴中外侧,肿瘤位于蛛网膜外,与侧裂静脉、大脑中动脉分支有外层蛛网膜分隔

1. 肿瘤;2. 大脑中动脉分支;3. 额叶

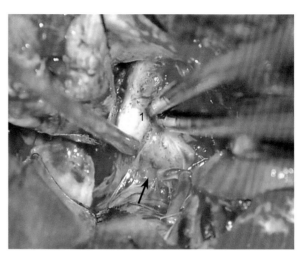

图 4-2-18　在蛛网膜外(箭头所示)分离肿瘤与侧裂静脉

将外层蛛网膜推向颅内侧,借蛛网膜保护侧裂静脉

1. 肿瘤

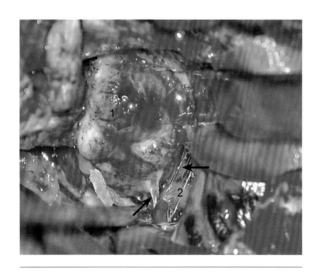

图 4-2-19　循蛛网膜边界分离肿瘤

侧裂静脉分离后,用脑棉片保护静脉,同时可以充当肿瘤的界面;用同样的方法分离肿瘤与大脑中动脉分支,分离前,可见大脑中动脉分支与外层蛛网膜之间有内层蛛网膜(箭头所示),需要锐性离断,防止手术时牵拉传导,造成动脉损伤

1. 肿瘤;2. 大脑中动脉

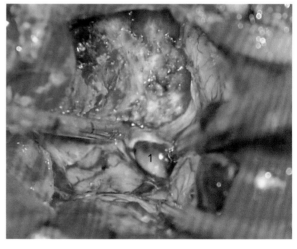

图 4-2-20　肿瘤切除后,可见肿瘤基底,同时可见血管外侧的蛛网膜结构保留

1. 颈内动脉

六、预后

脑膜瘤术后复发主要和肿瘤级别、切除程度有关。蝶骨嵴脑膜瘤绝大多数为 WHO Ⅰ 级肿瘤，切除程度与肿瘤的部位有很大关系。外 1/3 和部分中 1/3 蝶骨嵴脑膜瘤容易做到完全切除。内侧 1/3 和部分包绕大脑中动脉的中 1/3 脑膜瘤则不易达到全切除。残余的肿瘤或者受累的骨质往往成为复发根源。大概有 15.6%~54.0% 的患者在 10 年内复发。Carrizo 和 Basso[3] 报道随访了一组蝶骨嵴内侧脑膜瘤，随访时间 9~30 年，随访期间复发率达 24%，而中外侧脑膜瘤复发率仅为 18%；Philippon[13] 认为外侧蝶骨嵴脑膜瘤复发率 <10% 而内侧蝶骨嵴脑膜瘤复发率达 25%；Roser 等[14] 报道一组随访了 66 个月的蝶骨嵴脑膜瘤患者，发现在无骨质受累的蝶骨嵴脑膜瘤中，复发率为 11.6%，相比有骨质受累的患者，复发率为 30.6%。放疗能够推迟肿瘤复发和控制肿瘤进展。Peele 等比较了 86 例部分切除的蝶骨嵴脑膜瘤，常规分割外放射组在随访期间未见肿瘤复发，而对照组复发率高达 48%。Nutting 等[15] 发现部分切除的蝶骨嵴患者术后行放射治疗后，10 年无进展生存率达 69%。残存于海绵窦的脑膜瘤在立体定向放射治疗后，远期效果良好。

参 考 文 献

1. Morcos JJ. Sphenoid wing meningiomas. J Neurosurg, 2013,119(1):82-84.
2. Bonnal J,Thibaut A,Brotchi J,et al. Invading meningiomas of the sphenoid ridge. J Neurosurg,1980,53(5):587-599.
3. Carrizo A,Basso A. Current surgical treatment for sphenoorbital meningiomas. Surg Neurol,1998,50(6):574-578.
4. Nakamura M,Roser F,Jacobs C,et al. Medial sphenoid wing meningiomas:clinical outcome and recurrence rate. Neurosurgery,2006,58(4):626-639.
5. Abdel-Aziz KM,Froelich SC,Dagnew E,et al. Large sphenoid wing meningiomas involving the cavernous sinus:conservative surgical strategies for better functional outcomes. Neurosurgery,2004,54(6):1375-1384.
6. Fohanno D,Bitar A. Sphenoidal ridge meningioma. Adv Tech Stand Neurosurg,1986,14:137-174.
7. Ildan F,Erman T,Gocer AI,et al. Predicting the probability of meningioma recurrence in the preoperative and early postoperative period:a multivariate analysis in the midterm follow-up. Skull Base,2007,17(3):157-171.
8. Adachi K,Kawase T,Yoshida K,et al. ABC Surgical Risk Scale for skull base meningioma:a new scoring system for predicting the extent of tumor removal and neurological outcome. Clinical article. J Neurosurg,2009,111(5):1053-1061.
9. Al-Mefty O. Clinoidal meningiomas. J Neurosurg,1990,73(6):840-849.
10. De Monte F. Current management of meningiomas. Oncology(Williston Park),1995,9(1):83-91,96,96,99-101.
11. 刘忆,漆松涛,张喜安,等. 不同病理类型脑膜瘤对周围组织侵袭性的研究. 中华神经外科杂志,2011,27(3):275-280.
12. Langevin CJ,Hanasono MM,Riina HA,et al. Lateral transzygomatic approach to sphenoid wing meningiomas. Neurosurgery,2010,67(2 Suppl Operative):377-384.
13. Philippon J. Reoperation for extra-axial brain tumors. Clin Neurosurg,1992,39:217-232.
14. Roser F,Ebner FH,Ritz R,et al. Management of skull based meningiomas in the elderly patient. J Clin Neurosci,2007,14(3):224-228.
15. Nutting C,Brada M,Brazil L,et al. Radiotherapy in the treatment of benign meningioma of the skull base. J Neurosurg,1999,90(5):823-827.

第三节　侧裂区边缘系统胶质瘤

一、简介

边缘系统是一系列位于大脑下方、位于丘脑两侧的脑结构，也被称为原脑皮质。属于边缘系统的脑区分为两类：一类是皮层结构，一类是皮层下结构。皮层结构包括海马、岛叶皮层、眶额皮层、胼胝体下回、扣带回和海马旁回。这些皮层结构也被称为"边缘叶"，因为它们沿着侧脑室、围绕胼胝体形成一个边框样结构。皮层下结构包括嗅球、下丘脑、杏仁核、隔核、丘脑前核、穹窿、透明隔、缰连合、中脑边缘区等。

约 25% 的低级别胶质瘤和 10% 的高级别胶质瘤发生于岛叶和边缘系统，其中最常见的部位是岛叶及颞叶内基底部。在 Yasargil[1] 报道的 342 例边缘系统肿瘤中，岛叶及岛叶周围肿瘤 150 例，颞叶内基底部肿瘤 132 例，扣带回 54 例，其他部位 6 例。由此可见，包括岛叶胶质瘤和颞叶内基底部的肿瘤占了边缘系统胶质瘤的大部分，也是侧裂区域最为常见的脑内肿瘤。本节以岛叶胶质瘤为主进行阐述。

岛叶胶质瘤的临床表现多样,可出现癫痫、精神异常、对侧感觉运动功能障碍、语言功能障碍等,由于岛叶胶质瘤低级别偏多,症状多进展缓慢。岛叶胶质瘤可为低级别,也可为高级别,在 Sanai 等[2]报道的 115 例岛叶胶质瘤中,低级别和高级别胶质瘤分别占 60% 和 40%。在岛叶肿瘤患者中,低级别胶质瘤或良性肿瘤患者当中 96.7% 小于 50 岁,而高级别胶质瘤或恶性肿瘤患者当中 34% 大于 50 岁[1]。

岛叶胶质瘤最经典的分型是 Yasargil 根据解剖部位的分型:3A 型局限于岛叶,3B 型累及相应岛盖,5 型岛叶肿瘤显著扩展至额底脑区和(或)颞叶并可不伴有(5A 型)或伴有(5B 型)边缘系统的部分结构受累。Berger 和 Sanai 等[2]提出的岛叶胶质瘤分型,是以侧裂所处平面和与之垂直的通过室间孔的平面,将该区域分为前上(Ⅰ区)、后上(Ⅱ区)、后下(Ⅲ区)和前下(Ⅳ区)四个区域,其中岛叶胶质瘤最常见的类型是Ⅰ区 34.8%、Ⅰ+Ⅳ区 24.8%、同时累及 4 个区 13.3%。

已有的文献结果表明,肿瘤切除程度是岛叶胶质瘤最主要的预后因素,决定了总体生存率、无进展存活率及恶性转化率。Sanai 和 Berger[3]通过回顾文献结果指出,较为彻底的切除在低级别和高级别胶质瘤均可延长患者的生存期。在 Sanai 等[2]报道的 115 例岛叶胶质瘤中,当肿瘤切除程度超过 90% 时,低级别胶质瘤的 5 年总体生存率和高级别胶质瘤的 2 年总体生存率均提高 16%,且可延缓肿瘤的恶性进展,5 年的恶性无进展存活率可提高 17%。因此,最大限度地切除肿瘤、尽可能减少神经功能障碍既是岛叶胶质瘤的手术目标,也是决定岛叶胶质瘤综合治疗疗效的关键性治疗步骤。

二、手术相关解剖

岛叶位于侧裂深部,表面被额叶、顶叶、颞叶的岛盖所遮盖,而其深部为基底节。侧裂到达大脑外侧表面时,分为前水平支、前升支和后支,三支汇合处称为侧裂点。水平支和升支将额叶岛盖由前到后依次分为眶部、三角部和盖部。侧裂后支则将额叶、顶叶与颞叶分开。岛叶的周界为前、上、下界沟。前界沟自岛阈斜向前上,位于额叶岛盖眶部的深面;上界沟处于水平位,其中上界沟的前端是岛叶在大脑表面投影距离侧裂后支最远的。

岛叶的脑沟和脑回自岛阈向后、向上呈放射形走行。岛叶中央沟自岛阈延伸至岛叶上界沟,将岛叶分为前、后两部分。在 2/3 的个体,岛叶中央沟的上端与大脑中央沟的下端直接延续。中央前回的岛盖部分覆盖着岛叶中 1/3 和后 1/3 的前部。从功能上看,岛叶前腹侧区联系眶额皮质及外侧嗅区,包括鼻回、扣带回、杏仁核旁皮质,其功能参与嗅觉、味觉及内脏自主功能。岛叶的后背侧区联系岛叶后区域、颞叶皮质、辅助运动区、初级和次级躯体感觉皮质,其功能参与听觉和运动。在内囊膝部水平的皮质脑干束在岛叶表面的投影区域为岛叶的中 1/3,也就是岛叶后短回。而内囊后肢及皮质脊髓束的岛叶表面投影区域则是岛叶前、后长回。

前穿质位于岛阈内侧,最外侧的豆纹动脉是前穿质的外侧界,在切除岛叶胶质瘤时是切除的内侧界。最外侧的豆纹动脉进入前穿质处距离岛叶内侧缘的距离平均约 15mm 左右。岛叶的血供主要来自大脑中动脉 M2 段,在约半数的个体,岛叶完全由上干供血,但是没有完全由下干供血的。M1 段也可分支供应岛叶,主要是供应岛阈。M2 段发出两类穿支,短的和中等长度的穿支供应岛叶,而长的穿支通常管径更粗大,可供应放射冠[4]。外囊是外侧豆纹动脉和岛叶动脉供应区之间的分水岭,两者之间没有吻合。因此,在切除岛叶胶质瘤时,可以通过切断岛叶动脉来减少肿瘤血供,而不会影响壳核和(或)内囊的血供。但是,术者必须非常谨慎地辨认靠近和位于上界沟的岛叶穿支,这些动脉由于供应放射冠,一旦损伤,几乎必然会造成严重而持久的神经功能障碍。根据 Wen 等[5]和 Delion 等[6]的研究,在岛叶后短回上部及其邻近的上界沟区域发生的穿支损伤可导致皮质脑干束损伤,而岛叶长回上部及其邻近的上界沟区域发生的穿支损伤可导致皮质脊髓束损伤。在至少 90% 的个体,供应岛叶中央沟的动脉延续为中央动脉,在术中必须予以辨认和保留。

岛叶由侧裂深、浅静脉系统引流。在经典的模式下,岛叶前部(岛叶短回)向上引流至侧裂浅静脉(大脑中浅静脉),而岛叶后部(岛叶长回)和岛阈则引流至大脑中深静脉[7,8]。多数情况下,大脑中深静脉引流呈优势。

三、手术要点

岛叶胶质瘤最常用的是两种手术入路:经侧裂入路和经岛盖入路。一些学者认为,即使岛盖受累,也应使用经侧裂入路。而另外一些学者则认为经侧裂入路仅适用于单纯岛叶胶质瘤,而伴有颞叶、额叶或顶叶受累的岛叶胶质瘤则应使用经岛盖入路[9-11]。

在 Berger-Sanai 分型中,Ⅰ区和Ⅳ区的肿瘤采用经侧裂入路可以获得满意的暴露[12]。经侧裂入路最大的优势在于可以保全额叶岛盖,特别是在优势半球。而经岛盖入路最大的优点在于可以保留脑皮层及侧裂内所有的动脉和静脉[13]。这是因为此入路可以避免直接对侧裂内的动脉进行操作,而岛叶术后缺血是导致功能障碍最常见的原因[10,11,13,14]。

当利用经岛盖入路时,Berger-Sanai 分型的Ⅰ区肿瘤可通过额下回切除来暴露。Tate 等[15]认为,即使是在优势半球也可如此,这是因为他们通过在 167 例低级别胶质瘤患者进行清醒状态下皮层定位的研究发现,主要的运动性语言区,并不在经典的 Broca 区(额叶岛盖的盖部和三角部),而是在运动皮质前区的腹侧部。Ⅲ区和Ⅳ区可通过颞上回切除术来暴露。位于Ⅱ区的肿瘤暴露较为困难,因为周围是重要的功能区,特别是在优势半球侧[14]。

当利用经侧裂入路时,应该在额叶岛盖的三角部下端即侧裂点开始解剖侧裂,此处为侧裂浅表最宽大的部位。Yasargil 等[9]强调,岛叶肿瘤经常向上和向下扩展至岛叶界沟水平,这些靠近岛叶边界区域的肿瘤应该通过先瘤内减压产生空间后、再暴露肿瘤周边的方式切除,而不能靠强行牵开额顶叶岛盖和颞叶岛盖进行暴露,因为这将造成正常脑组织的牵拉损伤。

在侧裂和颞叶手术中,侧裂静脉的处理常常是暴露肿瘤过程中需要面对的问题。主动切断尚位于侧裂内的大脑中浅或中深静脉应尽可能避免,因为可能导致严重的出血性梗死,除非其管径细小或有明显的侧支循环;而如果是在其已经离开侧裂,即将汇入蝶顶窦、蝶基底窦或海绵窦的终末段切断,一般是安全的,不会造成任何后果[16]。

在岛叶胶质瘤术中,核心问题是保护好大脑中动脉 M1 段的豆纹动脉、岛叶表面 M2 段及岛盖内表面 M3 段的主干和重要分支(包括至中央区和语言区的皮层支及至放射冠的穿支)。在处理肿瘤下界的过程中,有时会开放侧脑室颞角,应注意在此区域前内侧即为豆纹动脉及脉络膜前动脉的短穿支,两者均供应内囊区域,必须予以保护。而在处理肿瘤上界的过程中,由于岛叶表面供应放射冠的穿支多位于岛叶上部的中后部,因此当看到 M2 段和 M3 段发出的较长、管径较粗大、自岛叶中后部靠近或经上界沟穿入脑组织的分支动脉均应保留。一旦此类穿支发生损伤,其所导致的缺血与外侧豆纹动脉损伤导致的缺血易于鉴别,因为前者发生的缺血在影像片上发生于内囊上方的放射冠[17]。前穿质是岛叶肿瘤切除内侧界的解剖标志[11]。

皮质脊髓束在全麻下可以监测[18]。丘脑皮质束在内囊后肢的位置比运动传导束更靠外侧,使用清醒状态下的定位监测更为敏感[14,19]。需要注意的是,使用超声吸引可以导致轴突传导的短暂抑制,从而降低定位脑功能区和传导束的敏感性,因此在预计需要功能区和传导束定位时应尽可能避免使用[20]。

【病例1】

患者中年男性,初次就诊病例,临床表现为癫痫,术前无神经系统功能障碍,影像学显示右侧岛叶胶质瘤,向额叶底部及尾状核头扩展为主(图 4-3-1),术后病理为间变性少突-星形细胞瘤(WHO 3 级)。

手术入路选择:患者手术指征明确,采用右侧经额叶岛盖入路。手术过程见图 4-3-2~ 图 4-3-11。

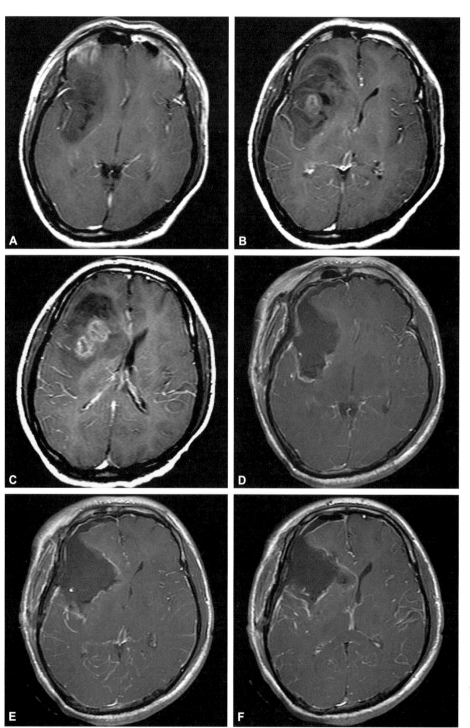

图 4-3-1   术前(A~C)和术后(D~F)MR 检查结果

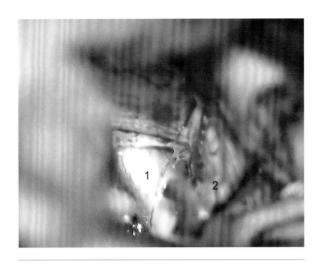

图 4-3-2 开放侧裂前端暴露颈内动脉和大脑中动脉 M1 段
其主要目的是松弛脑组织和早期观察豆纹动脉的位置
1. 颈内动脉;2. 颞叶

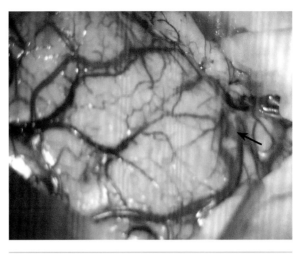

图 4-3-3 辨认侧裂浅部的前升支(箭头所示),作为额叶岛盖的切除后界

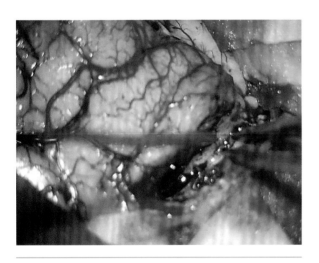

图 4-3-4 自侧裂浅部前升支切开

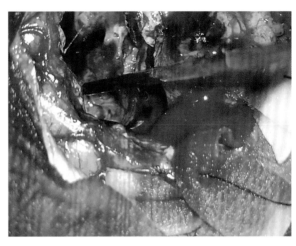

图 4-3-5 额叶岛盖切开后暴露肿瘤,沿着肿瘤上界进行分离

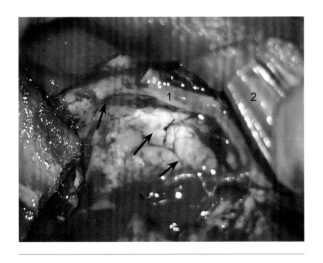

图 4-3-6 在肿瘤下界辨认肿瘤边界(箭头所示)
1. 大脑中动脉;2. 大脑中浅静脉

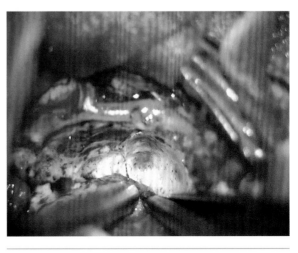

图 4-3-7 贴大脑中动脉切开分离肿瘤下界

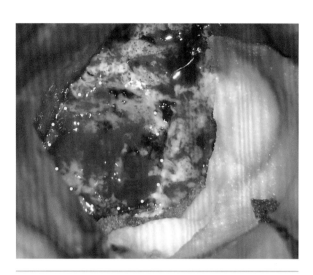

图 4-3-8　肿瘤主体切除后,残留的肿瘤范围
黄色虚线所指范围对应影像片上侵犯尾状核头的部分

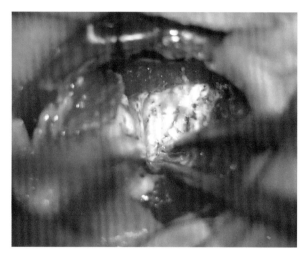

图 4-3-9　沿着肿瘤边界切除残余肿瘤

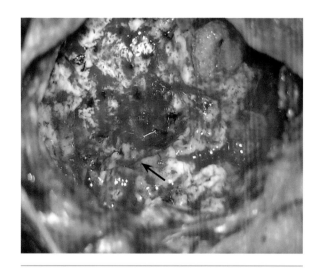

图 4-3-10　肿瘤完全切除后,侧脑室额角开放(箭头所示裂隙)

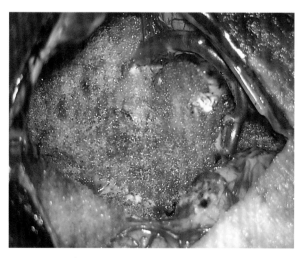

图 4-3-11　创面覆盖吸收性明胶海绵

【病例2】

患者青年女性,初次就诊病例,临床表现为癫痫,术前无神经系统功能障碍,影像学显示右侧颞叶内基底部起源的脑内肿瘤(图 4-3-12),术后病理为毛细胞性星形细胞瘤(WHO 1 级)。

手术入路选择:患者手术指征明确,采用右侧额颞部开颅。手术过程见图 4-3-13~ 图 4-3-19。

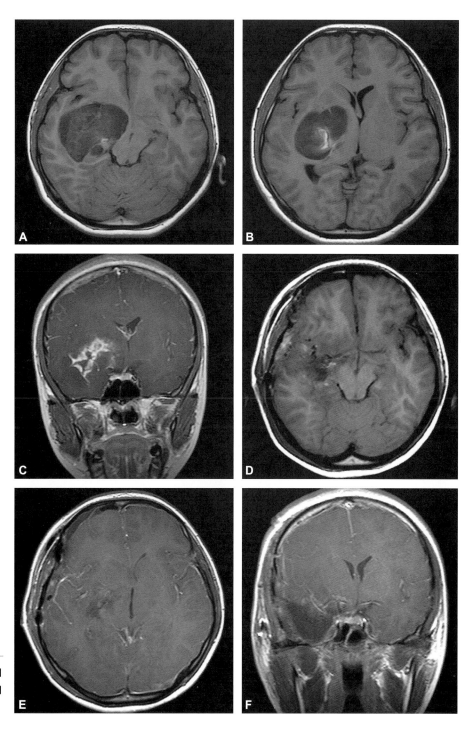

图 4-3-12　术前(A、B. T1 平扫;C. T1 增强)和术后 T1 增强(D~F)MR 检查结果

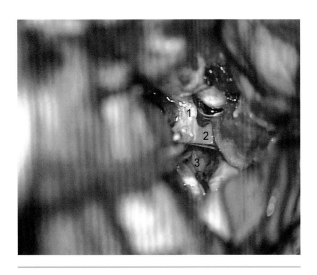

图 4-3-13　分离侧裂至暴露颈内动脉，在后交通动脉后方可见突向下丘脑的肿瘤

1.颈内动脉；2.后交通动脉；3.肿瘤

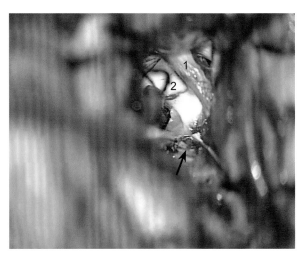

图 4-3-14　在视神经和视交叉上方初步分离肿瘤内侧部分（箭头所示）

1.颈内动脉；2.视神经和视交叉

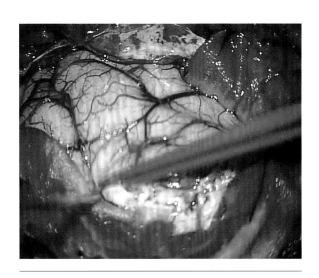

图 4-3-15　在肿瘤后界投影的颞叶表面切开皮层

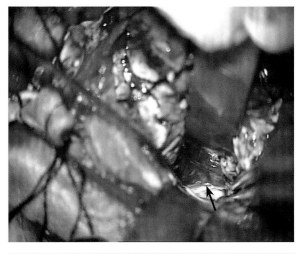

图 4-3-16　颞叶内可见肿瘤有明确的边界（箭头所示）

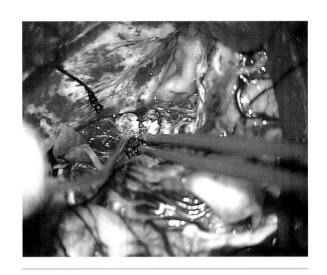

图 4-3-17 颞叶前部和肿瘤主体切除后

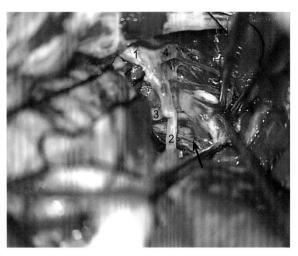

图 4-3-18 将肿瘤内侧部（箭头所示）继续与下丘脑和基底节区分离
1. 颈内动脉；2. 大脑中动脉；3. 大脑前动脉；4. 后交通动脉

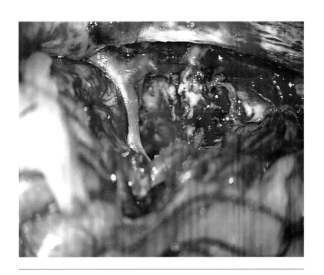

图 4-3-19 肿瘤全切后，关颅前以罂粟碱棉片处理动脉痉挛

参 考 文 献

1. Yasargil G. Microneurosurgery, vol 4B. Georg Thieme, Stuttgart, 1996:252-290.

2. Sanai N, Polley MY, Berger MS. Insular glioma resection: assessment of patient morbidity, survival, and tumor progression. J Neurosurg, 2010, 112(1):1-9.

3. Sanai N, Berger MS. Glioma extent of resection and its impact on patient outcome. Neurosurgery, 2008, 62(4): 753-756

4. Ture U, Yasargil MG, Al-Mefty O, et al. Arteries of the insula. J Neurosurg, 2000, 92(4):676-687.

5. Wen HT, Rhoton AL Jr, de Oliveira E, et al. Microsurgical anatomy of the temporal lobe: part 2-sylvian fissure region and its clinical application. Neurosurgery, 2009, 65(6 Suppl):1-35.

6. Delion M, Mercier P. Microanatomical study of the insular perforating arteries. Acta Neurochir, 2014, 156(10):1991-1997.

7. Tanriover N, Rhoton AL Jr, Kawashima M, et al. Microsurgical anatomy of the insula and the sylvian fissure. J Neurosurg, 2004, 100(5):891-922.

8. Varnavas GG, Grand W. The insular cortex: morphological and vascular anatomic characteristics. Neurosurgery, 1999, 44(1):127-136.

9. Yasargil MG, von Ammon K, Cavazos E, et al. Tumours of the limbic and paralimbic systems. Acta Neurochir, 1992, 118(1-2):40-52.

10. Vanaclocha V, Saiz-Sapena N, Garcia-Casasola C. Surgical treatment of insular gliomas. Acta Neurochir, 1997, 139(12):1126-1135.

11. Lang FF, Olansen NE, DeMonte F, et al. Surgical resection of intrinsic insular tumors: complication avoidance. J Neurosurg, 2001, 95(4):638-650.

12. Benet A, Hervey-Jumper SL, Sanchez JJ, et al. Surgical assessment of the insula. Part 1: surgical anatomy and morphometric analysis of the transsylvian and transcortical approaches to the insula. J Neurosurg, 2016, 124(2):469-481.

13. Matsuda R, Coello AF, De Benedictis A, et al. Awake mapping for resection of cavernous angioma and surrounding gliosis in the left dominant hemisphere: surgical technique and functional results: clinical article. J Neurosurg, 2012, 117(6):1076-1081

14. Duffau H. A personal consecutive series of surgically treated 51 cases of insular WHO grade II glioma: advances and limitations. J Neurosurg, 2009, 110(4):696-708.

15. Tate MC, Herbet G, Moritz-Gasser S, et al. Probabilistic map of critical functional regions of the human cerebral cortex: Broca's area revisited. Brain, 2014, 137(Pt 2): 2773-2782.

16. Elhammady MS, Heros RC. Temporal lobe venous preservation. J Neurosurg, 2015, 124(2):429-430.

17. Delion M, Mercier P, Brassier G. Arteries and veins of the sylvian fissure and insula: microsurgical anatomy. Adv Tech Stand Neurosurg, 2016, (43):185-216.

18. Neuloh G, Pechstein U, Schramm J. Motor tract monitoring during insular glioma surgery. J Neurosurg, 2007, 106(4): 582-592.

19. Duffau H, Moritz-Gasser S, Gatignol P. Functional outcome after language mapping for insular World Health Organization Grade II gliomas in the dominant hemisphere: experience with 24 patients. Neurosurg Focus, 2009, 27(2):E7.

20. Carrabba G, Mandonnet E, Fava E, et al. Transient inhibition of motor function induced by the cavitron ultrasonic surgical aspirator during brain mapping. Neurosurgery, 2008, 63(1):E178-E179.

第四节　大脑中动脉瘤

一、简介

起源于大脑中动脉的动脉瘤约占颅内动脉瘤的 1/5,也是最常发生动脉瘤破裂的部位之一。

根据大脑中动脉动脉瘤发生部位,一般分成三类:①近侧动脉瘤:位于 MCA 主干,起源于颞叶分支血管等发出部位的动脉瘤,约占 10%~15%;②分叉部动脉瘤:最常见,约占 80%~90%;③远侧动脉瘤:位于远端分支,较少见。但有学者指出,由于部分 M1 段早分支(额叶早分支可达 90%,颞叶早分支可达 30%)容易被误认为是 M1 分叉,故而导致诊断为 M1 分叉部动脉瘤的比例高于实际数值[1]。在 Ulm 等[2] 报道的 100 例大脑中动脉动脉瘤中,起源于额叶动脉早分支和颞叶动脉早分支的动脉瘤分别占 39% 和 18%,而 M1 两分叉动脉瘤仅占 36%。尽管发生于大脑中动脉各部位的动脉瘤的比例仍有待进一步总结,但发生于早分支起始部和 M1 分叉部的动脉瘤在血管造影上的表现及手术处理中存在不同,需要引起关注。

大脑中动脉瘤最主要临床表现为蛛网膜下腔出血。由于大脑中动脉供应重要功能区,故动脉瘤破裂后引起神经功能障碍较其他部位动脉瘤更为多见,并且容易形成血肿(30%~50%),可以起偏瘫、失语、意识障碍等,严重时可导致脑疝。Elsharkawy 等[3]通过回顾性分析 1009 例患者的

1309 例次大脑中动脉动脉瘤发现,动脉瘤特定大小、位于分叉部、瘤壁不规则、动脉瘤形态偏离球形,是动脉瘤破裂的危险因素。相对于上述表象,血流动力学及其动态变化则是动脉瘤形成、发展和破裂的本质原因。动脉壁承受的高剪切力是动脉瘤形成的启动原因,而动脉瘤形成后,瘤壁不断变化的剪切力则造成退行性变和细胞凋亡,从而导致瘤壁的逐渐变薄和动脉瘤的破裂。

在大脑中动脉动脉瘤的外科治疗方面,目前尚无足够的证据说明在处理大脑中动脉动脉瘤时介入栓塞和手术夹闭孰优孰劣。目前指南推荐破裂大脑中动脉瘤首选开颅夹闭治疗[4]。Zaidat 等[5]指出,在未经选择的大脑中动脉动脉瘤患者,可采用介入栓塞作为首选治疗的比例超过 90%。

二、膜性结构在大脑中动脉动脉瘤夹闭术中的意义

侧裂池分为前部和后部[6]。侧裂池前部(蝶骨嵴部)自大脑中动脉起始部向外延伸至岛阈,上方以眶回后部及前穿质外侧部为界,而下方以颞叶上表面和前面为界。侧裂池前部内侧通过侧裂近端膜与颈动脉池分隔。侧裂池前部的内容物包括大脑中动脉 M1 段、M2 段起始部、豆纹动脉、Heubner 返动脉的部分分支以及侧裂中深静脉。侧裂池后部位于岛阈后方,被侧裂中间膜分为内、外两部分,大脑中动脉 M2 段及 M3 段近心端位于侧裂池后部的内侧部。侧裂池后部的外侧部位于侧裂中间膜和外侧膜之间,其内主要是 M3 段远心端。

大脑中动脉分叉部动脉瘤通常有三种指向:一是向前上指向侧裂表面,二是在分叉血管之间指向后,三是向下指向岛阈[7]。近侧动脉瘤则可指向外侧或内侧,指向外侧者突向颞叶或蝶骨嵴,而指向内侧的突向额叶底面或前穿质[7]。由于侧裂池内有丰富的脑池膜及蛛网膜系带,当存在动脉瘤时,这些蛛网膜及蛛网膜系带可与动脉瘤发生粘连,在开颅和分离动脉瘤的过程中需特别注意。例如当分叉部动脉瘤指向前上或近侧部动脉瘤指向外侧时,可能顶着侧裂浅表的蛛网膜紧靠蝶骨嵴,在开颅磨除蝶骨嵴或剪开侧裂蛛网膜时需特别小心。而当动脉瘤突向额叶或颞叶时,可通过蛛网膜和(或)血块与脑组织粘连,在分离侧裂时就应该尽量避免牵拉与动脉瘤粘连的脑叶。(图 4-4-1)

三、手术要点

在夹闭大脑中动脉动脉瘤时,共有三种手术入路。第一种是 Yasargil[7]提出的经侧裂入路,通过牵开额叶暴露视神经和颈内动脉,开放颈动脉池,然后由内向外逆行分离侧裂暴露动脉瘤。这种方法的优点是在动脉瘤暴露前早期暴露和控制大脑中动脉。第二种经侧裂入路首先分离侧裂外侧部,然后由外向内顺着大脑中动脉分支分离暴露大脑中动脉主干和动脉瘤[8]。这种方法减少了脑牵拉和侧裂分离范围,从而减少了脑损伤和大脑中动脉穿支损伤的风险。第三种方法是经过颞叶(颞上回)皮层造瘘,通过软膜下分离暴露大脑中动脉分支和动脉瘤[9]。第三种方法适用于动脉瘤破裂产生较大的颞叶血肿,分离侧裂困难的患者[10]。

头位应向对侧旋转,使侧裂和蝶骨嵴接近垂直于地面,通常约 30° 左右,过度向对侧旋转会使颞叶牵拉增大,并可使大脑中动脉内侧的分支隐藏于动脉瘤顶的后方,特别是在大型的动脉瘤,从而造成分离的困难。同时头需后仰约 20° 左右,可使脑借助重力离开蝶骨嵴,分离暴露颈动脉池及大脑中动脉 M1 段更加容易。

对于破裂动脉瘤,在急性期内会有不同程度的脑肿胀,一般在剪开硬膜后,先沿蝶骨嵴到达颅底颈动脉池,锐性剪开颈内动脉外侧蛛网膜,释放脑脊液使脑组织松弛,获得满意的操作空间,同时可以早期控制颈内动脉。再进一步锐性分离近端侧裂蛛网膜,暴露 M1,控制载瘤动脉。然后再逆行分离侧裂,依次锐性分离外层蛛网膜、远端侧裂膜,进入侧裂池内,注意避免牵拉动脉瘤指向侧的额叶或颞叶,注意松解蛛网膜小梁、束带等,避免力量传导引起动脉瘤破裂出血。暴露动脉瘤颈及载瘤动脉后,选择合适动脉瘤夹进行夹闭。对于未破裂动脉瘤,一般无脑肿胀,可直接按上述步骤逆行分离侧裂,夹闭动脉瘤。

对于宽颈大脑中动脉瘤,可能需多枚动脉瘤夹进行塑形夹闭。对于梭形或累及多分支的动脉瘤,可能需行颅内外动脉搭桥重建血运后再行动脉瘤切除术。

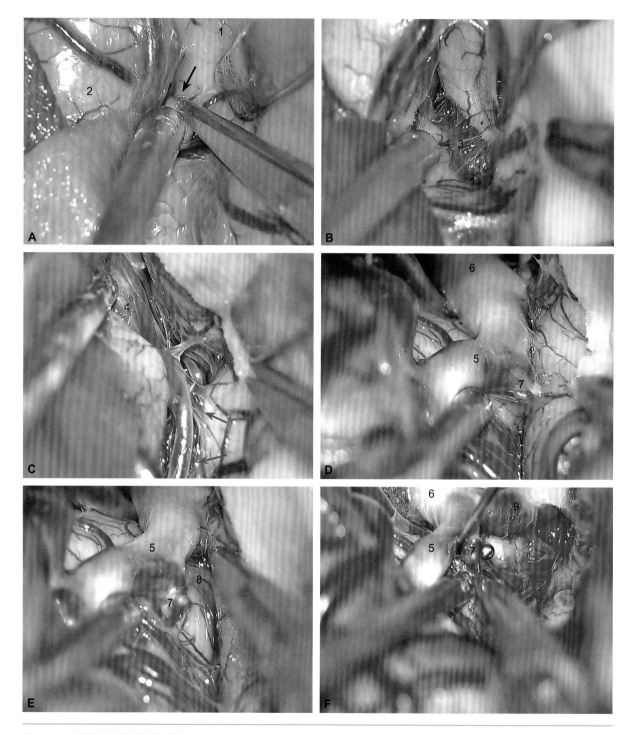

图 4-4-1　侧裂池内蛛网膜结构（A~C）以及大脑中动脉 M1 段动脉瘤与蛛网膜的关系（D~F）

黑色箭头：侧裂外侧膜；红色箭头：侧裂中间膜和侧裂内侧膜之间的蛛网膜系带；蓝色箭头：侧裂内侧膜；绿色箭头：与动脉瘤关系密切的侧裂近端膜

1. 额叶；2. 颞叶；3. 侧裂中间膜；4. 大脑中动脉 M2 段；5. 大脑中动脉 M1 段；6. 颈内动脉；7. 动脉瘤；8. 豆纹动脉；9. 大脑前动脉 A1 段

【病例 1】

患者女性,44 岁,因"头痛 1 年,检查发现动脉瘤 3 周"入院,全脑血管造影检查显示右侧大脑中动脉分叉部动脉瘤(图 4-4-2),采用右侧翼点入路夹闭动脉瘤(图 4-4-3~ 图 4-4-12)。

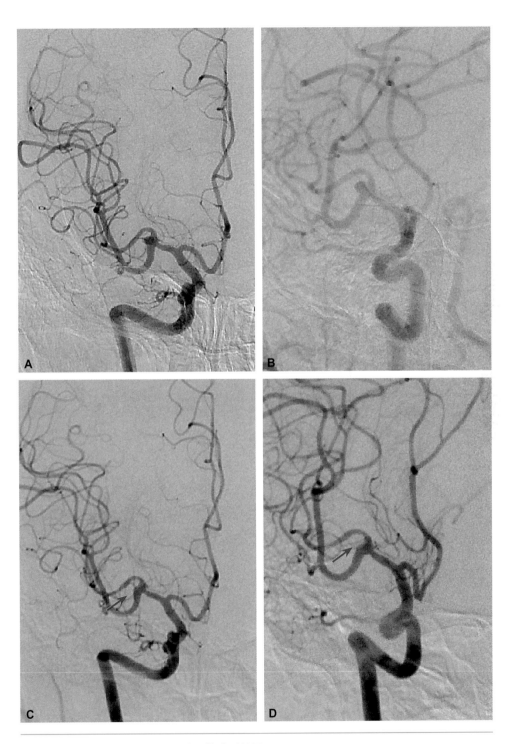

图 4-4-2 术前(A、B)、术后(C、D)血管造影结果

A、B. 术前造影结果显示大脑中动脉分叉部动脉瘤;C、D. 术后造影显示动脉瘤夹闭满意(箭头所示),载瘤动脉完好

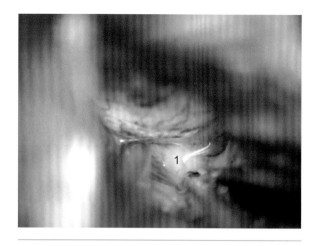

图 4-4-3　首先暴露颈动脉池,释放脑脊液
1. 颈内动脉

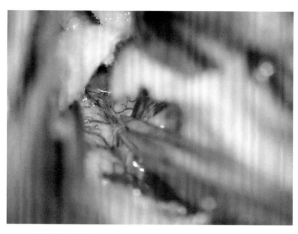

图 4-4-4　逆行分离侧裂,暴露大脑中动脉

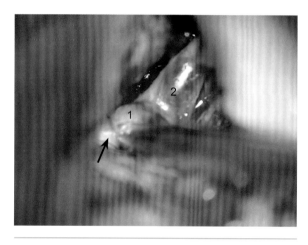

图 4-4-5　暴露大脑中动脉分叉部及动脉瘤
需注意锐性分离附着于动脉瘤瘤顶的蛛网膜系带(箭头所示)
1. 动脉瘤;2. 大脑中动脉下干

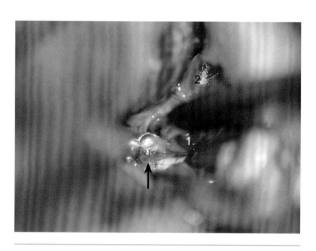

图 4-4-6　锐性分离动脉瘤瘤体上及大脑中动脉上干起始
部附着的蛛网膜系带(箭头所示)
1. 动脉瘤;2. 大脑中动脉下干

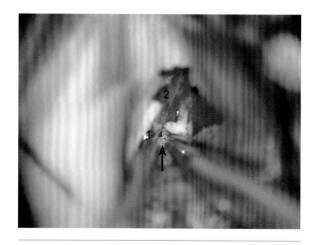

图 4-4-7　锐性分离动脉瘤瘤体上及大脑中动脉下干起始
部附着的蛛网膜系带
1. 动脉瘤;2. 大脑中动脉下干

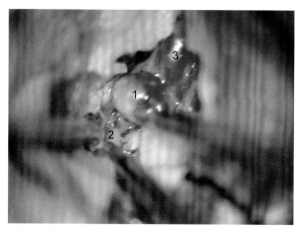

图 4-4-8　完全游离动脉瘤和大脑中动脉的上下干
1. 动脉瘤;2. 大脑中动脉上干;3. 大脑中动脉下干

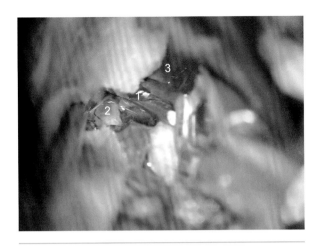

图 4-4-9　夹闭动脉瘤

1. 动脉瘤;2. 大脑中动脉上干;3. 大脑中动脉下干

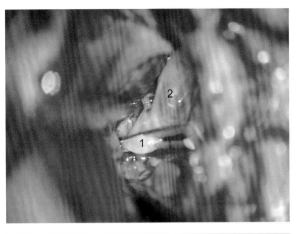

图 4-4-10　检查动脉瘤夹闭情况及载瘤动脉

1. 动脉瘤;2. 大脑中动脉下干

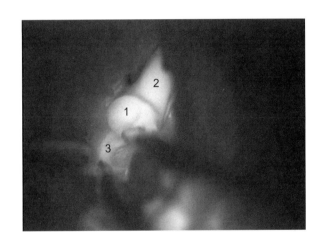

图 4-4-11　动脉瘤夹闭前吲哚菁绿荧光显影结果

1. 动脉瘤;2. 大脑中动脉下干;3. 大脑中动脉上干

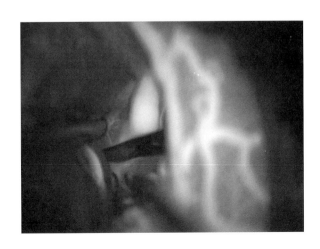

图 4-4-12　动脉瘤夹闭后吲哚菁绿荧光显影结果,显示载瘤动脉通畅

【病例2】

患者男性,因"记忆力下降1年,检查发现动脉瘤"入院,全脑血管造影检查显示右侧大脑中动脉分叉部动脉瘤(图4-4-13),采用右侧翼点入路夹闭动脉瘤(图4-4-14~图4-4-19)。

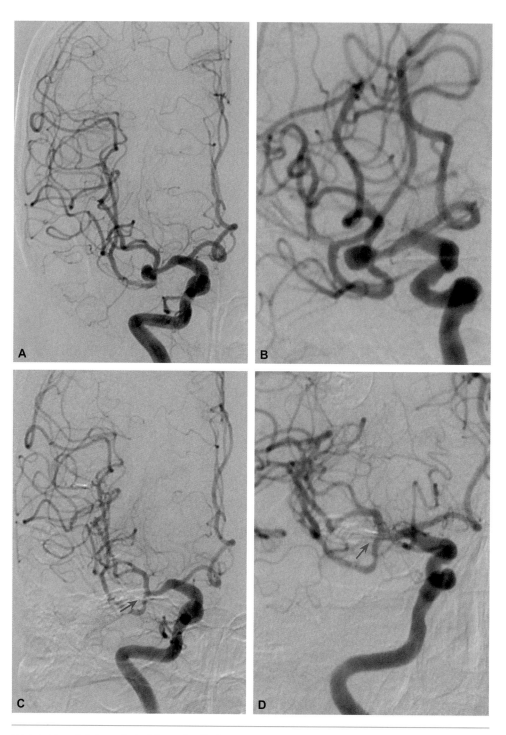

图4-4-13   术前(A、B)、术后(C、D)血管造影结果

A、B.术前造影结果显示大脑中动脉分叉部动脉瘤;C、D.术后造影显示动脉瘤夹闭满意,载瘤动脉完好(箭头所示)

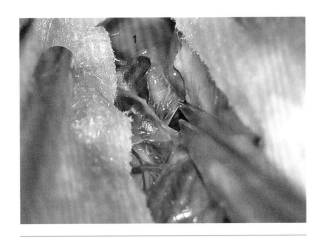

图 4-4-14　分离侧裂暴露动脉瘤

1. 动脉瘤

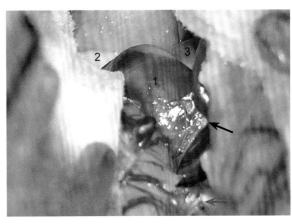

图 4-4-15　显示动脉瘤与侧裂蛛网膜的关系

可见动脉瘤位于侧裂中间膜（黑色箭头所示）和侧裂内侧膜（蓝色箭头所示）之间

1. 动脉瘤；2. 大脑中动脉 M1 段；3. 大脑中动脉下干

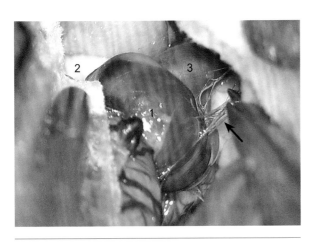

图 4-4-16　锐性分离切断附着于动脉瘤蛛网膜及系带的外侧部分（箭头所示）

1. 动脉瘤；2. 大脑中动脉 M1 段；3. 大脑中动脉下干

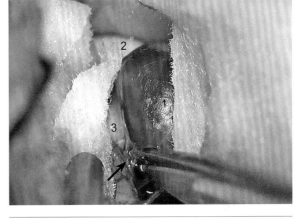
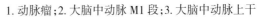

图 4-4-17　锐性分离切断附着于动脉瘤蛛网膜及系带的内侧部分（箭头所示）

1. 动脉瘤；2. 大脑中动脉 M1 段；3. 大脑中动脉上干

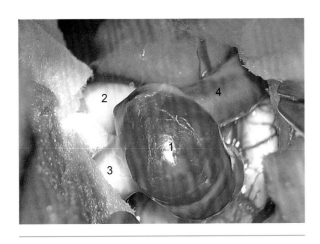

图 4-4-18　完全游离动脉瘤

1. 动脉瘤；2. 大脑中动脉 M1 段；3. 大脑中动脉上干；4. 大脑中动脉下干

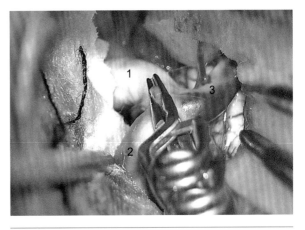

图 4-4-19　夹闭动脉瘤

1. 脑中动脉 M1 段；2. 大脑中动脉上干；3. 大脑中动脉下干

参 考 文 献

1. Tanriover N, Kawashima M, Rhoton AL Jr, et al. Microsurgical anatomy of the early branches of the middle cerebral artery: Morphometric analysis and classification with angiographic correlation. J Neurosurg, 2003, 98(8):1277-1290.

2. Ulm AJ, Fautheree GL, Tanriover N, et al. Microsurgical and angiographic anatomy of middle cerebral artery aneurysms: prevalence and significance of early branch aneurysms. Neurosurgery, 2008, 62(5 Suppl 2):ONS344-352.

3. Elsharkawy A, Lehečka M, Niemelä M, et al. Anatomic risk factors for middle cerebral artery aneurysm rupture: computed tomography angiography study of 1009 consecutive patients. Neurosurgery, 2013, 73(5):825-837.

4. Connolly EJ, Rabinstein AA, Carhuapoma JR, et al. Guidelines for the management of aneurysmal subarachnoid hemorrhage: a guideline for healthcare professionals from the American Heart Association/american Stroke Association. Stroke, 2012, 43(6):1711-1737.

5. Zaidat OO, Castonguay AC, Teleb MS, et al. Middle cerebral artery aneurysm endovascular and surgical therapies: comprehensive literature review and local experience. Neurosurg Clin N Am, 2014, 25(3):455-469.

6. Inoue K, Seker A, Osawa S, et al. Microsurgical and endoscopic anatomy of the supratentorial arachnoidal membranes and cisterns. Neurosurgery, 2009, 65(4):644-665.

7. Yasargil MG. General operative techniques, in Microneurosurgery vol I: Microsurgical Anatomy of the Basal Cisterns and Vessels of the Brain. Stuttgart, Georg Thieme, 1984:208-271.

8. Pritz MB, Chandler WF. The transsylvian approach to middle cerebral artery bifurcation/trifurcation aneurysms. Surg Neurol, 1994, 41:217-220.

9. Heros RC, Ojemann RG, Crowell RM. Superior temporal gyrus approach to middle cerebral artery aneurysms: Technique and results. Neurosurgery, 1982, 10:308-313.

10. Chyatte D, Porterfield R. Nuances of middle cerebral artery aneurysm microsurgery. Neurosurgery, 2001, 48(2):339-346.

第一节　桥小脑角区解剖

一、桥小脑角区的定义、边界和毗邻脑池的关系

桥小脑角的概念最早由 Henneberg 和 Koch 于 1902 年提出。小脑脑桥裂成 V 字形，由小脑和脑桥外侧部（小脑中脚）构成的 V 字形裂的顶点朝向后，此裂的上支指向前上，下支指向前下，此裂两支之间的间隙即称桥小脑角。

岩骨后表面构成桥小脑角的前外侧界，内听道口位于岩骨后表面的中央。在内听道口下方略偏后约 1cm 处是颈静脉孔，此孔接受前内侧方的岩下窦和后外侧方来的乙状窦。乙状窦走行于自星点至颈静脉孔的乙状窦沟内，而岩下窦走行于岩斜坡交界处的岩斜坡裂内。岩上窦走行于岩骨上表面和后表面交界的岩骨嵴（同时也是小脑幕的根部），此窦前部走行于麦氏囊上方，向后回流至横窦乙状窦交界处。骨盖部是内淋巴囊与前庭导水管交通的部位，位于内听道后方略偏下约 1cm 处。

桥小脑角池位于脑桥和小脑前外侧面与岩骨后表面蛛网膜之间。此脑池的上部通过位于幕缘水平的环中脑膜与上方的环池分隔，其下部通过桥延外侧膜与下内侧的延髓前池后下外侧的小脑延髓池分隔[1]。环中脑膜处于大脑后动脉和小脑上动脉之间（滑车神经亦贴此膜下面走行），而桥延外侧膜通过面听神经和舌咽神经之间。此脑池的前界为桥前膜，与桥前池分隔。桥前膜自动眼神经下方向内下倾斜至桥延沟水平的脑干腹侧旁中央处，但全程位于展神经内侧。此脑池的外侧延伸至小脑岩骨面的边缘。桥小脑角池的内容物包括三叉神经、展神经、面神经、前庭耳蜗神经、小脑上动脉的脑桥中脑外侧段、小脑下前动脉、岩静脉及其属支。桥小脑角池及邻近脑池的膜性结构详述请见第一章第四节。

在桥小脑角区手术最常使用的乙状窦后入路中，小脑延髓池常常是首先打开的脑池，用于释放脑脊液降低脑压，其内最主要的结构是后组脑神经和小脑下后动脉。延髓前池和桥前池位于桥小脑角池的深部，在桥小脑角区手术中多在手术的后期暴露，其内主要的神经血管结构是椎基底动脉及其分支的起始部以及舌下神经。

二、面听神经-小脑下前动脉复合体及内听道

面、听神经是桥小脑角内主要的神经结构，这两个脑神经发出于桥延沟的外侧，向前外侧走行进入内听道。小脑绒球恰位于面听神经脑干发出点的外侧，因此是有用的手术标志[2]。

在舌咽、迷走神经脑干发出点外侧,是自四脑室侧孔向外突出的脉络丛,由于位于面听神经根和后组脑神经根之间,所以也是听神经瘤手术中寻找辨认桥小脑角区脑神经重要的手术标志(图5-1-1)[2]。

在整个颅内行程中,面神经与含有副交感和感觉纤维的中间神经伴行关系密切。前庭耳蜗神经有三个组分,包括耳蜗神经、前庭上神经和前庭下神经。各分支在面听神经脑干端和内听道底的空间排列关系是恒定的[3]。在这两端之间位置关系并不恒定。在脑干发出点,面神经(包括中间神经)起源于听神经的下内侧方,而听神经的各支发出点是耳蜗神经位于下方、前庭上神经位于上内侧方、前庭下神经位于上外侧方。内听道长约1cm,听(前庭耳蜗)神经在内听道内各支分开,分支点存在个体差异,但前庭神经和耳蜗神经多在内听道外侧约3~4mm处才完全分开成可辨认的单个神经。而内听道底被水平走行的水平嵴分成上下两部,下部通过耳蜗神经(前)和前庭下神经(后),上部又被上下走行的垂直嵴(Bill 嵴)分成前后两部,分别通过面神经(前)和前庭上神经(后)。这一解剖特点的意义在于,只有在脑干发出端和内听道最外侧部,才能非常准确地区分不同神经。在听神经瘤手术中,恰恰是这两个部位最容易辨认面、听神经。

小脑下前动脉(AICA)起源于基底动脉的脑桥水平,它是桥小脑角区最重要的血管结构(图5-1-2)。其起源通常为单干,但也可以是双干。AICA 根据其与内听道的关系可分为道前段、内听道段和道后段。道前段自 AICA 的起始点至内听道,此段主要是发出穿支至脑干。内听道段是邻近内听道的一段,AICA 向后走行至面听神经束时形成袢样结构,在多数个体形成特征性的外侧袢,在约半数的个体,此动脉袢深浅不等地进入内听道,在此类患者开放内听道手术时可能损伤动脉[4]。但是由于听神经瘤在生长过程中可将动脉袢向内侧脑池推挤,因此临床上听神经瘤手术中出现 AICA 袢在内听道的几率远少于解剖研究中的发生率。AICA 与面听神经的关系多变,最常见的是位于其下方,但也可以在其上方或从面、听神经之间穿过。由于 AICA 常位于面听神经的下方,因此听神经瘤常将 AICA 压至下方。如果 AICA 穿行于面听神经之间,AICA 可被听神经瘤压至前内侧方。内听道段有三个不恒定的分支,包括弓下动脉、迷路动脉和脑干回返动脉。弓下动脉自弓下窝进入岩骨供应部分骨迷路,在听神经瘤手术时常被切断。迷路动脉随面听神经进入内听道,供应道内神经及大部分骨迷路,因此在需要保留听力的手术中,此动脉必须保留以避免耳蜗神经或耳蜗缺血。脑干回返动脉向内侧到达脑干时恰位于面听神经之间,可作为辨认面神经的标志。道后段自内听道向外至小脑岩骨面。小脑下后动脉的头侧袢在部分个体可以向上达面听神经处,不可误认为 AICA 袢。

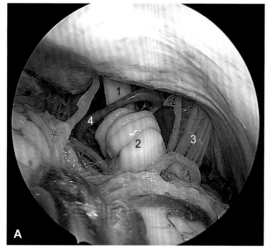 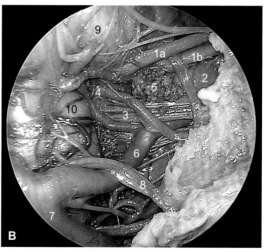

图 5-1-1　自乙状窦后入路(A)和扩大经蝶入路(B)观察面听神经与周围结构的关系
1. 面听神经(1a. 面神经;1b. 听神经);2. 绒球;3. 后组脑神经;4. 小脑下前动脉;5. 四脑室侧孔脉络丛;6. 小脑下后动脉;7. 椎动脉;8. 舌下神经;9. 脑桥;10. 延髓

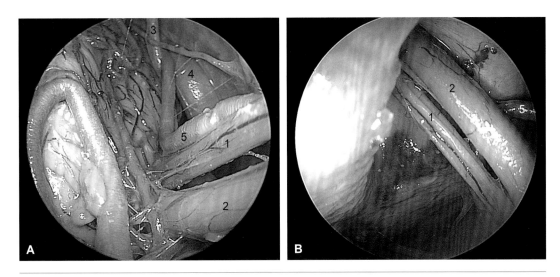

图 5-1-2 小脑下前动脉与面神经在脑干端（A）和内听道端（B）的关系

1. 面神经；2. 听神经；3. 展神经；4. 椎动脉；5. 小脑下前动脉

三、三叉神经 - 小脑上动脉复合体及麦氏囊

三叉神经自脑桥中部腹外侧面发出，其切面呈椭圆形，其三个分支神经纤维的排列是，眼支位于上内侧部，下颌支位于下外侧部，上颌支位于中间。在三叉神经根主干的上部周围，有三叉神经运动根丝和异行感觉根丝，通常前者离主干远而后者离主干近。这些根丝在离开脑干较短距离后加入三叉神经主干，其中异行感觉根丝主要加入眼支[5]。

三叉神经脑池段向前外侧走行约 1~2cm 穿过桥小脑角池达到岩尖，此脑池段与岩静脉（Dandy 静脉）、小脑上动脉关系密切（图 5-1-3）。在岩尖上方，三叉神经根进入由中、后颅窝硬膜向前外下方返折的硬膜囊（其内的蛛网膜囊即麦氏囊）内，与三叉神经半月节相连，与海绵窦及颈内动脉通过硬膜相隔。因此三叉神经硬膜囊结构虽与海绵窦后部关系密切，但并非海绵窦的一部分。在麦氏囊的远端，半月节分出眼支、上颌支、下颌支，分别在各自的硬膜鞘中走行，通过眶上裂、圆孔、卵圆孔出颅。

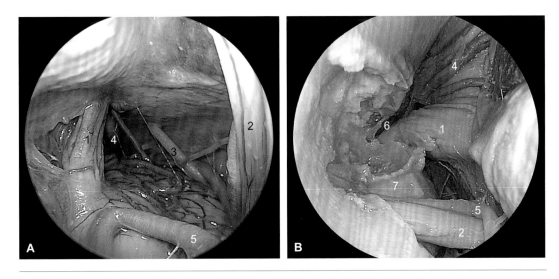

图 5-1-3 乙状窦后入路（A）和乙状窦后道上入路（B）观察三叉神经与周围结构的关系

1. 三叉神经；2. 面听神经；3. 展神经；4. 小脑上动脉；5. 小脑下前动脉；6. 麦氏囊；7. 内听道

小脑上动脉（SCA）自靠近基底动脉尖端、动眼神经下方发出，多为单干，少数为双干，在脑桥中脑交界水平环绕脑干向后走行。单干发出者分叉形成上干和下干，上干供应小脑蚓部和邻近小脑半球，下干供应上干支配区外侧的小脑半球。SCA 分为四段，自发出点到动眼神经下方为脑桥中脑前段；然后是脑桥中脑外侧段，止于小脑中脑裂前缘，此段形成下襻，常常到达三叉神经脑干端水平[6]；SCA 走行于小脑中脑裂内的这一段称小脑中脑裂段；后先深入此裂深部，然后形成发卡样转折离开此裂，变为皮层段。SCA 在超过半数的个体会与三叉神经接触，可以是主干、下干、上干、上下干同时，或其小脑半球边缘支，接触部位最常见的是上方或内上方[6]。

四、后组脑神经 - 小脑下后动脉复合体及颈静脉孔

颈静脉孔位于岩枕裂的后部，其前外侧部由岩骨构成，后内侧部由枕骨构成。右侧的颈静脉孔通常较左侧大。通过颈静脉孔的神经血管结构包括颈静脉球、岩下窦、咽升动脉的脑膜支、后组脑神经及其神经节。颈静脉孔分为三部分，较大的后外侧静脉部接受乙状窦回流（乙状窦部），较小的前内侧静脉部接受岩下窦回流（岩部），以及一个中间神经部通过后组脑神经[7]。舌咽神经与迷走神经、副神经之间，有连接乙状窦部和岩部的静脉通道相分隔。

从颅腔侧看，颈静脉孔上缘的前部有一个小凹陷，称为锥状窝。锥状窝内有舌咽神经的上神经节，标志着后组脑神经的最高点。锥状窝后方有一个骨性突起称为颞骨颈内突，此突构成了乙状窦部和岩部分界的上部。在此突后外侧，颈静脉孔上缘形成大的凹陷，称为颈静脉窝，容纳颈静脉球。颈静脉窝顶的高度个体差异大，部分可达内听道水平，在磨内听道后壁时需要警惕此变异。颈静脉孔下内侧缘由枕骨髁部构成，其后外侧部也有一个骨性突起称为枕骨颈静脉突，此突构成了乙状窦部和岩部分界的下部。

后组脑神经从脑干发出，通过颈静脉孔至颈部，其排列关系由脑池内的上下关系变为颈部的前后关系。这种位置关系的变化就发生在颈静脉孔水平，后组脑神经的走行可分为三段：脑池或孔前段、孔内段、颈段或孔外段。舌咽神经自延髓上部橄榄上方发出，多由一根、少数情况下两根根丝构成，位于四脑室外侧隐窝脉络丛的前下方，自小脑延髓池内向前外侧走行至颈静脉孔硬膜开口的前内侧部（舌咽神经道）。迷走神经由平均 8~9 个根丝构成，由舌咽神经下方的橄榄后沟发出（图 5-1-4A）。副神经由延髓根（平均 11 个根丝）和脊髓根构成，延髓根亦自橄榄后沟发出。脊髓根自第一齿状韧带后发出，在到达颈静脉孔内口处时，延、颈髓根合并（图 5-1-4B）。通常迷走神经和副神经通过共同的硬膜孔进入颈静脉孔（迷走神经道）。蛛网膜形成鞘伴随后组脑神经进入颈静脉孔不等

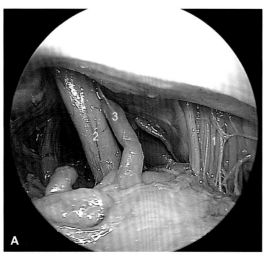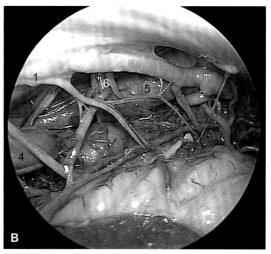

图 5-1-4　后组脑神经与周围结构的关系
A. 舌咽、迷走神经；B. 副神经延髓支和脊髓支
1. 后组脑神经；2. 面听神经；3. 小脑下前动脉；4. 小脑下后动脉；5. 椎动脉；6. 舌下神经

的距离。在后组脑神经进入颈静脉孔处，硬膜分别包裹脑神经进入颈静脉的神经部，在舌咽神经和迷走神经之间恒定存在一个硬膜隔。这些在颈静脉孔内的骨性和硬膜分隔并不到达颅底外侧[8]。

小脑下后动脉（PICA）最常于靠近延髓下橄榄处的椎动脉发出，在延髓前外侧缘，自舌下神经根丝上方、下方或之间穿过，在延髓后外侧缘，PICA 自后组脑神经的根丝之间或上方穿过，然后绕行小脑扁桃体进入小脑延髓裂。PICA 走行分为五段[9]。延髓前段行至延髓外侧面前缘，如发出点靠外侧可无此段。延髓外侧端行至后组脑神经根丝水平，此段在桥小脑角区手术中最常遇到。其后的三段包括扁桃体延髓段、脉络帆扁桃体段、皮层段在桥小脑角区手术中较少涉及。PICA 与后组脑神经的关系最常见的是穿过，根据几率高低依次为：副神经根丝之间、副神经与迷走神经之间、迷走神经之间、舌咽神经上方、迷走神经和舌咽神经之间[9]。

五、桥小脑角区的硬膜血供

岩骨内侧面的血供来源丰富，主要包括：①颈内动脉海绵窦段发出的脑膜垂体干，其三支分支中的脑膜背侧动脉又分出斜坡内侧动脉和斜坡外侧动脉，分别在岩下窦的两侧走行，其中斜坡外侧动脉供应岩尖区；②咽升动脉的脑膜支分别自颈静脉孔和舌下神经管入颅，除供应相应的脑神经外，还供应颈静脉孔周围、颈静脉结节、岩骨内侧面下部及枕大孔区腹外侧部的硬膜；③枕动脉的脑膜支和神经孔支供应岩骨后表面外侧部及下部的硬膜；④脑膜中动脉和脑膜副动脉的分支跨过岩骨嵴参与岩骨后表面上部的血供；⑤小脑下前动脉的硬膜支弓下动脉除供应内耳结构血供外，还供应弓下窝的硬膜血供。这些硬膜供血动脉的供应范围彼此重叠，存在丰富的吻合支[10]。

参 考 文 献

1. Song-tao Qi, Jun Fan, Xi-an Zhang, et al. Reinvestigation of the ambient cistern and its related arachnoid membranes: an anatomical study. J Neurosurg, 2011, 115(1): 171-178.

2. Rhoton AL Jr. The cerebellopontine angle and posterior fossa cranial nerves by the retrosigmoid approach. Neurosurgery, 2000, 47(3 suppl): s93-s129.

3. Koos WT, Spetzler RF, Pendl G, et al. Color Atlas of Microneurosurgery. Stuttgart: Georg Thieme Verlag, 1985: 188-221.

4. Martin RG, Grant JL, Peace DA, et al. Microsurgical relationships of the anterior inferior cerebellar artery and the facialvestibulocochlear nerve complex. Neurosurgery, 1980, 6(5): 483-507.

5. Gudmundsson K, Rhoton AL Jr, Rushton JG. Detailed anatomy of the intracranial portion of the trigeminal nerve. J Neurosurg, 1971, 35(5): 592-600.

6. Hardy DG, Peace DA, Rhoton AL Jr. Microsurgical anatomy of the superior cerebellar artery. Neurosurgery, 1980, 6(1): 10-28.

7. Katsuta T, Rhoton AL Jr, Matsushima T. The jugular foramen: microsurgical anatomy and operative approaches. Neurosurgery, 1997, 41(1): 149-202.

8. Lister JR, Rhoton AL Jr, Matsushima T, et al. Microsurgical anatomy of the posterior inferior cerebellar artery. Neurosurgery, 1982, 10(2): 170-199.

9. Martins C, Yasuda A, Campero A, et al. Microsurgical anatomy of the dural arteries. Neurosurgery, 2005, 56(ONS Suppl 2): ONS-211 - ONS-251.

10. Sen C, Hague K, Kacchara R, et al. Jugular foramen: microscopic anatomic features and implications for neural preservation with reference to glomus tumors involving the temporal bone. Neurosurgery, 2001, 48(4): 838-848.

第二节　桥小脑角区脑膜瘤

一、简介

桥小脑角区脑膜瘤是后颅窝脑膜瘤中最为常见的类型。Castellano 和 Ruggiero（1953）将后颅窝脑膜瘤按照尸检时观察硬膜附着部位置分为岩骨后脑膜瘤（42%）、小脑幕脑膜瘤（30%）、斜坡脑膜瘤（11%）、小脑凸面脑膜瘤（10%）、枕骨大孔脑膜瘤（4%），并指出麦氏囊的脑膜瘤也可进入后颅窝。

桥小脑角区脑膜瘤占颅内脑膜瘤的 8%~18%，占后颅窝脑膜瘤的 30%~58%，占桥小脑角区肿瘤的 3%~18%。在早期的分类中，Castellano 和 Ruggerio（1953）、Grand 和 Bakay（1975）、Yasargil 等（1980）均认为桥小脑角区脑膜瘤应定义为硬膜附着位于岩骨后表面的脑膜瘤[1]。但目前此定义已变化，桥小脑角区脑膜瘤包括了一组累及共同解剖区域，即肿瘤主体在桥小脑角区、位于三叉神经外侧的脑膜瘤，但它们的起源位置可以是不同的部位，甚至不在桥小脑角区（如小脑幕或斜坡）。

桥小脑角区脑膜瘤的临床表现,以听力障碍最为常见(30%~73%),但很少引起耳聋,这一点与听神经瘤明显不同,其他表现包括眩晕、耳鸣(10%~12%)、三叉神经功能障碍(13%~49%)、面神经功能障碍、步态异常(25%~52%)。梗阻性脑积水发生率为20%~31%,出现颅高压的患者约占16%~29%。不同起源位置的脑膜瘤,其常见临床表现有所差别。在内听道前方起源的肿瘤就诊时肿瘤常偏小,其症状常为三叉神经功能障碍及面听神经症状,而内听道后方起源的肿瘤常较大,多表现为小脑症状。

术前检查主要包括 CT、MR、听力检查等。CT可以显示肿瘤基底部骨质变化,并可通过内听道无明显扩大来与听神经瘤进行鉴别诊断。MR可以明确诊断,确定肿瘤与脑神经、脑干、小脑的位置关系,预测有无软膜侵犯等。血管造影在桥小脑角区外侧型肿瘤通常无必要,在内侧型肿瘤,由于其血供来源主要是脑膜垂体干,栓塞风险较大,因此意义主要在于明确血供丰富程度,为手术准备和制订手术策略提供参考。

无症状的小肿瘤,特别是在老年和健康状况不佳的患者可以考虑动态观察。有症状的患者即使肿瘤小也应该治疗,因为此区脑膜瘤不需要很大即可压迫脑干和脑神经、包裹椎基底动脉及其分支,使延后手术的风险加大。如果脑干受压达到代偿极限,对软膜的侵犯和水肿可导致快速的病情加剧。手术治疗的病例报道中,肿瘤切除程度达到辛普森Ⅰ级和Ⅱ级者约为72%~100%,多在80%~90%之间,术后新增脑神经功能障碍最常见的是面神经,发生率约在20%~30%,约10%为永久性,永久性听力障碍发生率12.5%~23.0%,三叉神经功能障碍12%~27%,导致暴露性角膜炎者2.5%~6.0%,展神经麻痹0~35%,后组脑神经功能障碍3.8%~41.0%,但多为一过性[2-8]。不能全切的主要原因是肿瘤侵犯脑干、脑神经、血管及颅底。对肿瘤未能全切的患者,可在术后3个月、6个月进行 MR 动态观察,如果有生长趋势,应考虑使用放射治疗。与听神经瘤相比,该区脑膜瘤手术后复发率较高,约在 1.4%~9.0%[2,3,5,7,8]。

二、脑膜瘤的分型与蛛网膜、脑神经的关系

桥小脑角区脑膜瘤的临床表现和预后与肿瘤起源部位有关,文献中的分类法均以内听道作为主要的参考位置。从使用便利性、对手术入路选择的指导意义来看,最早由 Sekhar 和 Jannetta[9]、Samii 和 Ammirati[10] 提出的两分型法至今仍应用最广。这一分型以内听道为参照,分为内侧型和外侧型,前者的手术难度的风险显著高于后者。对于面、听神经的保留,肿瘤与内听道的位置关系决定了保留率的高低,而肿瘤大小与其没有关系[2,3,6]。

岩骨后表面的三组脑神经(三叉神经、面听神经复合体、后组脑神经)均被颅底蛛网膜向颅外方向包裹,固定于麦氏囊、内听道和颈静脉孔。这三处锚定点就像三个立柱将岩骨后表面及桥小脑角池分隔成前后两部分。由于未突破蛛网膜、发生软膜侵犯的脑膜瘤为硬膜下蛛网膜外肿瘤,无论桥小脑角区脑膜瘤的肿瘤起源点位于这三组脑神经形成的假想连线前方还是后方,当肿瘤生长时,其掀起的颅底蛛网膜将靠在这些"立柱"上。由于颅底蛛网膜是完整的膜,就会形成一个牵拉在相邻"立柱"上的"屏风"。尽管"屏风"可能进一步向前或向后凸,使得脑神经处于嵌顿或被包裹的状态,但肿瘤本质上要么位于脑神经假想连线的前方,要么位于后方。这既是内、外侧型分型的科学之处,又是术中循蛛网膜保护脑神经的基础。但在少部分患者,肿瘤可能突破蛛网膜,甚至发生软膜侵犯。在此类患者,部分区域仍可利用未破坏的蛛网膜保护神经血管,部分区域则易于发生神经血管分离损伤,需要特别注意。

Thomas 和 King[11] 介绍了一种六分型法,分别为内听道外侧型、岩骨中部型(内听道上型)、岩斜型(内听道内侧型)、麦氏囊型、内听道下型和内听道型。Samii[6] 团队后来也提出了与 Thomas-King 分型类似的五型分类法,包括道前型(Ⅰ型)、内听道型(Ⅱ型)、道上型(Ⅲ型)、道下型(Ⅳ型)和道后型(Ⅴ型)。Nakamura 等报道了347例桥小脑角区脑膜瘤的手术治疗预后,肿瘤全切率(辛普森Ⅰ级和Ⅱ级)达85.9%,其余14.1%均达到次全切除。术后面、听神经功能最好的是道后型和道上型。面神经功能在随访中(平均62.3个月)达到 HB 1级和2级的患者占88.9%,术前有可用听力的患者术后听力保留率90.8%。Sade 和 Lee[12] 报道了类似的结果。

尽管这些复杂分型对于区分术后神经功能状态在不同类型肿瘤中的预后差别有帮助,但是

存在几个问题:首先,该区肿瘤通常较大,在就诊时常已累及复杂分型中的多个区域,难以准确界定分型;第二,对介于不同分型之间的肿瘤,不同单位不同的认识使不同单位之间的结果难以比较;第三,复杂分型在对手术入路选择的指导意义方面与两分型法没有实质的改进。因此笔者认为,这些分型还不如两分型法实用,但是由于两分法仅以内听道为界,有时确实难以界定肿瘤道内属于内侧型还是外侧型(图5-2-1),因此我们认为需要对两分型法的表述进行修正,即肿瘤起源和主体部分位于三叉神经压迹、内听道口、颈静脉孔连线后上方的属于外侧型,而位于前下方的属于内侧型,这样就可以很好地克服这一问题。

三、术前评估

决定手术的患者,在术前评估中,应该结合患者的年龄、症状、神经功能障碍情况以及影像学特征综合考虑最佳的手术策略。位于内听道外侧的肿瘤基本上均通过乙状窦后入路切除。在内侧型肿瘤,肿瘤的位置直接决定了手术入路的选择,当肿瘤主体包括基底附着部位于内听道水平上方时,颞下经岩骨前部入路和乙状窦后入路均可以考虑。前者优点是操作位于面听神经前方,对于保护脑神经功能最为有利,对侵入麦氏囊的肿瘤容易处理,缺点是需要一定程度的颞叶牵拉,特别是当肿瘤位于左侧优势半球时,存在Labbe静脉损伤和语言功能损伤的风险;后者优点是不存在颞叶损伤的风险,侵入麦氏囊的肿瘤如果较小,可以通过内听道上扩展入路切除,缺点是只能在脑神经间隙内操作,脑神经损伤风险大于前者。当肿瘤主体位于内听道下方时,主要采用乙状窦后入路。当肿瘤主体同时位于内听道水平上下方时,既可以考虑乙状窦后入路,也可以考虑乙状窦前入路,后者操作难度和脑脊液漏风险大于前者,但暴露更为充分。

四、手术中的原则

桥小脑角区脑膜瘤的手术原则与其他部位的脑膜瘤是一致的,包括充分的暴露、沿着肿瘤基底附着部尽可能早期切断肿瘤血供、对大肿瘤进行瘤内减压、沿着蛛网膜界面分离肿瘤与神经、血管。在进行颅底深部脑膜瘤手术切除时,

早期切断肿瘤血运的重要性尤为突出,并且肿瘤的血运越是丰富,此点越重要。桥小脑角区脑膜瘤的手术预后主要取决于肿瘤的位置和质地,这两个因素比肿瘤的大小更重要。肿瘤的位置是无法改变的,但肿瘤的质地是可以改变的。在原本血运丰富的肿瘤,大部分或彻底切断肿瘤血运常会导致肿瘤明显变软,这样血运差且软的肿瘤,不仅术野干净便于脑神经、血管的辨认保护,而且肿瘤可以安全地分块切除并从脑神经间隙内取出。由于脑神经的阻挡,肿瘤基底的切断并不总能顺利完成,这就要求术者避免从单一方向,而是争取在各个可用的间隙多角度进行操作,最终可达到切断肿瘤基底的目的。脑膜瘤为沿基部膨胀生长的肿瘤,完整分离,整块取出的理念很重要,这样不但有利于肿瘤全切除,更为重要的是能有序地循边,保证对周边膜性结构的利用防止毗邻神经血管的损伤,在实际应用中,由手术野的限制和嵌顿,开展血管神经保护的需要,适时地采用分块切除技术就是为了保证安全全切除肿瘤的重要策略。

五、外侧型肿瘤的手术要点

外侧型肿瘤的手术难度较小,但此型肿瘤的一个特点是发现时通常体积较大。当肿瘤体积大造成后颅窝压力高时,骨窗的大小需要考虑。当影像学显示肿瘤外侧部已大片突出于小脑凸面(枕下面)时,骨窗可以小,只要能够把突出于小脑的肿瘤主体暴露即可,在肿瘤减压后可以产生足够的操作空间。但当肿瘤以突入小脑为主、在肿瘤表面仍有小脑组织时,过小的骨窗会导致打开硬膜时小脑嵌顿于硬膜开口,造成小脑挫裂伤。尽管过度通气、使用脱水药可以在一定程度上减轻小脑组织膨出,但其作用有限。需要牢记的是,安全同时有效地切除肿瘤才是微创的两个根本目的。

桥小脑角外侧型脑膜瘤相关的外层蛛网膜随着脑神经的外缘扩展,在内听道、麦氏囊、天幕裂孔、颈静脉孔等处约束较紧,向内推挤十分有限。在这些部位与肿瘤的关系较为复杂,相应血管、神经的解剖和保护既是重点、也是难点。脑膜瘤是蛛网膜外的肿瘤,外层蛛网膜永远是向内推移,必要时锐性离断蛛网膜而保留蛛网膜分离界面,可尽早结束对神经、血管的牵拉。

【病例1】

患者老年女性,初次就诊病例,临床表现为头痛和耳鸣,影像学显示右侧桥小脑角区外侧型肿瘤或六分型中的内听道上型(图 5-2-1)。

手术入路选择:全切肿瘤、解除面听神经压迫是本次手术的主要目标。常规采用乙状窦后入路。显微手术过程见图 5-2-2~ 图 5-2-9。

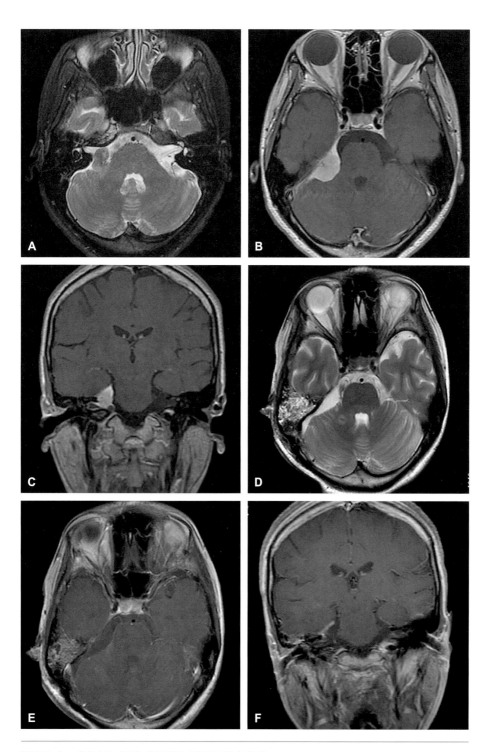

图 5-2-1 术前(A~C)和术后(D~E)MR 检查结果

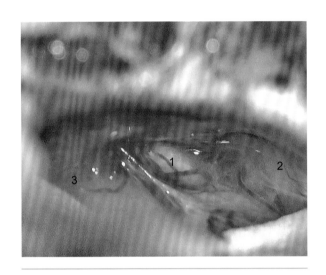

图 5-2-2　释放小脑延髓池脑脊液后暴露肿瘤和位于肿瘤下方的脑神经

1. 面听神经；2. 后组脑神经；3. 肿瘤

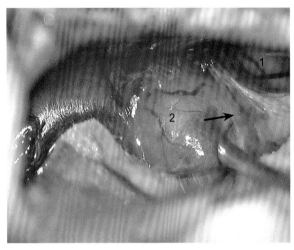

图 5-2-3　可见肿瘤位于颅底蛛网膜（箭头所示）外

1. 面听神经；2. 肿瘤

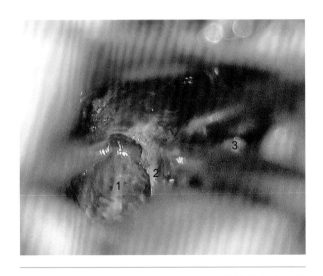

图 5-2-4　电凝切断肿瘤基底，可见完好的被推向内侧的颅底蛛网膜

1. 滑车神经；2. 三叉神经；3. 肿瘤

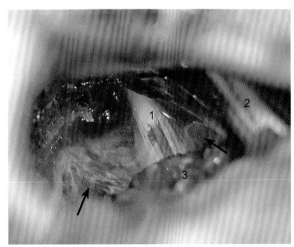

图 5-2-5　可见被推挤竖起的颅底蛛网膜（箭头所示）隔着脑神经和肿瘤

1. 三叉神经；2. 面听神经；3. 肿瘤

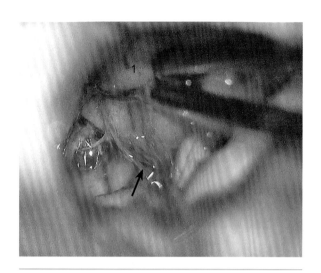

图 5-2-6　被推挤至肿瘤与小脑脑干之间的颅底蛛网膜（箭头所示）
1. 肿瘤

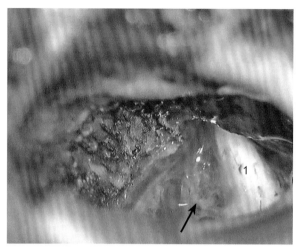

图 5-2-7　肿瘤全切后瘤床前内侧完整的颅底蛛网膜（箭头所示）外
1. 三叉神经

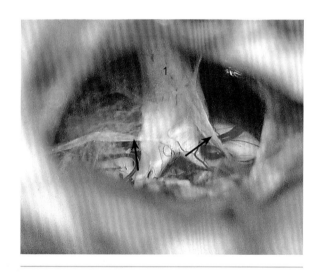

图 5-2-8　介于肿瘤和小脑脑干之间的颅底蛛网膜部分保留（箭头所示），部分随肿瘤切除
1. 三叉神经

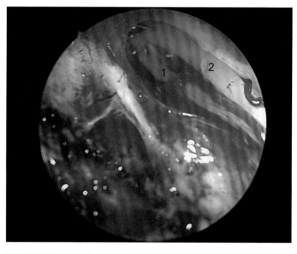

图 5-2-9　内镜辅助观察内听道无肿瘤残留
1. 面神经；2. 听神经

六、内侧型肿瘤的手术方法

桥小脑角区内侧型肿瘤手术的核心问题是保护脑干、脑神经，采用传统的乙状窦后入路最大的问题是操作间隙受到脑神经的限制。在操作中的反复牵拉可能导致脑神经功能的损伤。颞下经岩骨前部切除入路可以大幅降低脑神经的操作，因为面听神经和三叉神经恰在手术通道的两侧，但此入路受到暴露下界和后界的限制，不像乙状窦后入路使用范围那么广。

【病例2】

患者中老年女性,初次就诊病例,临床表现为头痛,术前无神经功能障碍,影像学显示左侧桥小脑角区内侧肿瘤(图5-2-10)。

手术入路选择:患者除头痛外无其他神经系统症状体征,由于肿瘤已轻度压迫脑干,手术切除是首选,全切肿瘤且不出现术后神经功能障碍是本次手术的主要目标。肿瘤完全位于内听道前方和上方,体积不大,边缘与脑干之间有明确且连续的蛛网膜下腔界面,可选的入路包括颞下经岩骨前部切除入路和乙状窦后入路,本例选择了颞下经岩骨前部切除入路。显微手术过程见图5-2-11~图5-2-17。

乙状窦前入路可以把操作距离小幅缩短,但操作在脑神经之间的本质并未改变,且其观察操作角度更靠腹侧的优势不如在斜坡区肿瘤那么明显,所以在多数桥小脑角区内侧型脑膜瘤,乙状窦前入路相对乙状窦后入路的优势并不明显。

在使用乙状窦后入路切除此类肿瘤时,术者必须掌握的一个方法是如何利用大小不同的各个脑神经间隙。三叉神经和面神经之间通常是最大的手术间隙,也是切除脑膜瘤岩骨面基底最主要的手术间隙,尤其是肿瘤已将这两个脑神经进一步撑开时,被脑神经阻挡的肿瘤基底通常可以通过下述方法的一种或数种联合进行切除:调整显微镜角度、从周围脑神经间隙用棉片将肿瘤向目标间隙推挤、从脑神经的上下分别多角度操作、用弧形或带角度器械操作(可同时考虑内镜辅助)等。

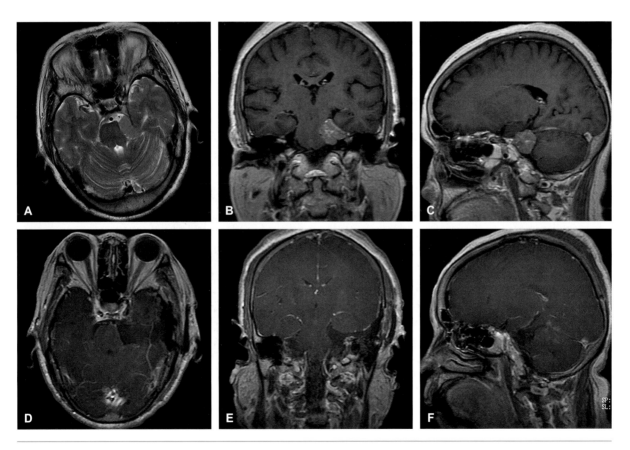

图5-2-10　术前(A~C)和术后(D~E)MR检查结果

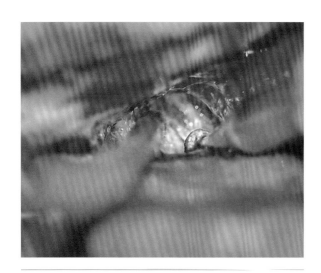

图 5-2-11　硬膜外磨除岩尖

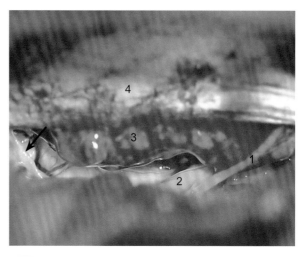

图 5-2-12　暴露小脑幕切迹区的肿瘤
在滑车神经入小脑幕后方可见突出于幕切迹的肿瘤及其上方的大脑后动脉,箭头所指为上推的环绕小脑幕游离缘的颅底蛛网膜
1. 滑车神经;2. 大脑后动脉;3. 肿瘤;4. 小脑幕

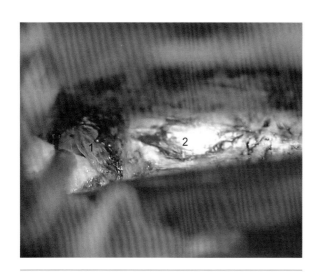

图 5-2-13　在肿瘤后极处切开小脑幕
1. 肿瘤;2. 小脑幕

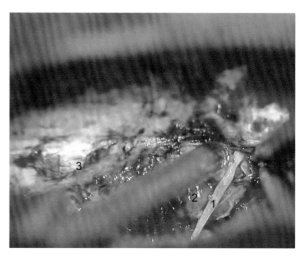

图 5-2-14　在滑车神经后方切开肿瘤前极处的小脑幕
1. 滑车神经;2. 肿瘤;3. 小脑幕

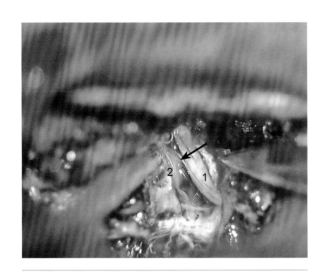

图 5-2-15　分离肿瘤与三叉神经
小脑幕切开后可见被肿瘤推向前内侧下方的三叉神经,可见两者之间隔着蛛网膜(箭头所示),按箭头位置剪开蛛网膜,将肿瘤向上翻开
1. 三叉神经;2. 肿瘤

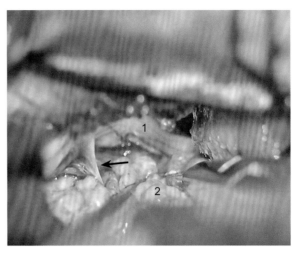

图 5-2-16　完全游离肿瘤
肿瘤完全游离后,可见肿瘤失去血运完全变白,可见绕行于肿瘤内下方的三叉神经,箭头所示为已剪断的蛛网膜
1. 三叉神经;2. 肿瘤

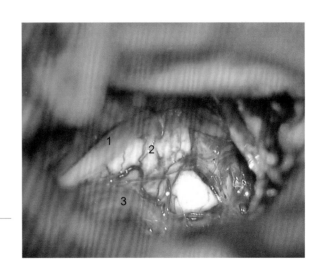

图 5-2-17　肿瘤全切后的脑干、脑干表面血管及三叉神经
1. 三叉神经;2. 脑桥;3. 小脑上动脉

【病例3】

患者中年女性,初次就诊病例,临床表现为头痛和耳鸣,术前无明显神经功能障碍,电测听显示术侧听力略降低但处于可用听力范围,影像学显示右侧桥小脑角内侧肿瘤,与颈静脉结节关系密切(图5-2-18)。

手术入路选择:全切肿瘤,尽可能保护后组脑神经和面听神经是本次手术的主要目标。肿瘤不大,位置低,处于面听神经和后组脑神经之间,起源于颈静脉结节,本例根据术者偏好选择了乙状窦后入路。显微手术过程见图5-2-19~图5-2-24。

多数情况下,肿瘤与周围结构之间存在蛛网膜的分隔,形成自然的分离界面。然而,有时肿瘤可以突破蛛网膜甚至侵犯软膜,严重包裹脑神经、血管,与脑干、小脑发生粘连。此种情况下,首先要明确的是手术目标,功能的保护比全切除更加重要。在手术中,需反复强调尽可能早切断肿瘤血运,哪怕是大部分切断肿瘤的血运。一个出血少干净的术野、具备可以分块切除的基础,是分离、保护这些被包裹的神经、血管的重要保证。在一处分离遇到困难,可以先改在另一处分离,有时周围都松解开了,神经、血管的远端、近端暴露出来了,困难的地方也就好处理了。切忌在一处钻牛角尖,强行分离。在运用自如的时候,乙状窦后入路并非如某些文献所述对脑神经牵拉重、损伤大,关键还是看术者的灵活性和技巧。

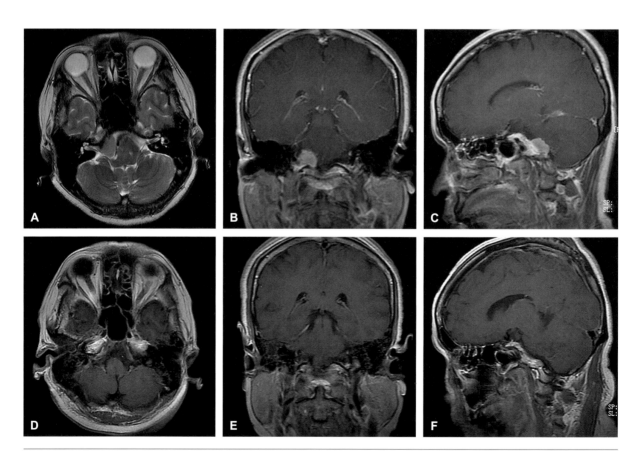

图5-2-18 术前(A~C)术后(D~F)MR检查结果

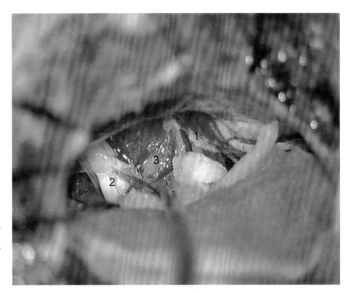

图 5-2-19　充分释放脑脊液后,小脑自然塌陷,显露位于脑神经前方的肿瘤

1. 后组脑神经;2. 面听神经;3. 肿瘤

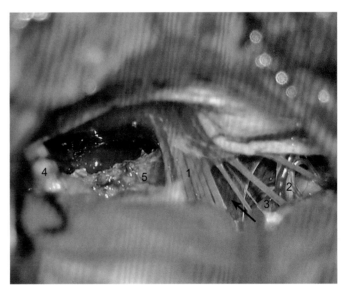

图 5-2-20　在面听神经和后组脑神经之间电凝切断肿瘤基底上半部

注意在后组脑神经根丝之间可见被肿瘤顶起、包裹肿瘤下极的颅底蛛网膜(箭头所示)

1. 后组脑神经;2. 舌下神经;3. 椎动脉;4. 面听神经;5. 肿瘤

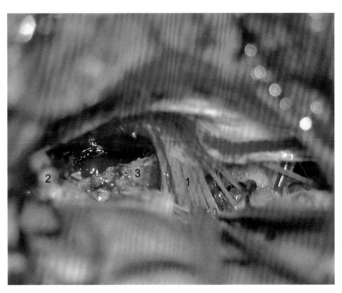

图 5-2-21　自副神经根丝之间较大的间隙填入棉片向上推挤肿瘤

1. 后组脑神经;2. 面听神经;3. 肿瘤

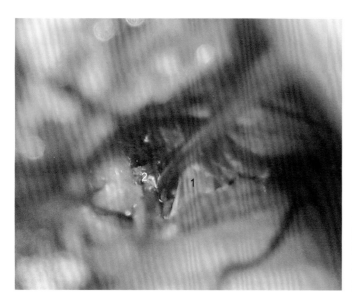

图 5-2-22 彻底切断肿瘤基底
调整显微镜角度,再轻度下压舌咽神经,即可暴露原本处于盲区的肿瘤基底,予以电凝切断
1. 后组脑神经;2. 肿瘤

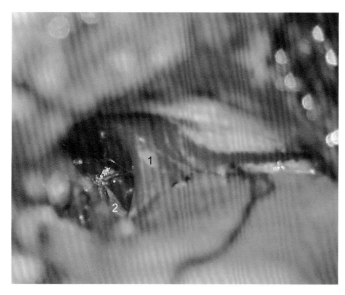

图 5-2-23 肿瘤完全游离
1. 后组脑神经;2. 肿瘤

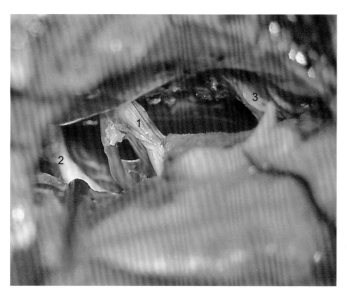

图 5-2-24 肿瘤全切后的面听神经及后组脑神经
1. 面听神经;2. 三叉神经;3. 后组脑神经

【病例4】

患者中老年女性,初次就诊病例,临床表现为头痛、左侧面部麻木,术前神经功能障碍包括左侧角膜反射减退、左侧面部感觉减退、左侧面部轻微面瘫(HB 2 级)、左侧听力下降,影像学显示左侧桥小脑角区肿瘤,伴有周围小脑水肿(图 5-2-25)。

手术入路选择:患者脑神经功能障碍较明显,影像学显示肿瘤较大,边缘与脑干后外侧部及小脑界限不清,周围脑组织水肿,高度提示蛛网膜界面已被破坏,因此保护脑神经、小脑、脑干、毗邻血管是本次手术的主要目标。可选的入路包括乙状窦后入路和乙状窦前入路,本例选择了乙状窦后入路。显微手术过程见图 5-2-26~ 图 5-2-34。

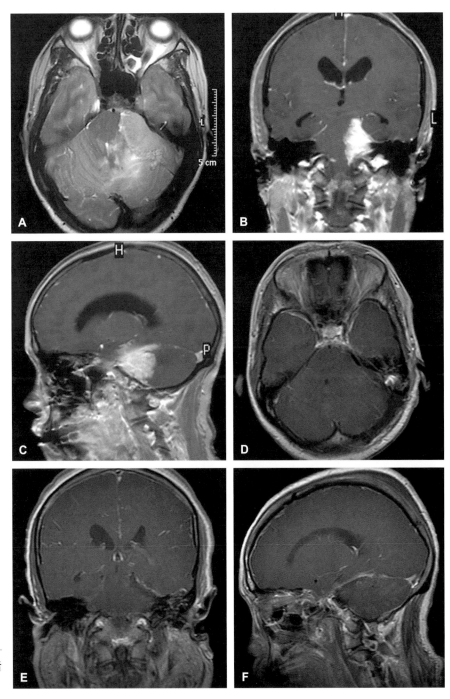

图 5-2-25　术前(A~C)术后(D~F)MR 检查结果

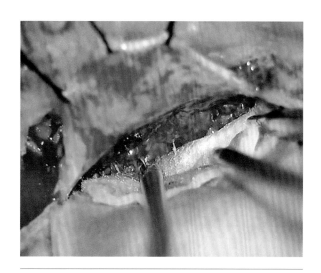

图 5-2-26　释放脑脊液后小脑塌陷暴露肿瘤

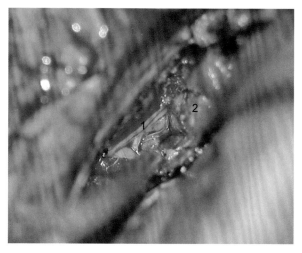

图 5-2-27　首先将肿瘤与后组脑神经分离
1. 后组脑神经；2. 肿瘤

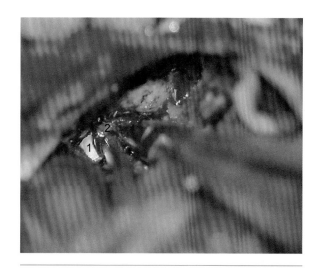

图 5-2-28　处理肿瘤岩骨面基底
逐步从后下向前上切断肿瘤基底，并将肿瘤与内听道口处的面听神经分离
1. 面听神经；2. 肿瘤

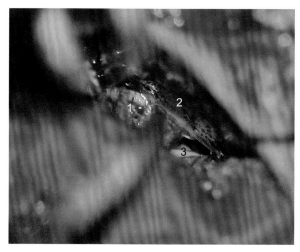

图 5-2-29　处理肿瘤小脑幕面基底
岩骨面肿瘤基底大部分离断后，可见肿瘤上极与小脑幕也广泛粘连，自其后界暴露脑干外侧面，自此处向前切断肿瘤与小脑幕的粘连
1. 肿瘤；2. 小脑幕；3. 脑干

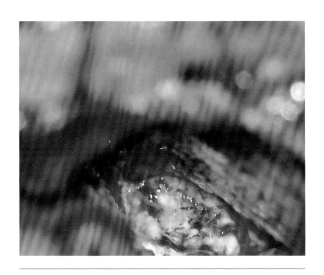

图 5-2-30　肿瘤上极与小脑幕及脑干外侧面分离后

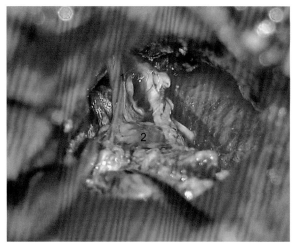

图 5-2-31　肿瘤基底大部离断后分离三叉神经
除岩骨斜坡交界处少量基底太深,受肿瘤阻挡暂无法完全切断外,大部分肿瘤基底均切断,肿瘤血运已显著降低,颜色由淡紫红色变灰白且变软,此时开始将肿瘤与包裹粘连的脑神经及血管分离并分块切除。在三叉神经脑池段及根部可见肿瘤嵌入神经根内部将神经纤维撑开
1.三叉神经;2.肿瘤

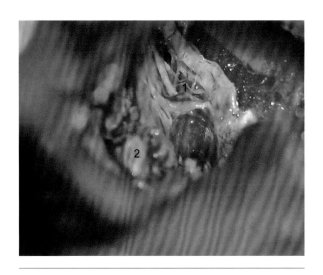

图 5-2-32　嵌入三叉神经的肿瘤分离切除后所见的三叉神经根部
1.三叉神经;2.肿瘤

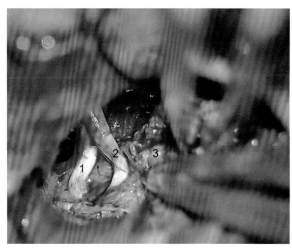

图 5-2-33　在面神经根部可见肿瘤包裹面听神经及小脑下前动脉,逐步分块分离切除
1.面神经;2.听神经;3.肿瘤

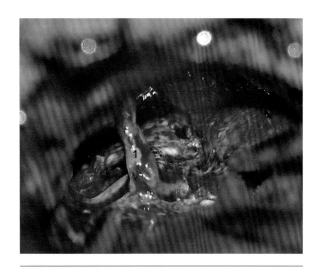

图 5-2-34　肿瘤全切后的术野

术后左侧面部感觉减退和听力未能恢复,面瘫术后早期略加重为 HB 3 级,随访中恢复正常,无其他新增神经功能障碍

1. 面听神经

参 考 文 献

1. Yasargil MG, Mortara RW, Curcic M. Meningiomas of the basal posterior cranial fossa, in Krayenbuhl H (ed): Advances and Technical Standards in Neurosurgery, Volume 7. Wien: Springer-Verlag, 1980: 1-115.

2. Schaller B, Merlo A, Gratzl O, et al. Premeatal and retromeatal cerebellopontine angle meningioma: two distinct clinical entities. Acta Neurochir, 1999, 141(5): 465-471.

3. Voss NF, Vrionis FD, Heilman CB, et al. Meningiomas of the cerebellopontine angle. Surg Neurol, 2000, 53(5): 439-447.

4. Liu JK, Gottfried ON, Couldwell WT. Surgical management of posterior petrous meningiomas. Neurosurg Focus, 2003, 14(6): E7.

5. Bassiouni H, Hunold A, Asgari S, et al. Meningiomas of the posterior petrous bone: functional outcome after microsurgery. J Neurosurg, 2004, 100(6): 1014-1024.

6. Nakamura M, Roser F, Dormiani M, et al. Facial and cochlear nerve function after surgery of cerebellopontine angle meningiomas. Neurosurgery, 2005, 57(1): 77-90.

7. Baroncini M, Thines L, Reyns N, et al. Retrosigmoid approach for meningiomas of the cerebellopontine angle: results of surgery and place of additional treatments. Acta Neurochir, 2011, 153(10): 1931-1940.

8. Peyre M, Bozorg-Grayeli A, Rey A, et al. Posterior petrous bone meningiomas: surgical experience in 53 patients and literature review. Neurosurg Rev, 2012, 35(1): 53-66.

9. Sekhar LN, Jannetta PJ. Cerebellopontine angle meningiomas: microsurgical excision and follow-up results. J Neurosurg, 1984, 60(3): 500-505.

10. Samii M, Ammirati M. Cerebellopontine angle meningiomas. in Al-Mefty O (ed.): Meningiomas. New York: Raven Press, 1991: 503-515.

11. Thomas NW, King TT. Meningiomas of the cerebellopontine angle: a report of 41 cases. Br J Neurosurg, 1996, 10(1): 59-68.

12. Sade B, Lee JH. Ventral petrous meningiomas: unique tumors. Surg Neurol, 2009, 72(1): 61-64.

第三节　听神经瘤

一、简介

听神经瘤(前庭神经施万细胞瘤)是起源于神经鞘的良性肿瘤,其中绝大多数(91%)起源于前庭下神经,其余的几乎均起源于前庭上神经。罕见的情况下,耳蜗神经和面神经也可生长神经鞘瘤。

脑神经自脑实质发出时,其神经鞘由少突胶质细胞构成,在离开脑实质后的数毫米处存在一个移行区,出现了能够形成髓鞘的施万细胞。对于前庭耳蜗神经来说,胶质细胞-施万细胞交界区(Obersteiner-Redilich zone)存在于靠近内听道口处。施万细胞瘤绝大多数起源于这一部位,但可以在有施万细胞髓鞘的任何部位发生。由于感觉神经的髓鞘形成比运动神经丰富,因此感觉神经来源的施万细胞瘤最为常见,这就是前庭耳蜗神经、三叉神经、脊神经后根神经鞘瘤多见的原因。

施万细胞瘤由施万细胞和胶原基质构成。组织学上常用 Antoni A 型和 B 型神经鞘瘤来描述施万细胞瘤的组织类型。A 型肿瘤组织由致密的长梭形细胞排列成不规则的束状,B 型肿瘤组织细胞排列松散,组织内常有囊性区。起源于施万细胞的肿瘤可通过免疫组织化学方法发现 S-100 蛋白阳性。

听神经瘤约占颅内肿瘤的 6%~8%,占后颅窝肿瘤的 25%~33%,约占桥小脑角区肿瘤的 80%~94%,颅内神经鞘瘤的 90%~92%。绝大多数听神经瘤为良性,其生长速度通常认为在 0.4~2.4mm/y,内听道内肿瘤远较内听道外肿瘤生长缓慢。听神经瘤基本上均属于蛛网膜下腔的肿瘤(详见后述)。在肿瘤生长进入桥小脑角池蛛网膜下腔达到 1~2cm 时,毗邻但并未接触脑干(脑池期),此时肿瘤通常呈球形生长;当肿瘤达到并超过 2cm 后,肿瘤开始接触脑干,此后逐渐出现对脑干、脑神经、小脑的推挤压迫。神经纤维瘤病患者听神经瘤发病率升高,当患者年轻(<40岁)或存在双侧听神经瘤时,应特别注意是否伴发Ⅱ型神经纤维瘤病(NF2)。伴有NF2的听神经生长速度难以预计,但初诊年龄越小,肿瘤生长越快。但总的来说,NF2的听神经瘤平均生长速度仍处于无NF2患者的结果范围之内。

听神经瘤最常见的临床表现是进行的听力下降和丧失,出现于90%的患者,其中少部分患者可以出现突发性耳聋或急剧的听力下降。其他临床表现包括耳鸣(70%)、不平衡感(48%)、眩晕(20%)、三叉神经症状(33%~71%)、面神经症状(10%)。小脑症状体征、后组脑神经功能障碍、脑干症状仅在大型肿瘤时出现。脑积水发生率约4%,通常出现在生长速度较快的肿瘤。头痛与肿瘤大小有关,<1cm的肿瘤一般不产生头痛,>3cm的肿瘤43%有头痛。

影像学方面,MR的T_1加权像等到低信号,T_2高信号,强化,可有瘤内和(或)瘤周的囊变。MR的轴位和冠状位对于评估肿瘤大小、与脑干、脑神经的关系、内听道内肿瘤的扩展范围最为重要(图5-3-1、图5-3-2)。听神经瘤的分型中,最常采用的分级是Koos分级[1]。Koos根据影像学上肿瘤的大小将听神经瘤分为4级:Ⅰ级:1cm以内;Ⅱ级:1~2cm;Ⅲ级:2~3cm;Ⅳ级:3cm以上。需要注意的是,Koos分级中肿瘤大小包括道内肿瘤。在评估道内肿瘤扩展程度和脑池内肿瘤对脑干、四脑室压迫程度上,汉诺威分级方法更为详细(图5-3-1、图5-3-2),其具体方法是:T1内听道内肿瘤(T1a为肿瘤位于内听道外侧部;T1b为肿瘤达内听道外侧部但与道底存在间隙;T1c为肿瘤完全填充内听道;T1d为肿瘤扩展至内听道以外的岩骨内结构),T2内听道内外肿瘤,T3a填充桥小脑角池,T3b肿瘤扩展至脑干,T4a肿瘤压迫脑干,T4b

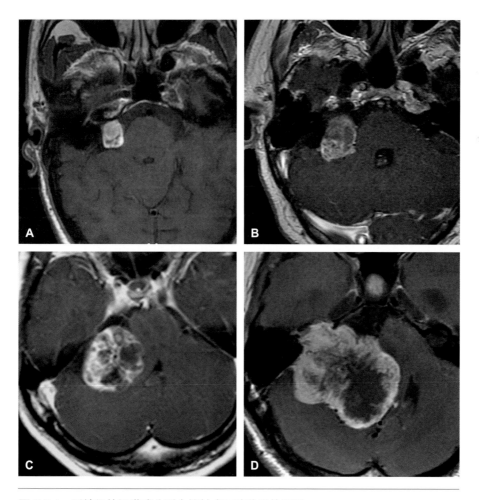

图 5-3-1　听神经的汉诺威分型中接触或压迫脑干的亚型
A. T3a 型;B. T3b 型;C. T4a 型;D. T4b 型

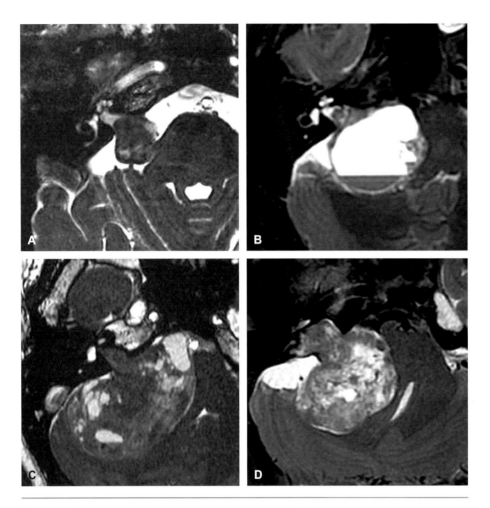

图 5-3-2　汉诺威分型中听神经内听道受累的四种情况
A. 内听道外侧部未受累；B. 外侧部受累但与内听道底仍存在间隙；C. 内听道完全被填充；
D. 肿瘤已累及内听道周围的岩骨内结构

肿瘤严重压迫脑干和四脑室[2]。Nonaka 等[3]在 Koos 分级的基础上进一步分为 6 级：0 级：完全局限于道内的肿瘤；1 级：小肿瘤 1cm 以内；2 级：中等肿瘤 1~2cm；3 级；偏大肿瘤 2~3cm；4 级：大肿瘤 3~4cm；5 级：巨大肿瘤 >4cm。

　　但是，Koos 分级和汉诺威分级均未重视听神经瘤在脑池内扩展的方向，而这一特征对于预计手术的风险和神经血管位置关系是非常重要的。笔者单位漆松涛教授针对大型听神经瘤（Koos 分级 4 级肿瘤）提出了漆氏分型，包括脑干腹侧型、小脑脑干型和嵌入型（图 5-3-3）。嵌入型对桥小脑角处脑干压迫重，术中常可见此处软膜破坏较同样大小其他两型肿瘤为重，而脑干腹侧型操作深度大，需要分离的脑干血管多。

　　高分辨率 T_2 加权像可提高脑池内脑脊液与神经血管的对比，更好地显示桥小脑角池内肿瘤与神经血管的关系。内听道底是否受侵犯对于计划进行听力保留的术式很重要，因为当内听道底与道内肿瘤间存在间隙时，听力保留的成功率显著高于没有间隙者。瘤内出血罕见，这是部分患者症状突然加剧的常见原因之一。术前评估时应注意脑干受压的表现，脑干与肿瘤之间有无粗大的流孔信号，有无蛛网膜下腔的分离界面，强化片上双侧乙状窦大小和颈静脉球的高低。应注意有无提示 Ⅱ 型神经纤维瘤病的影像学表现，特别是在小于 40 岁的患者。CT 可用于评估内听道形态、颈静脉球位置以及岩骨气化的情况，这些对于手术非常重要（图 5-3-4）。

　　功能状态评估最常规的两项是面神经的 House-Brackman 分级和听力的电测听检查，后者目前常用的评估标准为 Gardner-Robertson 分级。

　　听神经瘤的治疗需要综合考虑肿瘤大小、扩

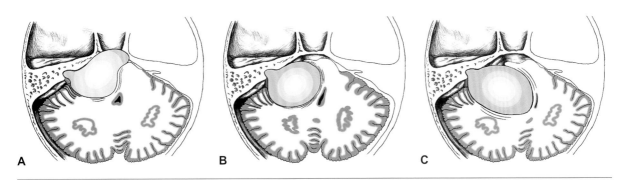

图 5-3-3　大型听神经的扩展方向分型
A.脑干腹侧型；B.小脑脑干型；C.嵌入型

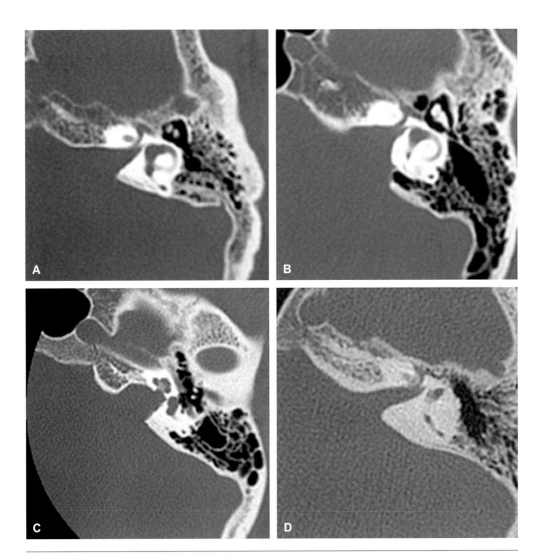

图 5-3-4　听神经瘤患者内听道形态
按发生率由高到低排列分别为：不对称喇叭型（A，以向前扩大最常见）、基本对称的喇叭型（B）、粗管型（C）、无明显变形（D）。在无明显变形的内听道需要注意鉴别诊断问题，同时此型不意味内听道没有肿瘤。尚有少数患者内听道壁被破坏，肿瘤可向内耳结构、岩尖、颈静脉孔侵犯

展方式、患者的年龄、术前双侧的听力情况、患者健康状态、对治疗的预期和意愿，同时也要考虑术者的个人经验和倾向性。对于绝大多数患者来说，手术仍是目前首选的治疗方法。对于部分中小型听神经瘤，伽玛刀也是很好的选择，能够获得很高的控制率和比手术治疗高的神经功能保留率[4]。

手术切除听神经瘤常用的手术入路有三个，包括乙状窦后入路、经迷路入路和经中颅窝入路。乙状窦后入路和经中颅窝入路可以保留听力，使用范围最广泛，是神经外科医生最常使用的手术入路。经迷路入路仅限于无听力的患者，标准的经迷路入路适用范围局限于中、小型肿瘤，但使用此入路的改良入路，也可以切除大型听神经瘤。中颅窝入路主要用于几乎局限于内听道内的小肿瘤，也适用于肿瘤主体位于内听道水平上方、向脑干内突入、特别是幕下入路失败的患者。术者应根据手术的目标、患者的功能障碍、术者的经验偏好来个体化考虑。有条件的单位应使用电生理监测。

二、听神经瘤与蛛网膜的关系：历史回顾与目前的认识

在目前显微外科技术已很成熟的情况下，听神经瘤手术早已进入强调脑神经功能保留率的时代。由于蛛网膜是颅内脑外肿瘤手术中保护神经血管核心的分离界面，要想深入了解听神经在生长过程中与邻近脑神经以及脑干的关系，就必须理解桥小脑角区蛛网膜的结构，包括内听道内蛛网膜与面听神经的关系即桥小脑角池的构造。

在显微外科时代，Yasargil 等[5]最早系统阐述了听神经与蛛网膜的关系，他认为听神经起源于内听道底的蛛网膜外部分，当肿瘤增大时，肿瘤将内听道内位于肿瘤内侧的蛛网膜推挤向桥小脑角池，并形成围绕肿瘤的蛛网膜返折。蛛网膜的返折使得听神经瘤与脑干各自有一层自己的蛛网膜，在手术时只要遵循这两层蛛网膜之间分离，就可以保护脑干及其表面的血管、神经。Ohata 等[6]根据手术观察对这种观点提出了质疑，认为听神经是起源于蛛网膜下腔的肿瘤，之所以在术中和肿瘤之间常可以看到两层蛛网膜，是因为肿瘤在生长至内听道口时会与蛛网膜发生粘连，使得蛛网膜被肿瘤带至桥小脑角池内，在肿瘤与脑干之间部分区域是没有蛛网膜分隔的。Lescanne 等[7]通过组织学方法发现，无论是听神经瘤起源的 Obersteiner-Redlich 过渡区、前庭神经节，还是

实际听神经瘤，与内听道内的面听神经之间均不存在蛛网膜分隔，进一步否定了 Yasargil 的结论。Kohno 等[8]通过手术观察，也认为肿瘤绝大多数情况下位于蛛网膜下腔。Kohno 等的观点与 Ohata 的观点的共同点在于，两种观点均解释了在肿瘤后表面蛛网膜折叠的原因，并且，由于肿瘤与内听道口区域蛛网膜的紧密粘连的存在，居于内层、紧靠肿瘤的蛛网膜多数情况下无法与肿瘤分离并被辨识（部分患者可以分出这一层，并追踪至内听道内），而通常看到的向桥小脑角内小脑面深入、并且容易与肿瘤分离开的蛛网膜，是折叠蛛网膜居于外层的部分，笔者赞同这一观点。两种观点本质区别在于，后者认为向桥小脑角迁移的蛛网膜可被带至肿瘤与面神经之间，笔者通过术中的观察，未发现肿瘤与面神经之间有蛛网膜的存在。

证明听神经瘤（至少是多数）是蛛网膜下腔肿瘤的意义在于：①肿瘤与面、听神经之间至少在部分区域没有膜性阻挡，手术中分离时可能更容易产生损伤；②肿瘤与脑干之间至少部分区域无蛛网膜阻挡，肿瘤压迫严重时更容易侵犯软膜、产生软膜供血和产生与脑干共同引流的静脉。这两点与实际手术中观察是吻合的。

三、听神经瘤手术的理念和技巧

听神经瘤手术采用的体位包括坐位、半坐位、仰卧位、侧卧位、公园椅位。体位的选择首先需考虑术者的个人习惯，坐位和半坐位术野干净，在分离神经血管时可以在不使用吸引器的情况下双器械操作，这是其最大的优势，容易产生空气栓塞的问题实际上在采用适当措施的情况下不是显著的缺点，真正的问题是术者的手臂容易疲劳，这在大型肿瘤、预计手术时间较长时，会明显影响操作的稳定度和手术效果。仰卧位时需要较大范围旋转头颈（即使在垫肩的情况下），如果肿瘤大预计手术时间长、颈部粗短，很多患者会出现术后颈部僵直疼痛。笔者个人偏好侧卧位或公园椅位。

为保证脑神经的保护及功能预后，应该常规进行电生理的监测（图 5-3-5）。在寻找术中面神经，电极刺激的强度应根据多个因素来判断，当肿瘤巨大、术前已有面瘫，预计面神经的功能较差时，可能需要更大强度的刺激。当电刺激所需强度突然变高时，提示面神经的功能出现损伤。使用电生理监测，可以较为明确地知道脑神经的位置，这样不仅有利于神经保护，还可以使术者知道

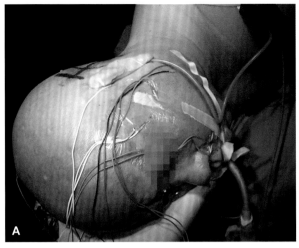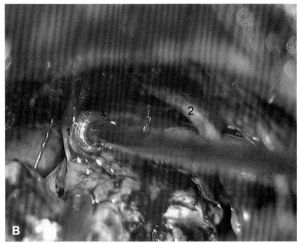

图 5-3-5　术中电生理监测
A. 面神经和耳蜗神经同时监测；B. 用电刺激确认穿过肿瘤的面神经

何处可直接切除，加快手术的进程。当手术结束时，面神经脑干端电刺激强度在 0.1mA 或以下即可引出满意的波形时，术后面瘫的可能性极小。

　　骨窗的大小应该根据肿瘤的大小来决定，片面强调小骨窗是对微创理念的曲解。对于中小型听神经瘤来说，2.5~3.0cm 骨窗已很充分，肿瘤暴露主要是通过释放小脑延髓池的脑脊液来完成，耐心地等待小脑自然塌陷常可以不需要使用牵开器即获得足够的操作空间。但在大型听神经瘤，特别是小脑比较饱满的青年人或影像学上已提示肿瘤周围脑池已很小甚至消失者，指望过度通气和脱水药满意的降低颅压是不现实的。此时适当的扩大骨窗达到 4~5cm，下界达到后颅窝底但不需要打开枕大孔，再联合过度通气，常可达到满意的小脑松弛效果[9]。需要强调的是，微创的理念在于保护脑组织是第一位的，骨窗大的目的是在打开硬膜后小脑不至于疝出损伤，同时给术者时间从容地打开脑池进一步降颅压，而不是要给牵拉小脑更大的范围。如果遇到小脑疝出严重，与其强行压回并牵开（容易导致术后小脑肿胀和出血）不如切除小脑外侧一小部分，这种切除对小脑功能的影响较小。

　　在释放脑脊液牵开小脑后，即可暴露桥小脑角池和肿瘤。此时理解蛛网膜跟肿瘤的关系对于肿瘤的分离及脑神经、脑干的保护极为重要。同其他部位的脑池一样，内听道池内蛛网膜与面、听神经及脑池内血管之间存在蛛网膜系带。当发生肿瘤后，尽管肿瘤位于池内，但部分肿瘤可通过这

些系带与局部的蛛网膜粘连。由于面神经和蜗神经处于前方，故这种粘连发生于内听道后壁的蛛网膜。随着肿瘤的增大和向桥小脑角池生长，粘连的蛛网膜被向内牵引折叠、向桥小脑角池内移位。由于内听道口处蛛网膜通过系带及硬膜来源的血管和硬膜形成相对牢固的锚定（图 5-3-6A），因此从道内随肿瘤进入桥小脑角池的蛛网膜逐渐向后贴于内听道后方岩骨表面的颅底蛛网膜，以及桥小脑角后部的小脑表面，这就形成了貌似肿瘤位于蛛网膜外的假象（图 5-3-6B，折叠型）。根据笔者的观察，这种类型的蛛网膜有如下特点：①折叠的蛛网膜主要发生于肿瘤后表面。②此折叠的蛛网膜由于受到听神经脑干端的阻挡，折叠的下端在多数情况下不会超过听神经脑干端，因此肿瘤和脑干之间不会有完整的蛛网膜，只会有蛛网膜系带（图 5-3-7）。少数情况下，这种折叠的蛛网膜可在听神经脑干端的上下两侧进一步向脑干面延伸一定距离，但笔者尚未观察到蛛网膜延伸至肿瘤与面神经脑池段之间的情况。③小脑岩骨面的动脉及其分支、静脉及其属于位于折叠蛛网膜的浅层和小脑之间，因此分离应该在此层蛛网膜和肿瘤之间进行（图 5-3-7）。另外部分患者没有发生内听道内的这种粘连，这就形成了蛛网膜完全位于肿瘤外侧（岩骨面）形成帐篷样外观，肿瘤和小脑之间没有蛛网膜分隔（帐篷型）（图5-3-8）。肿瘤周围蛛网膜呈折叠型的患者，其肿瘤前方的蛛网膜仍然是帐篷形。

　　肿瘤后方有时可以发现囊变。最典型的是由

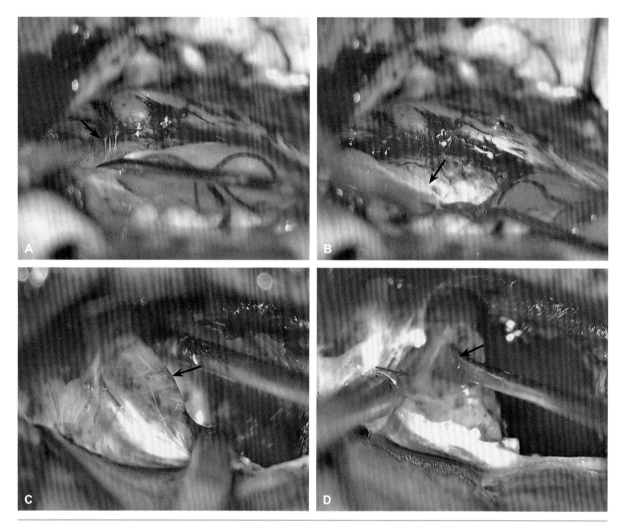

图 5-3-6　折叠型蛛网膜的特点

A. 在内听道口可见硬膜和蛛网膜道口部分之间的系带（黑色箭头所示）牵拉着肿瘤后表面折叠的蛛网膜；B. 切断硬膜和蛛网膜之间的系带后可将折叠的蛛网膜（黑色箭头所示）剥向小脑侧；C. 瘤内减压后，肿瘤与蛛网膜之间出现间隙有利于肿瘤表面不同层次的蛛网膜（黑色箭头所示）的进一步分离；D. 将折叠蛛网膜向桥小脑角小脑面延伸的浅层蛛网膜（蓝色箭头所示）牵开后，在肿瘤表面可进一步分出贴于肿瘤表面、被肿瘤牵向桥小脑角的深层蛛网膜（黑色箭头所示）

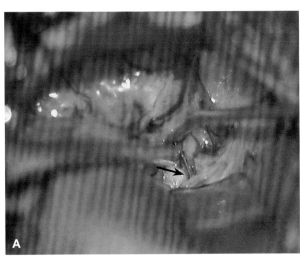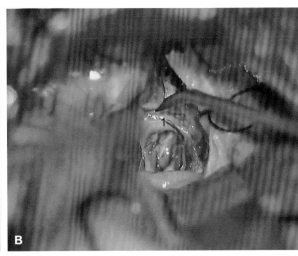

图 5-3-7 折叠型蛛网膜的手术要点

A. 沿蛛网膜和肿瘤之间分离至蛛网膜最深部(蓝色箭头所示,不超过听神经脑干端),可见肿瘤引流静脉从此处进入到蛛网膜和小脑脑干之间(黑色箭头所示);B. 分离超过了此向内移位的蛛网膜后,脑与肿瘤之间不再有蛛网膜,只会有蛛网膜系带,并可暴露面听神经脑干端

1. 听神经脑干端

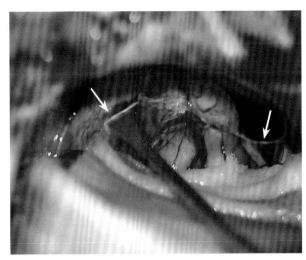

图 5-3-8 帐篷型蛛网膜

蛛网膜覆盖脑池内肿瘤的外侧半(箭头所示),不进入肿瘤和小脑之间

于蛛网膜折叠后受肿瘤压迫,导致折叠区脑脊液循环障碍产生的蛛网膜囊肿,通常囊液淡黄透明(图5-3-9A、B)。少部分可由于粘连导致囊壁变厚,层次不清。另外我们通过手术病理发现,有极少数患者可见类似囊变的结构,实际上是受肿瘤压迫坏死退变的小脑绒球(图5-3-9C、D)。

尽管完整的颅底蛛网膜可以折叠至肿瘤和小脑之间,但在不少大型肿瘤患者,确实可以在肿瘤周围的其他部位看到比较完整、紧贴肿瘤、有时也是透明的膜样结构,这分为两种情况。第一种情况是肿瘤周围受压的分隔脑池的内层蛛网膜,常见的部位包括肿瘤的下方与后组脑神经(小脑延髓池)之间桥延外侧膜、肿瘤前方与桥前池之间的桥前膜。第二种情况则非常常见,其实

质是受压变扁的前庭神经形成的膜样结构。此膜在大、小肿瘤均可分离出。在肿瘤与脑干之间、肿瘤与内听道口的面神经之间,此膜有时可以很薄且接近透明,貌似蛛网膜(笔者认为这也许就是Ohata认为肿瘤和面神经之间存在蛛网膜的原因),但很少能像蛛网膜那样透明,多为灰白半透明样,但通过分离,均可看到其与脑干端或内听道端的前庭神经直接延续。该膜多数情况下与肿瘤易于分离,出血少,在部分患者对于保护面神经有重要的价值(图5-3-10)。但是需要注意的是,该膜内是否有肿瘤细胞是必须考虑的问题,也就是该膜是真包膜还是假包膜,残留是否会导致肿瘤复发增加的问题。笔者术中利用完该膜再切除该膜进行的病理研究的初步结果表

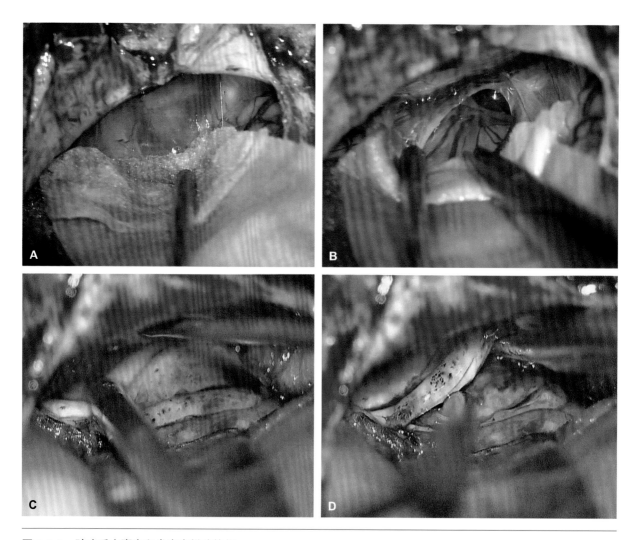

图 5-3-9　肿瘤后方囊变和类囊变样脑软化
A、B. 典型的肿瘤后方蛛网膜囊肿;C、D. 严重受压变性的小脑组织(绒球),切除后即可看到肿瘤

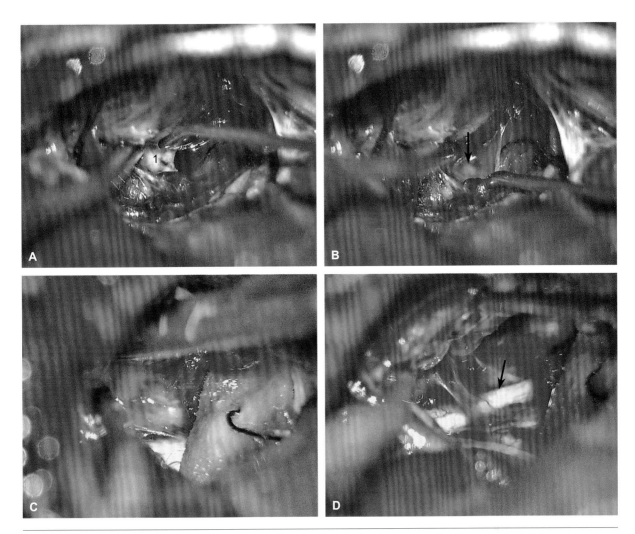

图 5-3-10 显著受压变扁的前庭神经形成的位于肿瘤和脑干之间的膜样结构

A、B. 沿着前庭神经根向前分离,可见一层逐渐变宽灰色半透明的膜样结构,下方依稀可见面神经(箭头所示);C、D. 部分患者可见此膜样结构完全透明(箭头所示为面神经),类似蛛网膜,但与前庭神经的延续关系证实其不是蛛网膜

1. 前庭神经

明,该膜内未见肿瘤。但由于目前研究数量尚不足以形成结论,我们现阶段的做法是,在利用完该膜后,在不损伤面神经和脑干的前提下,将该膜相对安全的部分切除。这是一个非常值得进一步深入研究的问题,对于简化手术、提高神经功能保留率意义重大。

肿瘤多数情况下呈灰黄色、血运不丰富,但有时血运会比较丰富,甚至非常丰富(图 5-3-7)。听神经瘤的血运传统认为来自小脑下前动脉的耳蜗动脉。但在肿瘤变大后,其血运实际上不仅来自耳蜗动脉,与耳蜗动脉在面神经岩骨段吻合的茎乳动脉会增粗以提供更多的吻合血流,肿瘤接触脑干后可接受来自脑干血管的供血,同时内听道口周围硬膜支还会在与肿瘤的粘连处新生供血血

管(图 5-3-11)。

在暴露肿瘤后,要决定是先处理脑池内肿瘤还是先处理内听道内肿瘤。笔者认为一般情况下,对于中小型肿瘤,面听神经脑干端甚至脑池段容易辨认及分离,两种顺序均可,看需要,而大型肿瘤常需要先处理脑池内肿瘤,进行瘤内减压和肿瘤的分离。打开内听道后壁的主要目的有两个,首先这里是听神经瘤的起源位置,又是血供来源位置,直视下容易分辨神经、切除肿瘤和处理出血,其次是剥出道内肿瘤可以看到面神经内听道端在什么位置,从两侧分离面神经对面神经保护更有优势。但也并非所有的肿瘤都需要磨开内听道,当肿瘤仅累及内听道内侧部,且内听道呈明显的喇叭形扩大时,可以考虑不磨开内

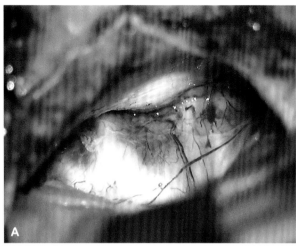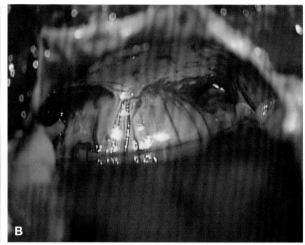

图 5-3-11   听神经血运不丰富(A)和较丰富(B)的外观

听道(图 5-3-12A、B)。

　　当未磨除内听道,或因为特定原因磨除范围不足时(如高位颈静脉球限制),切除内听道内肿瘤时很有讲究。在肿瘤暴露初期,就应注意在内听道后方保留部分蛛网膜,在决定切除内听道内肿瘤时,使剥离子沿着此层蛛网膜与肿瘤之间探入,在内听道后半环形剥离(图 5-3-12C、D)。如果道外肿瘤大,有时需要在靠近内听道口做瘤内减压,这样道内肿瘤才能在剥离时倒向减压腔,顺利剥出。如果蛛网膜和肿瘤之间存在间隙,还可以使用小棉片沿此间隙向道底方向推入,不仅有助于将肿瘤推向脑池,而且可以防止质地脆的肿瘤破碎导致残留,这是一种行之有效的古老方法。在有内镜技术的单位,通过有角度(45°可满足要求)的观察镜,可以在直视下确认道内肿瘤切除是否完全或辅助摘除残余肿瘤,这对于未磨除内听道的患者尤其有帮助(图 5-3-13)。内镜辅助技术对于磨除内听道不彻底(如受高位颈静脉球限制)的患者也很有帮助(图 5-3-14)。

　　无论是否磨除内听道,在摘除道内肿瘤时均需要注意上述在蛛网膜与肿瘤之间进行分离的要点。在剥离肿瘤与道内面听神经时,利用前述的前庭神经膜也是保护面神经非常有效的方法。除此之外,如果能够辨认前庭神经(非肿瘤起源的一支前庭神经),可以在内听道口或内听道内先切断该前庭神经,减少其牵张力,再剥离肿瘤,这样所需使用的力量更小,可以避免该前庭神经突然断裂时对面神经产生的牵拉,更有

利于减少对面神经的骚扰(图 5-3-15)。同时应该注意,面神经虽然在绝大多数情况下被肿瘤压向前方贴于内听道壁,但在少见的情况下可嵌在瘤内,此种情况下容易发生面神经损伤或撕断(图 5-3-16)。

　　在进行肿瘤瘤内减压时可以发现,肿瘤的质地差别很大,有些较硬、血运较少、镊子夹不碎,而有些则很软且易碎、血运较丰富甚至很丰富。在血运丰富的肿瘤几乎总是可以在肿瘤包膜靠脑干、小脑的表面或在包膜下发现有粗大色红的薄壁血管,这些血管实为肿瘤的引流静脉(外观类似动静脉畸形时所见的引流静脉),极易大量出血。追踪这些静脉可见在脑干面均与脑干表面的静脉汇合,并使这些正常脑干引流静脉也增粗变红,在肿瘤切除后,脑干小脑表面的这些静脉血管常变细、颜色变深(图 5-3-17)。遇到这种血供特别丰富的肿瘤要特别小心面神经损伤,因为这些肿瘤脑干之间的静脉,常常就在面神经走行的附近,切忌遇到出血时盲目电凝,可用棉片压迫,吸引状态下逐步翻开观察出血点,确认无面神经后再准确电凝。

　　尽管面神经极少出现于肿瘤的背侧面(如果是这种情况,也通常在靠近上、下极处),但在肿瘤切开背侧包膜减压前,应排查面神经在背侧的可能性。在肿瘤满意减压后,即可开始寻找分离面听神经。已有很多文献论述面神经的位置,结论涵盖了听神经的所有位置,甚至穿行肿瘤[10]。但在绝大多数肿瘤,面神经主要集中于自上极至下

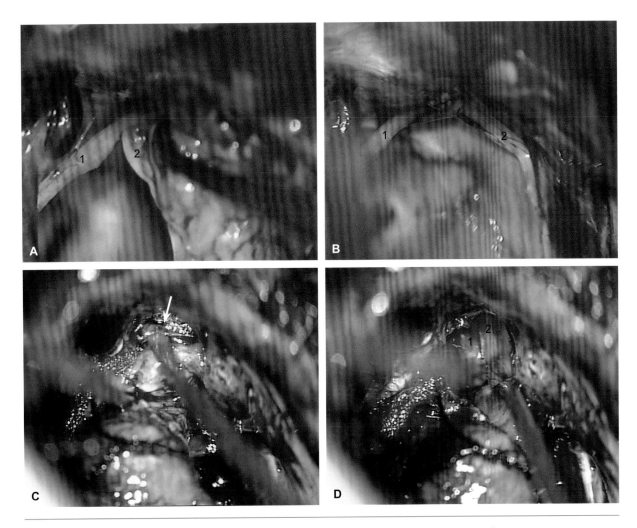

图 5-3-12 道内肿瘤的切除方法

A、B. 一例道内肿瘤仅 1~2mm 的听神经瘤,术中在肿瘤减压缩小并与面、耳蜗神经脑池段分离后,未磨内听道,以剥离子即很容易将道内肿瘤剥出;C、D. 另一例肿瘤达到道底的肿瘤,磨除内听道后壁后,以剥离子在内听道蛛网膜(箭头所示)和肿瘤之间剥离肿瘤

1. 面神经;2. 蜗神经

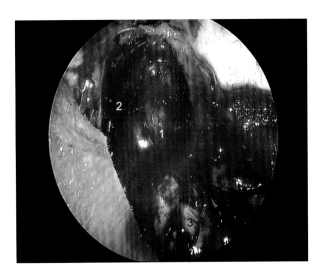

图 5-3-13 未磨除内听道时采用内镜辅助观察确认道内无肿瘤残留

1. 面神经;2. 蜗神经;3. 三叉神经

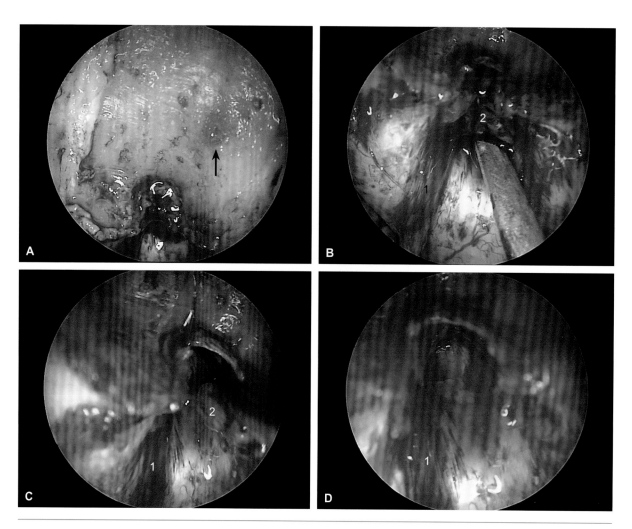

图 5-3-14　磨除内听道不够充分时采用内镜辅助切除道内残留的肿瘤

A、B. 由于颈静脉球位置较高限制（箭头所示），内听道仅磨除较少，道内肿瘤未能充分暴露，由于肿瘤稀软，未能完整剥离出来；C、D. 在内镜辅助下，以剥离子将道内肿瘤完全剥离出

1. 面神经；2. 肿瘤

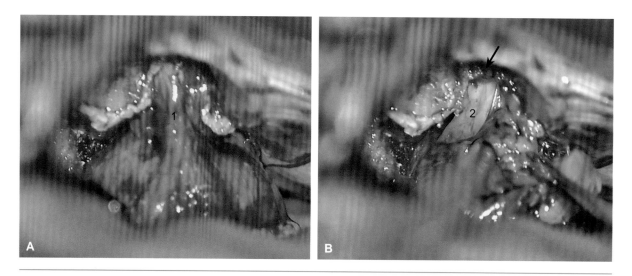

图 5-3-15　切断前庭神经道内段（箭头所示）有利于道内肿瘤的顺利剥离

1. 前庭神经；2. 面神经

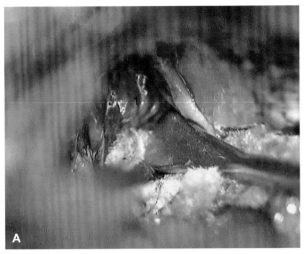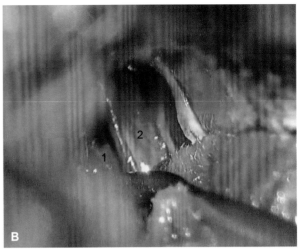

图 5-3-16　道内面神经位置的少见类型：道内肿瘤从前（A）、后（B）夹持面神经
1. 肿瘤；2. 面神经

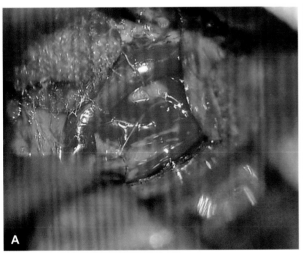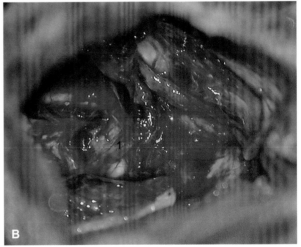

图 5-3-17　显示肿瘤的引流静脉
高血运肿瘤在肿瘤和脑干交界面上粗大、变红的引流静脉（A），在肿瘤切除后，这些静脉明显变细、颜色变深（B）
1. 面神经

极的腹侧半环形范围内（图 5-3-18），直接穿过肿瘤的面神经比例不足 3%（图 5-3-5B）。面神经和听神经有各自的神经束膜，束膜之间有系带，这些系带的限制可使肿瘤在生长的过程中对面神经产生牵拉和包裹夹持。

面神经多数情况下主体仍保持束状，大部分面神经在部分受压严重的区域可变扁，但在与肿瘤分离后常在较短时间内即自行恢复呈束状（图 5-3-19A）。少数可被压扁呈勺状（图 5-3-19B），这种面神经由于分离面积大，发生损伤的可能性也高。面神经可以与蜗神经完全分开，也可以部分分开，但在脑干发出点和内听道外侧部位置关系是恒定靠近的，这也是为何以这两处作为最佳定位点的原因。在脑干发出点，听神经脑干端是定位面神经脑干端最佳的参考标志，四脑室侧孔脉络丛及小脑下前动脉也可用来定位面听神经脑干端（图 5-3-19C、D）。

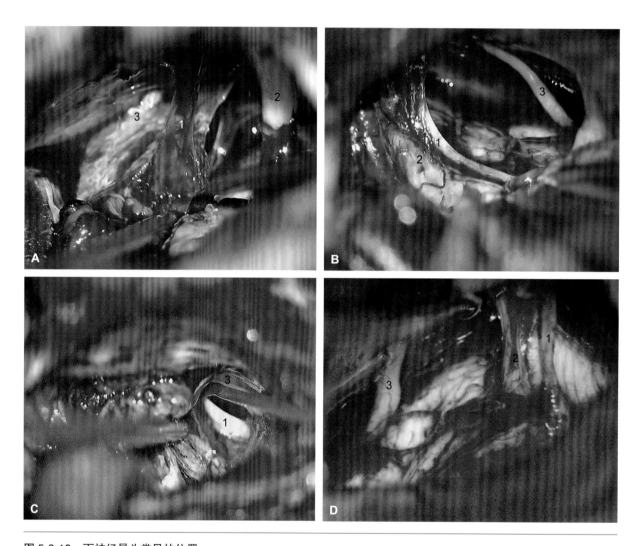

图 5-3-18　面神经最为常见的位置
面神经可以位于肿瘤前方(A)、前上方(B)、前下方(C)或上方(D)
1. 面神经；2. 三叉神经；3. 展神经

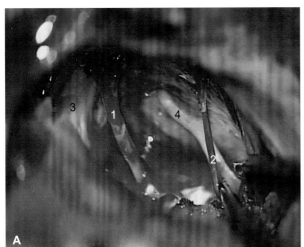
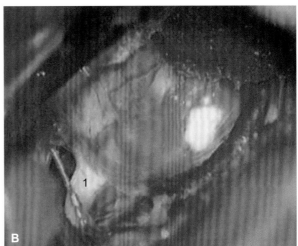
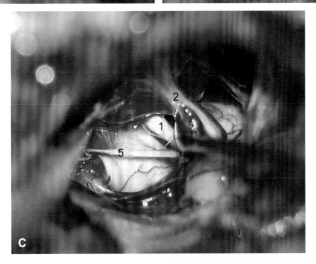

图 5-3-19　面神经的不同形态及与听神经的关系

面听神经可通常为束状(A),少数面神经离开脑干发出点一段距离之后可被压扁呈勺形(B)。面神经脑池段位置虽然多变,但其在脑干发出处与听神经位置恒定(C)

1. 面神经;2. 听神经;3. 三叉神经;4. 展神经;5. 中间神经

【病例1】

　　患者中年男性,初次就诊病例,临床表现为听力逐渐下降,并伴有耳鸣,术前听力检查仍有有效听力,面神经功能 HB 1 级,影像学显示右侧桥小脑角区嵌入型肿瘤(图 5-3-20)。

　　患者症状明显,肿瘤为大型肿瘤,手术是首选治疗。采用侧卧位下的乙状窦后入路。显微手术过程见图 5-3-21~ 图 5-3-35。

　　听神经瘤出现囊性变是常见的现象。Samii

等[11]发现面神经解剖保留率在囊性听神经从93% 降至 88%,认为囊性听神经瘤与面神经粘连更为紧密,面神经的功能保留更为困难。Thakur等[12]通过回顾文献认为,囊性听神经瘤与实性肿瘤相比,前者手术后面神经功能预后比后者差,但在肿瘤切除程度、术后其他并发症、死亡率方面没有区别。但也有观点认为囊性肿瘤的面神经功能保留并不差于实性肿瘤。

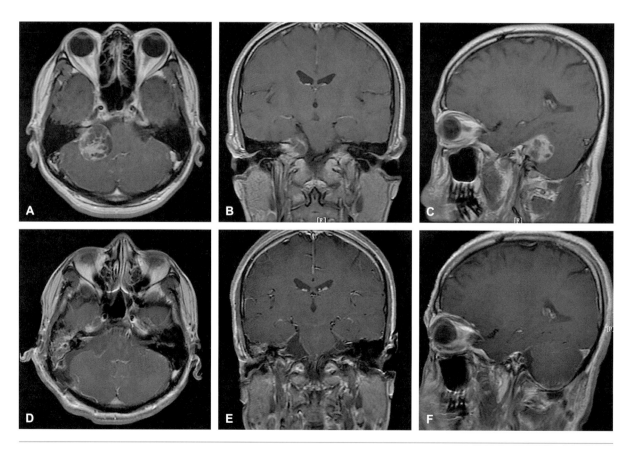

图 5-3-20　术前(A~C)和术后(D~F)MR 检查结果

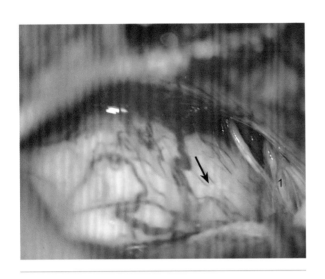

图 5-3-21　肿瘤后表面折叠的蛛网膜
释放脑脊液后暴露肿瘤,可见其表面的蛛网膜为折叠型,
道口蛛网膜已被牵至脑池肿瘤后表面(箭头所示)
1. 听神经

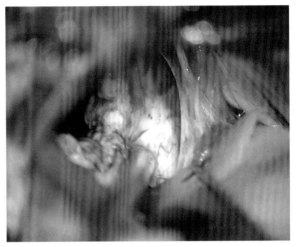

图 5-3-22　将蛛网膜剥离至小脑,瘤内减压,再分离周边

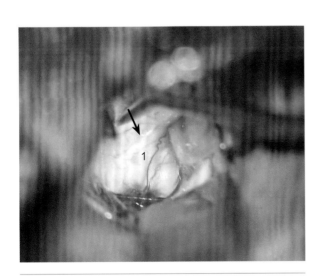

图 5-3-23　在桥小脑角,可见贴于肿瘤的听神经
1. 听神经

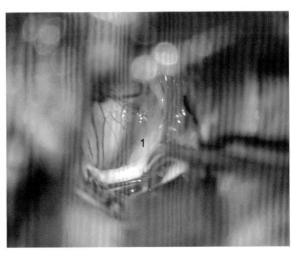

图 5-3-24　分离听神经根部
1. 听神经

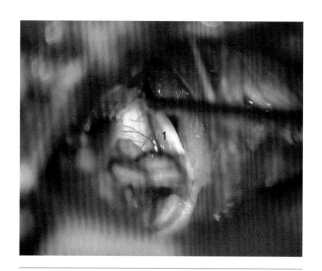

图 5-3-25　分离脑池段听神经
1. 听神经

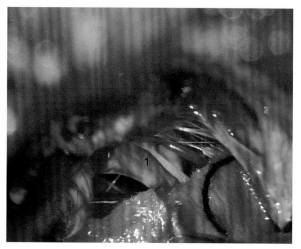

图 5-3-26　分离脑池段听神经至内听道口
1. 听神经

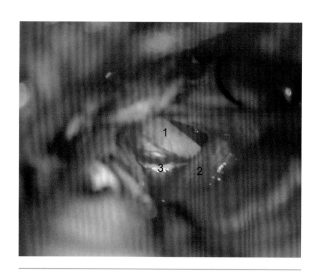

图 5-3-27　在听神经脑干端向前即可发现面神经及中间
神经脑干端
1. 面神经；2. 听神经；3. 中间神经

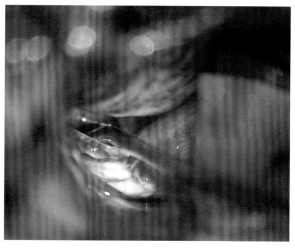

图 5-3-28　分离肿瘤与脑干的界面，可见两者之间没有
蛛网膜，只有蛛网膜系带

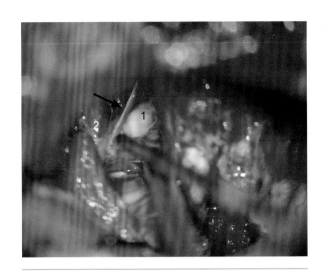

图 5-3-29　分离肿瘤的上极,暴露三叉神经

可见在肿瘤的前上方,蛛网膜呈帐篷型(箭头所示)

1. 三叉神经;2. 岩静脉

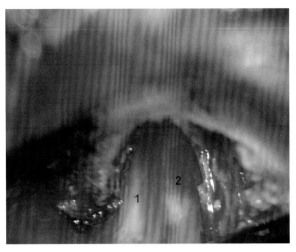

图 5-3-30　磨除内听道后壁,将道内肿瘤剥离出

1. 面神经;2. 蜗神经

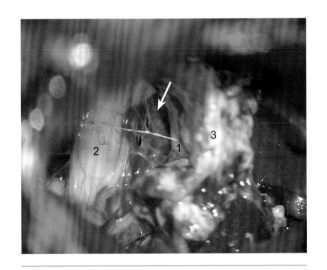

图 5-3-31　面神经的位置

将肿瘤上极向下翻开,可见面神经位于肿瘤前上,并可见肿瘤与三叉神经之间没有蛛网膜,在肿瘤前方蛛网膜亦呈帐篷型(箭头所示)

1. 面神经;2. 三叉神经;3. 肿瘤

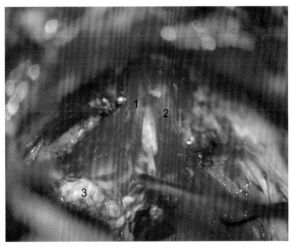

图 5-3-32　逆行分离面神经,注意夹在面神经和蜗神经之间的肿瘤,较为常见,分离时须注意勿遗漏

1. 面神经;2. 蜗神经;3. 肿瘤

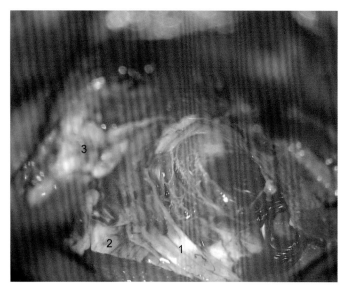

图 5-3-33　自面神经脑池段顺行分离肿瘤
1. 面神经；2. 三叉神经；3. 肿瘤

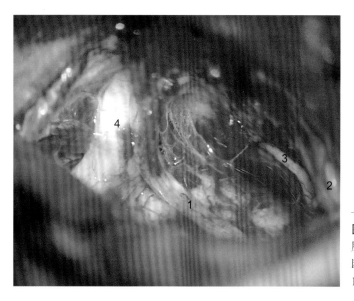

图 5-3-34　面神经的走行方式
肿瘤完全游离后摘除,可见面神经行至三叉神经中断后折向外进入内听道,属于前上型走行方式
1. 面神经；2. 蜗神经；3. 展神经；4. 三叉神经

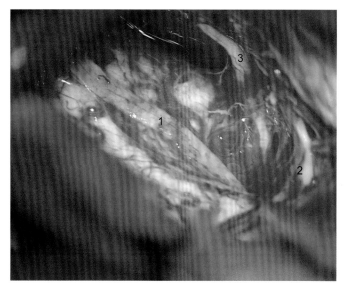

图 5-3-35　肿瘤切除后所见的桥小脑角神经之间的关系
1. 面神经；2. 蜗神经；3. 展神经

【病例2】

患者老年男性,初次就诊病例,临床表现为头痛和听力下降,术前听力检查听力为可用听力,影像学显示右侧桥小脑角区以囊性为主的囊实性脑干腹侧型肿瘤,患者同时患有颅底骨纤维结构不良但无相关症状(图5-3-36)。

患者症状明显,肿瘤为大型肿瘤,手术是首选治疗。采用侧卧位下的乙状窦后入路。显微手术过程见图5-3-37~图5-3-48。

在听神经瘤手术中,面神经的解剖保留率20世纪90年代至今的文献报道中多在90%左右,而HB 1~2级的功能保留率为31.4%~92.8%。肿瘤越大,其解剖保留率和功能保留率越低。Samii等[11]报道,面神经在不同汉诺威分级的肿瘤中解剖保留率分别为:T1级100%,T2级96%,T3a级98%,T3b级94%,T4a级86%,T4b级84%。在手术中,一个重要的问题是,如果面神经断了

怎么办。这主要根据面神经的实际情况来决定,如果断裂的两端面神经外观较好、长度足够,且不在内听道内,应在修剪断端后采用显微缝合(图5-3-49)。这是面神经功能预后最佳的补救方法,多能使面神经功能恢复至3级。但是,并非每例患者均有条件行面神经直接吻合,原因包括断裂点处于难以处理的部位(内听道内、脑干发出点处)、较大范围的缺损无法对合、可以对合但整个或大部分脑池段存在分离损伤。对这些类型的断裂,文献中可选的方法包括神经移植吻合、面舌下神经吻合、用生物胶吻合,时机可一期或二期,但这些方法效果均不如面神经直接吻合。还有其他后期采用眼科及整形外科的方法,包括上眼睑金坠法、睑缘缝合法、颞肌(或咬肌、二腹肌)移位至口角、面部咬肌神经和面神经周围支吻合等技术。

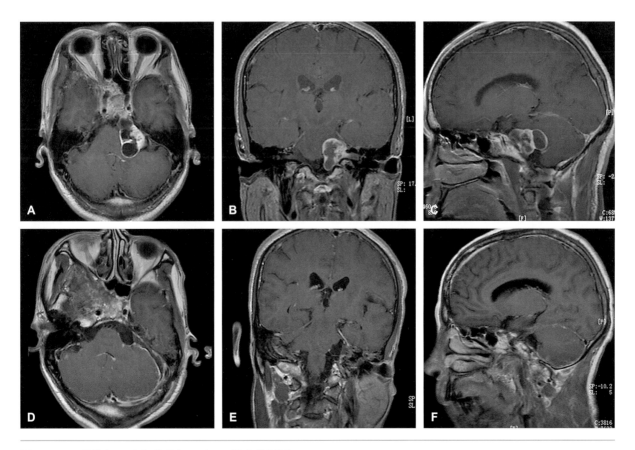

图 5-3-36 术前(A~C)和术后(D~F)MR检查结果图

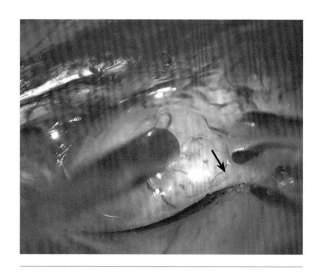

图 5-3-37　肿瘤后表面的蛛网膜
释放脑脊液后暴露肿瘤,肿瘤后表面的蛛网膜为帐篷型,
平行于岩骨剪开蛛网膜后,将蛛网膜(箭头所示)剥向小脑

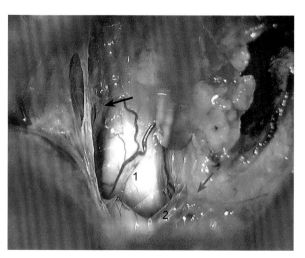

图 5-3-38　肿瘤与脑干表面血管的粘连
在分离肿瘤后表面和下极时可见,肿瘤后表面和小脑之间
没有完整蛛网膜,肿瘤与小脑下前动脉存在一定粘连(蓝
色箭头所示),而肿瘤下极与后组脑神经之间隔着内层蛛
网膜桥延外侧膜(黑色箭头所示)
1. 蜗神经;2. 小脑下前动脉

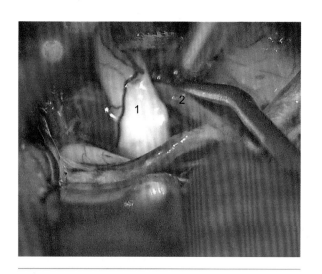

图 5-3-39　分离小脑下前动脉和蜗神经
1. 蜗神经;2. 小脑下前动脉

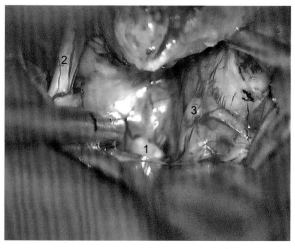

**图 5-3-40　小脑下前动脉和蜗神经分离后即可看到位于
其前方的面神经脑干端(为恒定的解剖关系)**
1. 面神经;2. 蜗神经;3. 中间神经

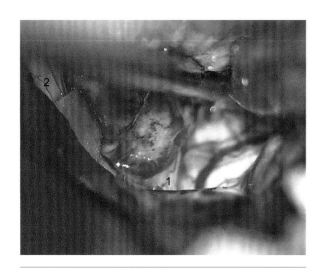

图 5-3-41 分离面神经及脑干面,可见肿瘤与脑干面无蛛网膜

1. 面神经;2. 蜗神经

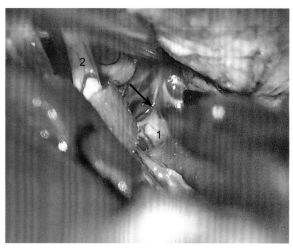

图 5-3-42 肿瘤与面神经之间的粘连有时需要锐性剪切分离(箭头所示)

1. 面神经;2. 蜗神经

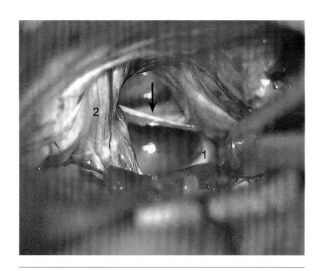

图 5-3-43 在肿瘤前下方分离展神经,可见肿瘤前下方蛛网膜亦呈帐篷型

蛛网膜(箭头所示)亦呈帐篷型;1. 展神经;2. 后组脑神经

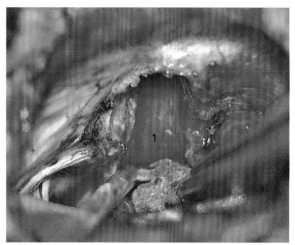

图 5-3-44 开放内听道剥离道内肿瘤,暴露面神经和蜗神经道内段

1. 面神经

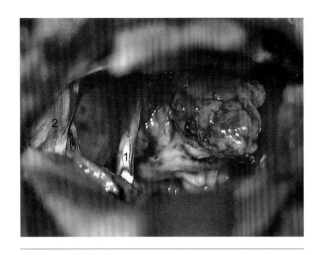

图 5-3-45 首先将位于肿瘤下极的蜗神经完全分离
1. 蜗神经;2. 后组脑神经

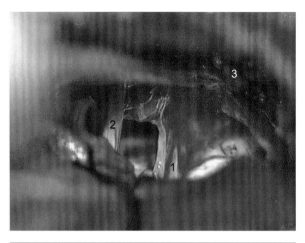

图 5-3-46 顺行分离位于肿瘤前下方的面神经,可见面神经部分区段被压扁
1. 面神经;2. 蜗神经

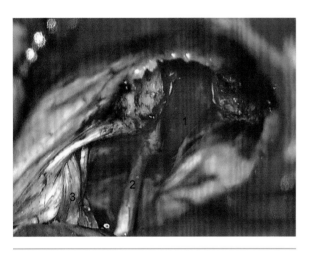

图 5-3-47 肿瘤全切后道内和道口段的面神经和蜗神经
1. 面神经;2. 蜗神经;3. 后组脑神经

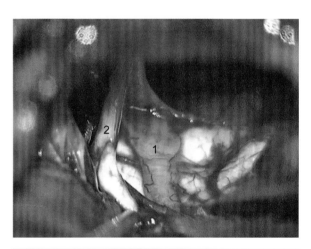

图 5-3-48 肿瘤全切后脑池段的面神经和蜗神经
1. 面神经;2. 蜗神经

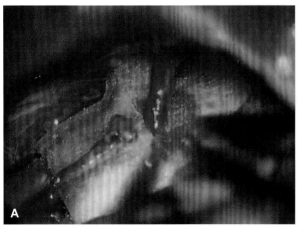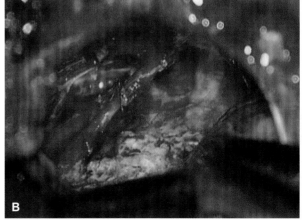

图 5-3-49 面神经断裂处修建整齐(A)后直接吻合(B)
此例患者术后出院时面神经功能 HB 5 级,随访期间达到 3 级

四、手术并发症

听神经瘤术后早期最危险的颅内并发症是出血,其中急性和亚急性出血在 Samii 等[13] 的报道中分别为 2.2% 和 1.5%,其中半数需再次手术。急性出血最常发生于术后第一天,尤其是术后 4~9 小时,最常发生于桥小脑角术区。近年来报道中出血的发生率在 1% 左右。Nonaka 等[3] 总结 20 世纪 90 年代后主要的听神经瘤大宗病例报道结果,术后主要并发症包括面瘫发生率为 8.0%~68.6%(平均 34.0%)、平衡功能障碍 2.6%~35.0%(平均 20.7%)、脑脊液漏 2%~15%(平均 8.2%)、后组脑神经功能障碍 0.14%~12.60%(平均 3.3%)、脑膜炎 0~8%(平均 2.9%)、死亡率 0~6%(平均 1%)。

参 考 文 献

1. Koos WT, Spetzler RF, Pendl G, et al. Color Atlas of Microneurosurgery. Stuttgart: Georg Thieme Verlag, 1985: 188-221.

2. Matthies C, Samii M. Management of 1000 vestibular schwannomas(acoustic neuromas): clinical presentation. Neurosurgery, 1997, 40(1): 1-10.

3. Nonaka Y, Fukushima T, Watanabe K, et al. Comtemporary surgical management of vestibular schwannoma: analysis of complications and lessons learned over the past decade. Neurosurgery, 2013, 72(ONS suppl 2): ons103-105.

4. Kondziolka D, Lunsford LD, McLaughlin MR, et al. Long-term outcomes after radiosurgery for acoustic neuromas. N Engl J Med, 1998, 339(20): 1426-1433.

5. Yasargil MG, Smith RD, Gasser JC. Microsurgical approach to acoustic neuroma, in Krayenbuhl H(ed). Advances and Technical Standards in Neurosurgery. Wien: Springer-Verlag, 1977: 94-129.

6. Ohata K, Tsuyuguchi N, Morino M, et al. A hypothesis of epiarachnoid growth of vestibular schwannoma at the cerebello-pontine angle: surgical importance. J Postgrad Med, 2002, 48(4): 253-259.

7. Lescanne E, Francois P, Bakhos D, et al. Vestibular schwannoma: dissection of the tumor and arachnoidal duplication. Otol Neurotol, 2008, 29(7): 989-994.

8. Kohno M, Sato H, Sora S, et al. Is an acoustic neuroma an epiarachnoid or subarachnoid tumor? Neurosurgery, 2011, 68(4): 1006-1017.

9. Kulwin CG, Cohen-Gadol AA. Technical nuances of resection of giant(>5cm)vestibular shwannoma: pearls for success. Neurosurg Focus, 2012, 33(3): E15.

10. Sampath P, Rini D, Long DM. Microanatomical variations in the cerebellopontine angle associated with vestibular schwannomas(acoustic neuromas): a retrospective study of 1006 consecutive cases. J Neurosurg, 2000, 92(1): 70-78.

11. Samii M, Matthies C. Management of 1000 vestibular schwannomas(acoustic neuromas): the facial nerve-preservation and restitution of function. Neurosurgery, 1997, 40(4): 684-695.

12. Thakur JD, Khan IS, Shorter CD, et al. Do cystic vestibular schwannomas have worse surgical outcomes? systematic analysis of the literature. Neurosurg Focus, 2012, 33(3): E12.

13. Samii M, Matthies C. Management of 1000 vestibular schwannomas(acoustic neuromas): surgical management and results with an emphasis on complications and how to avoid them. Neurosurgery, 1997, 40(1): 11-23.

第四节　桥小脑角区表皮样囊肿

一、简介

颅内表皮样囊肿约占颅脑肿瘤的 0.2%~1.5%,男女发病率相近。其生长特点是通常位于中线旁(比皮样囊肿更偏离中线),最常见的部位为桥小脑角区(30%~46%),其次是鞍旁和鞍上区。表皮样囊肿是桥小脑角区第三常见的肿瘤,约占该区占位病变的 6%~7%。

表皮样囊肿是在神经管闭合时外胚层包裹进神经管所致(Bostroem, 1897)。表皮样囊肿生长缓慢,桥小脑角区表皮样囊肿可发生于任何年龄段,但多在 20~40 岁之间初次诊断。由于肿瘤生长速度非常缓慢,因此起病隐匿。其临床特征是病程长,症状进展慢。Kobata 等[1] 通过 Meta 分析发现,263 例桥小脑角区表皮样囊肿患者最常见的症状包括听力丧失(37.6%)、三叉神经痛(29.7%)、头晕或眩晕(19.4%)、面瘫(19.4%)、头痛(17.9%),以及复视(16.7%)。

在 CT 上,表皮样囊肿多数表现为与脑脊液类似的均匀低密度占位病变,但如果测 CT 值,通常比脑脊液更低,边界不规则,可有圆齿形的边缘,常使脑干、小脑受压移位,但病变周围无水肿。少见的情况下,也可表现为高密度,甚至有钙化的边缘。Nagashima 等[2] 将硬膜内表皮样囊肿根据 CT 密度特点分为 4 型: I 型占大多数,表现为均匀的低密度; II 型低密度的病变中有囊壁钙化和结节状高密度; III 型呈等密度; IV 型均匀的高密度。

在手术中可见,Ⅰ、Ⅱ、Ⅲ型肿瘤呈珍珠样外观,含有白色蜡样内容物,富含胆固醇结晶,而Ⅳ型肿瘤呈囊性,含有棕色黏稠的囊液,并伴有皂化的角化碎屑。

在 MRI 上,表皮样囊肿通常在 T_1 加权像上呈轻度高信号或等信号(与脑脊液相比),其 T_1 信号随囊内脂质成分的多寡而变化,脂质成分越多信号越高。在 T_2 加权像上表皮样囊肿信号通常与脑脊液信号相近(2/3),但可以略高于后者(1/3)。约 2/3 的病例在囊肿内可以发现信号不那么均匀的区域。注射强化剂后通常不强化,仅在极少数肿瘤可出现部分边缘的强化,病变的其他部分不发生强化。表皮样囊肿囊壁通常薄而缺乏血管,因此可以发生强化的机制尚不完全清楚,Handa 等[3]认为囊内容物外漏引起的化学性炎症反应形成瘤周肉芽组织与瘤周强化有关。另外瘤周被推挤的血管强化可被误认为是瘤壁的强化。此类病变内部发生强化要考虑癌变(鳞状细胞癌)。即使病变严重压迫脑干,出现明显的脑积水也是不常见的。当病变通过脑干和小脑幕之间的间隙同时扩展至中、后颅窝时,被称为沙漏样表皮样囊肿。常规 MR 很难与蛛网膜囊肿鉴别,弥散张量成像表皮样囊肿呈高信号而蛛网膜囊肿呈低信号,可以明确诊断,并且可以观察肿瘤的实际扩展范围。

手术是首选的治疗方法。手术治疗的原则是在保护神经功能的前提下争取全切除,包括清除囊内容物和切除囊壁,这一原则自 1936 年 Love 和 Kernohen 提出后一直沿用至今。Schiefer 等[4]总结了 1985~2005 年文献中超过 6 例的 22 个报道,连同其经治的 24 例,共 390 例桥小脑角区表皮样囊肿的资料,肿瘤全切率、复发率、预后 MRS 评分(表 5-4-1)4 或 5 分的比例在 1985~1990 年期间分别为 0~95%、0~36%、0~24%,1990~2000 年期间分别为 33%~88%、0~31%、0~22%,2001~2005 年期间 54%~80%、0~25%、0~13%。

手术中切除程度直接影响到复发率,Andrea 等[5]报道术后 13 年时,全切除患者无复发率为 95%,而次全切除患者无复发率为 65%。虽然文献报道中肿瘤囊壁部分切除后最快的复发可在术后 2~5 个月,但绝大多数肿瘤复发的时间在手术后 5~10 年之后。考虑到此囊肿非常缓慢的生长速度,即使次全切除很多患者(特别是老年患者)可能余生不再需要治疗,以主动牺牲神经功能换取全切的做法不可取。手术死亡率在 0~6.6% 之间,复发率 0~30%。

二、囊肿生长、扩展及其与脑池的关系

Yasargil 等[6]强调,表皮样囊肿的解剖特点是位于蛛网膜下腔和脑池内,在生长扩大的过程中趋向于沿蛛网膜下腔和脑池的通路扩展,尽管在解剖位置上可以超过中线,但就其所在的蛛网膜下腔和脑池来说并不一定进入对侧,基于这一点,手术时可通过暴露病变起源的蛛网膜下腔池,清除囊内容物,并沿相应的蛛网膜下腔池内追踪肿瘤的扩展部分和摘除囊壁。

表皮样囊肿倾向于和脑神经、血管结构、脑干紧密粘连,增加了手术积极切除时的风险(图 5-4-1)。Lepoire 和 Pertuiset(1957)提出的假说认为,异位的外胚层细胞是通过脑动脉发育过程被带至最终

表 5-4-1　改良 Rankin 评分(MRS)

分值	描述
0	完全无症状
1	除有症状外无明显残疾,可完成所有日常活动
2	轻度残疾,不能完成所有以往可完成的活动,但可自理不需要帮助
3	中度残疾,需要帮助,但可以在无帮助下自己行走
4	中重度残疾,不能在无帮助情况下行走或自理
5	重度残疾,卧床,失禁,需要持续的护理

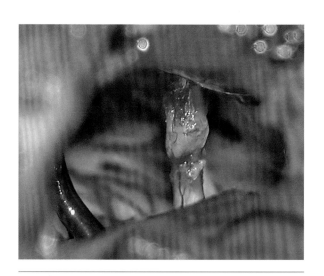

图 5-4-1　肿瘤与脑神经的粘连
一例右侧桥小脑角区表皮样囊肿次全切除后所见,囊壁与面听神经紧密粘连,少量残留

的位置[7]。这一假说解释了硬膜以内发生的表皮样囊肿常与颅底动脉关系密切的现象。在这一假说基础上,他们按照主要动脉供应区将硬膜内发生的表皮样囊肿分为三类,包括颈内动脉型(视交叉和鞍旁区、额底区、胼胝体上区、侧裂区)、椎基底动脉型(桥小脑角区、桥前区、小脑区),以及脉络丛型(脑室内)。在文献报道中,表皮样囊肿手术后约半数左右的患者可出现新增的脑神经功能障碍,由于分离囊肿壁与神经粘连造成的神经骚扰或损伤是主要的原因[8,9]。

三、手术要点

由于脑组织被推挤的过程发生缓慢,此类病变即使体积较大,通常脑压不高,在手术中进行囊内减压后,脑组织的复位极为缓慢,因此术中操作空间较大,即使在累及多个部位的患者,常可利用单一入路达到肿瘤全切除。再加上此类病变即使少量残留,复发周期很长,因此在必须做出选择时,保护功能要比全切除肿瘤重要。

病变偏小时,可以考虑适当地囊内减压后沿着包膜完整切除(病例1)。病变较大时,几乎总是需要通过清除囊内容物方可获得操作空间,并减少对周围神经血管结构的骚扰,充分瘤内减压后,再将包膜从周围结构上分离。Samii等[10]强调,表皮样囊肿生长过程中在遇到面听神经时,并不是推挤,而是绕过脑神经继续扩展,使得脑神经嵌在肿瘤内。由于脑神经出颅处恒定,所以瘤内减压安全的方式是从岩骨面开始,暴露脑神经后向内侧脑干面追踪暴露脑神经。

表皮样囊肿的壁多数情况下非常薄,多呈透明样或半透明样,这也是其内容物的颜色和珍珠样光泽可以透出的原因。但这种薄壁也经常给手术中的分离带来困难。首先在脑干和脑神经表面,囊肿壁相对好辨认。具体方法是,由于此类手术术野很干净,因此可以观察原囊肿部位下方的脑干软膜表面的血管网,如果在其表面感觉还有一层膜,其极有可能是囊肿壁的残留。然而在岩骨斜坡面,有时囊肿壁与所贴附的正常颅底蛛网膜难以区分,两者均可表现为无血运、透明的膜,特别是先将囊内容物清空后,更容易遗漏部分囊壁在颅底蛛网膜上。这就要求术者在切除囊肿时应预先记住对各部分囊肿壁的处理情

况,如果不确定,可以将可疑的颅底蛛网膜一并切除。另外,如果囊壁和蛛网膜粘连,剥离时容易牵拉脑神经(特别是展神经和后组脑神经这些较细的脑神经),所以在岩骨斜坡面连同蛛网膜一并切除有时是简单和安全的做法。除囊肿原发生长的脑池边界可能存有肿瘤生发包膜外,理论上扩展部分的池膜可以保留。技术上通过棉片推挤囊肿周边包膜等方式,可将肿瘤通过脑池间扩大了的通道,还纳入原发生长的脑池内取出。

蛛网膜下腔内的神经血管除附有内层蛛网膜的系带外,大部分为裸露,因此肿瘤与相邻的神经血管可以发生粘连。为防止取瘤时牵拉这些与神经血管附着的系带造成损伤,钳取肿瘤时要注意感觉有无牵拉阻力,避免有任何阻力的情况下取瘤。在分离脑池内的神经血管时,有时可发现炎症肉芽肿反应可使包膜与神经血管结构发生粘连,此时需要细致和耐心的显微分离,部分可以成功,部分粘连过于紧密无法分离,或粘连的结构一旦损伤并发症严重时,可以考虑少量残留。对于残留的囊壁,有学者主张利用电凝以减少复发,但这一方法实际应用并不广泛,因为这种残留常位于重要的血管、脑干表面或脑神经,电凝可能引起损伤。

表皮样囊肿手术最常见的并发症是无菌性化学性脑膜炎,发生率可高达40%,尽管多数症状轻微并呈自限性,但少数可以导致脑积水和血管痉挛[11]。在手术中,应注意采用棉片隔离周围脑组织和蛛网膜下腔,以防止刺激性的囊内容物外漏,术中术毕注意冲洗,有学者主张采用糖皮质激素溶液冲洗,可最大限度地减少和减轻术后无菌性化学性脑膜炎,但并无对照研究证明其优越性。

表皮样囊肿可以是单脑池也可以是多脑池性肿瘤。当肿瘤较大,起源脑池周边结构自然孔隙较大时,肿瘤可突入到邻近脑池多脑池生长。除周边被推挤的膜边界外,有些索状内层蛛网膜会被夹持在肿瘤的分叶处,故术前仔细阅片,理解肿瘤的生长方式和分叶形式均有利于术中这些细小的蛛网膜结构的辨认。术中手感、特别是对这些膜性结构采用锐性分离方式,有利于避免过度的牵拉导致远隔部位的损伤,是表皮样囊肿避免神经系统功能障碍的重要方法。

【病例 1】

　　患者年轻男性，初次就诊病例，临床表现为右侧三叉神经痛，术前无神经系统功能障碍，影像学显示右侧桥小脑角池内侧部囊性占位病变。水抑制像和弥散张量成像提示表皮样囊肿（图 5-4-2）。

　　手术入路选择：患者症状明显，手术指征明确。囊肿较小，单池内肿瘤，手术难度不大，常规采用右侧乙状窦后入路。显微手术过程见图 5-4-3~

图 5-4-8。

　　需要注意的是表皮样囊肿除非产生局灶性症状体征（如病例 1），通常就诊时体积较大，在最常见的桥小脑角区表皮样囊肿，累及桥前池或绕至幕上的并不少见[12]。此时采用乙状窦后入路时，暴露有诸多死角，此时应利用肿瘤已产生的通道选择最佳的手术入路（病例 2），或采用神经内镜辅助（病例 3）[13]。

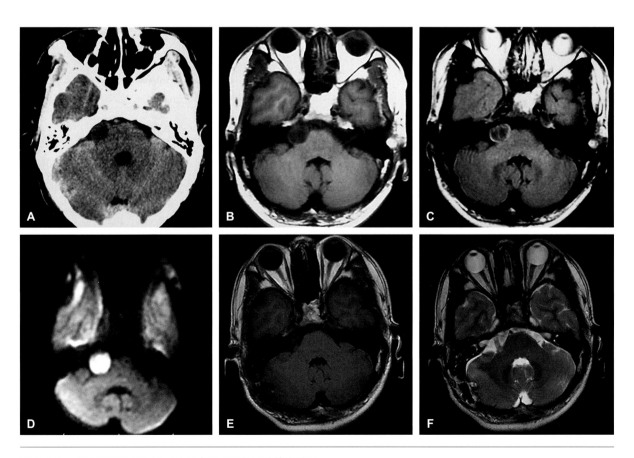

图 5-4-2　术前 CT 和 MR（A~D）和术后 MR（E、F）检查结果

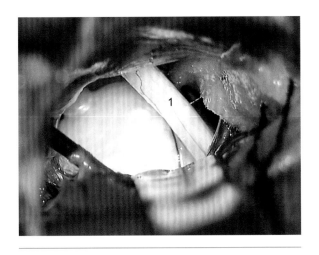

图 5-4-3 释放脑脊液后牵开小脑,暴露位于面听神经前上方的囊肿,呈典型外观

1. 面听神经

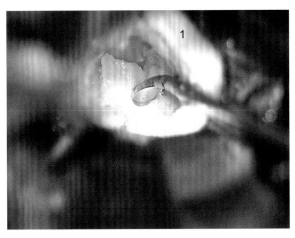

图 5-4-4 切开囊肿壁清除部分囊肿内容物

1. 面听神经

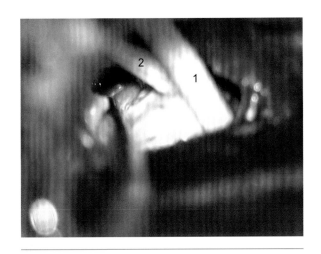

图 5-4-5 囊肿缩小后露出了三叉神经,可见三叉神经被囊肿压至前下

1. 面听神经;2. 三叉神经

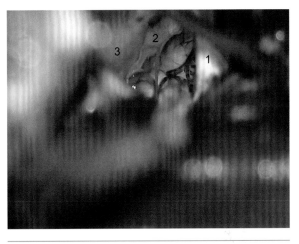

图 5-4-6 包膜外分离

由于囊肿明显变小,自囊肿包膜外分离,这样可以减少残留的可能,注意囊肿壁分离开后可以清晰看到脑干表面的血管网

1. 面听神经;2. 被推向下方的三叉神经脑干端;3. 肿瘤

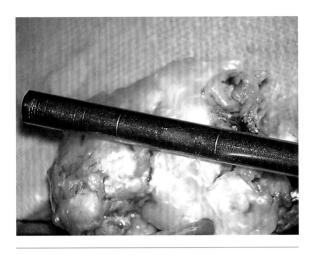

图 5-4-7 完全游离囊肿后整块摘除

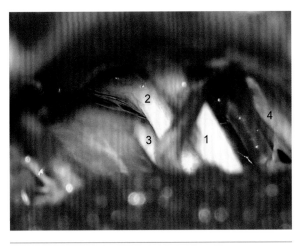

图 5-4-8 手术后的后颅窝神经血管

1. 面听神经;2. 三叉神经;3. 展神经;4. 后组脑神经

【病例2】

患者老年女性,初次就诊病例,临床表现除头痛外,无其他不适,术前无神经系统功能障碍,影像学显示左侧桥小脑角池为主、绕过小脑幕累及环池中后部及松果体区的囊性多脑池占位病变

(图5-4-9)。

手术入路选择:患者症状明显,手术指征明确。囊肿累及范围广,我们选择了经枕经小脑幕入路(Poppen入路)。显微手术过程见图5-4-10~图5-4-17。

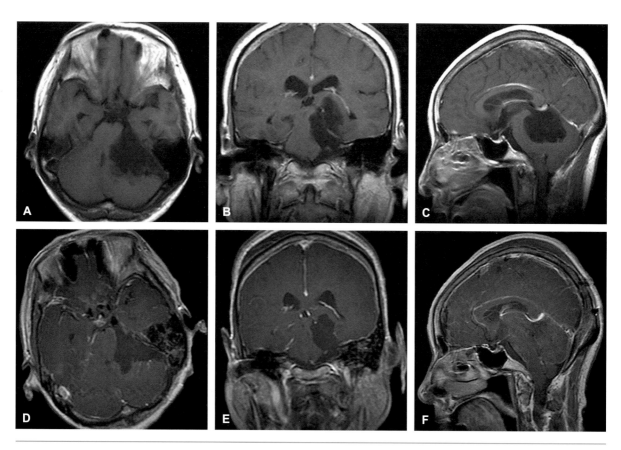

图 5-4-9   术前(A~C)和术后(D~F)的 MR 检查结果

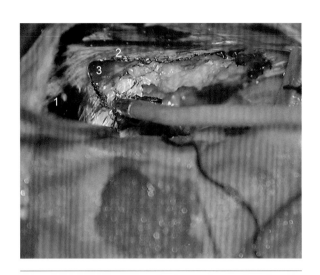

图 5-4-10　暴露囊肿

释放松果体区脑脊液后牵开枕叶暴露小脑幕,楔形切除部分小脑幕暴露肿瘤和小脑

1. 直窦;2. 小脑幕;3. 小脑

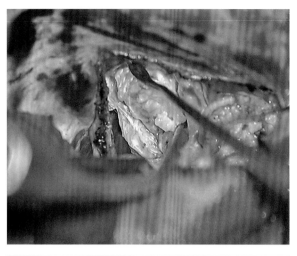

图 5-4-11　自小脑分离囊肿包膜

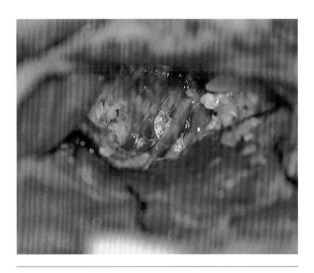

图 5-4-12　松果体区肿瘤切除后暴露脑干背侧

1. 脑干

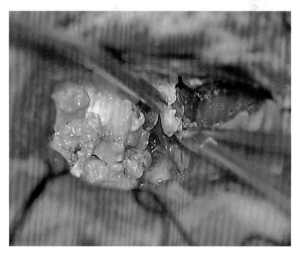

图 5-4-13　将环池肿瘤分离切除

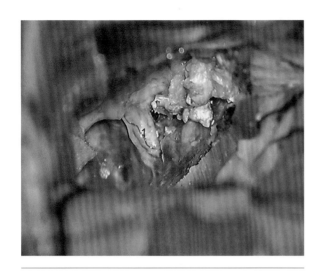

图 5-4-14　环池肿瘤切除后可看到桥小脑角区肿瘤及脑神经
1. 三叉神经

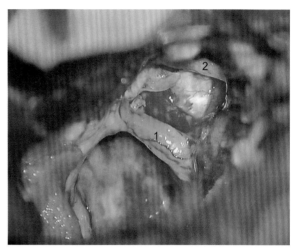

图 5-4-15　切除部分肿瘤后可进一步暴露面听神经
1. 三叉神经;2. 面听神经

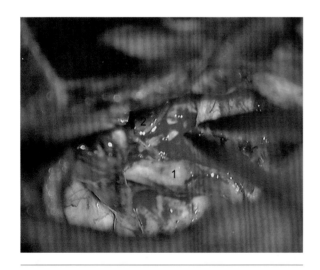

图 5-4-16　通过调整显微镜角度和牵开小脑,可暴露至后组脑神经、颈静脉孔区水平
1. 面听神经;2. 后组脑神经

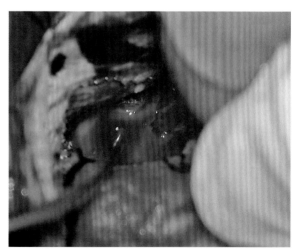

图 5-4-17　肿瘤达到次全切除,以生理盐水冲洗清除外漏的囊内容物

【病例3】

患者年轻男性,初次就诊病例,临床表现除头痛外,无其他不适,术前无神经系统功能障碍,影像学显示左侧桥小脑角池囊性多脑池占位病变,病变进入内听道和麦氏囊(图5-4-18)。

手术入路选择:患者症状明显,手术指征明确。采用左侧乙状窦后入路,术中使用内镜辅助。手术过程见图5-4-19~图5-4-29。

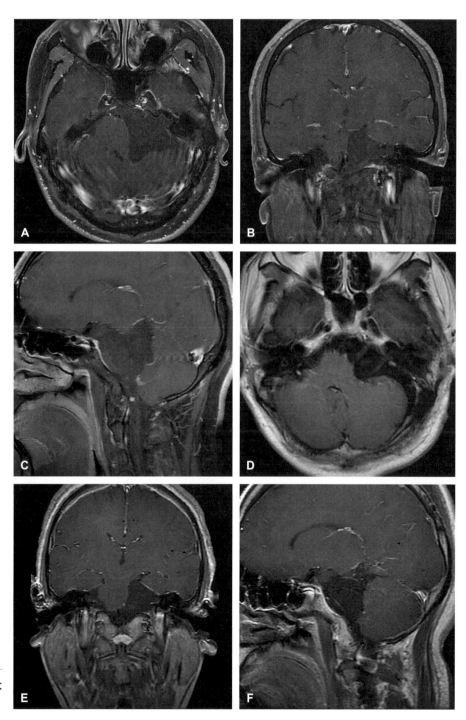

图5-4-18 术前(A~C)和术后(D~F)MR检查结果

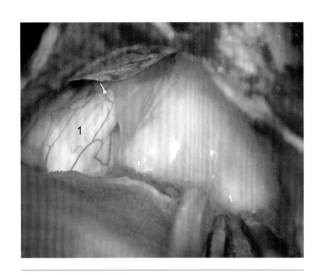

图 5-4-19   释放脑脊液后暴露肿瘤
1. 面听神经

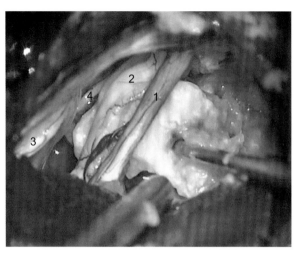

图 5-4-20   瘤内减压后可见三叉神经被推向下方至面听神经水平以下
1. 面听神经;2. 三叉神经;3. 后组脑神经;4. 展神经

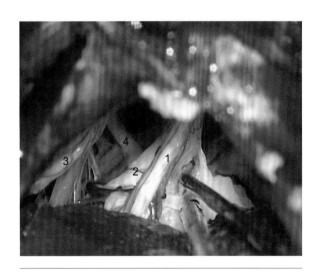

图 5-4-21   将肿瘤下极的包膜与粘连的三叉神经分离
1. 面听神经;2. 三叉神经;3. 后组脑神经;4. 展神经

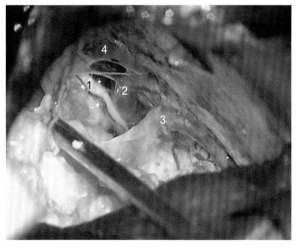

图 5-4-22   将肿瘤上极的包膜与小脑幕缘的神经血管结构分离
1. 动眼神经;2. 大脑后动脉;3. 小脑上动脉;4. Liliequist 膜中脑叶

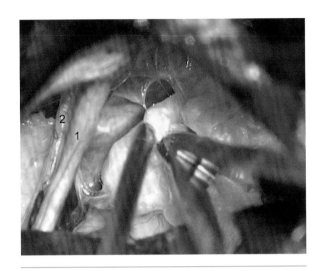

图 5-4-23　将肿瘤前下部与岩斜坡区颅底蛛网膜分离
1.面听神经;2.三叉神经

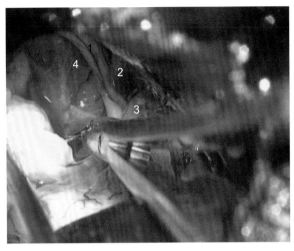

图 5-4-24　将肿瘤前上部与岩斜坡区颅底蛛网膜分离
1.动眼神经;2.大脑后动脉;3.小脑上动脉;4.Liliequist 膜间脑叶

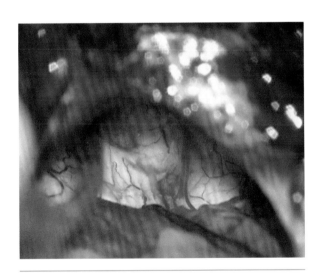

图 5-4-25　将肿瘤内侧面与脑干表面分离

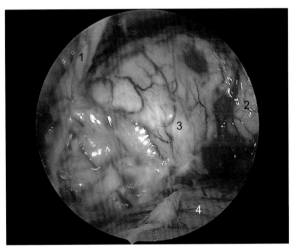

图 5-4-26　以内镜观察桥小脑角确认肿瘤切除程度
1.三叉神经;2.中脑;3.脑桥;4.小脑

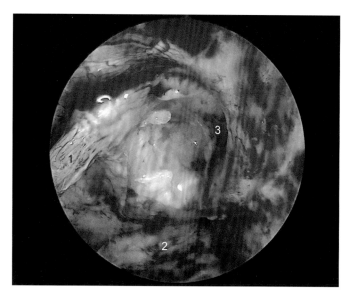

图 5-4-27　以内镜观察内听道内仍有肿瘤,以弯剥离子分离切除

1. 面听神经;2. 三叉神经;3. 内听道

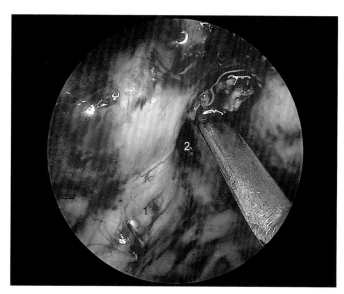

图 5-4-28　内镜辅助切除麦氏囊内的残余肿瘤

1. 三叉神经;2. 麦氏囊

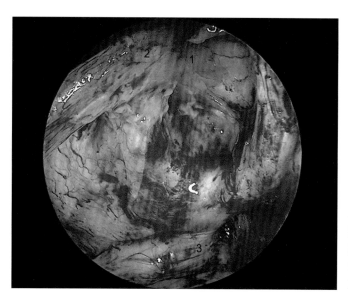

图 5-4-29　内听道和麦氏囊肿瘤切除后

1. 面神经;2. 听神经;3. 三叉神经

参 考 文 献

1. Kobata H, Kondo A, Iwasaki K. Cerebellopontine angle epidermoids presenting with cranial nerve hyperactive dysfunction: pathogenesis and long-term surgical results in 30 patients. Neurosurgery, 2002, 50 (2): 276-285.

2. Nagashima C, Takahama M, Sakaguchi A. Dense cerebellopontine epidermoid cyst. Surg Neurol, 1982, 17 (3): 172-177.

3. Handa J, Okamoto K, Nakasu Y, et al. Computed tomography of intracranial epidermoid tumours with special reference to atypical features. Acta Neurochir, 1981, 58 (3-4): 221-228.

4. Schiefer TK, Link MJ. Epidermoids of the cerebellopontine angle: a 20-year experience. Surg Neurol, 2008, 70 (6): 584-590.

5. Andrea T, Francesco S, Franco A, et al. Assessment and surgical management of posterior fossa epidermoid tumors: report of 28 cases. Neurosurgery, 1998, 42 (2): 242-251.

6. Yasargil MG, Abernathey CD, Sarioglu AC. Microneurosurgical treatment of intracranial dermoid and epidermoid tumors. Neurosurgery, 1989, 24 (4): 561-567.

7. Garfield JS. Cyst and other space-occupying lesions, in Miller JD (ed): Northfield's surgery of the central nervous system. 2nd edition. London: Blackwell, 1987: 228-254.

8. Vinchon M, Pertuzon B, Lejeune JP, et al. Intradural epidermoid cysts of the cerebellopontine angle: diagnosis and surgery. Neurosurgery, 1995, 36 (1): 52-56.

9. Mohanty A, Venkatrama SK, Rao BR, et al. Experience with cerebellopontine angle epidermoids. Neurosurgery, 1997, 40 (1): 24-29.

10. Samii M, Tatagiba M, Piquer J, et al. Surgical treatment of epidermoid cysts of the cerebellopontine angle. J Neurosurg, 1996, 84 (1): 14-19.

11. Safavi-Abbasi S, Di Rocco F, Bambakidis N, et al. Has management of epidermoid tumors of the cerebellopontine angle improved? a surgical synopsis of the past and present. Skull Base, 2008, 18 (2): 85-98,

12. Lunardi P, Missori P. Transtentorial epidermoid cyst. Acta Neurochir, 1991, 113 (3-4): 125-130.

13. Schroeder HW, Oertel J, Gaab MR. Endoscope-assisted microsurgical resection of epidermoid tumors of the cerebellopontine angle. J Neurosurg, 2004, 101 (2): 227-232.

第五节　三叉神经痛和面肌痉挛

一、三叉神经痛

(一) 概述

三叉神经痛是一种难以忍受的、反复发生的疼痛状态，表现为模式化的发生单侧面部电击样疼痛，疼痛发作可由无害的轻微刺激诱发，有明显的无痛间歇期。发病高峰年龄在50~70岁，发生于右侧者多于左侧(3:2)，女性多于男性(1.3~2:1)。

(二) 病因

在19世纪末和20世纪初，三叉神经痛的病因还不清楚，治疗三叉神经痛是通过中颅窝开颅行神经根切断术。而Dandy与众不同，采用后颅窝开颅，在那时还没有显微镜的情况下，这种方法风险比中颅窝入路大。然而这却让Dandy有机会观察到靠近脑干处三叉神经根与血管的关系。Dandy于1932年指出："几乎在每一例患者，都有下前动脉的一个大分支压在感觉根上或位于感觉根下方，在很多情况下，动脉在三叉神经上压出凹槽或将神经压折成角，我相信这就是三叉神经痛的病因。"尽管这一观点意义非凡，但遗憾的是Dandy并未采用三叉神经减压，因为他认为三叉神经痛的病理是不可逆的。Gardner于1959年首次完成了三叉神经血管减压，并最早以Teflon棉隔离血管神经。随后，Jannetta(1967)借助显微镜，证实了Dandy的理论，发现了三叉神经痛血管压迫的真实发生率，完善并推广了显微血管减压术。

目前认为，原发性三叉神经痛的病因大多数是由于邻近的血管(主要是动脉)压迫三叉神经的脑干进入区。约1%~2%的患者是由于桥小脑角区或岩斜坡区肿瘤压迫，甚至可以是动静脉畸形的压迫。1%~8%的患者病因为多发性硬化。其他原因还包括蛛网膜下腔炎症、先天畸形(如Arnold-Chiari畸形)等。这些称为继发性三叉神经痛。

三叉神经痛的病理生理机制尚不清楚。一些学者认为，由于外在压迫(血管性、肿瘤性)或自身性(多发性硬化)因素造成的神经根脱髓鞘是重要的原因，导致相互接触的神经纤维间"短路"或异位兴奋信号产生。在三叉神经的发病过程中，中枢性和外周性的因素很可能均是必需的。Calvin(1977)提出的理论是利用了已知的生理机制来解释：三叉神经背侧根反射和轴突大小或髓鞘变化后产生局灶性动作电位反复发放、由传入神经阻滞导致的中枢端联系及敏感性变化以及三叉神经显微髓鞘和轴突变化导致的外周对化学、机械刺激敏感性的改变。然而这一学说依然不能解释三叉神经痛的一些问题，例如无痛性间歇期(在病程早期可以持续数月甚至数年)、触发区域和疼痛区域的分离现象等。

（三）诊断

三叉神经痛的诊断几乎完全依赖患者的病史。国际头痛学会定义三叉神经痛为一种"突发、通常为单侧、严重的、短暂的、刺痛性的、反复发生于三叉神经一支或多支支配区内的疼痛"。

三叉神经痛累及面部下半部者多于上半部，疼痛单独发生于上颌支支配区或发生与有上颌支在内的多支支配区者约占 3/4，而单纯发生于眼支支配区者不足 3%。如果疼痛扩展至耳、颈部、喉部、或头皮后半部，超出三叉神经支配区，应考虑其他诊断（仅有极少的例外）。未经治疗的三叉神经痛发作无法预期，每次发作持续数秒至数分钟，在病程早期缓解时间长，但随着病程的延长，缓解期逐步缩短，有时可以 1 小时内反复发作，而这样的发作可持续数天。部分患者表现可不典型，表现为在典型的疼痛发作之间保持一种持续的背景性的疼痛，特别是在从眼支开始发作的患者。发作通常自发出现，但常可由无害性轻微刺激诱发，例如触摸同侧面部、咀嚼、吞咽、说话。一些患者面部特定区域异常敏感，轻触即可诱发疼痛，称为触发区或扳机点。疼痛通常自触发区出现，然后放射至其他部位。罕见的情况下，疼痛可以开始于扳机点以外的区域，甚至不在同一个三叉神经分支支配区或根本不在三叉神经的支配区。3%的患者可有双侧疼痛的病史，但在任意一次发作过程中仅单侧出现疼痛。原发性三叉神经痛患者在神经系统查体时通常无异常，少数患者可以出现疼痛区域轻度的感觉异常，但是如果存在神经

功能障碍的表现，必须排除继发性三叉神经痛的可能性。患者在疼痛发作时，常以手遮面，但实际上并未接触面部，而是防止患侧面部被触摸，这是一个重要的鉴别诊断征象，与其他一些面部疼痛性疾病以手捂面（如非典型性面部疼痛）有所区别。影像学检查常用于排除继发性病因，但目前高分辨率 MR 已可用于在部分患者显示三叉神经与周围血管的关系（图 5-5-1）[1]。

三叉神经痛的诊断必须排除其他疾病引起的面部疼痛。面部疼痛的病因很多，包括神经源性、牙源性、鼻源性、眼源性、血管源性、精神性。尽管很多疾病并非神经外科疾病，但了解这些病因对准确的诊断和有效的治疗至关重要。

（四）治疗

尽管三叉神经痛机制不清，但目前已有多种有效的药物和外科治疗手段。但需要明确的是，没有一种方法能对所有的患者有效。可供选择的治疗方式包括药物治疗、经皮穿刺手术（射频神经根热凝术、甘油神经阻滞术、球囊压迫术）、显微血管减压术、立体定向放射治疗。所有患者均首先应该行药物治疗。

当显微血管减压术与其他外科治疗方法比较时，公认的观点是显微血管减压术复发率和感觉丧失率最低，显微血管减压术的长期完全缓解率在术后 1 年、10 年分别为 75%、64%[2]。但其并发症率（5%）、死亡率（0~0.5%），高于伽玛刀治疗，且显微血管减压术多数并发症发生在 65~70 岁以上的老年患者。所以显微血管减压对越是相对

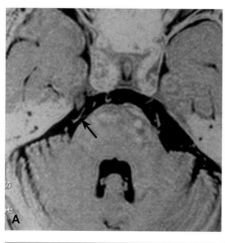
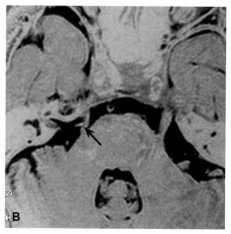

图 5-5-1　三叉神经痛术前 MR 检查示例
箭头所示为三叉神经上方（A）和下方（B）的责任血管

年轻的患者越适用,因为其长期缓解率是所有外科治疗方法中最高的。相对越年轻的患者,当采用其他复发率高的方法时,可能需要多次治疗的几率越大,神经损害的作用和并发症风险累积效应越明显。反之,老年患者发生这种累积效应的可能性低,所以虽然年龄大不是显微血管减压术的禁忌证,但当老年患者如果合并其他影响麻醉耐受性的基础疾病,可考虑其他外科治疗方式[2]。多发性硬化的三叉神经痛在行显微血管减压后部分患者也可以缓解,但成功率低,复发率高,长期有效率低[3]。

在决定进行显微血管减压术前,首先应反复确认诊断是否正确,因为如果并非三叉神经痛,显微血管减压术不大可能获得症状改善。其次,Burchiel等[4]对疼痛的分型对预测手术疗效很有价值:TN Ⅰ型是以发作性刺痛为主;TN Ⅱ型是指尽管也有刺痛成分,但至少在半数情况下是持续性疼痛。在显微血管减压术后,疼痛缓解的疗效与发作性刺痛成分密切相关。因此,尽管两型患者多数均可长期缓解,但TN Ⅰ型比TN Ⅱ型效果更好,术后缓解率前者为95%,后者为83%,术后2年内复发率前者为13%,后者为28%[5]。此因素比病程长短、有无扳机点、抗癫痫药疗效、责任血管是动脉还是静脉的预测价值都大。

Barker等[2]报道的1204例显微血管减压术结果,术后1年完全缓解率75%,部分缓解率9%,术后10年完全缓解率64%,部分缓解率4%,死亡率0.15%,并发症包括耳聋1.3%、术后长时间眩晕和耳鸣2.0%、不同程度的面瘫5.0%。作为对比,2009年的一个报道指出,在全球2800例经伽玛刀治疗的患者中,70%~80%的患者出现短期内的疼痛缓解,但高达50%的患者疼痛复发[6]。与手术后多数患者疼痛立即消失不同,在经过放射治疗的患者,疼痛缓解通常发生于放疗后的2~12周。

在显微血管减压术后少部分患者疼痛并不是立即消失,有时会需要数天甚至更长的时间,如果未能解除真正的责任血管的压迫,有些患者也可以在术后出现短期的疼痛缓解,但会很快复发。初次减压手术后失败率为5%~10%,之后年复发率约为3.5%。在此术后复发的患者仍可再次手术探查,但有效率不如初次手术。在临床症状不典型或既往手术治疗过的三叉神经痛患者,任何外科治疗方式的成功率均低。显微血管减压术尽管创伤小,但仍有可能出现并发症,McLaughlin等[7]报道在4415例显微血管减压术(其中三叉神经痛3198例)后,最常见的3种包括脑脊液漏(2.17%)、听力丧失(1.45%)、小脑损伤(0.68%)。

（五）手术要点

目前后颅窝显微血管减压术均采用乙状窦后入路暴露。在开放蛛网膜时,有些蛛网膜薄且透明,容易打开,有些则厚且不透明,需要小心锐性剪开。在不少病例,沿着小脑外侧上缘向前内侧剪开桥小脑角池上部蛛网膜时,在靠近三叉神经根处即可看到位于三叉神经腋部的血管,此时须注意,第一眼看到的与神经根接触的血管未必是真正压迫神经的血管,并且多支责任血管可见于10%~25%的病例,所以蛛网膜必须充分开放,以完全暴露三叉神经脑池段,从而可以仔细检查三叉神经自脑干的神经根进入区至外侧进入麦氏囊的全长。

在术中约88.6%的患者可发现明确的血管压迫,但7.5%的患者手术探查结果为阴性。小脑上动脉是最常见的责任血管(70%~80%,图5-5-2)。按照Janneta的血管压迫理论,造成疼痛的压迫位置是在脑干端,在远端与神经接触的血管通常不是责任血管。理想的手术不光是要隔开小脑上动脉,并且要设法将垂直方向的血管袢变成水平方向,从而移位至神经根上方,这样才能彻底改变动脉搏动的压力方向。少见的情况下,椎动脉或基底动脉也可以是责任血管,常见于老年男性患有高血压病的患者(图5-5-3)。责任血管还可以是无名的小动脉,多见于年轻患者。在移动责任动脉时,务必注意勿打折。

静脉性压迫见于5%~13%的患者,通常为岩静脉属支(图5-5-4)。如果证实是静脉性压迫,则手术效果差于动脉性压迫。静脉压迫的预后不佳,主要是由于血管再生。一项研究指出,393例显微血管减压术术中发现为静脉压迫的患者,1年复发率高达31%,其中32例再次手术探查时,发现有28例重新出现静脉血管接触三叉神经[8]。儿童三叉神经痛患者中有86%存在静脉与三叉神经接触,而静脉是唯一责任血管者高达18%,这部分解释了儿童患者行显微血管减压术长期疗效不如成年患者的原因[9]。需要强调的是,如果确定为静脉性压迫,不能单纯电凝静脉,必须电凝后成段切断,因为闭塞的静脉可以再通。

内镜辅助手术技术目前在神经外科手术中应用越来越广,其抵近观察的优势在显微血管减压术也很明显(图5-5-5)。在需要观察三叉神经前

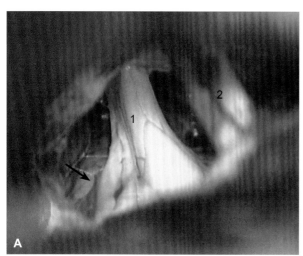
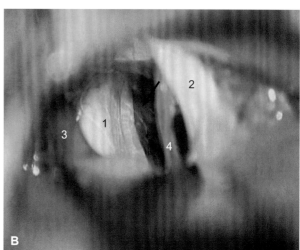

图 5-5-2 最常见的三叉神经痛血管压迫模式

小脑上动脉(箭头所示)自前上方(A)和前方(B)压迫三叉神经

1. 三叉神经;2. 面听神经;3. 岩静脉;4. 小脑下前动脉

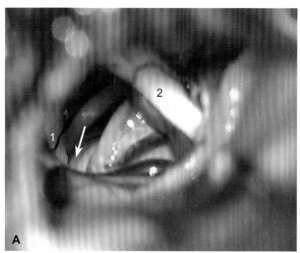
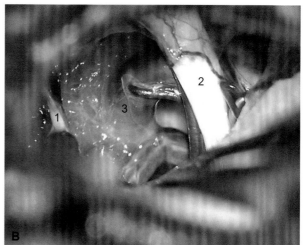

图 5-5-3 责任血管为椎动脉

A. 由于反光,椎动脉呈灰白色(箭头所示),压迫于三叉神经前下方;B. 用 Teflon 棉隔开后的椎动脉

1. 三叉神经;2. 面听神经;3. 椎动脉

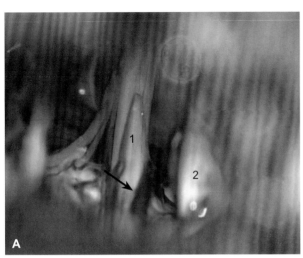
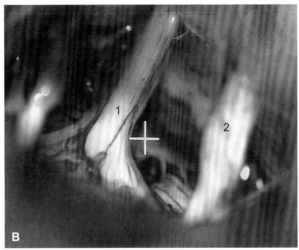

图 5-5-4 责任血管为岩静脉的属支

A. 静脉压迫位置(箭头所示)在三叉神经下方;B. 在电凝后需切断以防止血管再生导致复发

1. 三叉神经;2. 面听神经

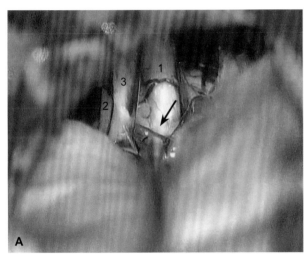
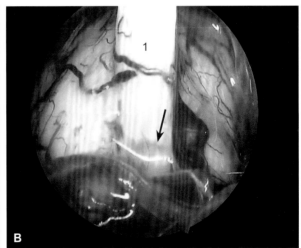

图 5-5-5 内镜辅助的作用

在显微镜下(A)责任动脉对三叉神经的压迫显示的不明显,但在内镜抵近观察时(B)即可见三叉神经根部后方有明显的压迹(箭头所示)

1. 三叉神经;2. 面神经;3. 听神经

方和面神经根部这些显微镜有时难以看到、可能需要一定牵拉的情况下,可起到重要的作用,能够提高判断责任血管的准确率、观察影响责任动脉移动的穿支血管情况、判断垫片位置是否理想,从而提高手术的成功率。

尽管显微血管减压理论的应用使三叉神经痛的治疗发生了质的飞越,但是必须注意的是,此理论并非在所有患者均适用。相当一部分患者虽然有血管压迫,但并非在三叉神经的根部[10]。而另外一些患者在手术中根本不能发现任何责任血管。在遇到这些情况时如何处理,目前尚无结论性的意见。多数专家认为,即使可能的责任血管压迫部位并不在三叉神经根部,也应该对该血管进行减压;如果术中发现存在多个血管压迫,在神经根处的血管最有可能是真正的责任血管,而其他血管即使不在神经根部,也很可能起到了对抗顶住神经使之丧失活动性的作用(协同血管),使责任血管压迫更重,因此对脑池段三叉神经全长范围内的可疑血管均进行处理;除了血管性压迫,如果发现三叉神经根部有增厚的蛛网膜粘连,也应该松解这些蛛网膜粘连[10]。如果术中探查确实是阴性,可考虑用双极电凝轻柔夹压神

经根造成轻微损伤,可考虑采用部分神经根切断术,也可以考虑在充分松解神经周围的蛛网膜后什么都不做,如无效果后期再改行其他外科治疗方法[11-13]。

(六)蛛网膜在三叉神经痛发病及手术中的意义

如前所述,部分患者蛛网膜本身增厚、粘连可对三叉神经产生压迫,造成三叉神经痛。但我们认为,虽然血管压迫是三叉神经痛主要的原因,但蛛网膜因素在很多患者对于三叉神经痛的产生起到了重要的作用。首先在正常情况下,颅内血管通过蛛网膜系带附着于周围的结构,当血管发生迂曲、硬化时(如高血压患者),受这些系带的牵引作用,血管容易成袢顶向邻近的脑神经,造成血管压迫(图 5-5-6A);另一方面,脑神经同样受内层蛛网膜结构(包括相对完整的膜和系带)的限制,当发生血管压迫后,由于脑神经的活动度有限,这些内层蛛网膜结构的牵拉和限制可使血管的压迫加重,造成脑神经的"三明治"样受压或成角(图5-5-6B)。因此无论有无责任血管,术中均需要充分松解蛛网膜与神经。以上机制同样适用于偏侧面肌痉挛。

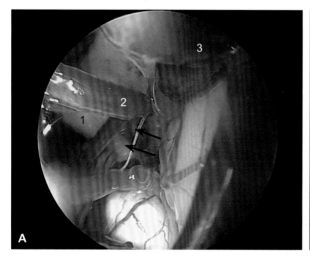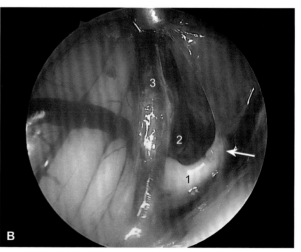

图 5-5-6　蛛网膜在三叉神经痛发生中的作用

A. 自岩静脉下方可见小脑下前动脉向上顶起三叉神经根部,可见很多蛛网膜系带(黑色箭头所示)将动脉牵于三叉神经根部及邻近的岩静脉;B. 自岩静脉上方可见膜样的内层蛛网膜(白色箭头所示)

1. 三叉神经;2. 小脑下前动脉;3. 岩静脉

【病例1】

患者中年女性,临床表现为右侧面部阵发性刺痛,发作时患者的整个右侧面部均有疼痛,但以上牙槽、颊部更为明显。发作有时无诱因,有时可因张口诱发。每次疼痛发作严重程度不定,疼痛明显时自觉全头痛,以右侧更重。在当地医院诊治,给予口服卡马西平治疗,但大剂量卡马西平治疗后仍疗效不佳。患者因疼痛精神抑郁。除精神抑郁、懒言外,无其他神经系统功能障碍。术前磁共振检查见图5-5-1。

手术入路选择:患者尽管症状不典型,但药物治疗无效,磁共振检查提示小脑上动脉和小脑下前动脉压迫三叉神经根部,因此手术指征明确,采用右侧乙状窦后入路。显微手术过程见图5-5-7~图5-5-12。

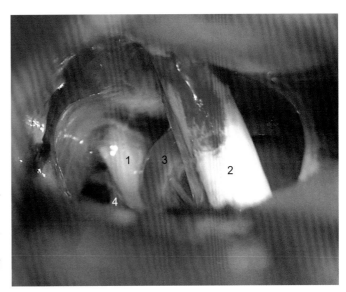

图 5-5-7　显露三叉神经和责任血管
牵开小脑后首先见到小脑下前动脉袢自下后方压迫三叉神经(协同血管),但压迫并不在脑干进入区
1.三叉神经;2.面听神经;3.小脑下前动脉;4.小脑上动脉

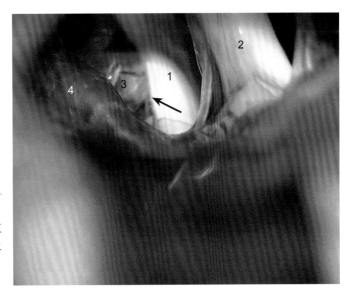

图 5-5-8　确认责任血管
探查三叉神经根处可见小脑上动脉袢自上方压迫三叉神经根(责任血管),可见连接三叉神经和小脑上动脉的蛛网膜系带(箭头所示)
1.三叉神经;2.面听神经;3.小脑上动脉;4.岩静脉

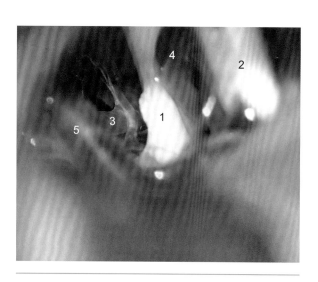

图 5-5-9　解剖松解三叉神经周围的蛛网膜粘连带,逐步游离小脑上动脉袢

1. 三叉神经;2. 面听神经;3. 小脑上动脉;4. 小脑下前动脉;
5. 岩静脉

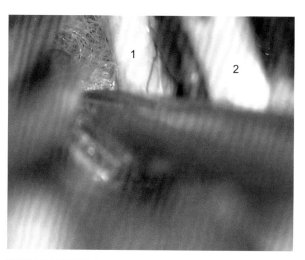

图 5-5-10　先自三叉神经根上方填入 Teflon 棉隔离小脑上动脉袢

1. 三叉神经;2. 面听神经

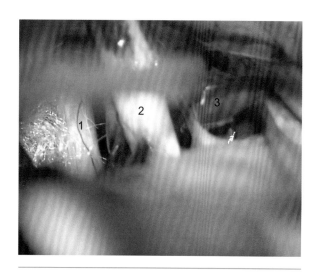

图 5-5-11　游离小脑下前动脉袢,并向下移位离开三叉神经

1. 三叉神经;2. 面听神经;3. 小脑下前动脉

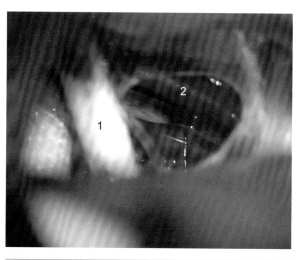

图 5-5-12　再自三叉神经下方填入 Teflon 棉隔离小脑下前动脉袢

术后患者疼痛完全缓解

1. 面听神经;2. 小脑下前动脉

【病例2】

患者中年女性,临床表现为右侧面部下颌支及上颌支支配区典型的疼痛发作,口服卡马西平治疗早期有效,但后期效果逐渐变差,逐渐加至很大剂量仍疗效不佳。无神经系统功能障碍。术前磁共振检查阴性。手术指征明确,采用右侧乙状窦后入路。显微手术过程见图 5-5-13~ 图 5-5-18。

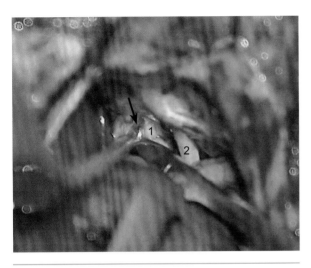

图 5-5-13 显露三叉神经和分离蛛网膜
释放脑脊液牵开小脑后,可见三叉神经上方增厚增多的膜样内层蛛网膜(箭头所指)固定三叉神经,予以解剖松解
1. 三叉神经;2. 面听神经

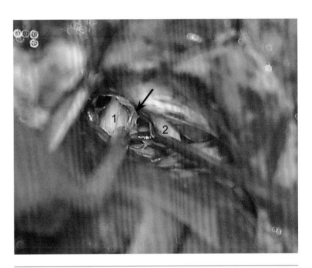

图 5-5-14 三叉神经下方同样有较多蛛网膜系带(箭头所指)固定三叉神经,予以松解
1. 三叉神经;2. 面听神经

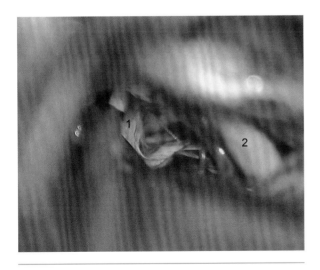

图 5-5-15 探查未见三叉神经下方和前方有责任血管
1. 三叉神经;2. 面听神经

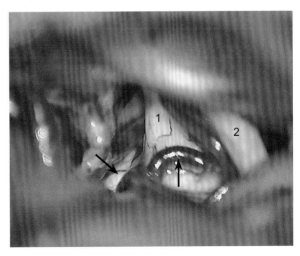

图 5-5-16 探查可见三叉神经上方和后方分别有一支岩静脉属支(箭头所指)与三叉神经接触,但压迫并不明显
1. 三叉神经;2. 面听神经

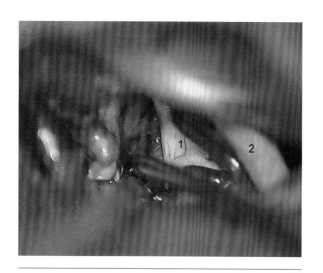

图 5-5-17　首先分离三叉神经上方的岩静脉属支并以 Teflon 棉隔离
1. 三叉神经;2. 面听神经

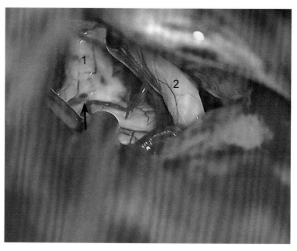

图 5-5-18　三叉神经后方的岩静脉属支(箭头所指)无法分离,予以电凝切断
术后患者疼痛完全缓解
1. 三叉神经;2. 面听神经

二、面肌痉挛

面肌痉挛,或称半面痉挛,其发生率低于三叉神经痛,约为后者的 1/5,女性患者多于男性(3:2),以成人为主,平均发病年龄在 45 岁左右。Gardner(1959)首先提出面肌痉挛的病因是由于面神经出脑干区受到血管压迫并最早采用了相应的血管减压术,随后这一观点被以 Jannetta(1967)为代表的许多学者在血管减压术中所证实。与三叉神经痛相似,桥小脑角区的肿瘤、先天性囊肿等也可导致面肌痉挛。

面肌痉挛以反复发生的、无痛性的单侧面肌发作性抽搐为主要表现。在典型的患者,发作开始于眼轮匝肌,在病程中逐步而缓慢的向下发展,累及面部中下部表情肌。在严重的病例,可以累及额部的皱眉肌和颈前部的颈阔肌。有时,肌肉挛缩可以持续数秒,称为强直现象。偏侧面肌痉挛在精神紧张期间加重。肌电图可以确定诊断,表现为自发的肌电发放和异常肌肉反应(也成为侧向扩散反应)。在外科治疗方面最有效且持久的方法同样为显微血管减压术。

在面肌痉挛的显微血管减压术中,最常见的责任血管是小脑下前动脉和小脑下后动脉。有报道将面肌痉挛的血管压迫类型分为 6 型,包括血管袢型(4.7%)、蛛网膜型(28.0%)、穿支型(24.6%)、动脉分叉型(7.6%)、三明治型(11.9%)、串联型(22.0%)[14]。

三叉神经痛的手术原则多同样适用于面肌痉挛。但面肌痉挛手术中一个较为特殊、在三叉神经痛罕见的情况是,小脑下前动脉常穿过面听神经之间。此时解决的办法是,根据血管压迫理论,只要将血管上提,离开面神经的脑干进入区即可。但遗憾的是,在此处小脑下前动脉有时有脑干穿支,限制了动脉的上提的幅度。遇到此种情况,我们采用的方法是将血管上提后,将小量(空间有限)的 Teflon 棉填入面神经与小脑下前动脉之间,在部分患者仍可达到满意疗效。手术中可以采用电生理监测侧向扩散反应,有助于确定责任位点的预测减压效果[15]。另外,面肌痉挛在显微血管减压术后不能立即缓解的比例明显高于三叉神经痛,在 Samii 等[16]的报道中,出院时完全缓解者仅 59%,但至术后半年时,完全缓解率达到 92.3%。

【病例3】

患者中年女性,临床表现为左眼轮匝肌发作性抽动多年。侧面部上颌支支配区典型的疼痛发作5年,口服多种药物治疗疗效不佳。无神经系统功能障碍。术前磁共振检查阴性。手术指征明确,采用右侧乙状窦后入路。显微手术过程见图5-5-19~图5-5-24。

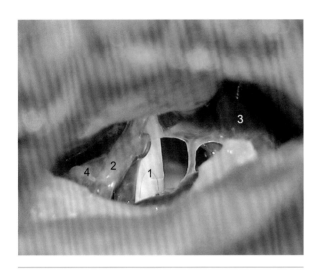

图5-5-19　显露面神经
释放脑脊液牵开小脑后,可见小脑下前动脉和小脑下后动脉均与面神经关系密切
1. 听神经;2. 小脑下前动脉;3. 岩静脉;4. 小脑下后动脉

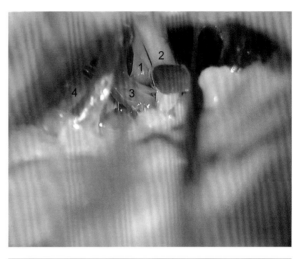

图5-5-20　确认责任血管
探查可见小脑下前动脉自面听神经根部之间穿过,考虑为责任血管,而小脑下后动脉并未压迫面神经根部,考虑为协同血管,属于"三明治型"
1. 面神经;2. 听神经;3. 小脑下前动脉;4. 小脑下后动脉

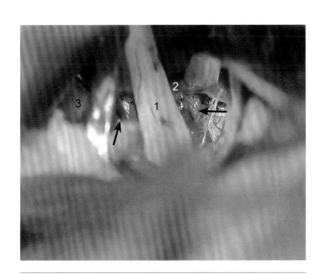

图5-5-21　分离责任血管
将小脑下前动脉向上抬起,可见其在面神经前后均有脑干穿支(箭头所示),但均足够长,可保证将动脉向上提起
1. 听神经;2. 小脑下前动脉;3. 小脑下后动脉

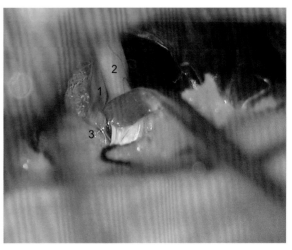

图5-5-22　首先将小脑下后动脉与面神经分离,之间隔以Teflon棉
1. 面神经;2. 听神经;3. 小脑下前动脉

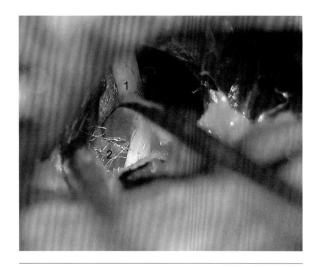

图 5-5-23　将小脑下前动脉稍向上提离开面神经根部，然后在小脑下前动脉和面神经之间填入 Teflon 棉
1. 听神经；2. 小脑下前动脉

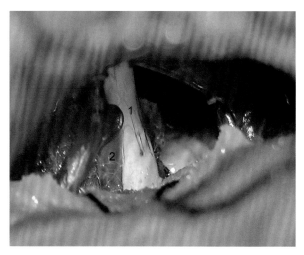

图 5-5-24　面神经完全减压后，患者术后面肌痉挛立即消失
1. 听神经；2. 小脑下前动脉

参 考 文 献

1. Miller J, Acar F, Hamilton B, et al. Preoperative visualization of neurovascular anatomy in trigeminal neuralgia. J Neurosurg, 2008, 108(3): 477-482.

2. Barker FG 2nd, Jannetta PJ, Bissonette DJ, et al. The long-term outcome of microvascular decompression for trigeminal neuralgia. N Engl J Med, 1996, 334(17): 1077-1083.

3. Broggi G, Ferroli P, Franzini A, et al. Operative findings and outcomes of microvascular decompression for trigeminal neuralgia in 35 patients affected by multiple sclerosis. Neurosurgery, 2004, 55(4): 830-839.

4. Burchiel KJ. A new classification for facial pain. Neurosurgery, 2003, 53(5): 1164-1167.

5. Miller JP, Acar F, Burchiel KJ. Classification of trigeminal neuralgia: clinical, therapeutic, and prognostic implications in a series of 144 patients undergoing microvascular decompression. J Neurosurg, 2009, 111(6): 1231-1234.

6. Grant GA, Loeser JD. Trigeminal neuralgia, in Ellenbogen RG, Abdulrauf SI, Sekhar LN(eds): Principles of neurological surgery, 3rd Edition. Philadelphia: Sauders, 2012: 729-736

7. McLaughlin MR, Jannetta PJ, Clyde BL, et al. Microvascular decompression of cranial nerves: lessons learned after 4400 operations. J Neurosurg, 1999, 90(1): 1-8.

8. Lee SH, Levy EI, Scarrow AM, et al. Recurrent trigeminal neuralgia attributable to veins after microvascular decompression. Neurosurgery, 2000, 46(2): 356-362.

9. Resnick DK, Levy EI, Jannetta PJ. Microvascular decompression for pediatric onset trigeminal neuralgia. Neurosurgery, 1998, 43(4): 804-807.

10. Sindou M, Howeidy T, Acevedo G. Anatomical observations during microvascular decompression for idiopathic trigeminal neuralgia(with correlations between topography of pain and site of the neurovascular conflict): prospective study in a series of 579 patients. Acta Neurochir, 2002, 144(1): 1-13.

11. Rath SA, Klein HJ, Richter HP. Findings and long-term results of subsequent operations after failed microvascular decompression for trigeminal neuralgia. Neurosurgery, 1996, 39(5): 933-940.

12. Delitala A, Brunori A, Chiappetta F. Microsurgical posterior fossa exploration for trigeminal neuralgia: a study on 48 cases. Minim Invasive Neurosurg, 2001, 44(3): 152-156.

13. Revuelta-Gutierrez R, Lopez-Gonzalez MA, Soto-Hernandez JL. Surgical treatment of trigeminal neuralgia without vascular compression: 20 years of experience. Surg Neurol, 2006, 66(1): 32-36.

14. Park JS, Kong DS, Lee JA, et al. Hemifacial spasm: neurovascular compressive patterns and surgical significance. Acta Neurochir, 2008, 150(3): 235-241.

15. Mooij JA, Mustafa MK, van Weerden TW. Hamifacial spasm: intraoperative electromyographic monitoring as a guide for microvascular decompression. Neurosurgery, 2001, 49(6): 1365-1371.

16. Samii M, Gunther T, Iaconetta G, et al. Microvascular decompression to treat hemifacial spasm: long-term results for a consecutive series of 143 patients. Neurosurgery, 2002, 50(4): 712-719.

第一节　脊索瘤

一、简介

脊索瘤是一种罕见的恶性肿瘤,约占所有骨源性恶性肿瘤的1%~4%。脊索瘤在原始脊索的全程上基本均匀分布,发生于颅底者占32%,约占颅脑肿瘤的不到1%。

脊索瘤起源于原始脊索的胚胎残余。原始脊索日后发育为颅底和脊柱,因此脊索的残余通常被包裹于骨性结构内并位于中线或靠近中线。颅底脊索瘤最常起源于斜坡的蝶枕软骨结合处或斜坡尾侧缘。有时,颅内脊索瘤可起源于一侧的岩尖部,在Kendll(1997)的报道中可达15%,这可能是原始脊索细胞在胚胎早期的增殖过程中,向不同方向进入发育中的岩骨后残留所致。

肉眼下,脊索瘤呈分叶状、胶冻样、半透明的灰色肿瘤。多数情况下大小介于2~5cm之间。显微镜下,脊索瘤被分为典型性脊索瘤和软骨样脊索瘤。典型性脊索瘤的肿瘤细胞呈条索样排列,处于苍白的黏多糖基质中,伴有典型的空泡,常常含有坏死区、新近和陈旧的出血区、包裹的骨小梁结构。核分裂像不常见,即使是在复发和转移的典型性脊索瘤也是如此。在软骨性脊索瘤,基质类似透明软骨,肿瘤细胞散在于腔隙之中,此型更常见于颅底,约占颅底脊索瘤的近1/3,通常有较好的预后。利用免疫组织化学技术,脊索瘤可根据上皮细胞标记物(可提示与脊索间充质的关系)进行诊断和鉴别诊断。

脊索瘤可以发生在任何年龄段,但是通常见于成年人,发病的高峰年龄在30~60岁之间,发生在儿童和青少年者罕见(占脊索瘤病例的不到5%)。脊索瘤男性好发。由于生长缓慢,脊索瘤通常起病隐匿。颅内脊索瘤的临床症状因肿瘤的生长部位和与重要结构的关系差异很大。最常见的首发症状是脑神经麻痹(展神经麻痹导致的复视最为常见)和头痛。上斜坡肿瘤当累及鞍区和鞍上区时可以出现垂体功能低下和视力障碍,下斜坡肿瘤压迫脑干、脑神经时可出现长束症状体征及舌瘫。如果肿瘤累及鼻咽腔范围较大时可出现鼻塞、鼻出血、吞咽困难。

在CT上,综合利用骨窗像和软组织窗像可敏感地发现颅底肿瘤。尽管CT对于观察骨性异常非常准确,但由于后颅窝伪影的存在,限制了其在评估后颅窝软组织结构中的价值。颅内脊索瘤的典型表现,是位于中线的、边界清楚的、呈膨胀性生长的软组织占位病变,与斜坡关系密切,伴有溶骨性的骨质破坏。肿瘤与邻近的脑组织相比通常呈高密度,肿瘤内的钙化形态不规则,多为颅底骨质破坏后被包裹隔离在肿瘤内的残骨,而非肿瘤本身的钙化。

MR 是评估颅内脊索瘤最佳的检查手段,在评估肿瘤大小、扩展方向、与周围重要结构的关系方面优于 CT。矢状位对于评估肿瘤后界与脑干的关系最为直观,并可判断肿瘤是否穿透硬膜,对于手术计划的制订非常有帮助,此外还可观察肿瘤向鼻咽部扩展的情况。而冠状位对于评估肿瘤与海绵窦的关系最有帮助,并可判断视交叉等视路结构受压移位情况。在 T_1 加权像,脊索瘤呈等到低信号,与正常斜坡脂肪的高信号容易区分,有时可见瘤内的高信号,代表了出血或黏液聚集区。典型的脊索瘤在 T_2 上呈高信号,但瘤内钙化、出血、黏液聚集区常使 T_2 加权像呈现不均匀的低信号表现。T_2 加权像对于区分肿瘤和周围的神经结构很有帮助。绝大多数颅内脊索瘤中度至明显的强化,轻微强化或不强化可能提示坏死或肿瘤内含有大量的黏液性物质。肿瘤的增强有时可出现"蜂巢样"外观,表现为瘤内的不增强的低信号区域。脂肪抑制像对于区分肿瘤增强的边缘和邻近的颅底骨髓脂肪有所帮助,特别是对于斜坡内的小脊索瘤。软骨样脊索瘤由软骨样基质取代了典型性脊索瘤富含水的胶冻样基质,因此前者在 T_2 加权像上的信号不像后者那么高,这也是重要的预测因素。

MR 对于评估钙化和皮质骨的价值较低。皮质骨在所有成像序列均表现为低信号区。骨质的破坏使皮质骨的低信号被软组织信号取代。但在颅底,利用 MR 观察薄层的皮质骨结构如颈动脉管壁仍有困难,并且邻近薄层骨质的软组织的成像信号可使骨的低信号不出现,造成误认为骨质受累的错误判断。这一问题可以通过增强成像来解决,如果骨质对侧的软组织(如硬膜)出现异常的强化,就可以证明骨质的受累。

脊索瘤对颅内动脉产生推挤和包裹很常见,Meyers 等[1] 的报道可达 79%,但是很少引起动脉管腔的狭窄,这说明脊索瘤质地较软,并且可以从动脉上分离。因此,MR 和 MRA 多数情况下可良好判断肿瘤与颅内血管的推挤、包裹关系。脑血管造影检查对于脊索瘤常非特异。由于肿瘤染色和血运丰富罕见,因此只有在 MR 显示颈内动脉、椎基底动脉存在显著的移位、包裹或狭窄的情况下,才需要进行脑血管造影检查,此时可以此评估动脉管腔狭窄程度和侧支循环功能。

二、治疗方法的选择

与绝大多数恶性肿瘤不同的是,脊索瘤通常生长缓慢、表现为局部侵袭性、对放疗不敏感。颅底脊索瘤隐匿的进程和沿着颅底重要骨、神经、血管结构扩展的特性,使得临床处理非常棘手。尽管脊索瘤属于低度恶性肿瘤,但非常容易复发。McMaster 等[2] 分析了美国疾病监控数据库中 400 例脊索瘤患者的资料,结果显示中位存活期 6.29 年,5 年、10 年、20 年存活率分别为 67.6%、39.9%、11.1%。

目前,通过显微手术尽可能彻底切除肿瘤是脊索瘤的一线治疗方法。Forsyth 等[3]、Colli 等[4] 的较大宗病例均证明,手术仅达到活检的患者生存期显著低于较为彻底切除肿瘤的患者,术后加行放疗的患者,生存期显著长于单采用手术的患者。Gay 等[5] 在 60 例颅底脊索瘤和软骨肉瘤患者,采用显微手术切除作为一线治疗(20% 接受术后放疗),脊索瘤 5 年无复发生存率为 65%。

O'Connell 等[6] 证明了术后放疗的患者中,残余肿瘤小是生存期延长的独立相关因素。Hug 等[7] 在 58 例脊索瘤和软骨肉瘤术后的患者采用放射治疗,随访期平均 33 个月,肿瘤控制率在脊索瘤为 76%,残余肿瘤体积大和脑干受累是影响肿瘤控制率最主要的因素。因此,对脊索瘤采用尽可能彻底的手术切除是目前最佳的一线治疗方法,而放疗则是最主要的术后辅助治疗方法。关于积极手术后采用放疗的时机,Carpentier 等[8] 比较了肿瘤获得较为彻底切除后直接行放疗(22 例)和待证实复发后再行放疗(14 例)的存活率情况,结果表明两组患者的 5 年存活率分别为 80% 和 50%,而 10 年存活率分别为 65% 和 0。

老年人、健康状况不良的患者当肿瘤较小时,可以采用动态观察的方法。放射治疗适用于显微手术未能全切除的残余肿瘤。如果放疗后肿瘤再生长,其手术风险升高,可以根据情况考虑姑息性的手术治疗。

三、肿瘤与硬膜、蛛网膜的关系以及手术入路的选择

脊索瘤是起源于硬膜外的肿瘤，生长缓慢，但是具有局部的侵袭性。在内镜经鼻的手术中，硬膜侵犯的比例接近半数，而在经颅手术入路中这一比例接近2/3[9]。然而蛛网膜破坏并出现软膜侵犯的比例并不高，然而，一旦出现这种情况，无论是何种入路手术，均存在较大的风险。因此术前应注意有无蛛网膜和软膜侵犯的影像学表现。

脊索瘤采用显微手术切除时，手术入路的选择需根据肿瘤累及的部位、手术的目标、前期治疗的方法和术者对不同入路的熟悉程度来确定。常用的手术入路分为两类，经颅入路和经鼻面部入路。经鼻面部入路包括经蝶入路、扩大经蝶入路、经筛入路、经上颌骨切开入路、经口入路等。经颅入路包括扩大经额底入路、额颞入路、额颞眶颧入路、颞下入路、颞下窝入路、经岩骨入路、乙状窦后入路、枕下极外侧入路等。

一般情况下，经鼻面部入路暴露鞍底和斜坡较为直接，脑牵拉小，颅内副损伤轻，特别是扩大经蝶入路，目前是处理颅底中线和中线旁区域硬膜外肿瘤最理想的入路之一。在扩大经蝶入路技术成熟的单位，这是适用于多数病例的理想入路[10]。但在部分患者，肿瘤向颈内动脉和脑神经的外侧扩展、包裹颅内神经血管、前期曾行手术和

放疗容易出现脑脊液漏等情况下，应该考虑经颅入路。经颅入路的手术早期暴露过程相对复杂，需要一定的脑牵拉，故颅内并发症较多，但脑干等重要结构的减压更容易达到。Al-Mefty等[11]针对手术入路提出了颅底脊索瘤的分型：Ⅰ型肿瘤局限于颅底的单个区域（例如蝶窦、海绵窦、下斜坡、或枕髁）；Ⅱ型肿瘤累及颅底两个或以上的连续区域，但使用单个颅底入路即可切除；Ⅲ型肿瘤累及颅底多个连续区域，需使用联合入路才能切除。

四、手术要点

脊索瘤由于生长较为缓慢，尽管肿瘤本身并无包膜，但长期的压迫使周围受压的软组织可形成假性纤维包膜。肿瘤内可有不同大小的钙化块或被破坏包裹进肿瘤的碎骨片，只要暴露充分，多易于切除，但部分肿瘤钙化或骨片较大，或既往曾行手术和（或）放疗粘连严重时，手术难度较大，需逐块的切除。肿瘤本身血运并不丰富，主要的出血来自周围受侵犯的骨质，有时可严重影响术野的清晰和增加误损伤的风险，对于周围被侵犯破坏的松动骨质，特别是靠近重要血管神经处，不可盲目整片摘除，可采用金刚砂磨钻进行磨除，这样不容易卷进重要神经血管、容易控制磨钻的稳定性，也可达到止血的效果。硬膜的完整性应该尽量保留，如果发现肿瘤侵犯硬膜，应该一并清除并进行硬膜的修补。

【病例1】

患者青年男性，初次诊断病例，临床表现为头痛，神经系统查体未见异常，影像学显示中上斜坡居于中线的巨大肿瘤，向后显著压迫脑干，向前小部分突入蝶窦的斜坡隐窝（图6-1-1）。

手术入路选择：肿瘤位置居中，向后显著压迫脑干，向前突入蝶窦。解除肿瘤对脑干的压迫和正确全切除均是本次手术的主要目的。影像学上

肿瘤后界与脑干之间存在蛛网膜下腔，提示未突破蛛网膜，肿瘤前方较窄，未明显侵犯双侧的斜坡旁颈内动脉，又是初诊病例，这些均提示应该积极手术，争取全切除肿瘤。此例患者肿瘤位置居中，自蝶窦向后成喇叭形，恰在双侧斜坡旁颈内动脉之间，是扩大经蝶绝佳的适应证，基本不考虑其他入路。手术过程见图6-1-2~图6-1-10。

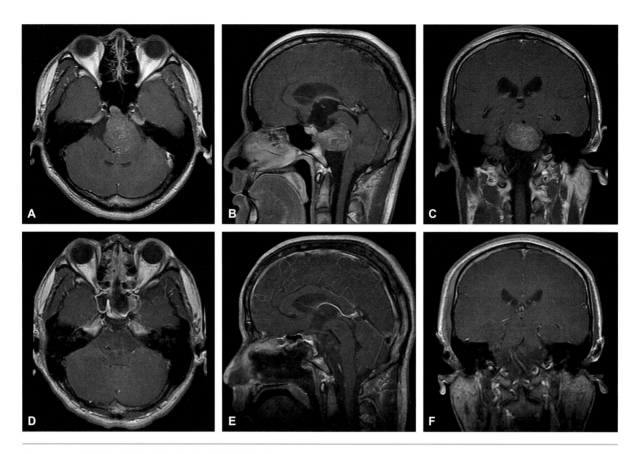

图 6-1-1　术前（A~C）和术后（D~F）MR 检查结果

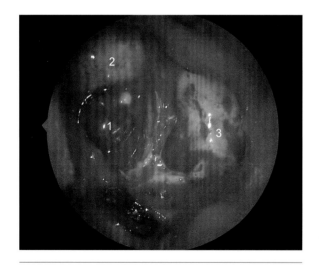

图 6-1-2　暴露蝶窦内肿瘤
神经内镜下经鼻蝶入路，切除中鼻甲和后组筛窦，开放蝶
窦后即可见右侧已突入蝶窦的肿瘤
1. 肿瘤；2. 蝶鞍；3. 左侧斜坡旁颈内动脉

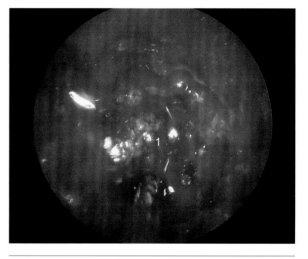

图 6-1-3　充分暴露肿瘤
在鞍底、双侧斜坡旁颈内动脉之间磨除斜坡骨质，并磨除
蝶窦底壁，充分暴露肿瘤至正常的斜坡硬膜
1. 肿瘤

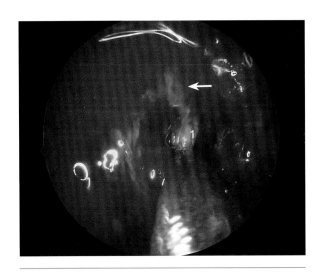

图 6-1-4　自肿瘤中央切开吸除肿瘤，局部硬膜菲薄（箭头所示）
1. 肿瘤

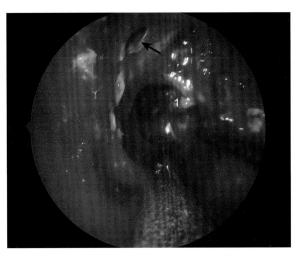

图 6-1-5　瘤内充分减压，以利于剥离肿瘤周边，分离中菲薄的硬膜局部出现破口（箭头所示）
1. 肿瘤

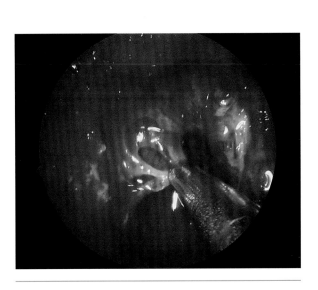

图 6-1-6　自硬膜破口（正常硬膜）剪开硬膜

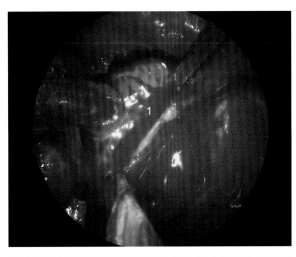

图 6-1-7　双人四手操作，牵拉肿瘤及硬膜缘，逐步沿着肿瘤周边切开游离肿瘤
1. 肿瘤

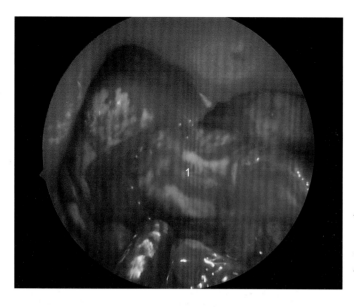

图 6-1-8　自切开的硬膜切口填入棉片保护脑干,然后进行分离,逐步将肿瘤牵出至蝶窦分块切除
1. 牵出至蝶窦的肿瘤

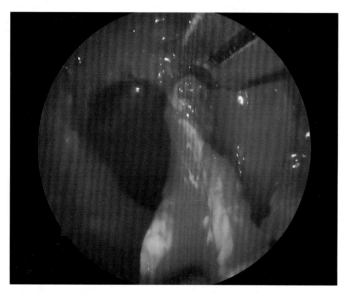

图 6-1-9　将残余的被肿瘤侵犯的硬膜切除

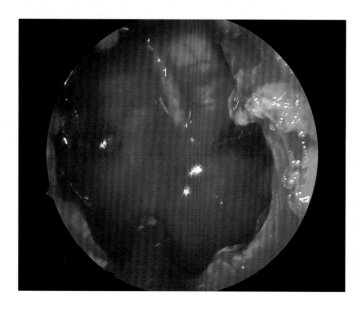

图 6-1-10　肿瘤全切后可见后方的脑干及椎基底动脉
颅底重建首先以人工硬膜填入硬膜下,再以修剪合适的鼻中隔软骨卡在斜坡骨窗,最后以带蒂鼻中隔黏膜瓣覆盖于蝶窦
1. 基底动脉

【病例2】

患者青年男性,临床表现为复视(展神经麻痹),影像学显示鞍背左侧占位病变,部分位于颈内动脉海绵窦段后曲的后方,向后轻微压迫脑干(图6-1-11)。

手术入路选择:如果选择经鼻蝶入路,部分肿瘤受到颈内动脉的阻挡,难以切除,因此侧方入路更合适,肿瘤位于鞍背,位置较高,故选择颞下经小脑幕入路。显微手术过程见图6-1-12~图6-1-19。

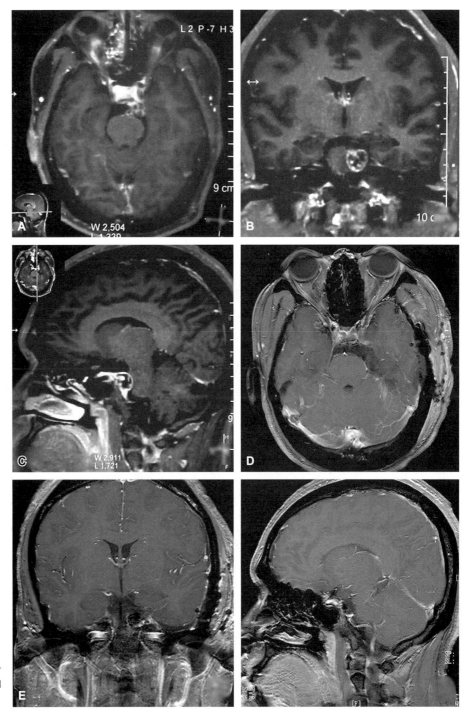

图6-1-11　术前(A~C)和术后(D~F)MR检查结果

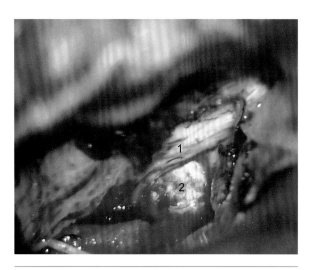

图 6-1-12　切开小脑幕和麦氏囊暴露肿瘤
颞叶牵开释放环池脑脊液后,自滑车神经入小脑幕缘后方开始,沿着三叉神经切开小脑幕和麦氏囊,可见肿瘤位于三叉神经麦氏囊段上、下硬膜外
1. 三叉神经;2. 肿瘤

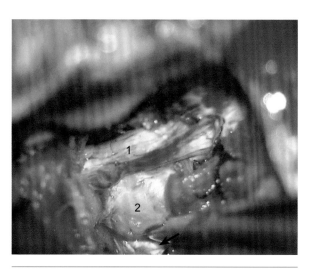

图 6-1-13　先自三叉神经上方切开膨隆的硬膜(箭头所示),暴露并切除肿瘤
1. 三叉神经;2. 肿瘤

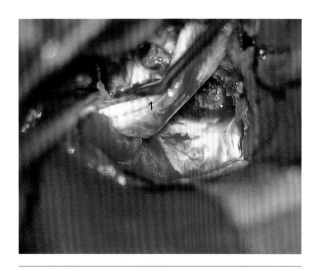

图 6-1-14　自三叉神经下方暴露肿瘤,箭头所示为蛛网膜
1. 三叉神经

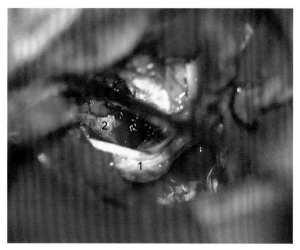

图 6-1-15　切开硬膜后将三叉神经下方的肿瘤切除
1. 三叉神经;2. 肿瘤

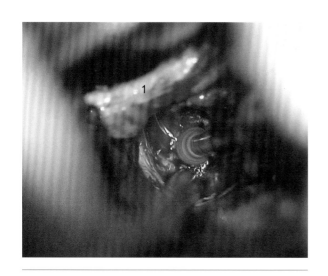

图 6-1-16　肿瘤切除后,分别自三叉神经上、下以磨钻磨除病变的骨质
1. 三叉神经

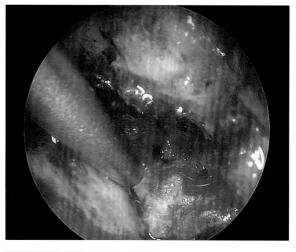

图 6-1-17　以内镜辅助观察确认磨除骨质至正常骨质

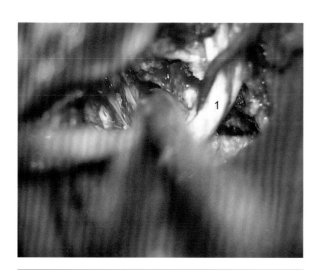

图 6-1-18　分别自三叉神经上、下剪除受累的硬膜
1. 三叉神经

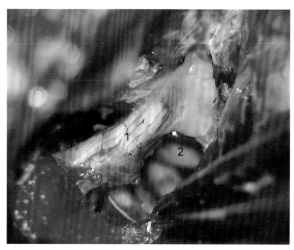

图 6-1-19　以人工硬膜修补鞍背硬膜缺损
1. 三叉神经;2. 修补鞍背的人工硬膜

【病例3】

　　患者中青年女性，复发病例，临床表现为头痛、复视、面部麻木、不全偏瘫，曾在外院行经蝶手术切除，术后大部分残留，行放射治疗后肿瘤继续生长，术前双侧多个脑神经已麻痹，影像学显示中上斜坡偏左侧巨大占位病变，侵犯海绵窦（左侧为主），向后显著压迫脑干（图6-1-20）。

　　手术入路选择：患者肿瘤产生的脑干压迫是本次手术需要解决的主要问题。由于前期经蝶手术加放疗，再次选择经蝶入路可能存在由于粘连和肿瘤质地变化导致脑干减压困难的问题，因此选择经颅入路。肿瘤局限于中上岩斜坡，手术入路视角需尽量靠前才能更好地直视脑干腹侧面，故选择了乙状窦前经岩骨路。显微手术过程见图6-1-21~图6-1-26。

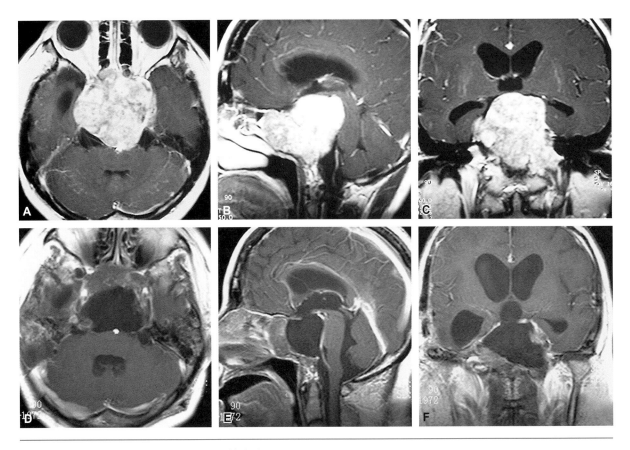

图6-1-20　术前（A~C）和术后（D~F）MR检查结果

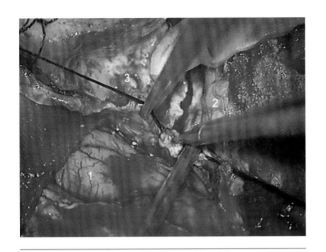

图 6-1-21 结扎切断岩上窦，连通幕上下操作空间
1. 颞叶；2. 小脑；3. 岩骨

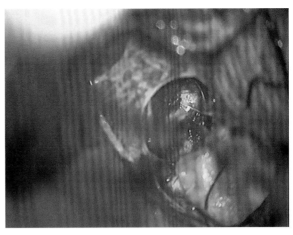

图 6-1-22 将肿瘤与脑干表面分离，可见两者之间仍有蛛网膜间隔

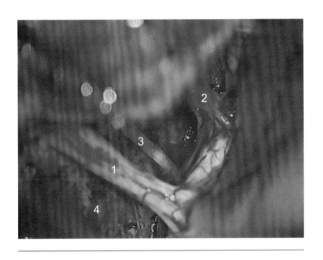

图 6-1-23 充分暴露肿瘤
可见脑神经之间的间隙是主要的手术操作间隙
1. 三叉神经；2. 面听神经；3. 展神经；4. 肿瘤

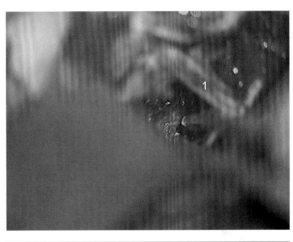

图 6-1-24 在后颅窝脑神经间隙内切除肿瘤
1. 三叉神经

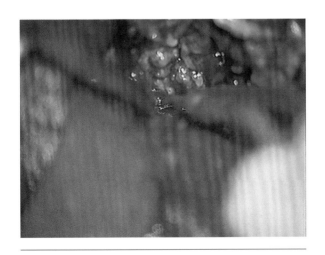

图 6-1-25 脑干充分减压后逐渐向前最大限度切除肿瘤

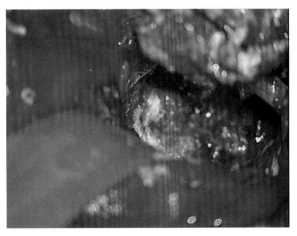

图 6-1-26 肿瘤大部切除后的空腔
1. 三叉神经

五、术后并发症

脊索瘤的手术风险较高,文献报道根治性手术死亡率 4%~5%,脑脊液漏发生率 4%~30%,术后新出现的神经功能缺损 7.6%~80.0%。例如在 Gay 等[5]的 60 例患者中,围术期死亡率 5%,脑脊液漏 30%(其中超过 1/2 需手术修补,1/3 导致颅内感染),偏瘫 5%,步态不稳 5%,80% 的患者出现新的脑神经功能障碍(其中 62% 为永久性)。肿瘤经过初次手术后出现复发到需要再次手术的时间,通常发生于初次手术后 2~3 年,再次手术的风险明显高于初次手术的风险,例如在 Crockard 等[12]的 24 例初次手术和 18 再次手术的脊索瘤患者中,脑脊液漏在初次手术和再次手术的患者分别为 21% 和 56%。

参 考 文 献

1. Meyers SP, Hirsch WL Jr, Curtin HD, et al. Chordomas of the skull base: MR features. AJNR Am J Neuroradiol, 1992, 13(6): 1627-1636.

2. McMaster ML, Goldstein AM, Bromley CM, et al. Chordoma: incidence and survival patterns in the United States. 1973-1995. Cancer Causes Control, 2001, 12(1): 1-11.

3. Forsyth PA, Cascino TL, Shaw EG, et al. Intracranial chordomas: a clinicopathological and prognostic study of 51 cases. J Neurosurg, 1993, 78(5): 741-747.

4. Colli BO, Al-Mefty O. Chordomas of the skull base: follow-up review and prognostic factors. Neurosurg Focus, 2001, 10(3): E1.

5. Gay E, Sekhar LN, Rubinstein E, et al. Chordomas and chondrosarcomas of the cranial base: results and follow-up of 60 patients. Neurosurgery, 1995, 36(5): 887-897.

6. O'Connell JX, Renard LG, Liebsch NJ, et al. Base of skull chordoma: a correlative study of histologic and clinical features of 62 cases. Cancer, 1994, 74(8): 2261-2267.

7. Hug EB, Loredo LN, Slater JD, et al. Proton radiation therapy for chordomas and chondrosarcomas of the skull base. J Neurosurg, 1999, 91(3): 432-439.

8. Carpentier A, Polivka M, Blanquet A, et al. Suboccipital and cervical chordomas: the value of aggressive treatment at first presentation of the disease. J Neurosurg, 2002, 97(5): 1070-1077.

9. Raper DMS, Komotar RJ, Fraser JF, et al. Skull base chordomas: endonasal endoscopic transclival approach, in, M.A. Hayat (ed.): Tumors of the Central Nervous System, Vol 8. Dordrecht, Heidelberg, London, New York: Springer, 2012: 185-194.

10. Koutourousiou M, Gardner PA, Tormenti MJ, et al. Endoscopic endonasal approach for resection of cranial base chordomas: outcomes and learning curve. Neurosurgery, 2012, 71(3): 614-625.

11. Al-Mefty O, Borba LA. Skull base chordomas: a management challenge. J Neurosurg, 1997, 86(2): 182-189.

12. Crockard HA, Steel T, Plowman N, et al. A multidisciplinary team approach to skull base chordomas. J Neurosurg, 2001, 95(2): 175-183.

第二节　岩斜坡区脑膜瘤

一、简介

岩斜坡区脑膜瘤约占后颅窝脑膜瘤的 3%~10%。好发于岩骨斜坡交界处靠近静脉窦处,位于三叉神经、面听神经、后组脑神经内侧。由于此好发部位位于岩斜坡区周边部位,此区脑膜瘤几乎均为良性、生长缓慢。由于脑池的存在使脑移位代偿能力较强等原因,有明确相关症状的肿瘤常常扩展至邻近的解剖区域,包括中颅窝、海绵窦后部、鞍区、桥小脑角区、颈静脉孔区、枕骨大孔区等。岩斜坡区脑膜瘤可压迫脑干、小脑,可推挤甚至包裹椎基底动脉及其分支,以及脑神经。

岩斜坡区脑膜瘤患者平均就诊年龄在 40~50 岁之间,男女发病率近似或女性略高,这与颅内脑膜瘤的流行病学略有区别。患者症状发展隐匿,平均病程 3~5 年。最常见的症状为头痛和逐渐加重的步态异常。而最常见的体征为脑神经功能障碍,最常受累的是三叉神经,导致面部感觉异常,其次是前庭耳蜗神经,导致听力下降甚至丧失。面神经功能障碍可见于 30%~50% 的患者,而后组脑神经症状体征发生率可以高达 30%。肿瘤压迫脑干可以表现为躯体运动感觉障碍。

术前辅助检查主要包括 CT 和 MR。CT 可发现肿瘤基底部骨质吸收和(或)骨质增生,而岩骨的骨性结构评估对手术入路的选择和设计非常重要。而评估正常结构受压移位情况最好是借助 MR。T_2 加权像可能显示脑干的水肿,这一征象高度提示肿瘤和脑干之间的蛛网膜界面已被肿瘤破坏。在不同的报道中,脑干水肿的出现率约为 19%~40%。在肿瘤脑干分界不明显者,瘤周水肿的检出率可达 50%~89%,在此类患者术中积极切除肿瘤时发生脑干或脑干血管损伤的可能性显著升高。MRA 和血管造影可显示肿瘤的血运丰富程度、供血动脉以及椎基底动脉及其分支的移位情况。血管造影还可考虑进行供血动脉栓塞。通常是栓塞颈外动脉系统。但是岩斜坡区脑膜瘤的血运更多的是来自颈内动脉系统，特别是颈内动脉海绵窦的分支脑膜垂体干（这一动脉增粗是岩斜坡区脑膜瘤常见的特征表现），这使得栓塞在岩斜坡区脑膜瘤中的作用降低[1]。

对于无症状的老年患者及身体状况差的患者，可以考虑临床观察。对于有症状的患者，即使肿瘤小也应该考虑手术治疗，因为肿瘤虽然生长缓慢，但容易在生长过程中累及脑神经，使拖后手术的风险大大增加。手术应尽可能在可接受的代价下争取全切除。但如果肿瘤严重包裹或侵犯重要神经血管，应考虑全切除，并在部分患者辅以放射外科治疗。放射治疗在有症状的小肿瘤且身体状况差的患者可以考虑作为一线治疗方法。

二、蛛网膜在岩斜坡区脑膜瘤中的重要性及意义

岩斜坡区空间较小、由神经束及其蛛网膜袖套固定蛛网膜的位置比较多，脑干上环绕脑干由前向后走行的动脉穿支多，导致了肿瘤一旦突破蛛网膜与脑干血管、软膜粘连，将极大地影响手术的安全性。因此术前评估肿瘤有无突破蛛网膜对于评估风险、确定手术目标、选择手术入路非常重要。蛛网膜是否被突破可以利用磁共振上肿瘤脑干界面是否还有完整的蛛网膜下腔，以及脑干有无水肿来综合判断。

Sekhar 等[2]（表 6-2-1）针对预测累及斜坡的

表 6-2-1　岩斜坡区脑膜瘤的 Sekhar-Monacci 分级

因素	分值
肿瘤大小	
<3cm	0
≥3cm	2
既往治疗	
有	2
无	0
血管包裹	
有	1
无	0
脑干软膜侵犯	
有	2
无	0

脑膜瘤手术风险和手术困难程度提出了一个分级系统（Sekhar-Monacci 分级），总分值 0 分为低危组、1~4 分为中危组、5 分或以上为高危组。从这一分级因素来看，既往治疗和脑干软膜侵犯实际上都反映了蛛网膜被破坏后，可能出现的肿瘤与神经、血管粘连危险性升高。而肿瘤越大、血管包裹程度越高，也间接反映蛛网膜破坏的可能性越高。因此该分级实际上是根据蛛网膜是否破坏、肿瘤和神经血管粘连的可能性来预测手术预后。

三、外科分型和手术入路的选择

Yasargil 等[3]根据术中观察将岩斜坡区脑膜瘤按照解剖位置进一步分为斜坡脑膜瘤、岩斜坡脑膜瘤、蝶岩斜坡脑膜瘤。如果肿瘤位置居中位于斜坡，将脑干向后推挤，则称为斜坡脑膜瘤。如果肿瘤主体偏外侧，处于蝶枕联合的外侧、三叉神经内侧，将脑干的基底动脉推挤向对侧，则属于岩斜坡脑膜瘤。蝶岩斜坡脑膜瘤与岩斜坡脑膜瘤类似但还沿着蝶骨大翼内侧部侵犯海绵窦外侧壁。

理论上，传统的手术入路（翼点外侧裂入路、颞下经小脑幕入路、乙状窦后入路）对暴露岩斜坡区有很大的困难，脑组织牵拉重、距离远、死角多，但是当部分肿瘤由于撑开或产生一些间隙，或已造成一些不可逆的功能丧失时，原有的顾忌可能消除，这些传统手术入路在部分患者仍是可以考虑采用的入路[4]。

对于肿瘤基底附着部位于内听道水平上方的岩斜坡型和斜坡型肿瘤，颞下经岩骨前部切除入路可充分发挥暴露，操作视角位于脑干腹外侧面的优势，脑神经位于后方，可以直视肿瘤脑干交界面，可以早期处理肿瘤基底，对脑干腹侧视角优于基本型的乙状窦前入路，可以同时处理累及海绵窦和中颅窝的肿瘤，是非常理想的入路。但是如果中颅窝肿瘤较大，单纯用此入路颞叶牵拉较大。

额颞眶颧入路（可联合岩骨前部切除入路）最适用于扩展至中颅窝、累及海绵窦后部的蝶岩斜坡脑膜瘤。这一入路对于中颅窝暴露充分，并能早期控制颈内动脉，还可以处理越过中线的肿瘤部分。但是这一入路对后颅窝暴露范围有限，即使是联合了岩骨前部切除入路，对于面听神经、内听道水平以下的部位无法暴露，并且要对三叉神经进行操作。

乙状窦前入路对于暴露后颅窝,特别是位于内听道以下水平或其后方的肿瘤显著优于上一入路,不需要牵拉颞叶,且到达岩斜坡交界处的距离短,可保留听力,观察脑干腹侧面较为容易。其缺点在于需要暴露和移位乙状窦,这对于优势侧乙状窦存在操作风险,高位颈静脉球可显著减少暴露,另外如果肿瘤越过中线暴露仍不理想。

在熟练掌握扩大经蝶入路相关技术的单位,可以考虑采用内镜经鼻经斜坡入路切除位置居中的斜坡型肿瘤,但是目前仍存在的主要问题是难以处理脑神经外侧的肿瘤、与神经血管粘连的肿瘤,导致全切率低。

四、手术的原则和技巧

要理解岩斜坡区脑膜瘤的手术原则,就有必要了解此类肿瘤目前的治疗现状。在 30 世纪 90 年代文献中,岩斜坡区脑膜瘤全切率为 44%~91%、术后并发症率为 38%~76%(其中严重致残率约在 15%~20%)、死亡率为 0~9%[5]。在 2000 年至今的文献中(表 6-2-2),岩斜坡区脑膜瘤全切率为 28%~75%、术后持续性神经功能障碍率约为 20%~45%(其中主要是脑神经功能障碍)、死亡率为 0~7%。从这些数据的变化可以看出,对该区脑膜瘤的治疗理念,已经由以前的追求彻底切除,转为目前的在最大限度切除与最小神经损伤两者之间寻找平衡。因此应该根据患者的具体情况,包括对治疗的预期、肿瘤的手术难度、术者的经验等确定手术的积极程度。根据这一原则再考虑手术入路的选择。在手术中,应进一步根据肿瘤的实际情况对手术方案进行修正,在手术的切除程度和安全性之间达到最佳的平衡。

在手术具体操作中,除脑膜瘤通用的手术原则外,突出的特点是,无论采用何种手术入路,总是需要在脑神经之间或脑神经和血管之间的间隙内进行各种操作。应遵循蛛网膜界面对嵌入肿瘤的脑神经进行分离,对于已暴露分离的脑神经,应采用小棉片或吸收性明胶海绵进行保护。需要注意多角度、多间隙进行操作。避免长时间在一个间隙内操作,减少对脑神经或血管的牵拉时间。在岩斜坡区脑膜瘤,滑车神经和三叉神经通常被推挤至上外侧,在需要切开小脑幕时需注意靠近岩上窦处常可看到三叉神经。展神经通常被肿瘤推向前内下方,无论采用何种入路,常在手术后期才暴露,同时由于其常常与肿瘤基底有关系,因此展神经损伤是此类肿瘤常见的术后并发症。面听神经和后组脑神经通常在肿瘤的后极或后下部。

表 6-2-2　2000~2013 年岩斜坡区脑膜瘤文献数据

作者	年份	例数	全切率	持续性神经功能障碍率	死亡率
Roberti 等[6]	2001	110	45%	45%	0.9%
Goel 等[4]	2004	28	75%	#	7.1%
Little 等[7]	2005	137	40%	26%	0.7%
Natarajan 等[8]	2007	150	32%	20%	0
Bambakidis 等[9]	2007	46	43%	#	0
Nanda 等[10]	2011	50	28%	14%~26%*	0
Yamakami 等[11]	2011	32	59%	22%	0
Al-Mefty 等[12]	2013	64	64%	33%~38%	1.6%

#:未明确标明;*:有资料不全患者,实际数据介于上述发生率之间。

【病例 1】

患者中年男性,初次就诊病例,临床表现为阵发性左侧颌面部疼痛 1 年余,无神经系统检查阳性体征,影像学显示左侧鞍背、上斜坡肿瘤,脑干受压,脑干无水肿表现(图 6-2-1)。

手术入路选择:患者症状明显,肿瘤 >3cm,Sekhar-Monacci 分级 2 分,为中危组,因此手术目标为脑干减压为首、尽可能全切肿瘤,术前影像片提示蛛网膜界面仍存,预计与脑干无粘连。肿瘤上界较高,颞下入路处理上界所需颞叶牵拉较重,故采用翼点外侧裂入路。显微手术过程见图 6-2-2~ 图 6-2-9。

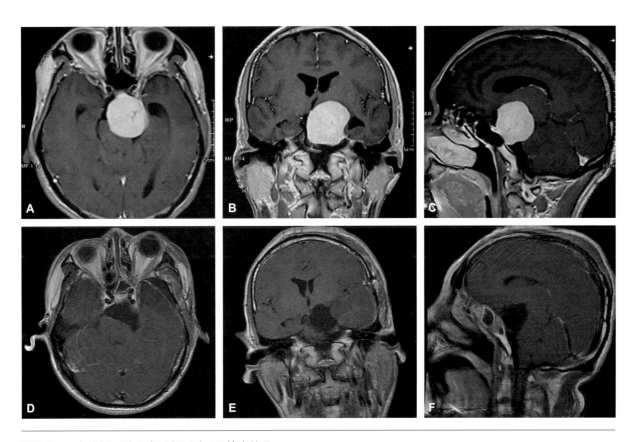

图 6-2-1 术前(A~C)和术后(D~F)MR 检查结果

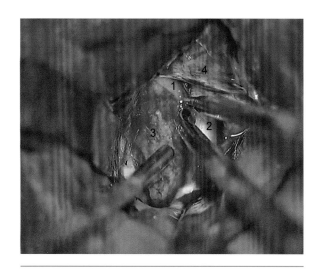

图 6-2-2　暴露肿瘤

经左侧翼点入路打开侧裂,即可见位于颞叶钩回内侧的肿瘤,动眼神经被推向前内侧

1.动眼神经;2.颈内动脉;3.肿瘤;4.前床突

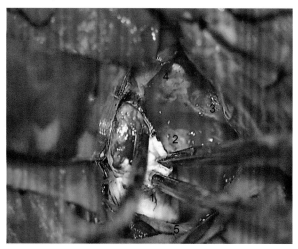

图 6-2-3　切除部分钩回增加暴露

肿瘤一部分被颞叶钩回阻挡,切除钩回暴露小脑幕游离缘前段充分暴露肿瘤

1.颞叶钩回;2.肿瘤;3.前床突;4.海绵窦;5.大脑中动脉

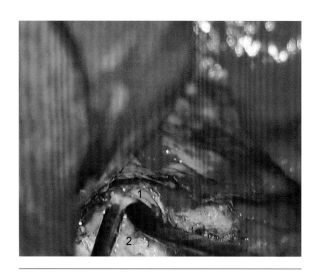

图 6-2-4　逐步离断肿瘤基底

在小脑幕游离缘暴露受压的滑车神经,在动眼神经和滑车神经之间逐步电凝切断肿瘤位于海绵窦上壁、后壁上部、小脑幕的基底

1.滑车神经;2.肿瘤

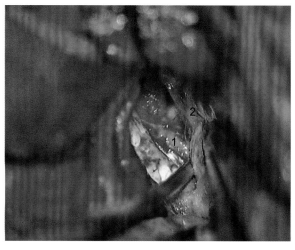

图 6-2-5　逆时针分离肿瘤与脑干、大脑后动脉

1.大脑后动脉;2.肿瘤

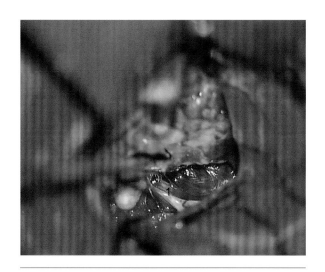

图 6-2-6　在脚间窝,分离受压的动眼神经
1.动眼神经

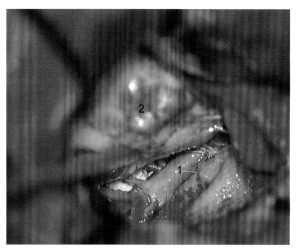

图 6-2-7　进一步分离小脑上动脉和基底动脉主干
1.基底动脉;2.肿瘤

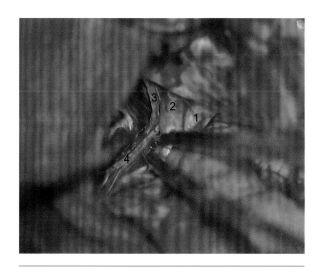

图 6-2-8　最后将动眼神经、后交通动脉与肿瘤分离,摘除肿瘤
1.视神经;2.颈内动脉;3.动眼神经;4.后交通动脉

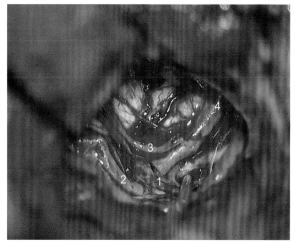

图 6-2-9　肿瘤切除后所见的脚间池和桥前池结构
1.动眼神经;2.大脑后动脉;3.小脑上动脉;4.基底动脉

【病例2】

患者中年女性,初次就诊病例,临床表现为右侧面部麻木、右侧耳鸣、听力下降和左侧下肢轻度无力,影像学显示右侧中上岩斜坡肿瘤,脑干严重受压,有水肿表现,伴有轻度脑积水(图6-2-10)。

手术入路选择:患者症状明显,肿瘤 >3cm,有软膜侵犯,Sekhar-Monacci 分级 4 分,为中危组,因此手术目标为脑干减压为首、尽可能全切肿瘤。肿瘤下界未超过桥延沟水平、外侧未超过内听道水平,适宜采用颞下经岩骨前部切除入路。显微手术过程见图 6-2-11~ 图 6-2-20。

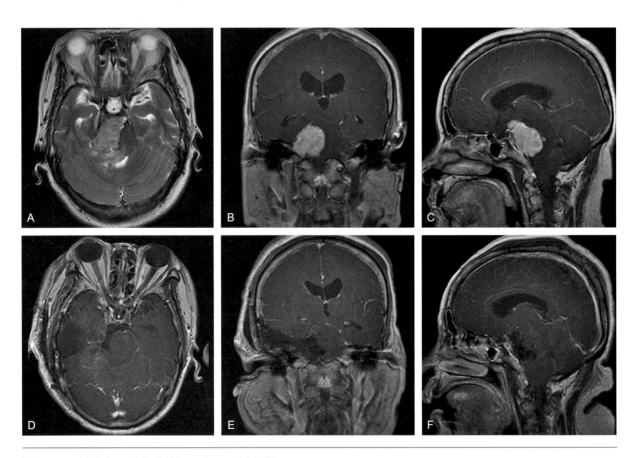

图 6-2-10　术前(A~C)和术后(D~F)MR 检查结果

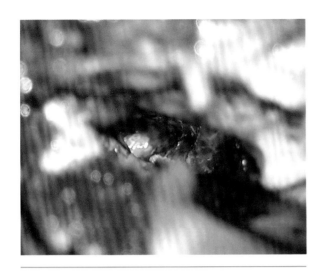

图 6-2-11 硬膜外磨除岩尖

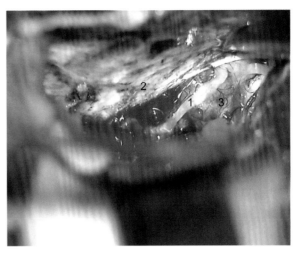

图 6-2-12 暴露幕缘肿瘤

切开颞部硬膜,牵开颞叶暴露幕缘,显露滑车神经和突出于幕缘的肿瘤

1. 滑车神经;2. 小脑幕;3. 肿瘤

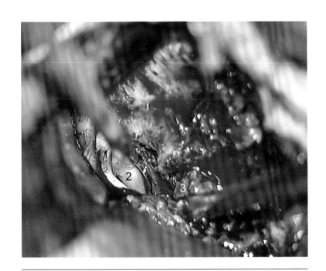

图 6-2-13 幕缘水平上方的肿瘤周边分离

自肿瘤前上界将鞍背、后床突处的肿瘤与动眼神经、海绵窦上壁后部,及海绵窦后壁分离

1. 动眼神经;2. 颈内动脉;3. 肿瘤

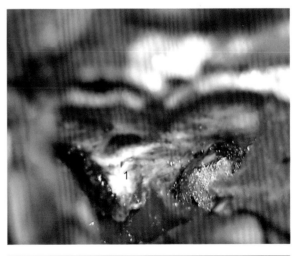

图 6-2-14 小脑幕部分切除增加肿瘤暴露

将小脑幕分别在滑车神经后方及肿瘤后界处切开小脑幕,并经此处小脑幕切除以充分暴露

1. 小脑幕

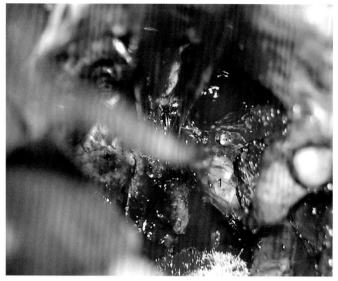

图 6-2-15　暴露三叉神经
切开岩尖内侧面硬膜,切断岩上窦,连通幕上下暴露,可见三叉神经被推挤在紧靠岩上窦的肿瘤上外侧部,这是岩斜坡区肿瘤常见的推挤形式,在切开小脑幕时需注意防止损伤。分别在三叉神经的两侧间隙内切除肿瘤
1. 三叉神经

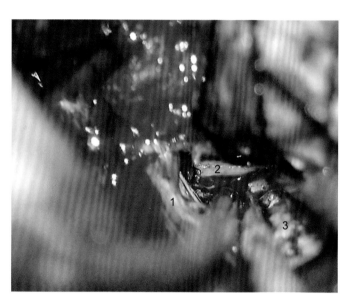

图 6-2-16　在三叉神经下方切除肿瘤基底时暴露位于肿瘤下外侧部的展神经
1. 三叉神经;2. 展神经;3. 肿瘤

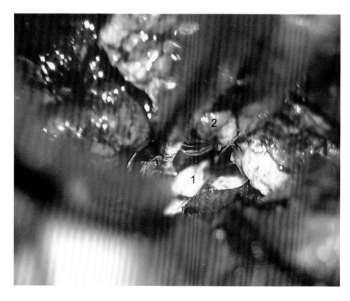

图 6-2-17　肿瘤基底处理完后肿瘤血运减少,术野清晰状态下分离脑干面
1. 脑干;2. 肿瘤

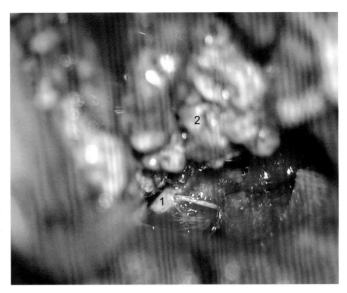

图 6-2-18 逐渐将肿瘤翻开直到最深部暴露基底动脉,肿瘤完全游离
1. 基底动脉;2. 肿瘤

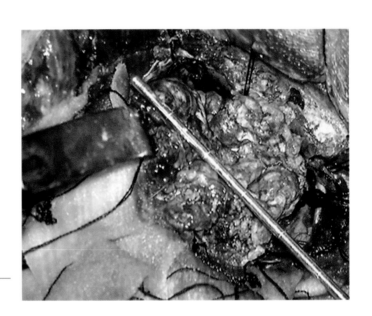

图 6-2-19 整块摘除肿瘤

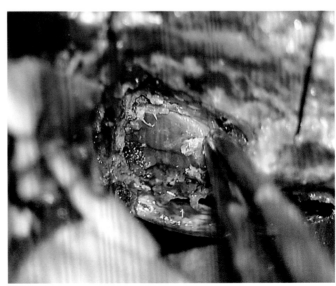

图 6-2-20 用游离颞肌块修补岩尖缺损
1. 三叉神经

【病例 3】

患者中年女性,初次就诊病例,临床表现为头痛、头晕 3 年余,无神经系统检查阳性体征,影像学显示右侧中斜坡肿瘤,脑干受压不严重,脑干无水肿表现(图 6-2-21)。

手术入路选择:患者症状明显,肿瘤 <3cm,

Sekhar-Monacci 分级 0 分,为低危组,因此手术目标为全切肿瘤。肿瘤不大,主体位于面听神经和后组脑神经之间,采用枕下乙状窦后入路。显微手术过程见图 6-2-22~ 图 6-2-27。

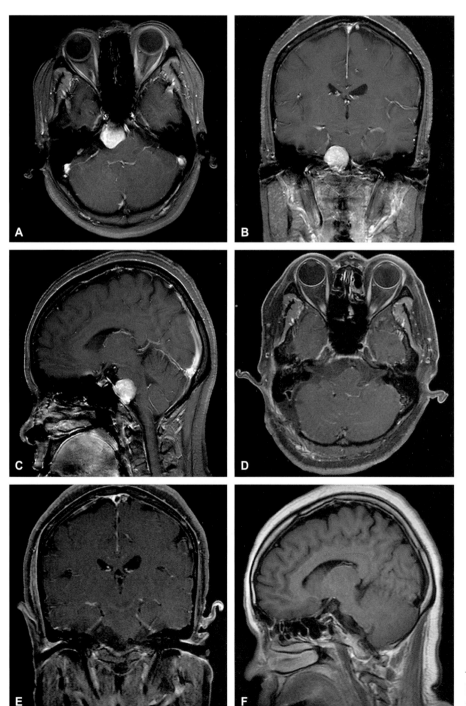

图 6-2-21　术前(A~C)和术后(D~F)MR 检查结果

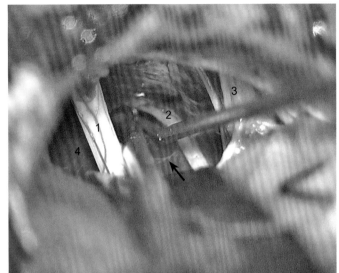

图 6-2-22 暴露肿瘤
乙状窦后入颅暴露桥小脑角区脑神经及位于脑神经前方的肿瘤,可见岩斜坡区蛛网膜被肿瘤(箭头所示)顶起
1. 面听神经;2. 展神经;3. 后组脑神经;4. 肿瘤

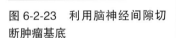
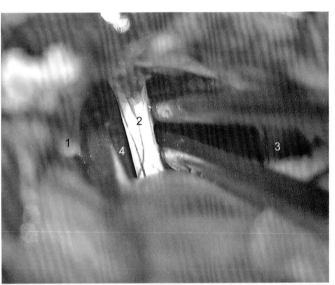

图 6-2-23 利用脑神经间隙切断肿瘤基底
首先在展神经的上方逐步离断肿瘤较浅的基底,注意在神经间隙内操作时尽量避免器械对脑神经的牵拉,两个器械可分别自不同神经间隙进入
1. 三叉神经;2. 面听神经;3. 展神经;4. 肿瘤

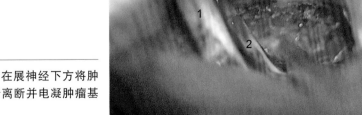

图 6-2-24 在展神经下方将肿瘤基底逐步离断并电凝肿瘤基底硬膜
1. 面听神经;2. 展神经;3. 后组脑神经

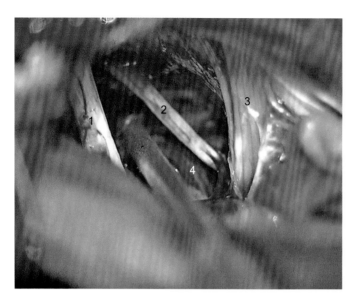

图 6-2-25　向深部完全切断肿瘤基底

1. 面听神经；2. 展神经；3. 后组脑神经；4. 小脑下前动脉

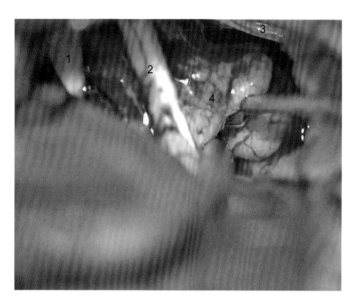

图 6-2-26　将肿瘤与脑干表面进行分离，可见肿瘤表面光滑，与脑干没有任何粘连

1. 三叉神经；2. 面听神经；3. 展神经；4. 肿瘤

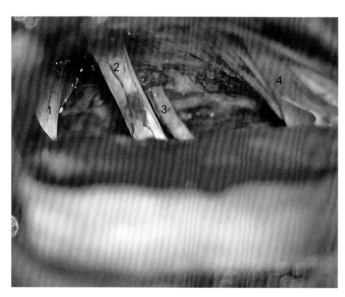

图 6-2-27　肿瘤摘除后的脑神经

1. 三叉神经；2. 面听神经；3. 展神经；4. 后组脑神经

参 考 文 献

1. Bendszus M, Rao G, Burger R, et al. Is there a benefit of preoperative meningioma embolization? Neurosurgery, 2000, 47(6): 1306-1312.

2. Sekhar LN, Wright DC, Richardson R, et al. Petroclival and foramen magnum meningiomas: surgical approaches and pitfalls. J Neuro-Oncol, 1996, 29(3): 249-259.

3. Yasargil MG, Mortara RW, Curcic M. Meningiomas of the basal posterior cranial fossa, in Krayenbuhl H (ed): Advances and Technical Standards in Neurosurgery, Volume 7. Wien: Springer-Verlag, 1980: 1-115.

4. Goel A, Muzumdar D. Conventional posterior fossa approach for surgery on petroclival meningiomas: a report on an experience with 28 cases. Surg Neurol, 2004, 62(4): 332-340.

5. Bricolo A, Turazzi S. Petroclival meningiomas, in Schmidek HH (ed): Schmidek & Sweet operative neurosurgical techniques: indications, methods, and results. Philadelphia: W.B. Saunders Company, 2000: 933-955.

6. Roberti F, Sekhar LN, Kalavakonda C, et al. Posterior fossa meningiomas: surgical experience in 161 cases. Surg Neurol, 2001, 56(1): 8-21.

7. Little KM, Friedman AH, Sampson JH, et al. Surgical management of petroclival meningiomas: defining resection goals based on risk of neurological morbidity and tumor recurrence rates in 137 patients. Neurosurgery, 2005, 58(3): 546-559.

8. Natarajan SK, Sekhar LN, Schessel D, et al. Petroclival meningiomas: multimodality treatment and outcomes at long-term follow-up. Neurosurgery, 2007, 60(6): 965-981.

9. Bambakidis NC, Kakarla UK, Kim LJ, et al. Evolution of surgical approaches in the treatment of petroclival meningiomas: a retrospective review. Neurosurgery, 2007, 61(5 Suppl 2): 202-211.

10. Nanda A, Javalkar V, Banerjee AD. Petroclival meningiomas: study on outcomes, complications and recurrence rates. J Neurosurg, 2011, 114(5): 1268-1277.

11. Yamakami I, Higuchi Y, Horiguchi K, et al. Treatment policy for petroclival meningioma based on tumor size: aiming radical removal in small tumors for obtaining cure without morbidity. Neurosurg Rev, 2011, 34(3): 327-325.

12. Al-mefty R, Dunn IF, Pravdenkova S, et al. True petroclival meningiomas: results of surgical management. J Neurosurg, 2014, 120(1): 40-51.

第三节　枕骨大孔区
神经鞘瘤和脑膜瘤

一、枕骨大孔区神经鞘瘤

枕骨大孔区神经鞘瘤属于少见肿瘤,主要发生于舌下神经和 C_1、C_2 脊神经,发生率低于该区的脑膜瘤和脊索瘤。发生于后组脑神经的神经鞘瘤根据起源神经的不同而表现略有差异,起源于舌咽、迷走神经的肿瘤通常表现为桥小脑角区肿瘤,而起源于副神经的肿瘤更靠近枕骨大孔区。

起源于舌下神经的神经鞘瘤多数同时累及硬膜下、外,少部分完全局限于硬膜下。来源于 C_1、C_2 脊神经的神经鞘瘤可同时累及硬膜下、外,或完全局限于硬膜下或硬膜外。与脑膜瘤类似,该区神经鞘瘤最常见的临床表现是头痛。舌下神经鞘瘤除头痛或颈项部疼痛外,常出现舌肌萎缩、纤颤、伸舌偏斜、后组脑神经功能障碍表现扩展至桥小脑角区的肿瘤常表现为听力下降或丧失、长束体征。而 C_1、C_2 脊神经的神经鞘瘤常表现为运动、感觉传导束受压的症状体征。

在文献中,枕骨大孔区神经鞘瘤很少作为一个独立的区域性肿瘤进行报道。但在实际临床工作中,此类肿瘤在治疗原则、手术入路选择等方面有很多共同之处[1,2]。与该区脑膜瘤相比,神经鞘瘤有其独特的手术要点。

首先,由于起源于颅脊神经,神经鞘瘤的位置以腹外侧最常见,在存在囊变时,可扩展至延颈髓腹侧甚至对侧。即使是向对侧扩展较多的肿瘤,由于神经鞘瘤不存在硬膜基底,在手术入路选择时多不需要刻意将骨窗向前移。经髁开放舌下神经管多在颅内外沟通的舌下神经鞘瘤才需要采用,暴露椎动脉 V3 段多在 C_1 颅内外沟通的神经鞘瘤才需要。第二,由于神经鞘瘤在颅内是蛛网膜下腔肿瘤,神经鞘瘤基本不会与椎动脉入颅处粘连,但可能与椎动脉 V4 脑池段及其分支粘连,因此在分离时应注意血管的保护。第三,脑池内的神经鞘瘤周围的后组脑神经均是以根丝的形态,而不是整束的形式被推挤,分离时容易损伤,其保护需要强调充分的瘤内减压,在神经根丝张力低的情况下进行细致的分离。

【病例1】

患者中年女性,初次就诊病例,临床表现为头痛,右下肢无力,术前神经功能检查可见左侧舌肌萎缩、纤颤、伸舌左偏,右下肢轻偏瘫,影像学显示左侧枕骨大孔区硬膜下、外哑铃型肿瘤,舌下神经孔扩大,但硬膜外肿瘤主要位于扩张的舌下神经管内,颅外肿瘤小(图6-3-1)。

手术入路选择:患者脑干受压明显,解除脑干压迫是首要任务,由于硬膜外肿瘤主要局限在舌下神经管内,需要采用能够暴露枕骨髁的枕下远外侧入路,由于扩展至舌下神经管外的肿瘤很小而舌下神经管扩张明显,只要全程打开舌下神经管,不需要太多颈部暴露,因此此入路暴露可偏上,仅暴露枕骨髁,从偏高处斜向内下开放舌下神经管,不需要磨除寰枕关节,由于椎动脉位于寰枕关节下半部走行,此患者可以不暴露椎动脉,进一步简化操作。显微手术过程见图6-3-2~图6-3-9。

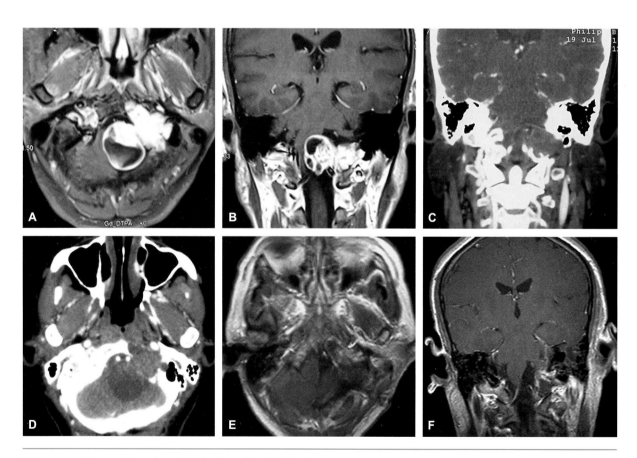

图6-3-1 术前MR和CT(A~D)和术后MR(E、F)检查结果

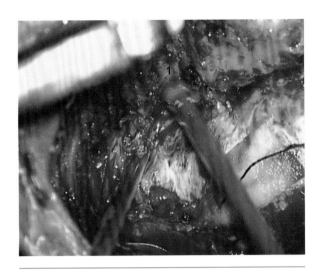

图 6-3-2 暴露肿瘤硬膜外部分并切除
左侧枕下远外侧入路开颅,但暴露偏上,寰椎和椎动脉不暴露,仅暴露寰枕关节上半部,及枕骨髁,磨开舌下神经管,暴露位于舌下神经管的硬膜外肿瘤并切除
1. 开放的舌下神经管

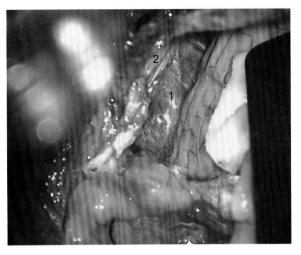

图 6-3-3 打开硬膜,暴露位于后组脑神经内侧的肿瘤
1. 肿瘤;2. 后组脑神经

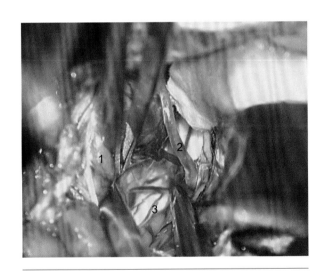

图 6-3-4 牵开小脑,将肿瘤与延髓分离
1. 肿瘤;2. 小脑下后动脉;3. 延髓

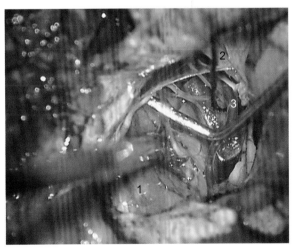

图 6-3-5 将肿瘤与副神经脊髓支分离
1. 肿瘤;2. 后组脑神经;3. 小脑下后动脉

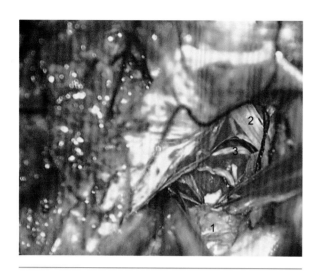

图 6-3-6 在副神经延髓支的根丝之间分离肿瘤边界
1. 肿瘤；2. 后组脑神经；3. 残留的舌下神经

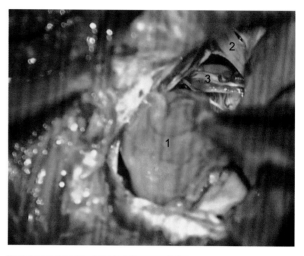

图 6-3-7 游离肿瘤，切断载瘤神经后，将硬膜下肿瘤摘除
1. 肿瘤；2. 后组脑神经；3. 残留的舌下神经

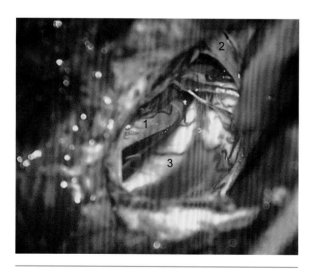

图 6-3-8 肿瘤切除后的延髓和小脑下后动脉，注意椎动脉在更靠腹侧位置
1. 椎动脉；2. 后组脑神经；3. 延髓

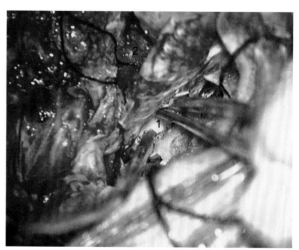

图 6-3-9 以人工硬膜封闭舌下神经管内口
1. 人工硬膜；2. 舌下神经管

【病例 2 】

患者中年女性,初次就诊病例,临床表现为上肢麻木、无力 2 个月余。影像学显示左侧枕骨大孔区硬膜下、外哑铃型肿瘤,舌下神经孔扩大,但硬膜外肿瘤主要位于扩张的舌下神经管内,颅外肿瘤小(图 6-3-10)。

手术入路选择:患者肿瘤起源于左侧 C_1 神经,经过左侧枕骨髁后方颅内外沟通,颅外部分在寰椎上方伴随椎动脉 V3 段,颅内部分尽管起源于左侧,但反而右侧更大,将延颈髓压至左侧。因此,手术要求暴露椎动脉 V3 段且最好能够在延颈髓两侧(尤其是右侧)操作,故选用拐杖形切口的左侧枕下远外侧入路。显微手术过程见图 6-3-11~图 6-3-24。

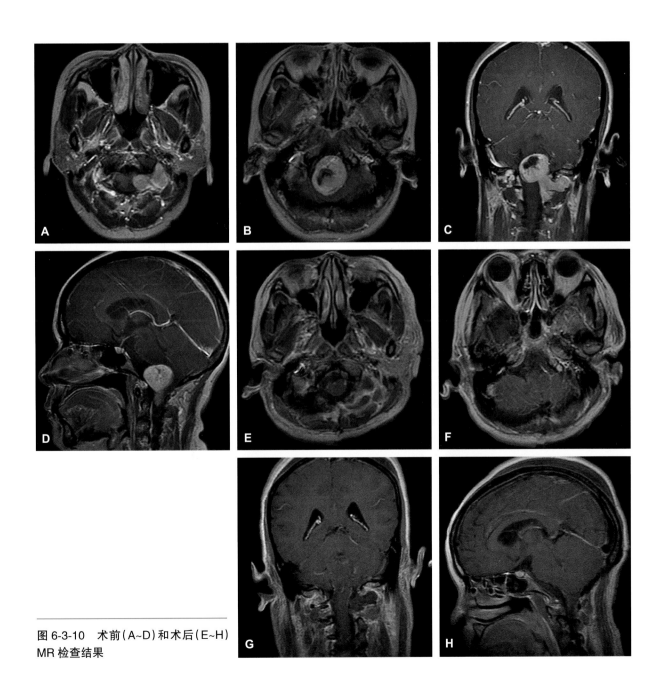

图 6-3-10 术前(A~D)和术后(E~H) MR 检查结果

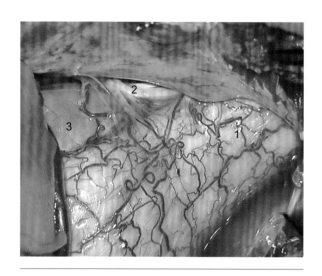

图 6-3-11　枕大孔区硬膜下结构暴露后,在延颈髓右侧可见肿瘤

1. 颈髓;2. 右侧 C_1 神经根;3. 肿瘤

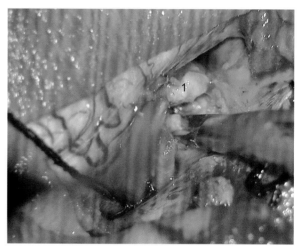

图 6-3-12　在延颈髓左侧暴露并离断肿瘤穿硬膜处

1. 肿瘤

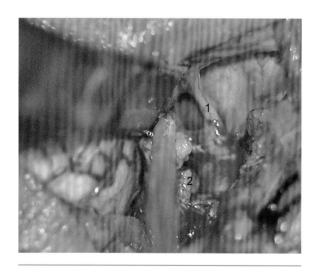

图 6-3-13　颅内外肿瘤在硬膜处离断后分离出的 C_1 神经根

1. 左侧 C_1 神经根;2. 肿瘤

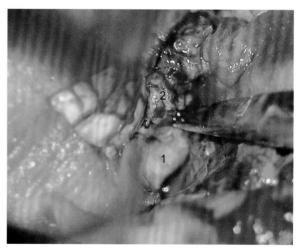

图 6-3-14　将肿瘤与椎动脉入颅处分离

1. 左侧椎动脉;2. 肿瘤

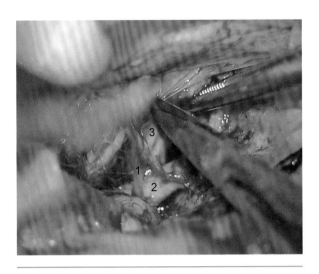

图 6-3-15 解剖肿瘤与延颈髓左侧面及蛛网膜之间的束带

1. 左侧舌下神经；2. 左侧椎动脉；3. 肿瘤

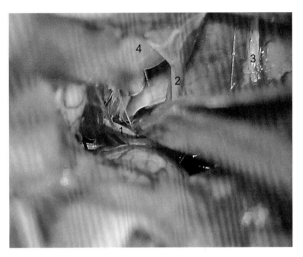

图 6-3-16 将肿瘤与延颈髓左侧的脑神经和血管分离

1. 左侧舌下神经；2. 左侧副神经脊髓根丝；3. 左侧 C_1 神经根；4. 肿瘤

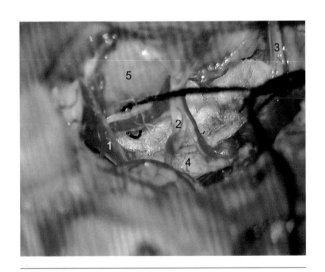

图 6-3-17 位于延颈髓腹侧面左侧半充分分离后，用棉片将肿瘤顶向右侧

1. 左侧舌下神经；2. 左侧副神经脊髓根丝；3. 左侧 C_1 神经根；4. 左侧椎动脉；5. 肿瘤

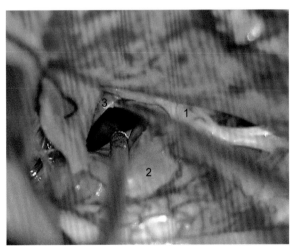

图 6-3-18 自延颈髓右侧将肿瘤与周围神经血管分离

1. 右侧副神经脊髓根；2. 肿瘤；3. 右侧小脑下后动脉

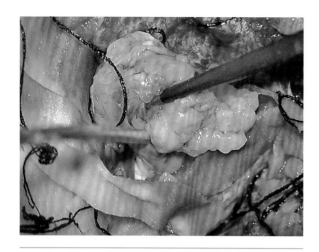

图 6-3-19　自神经血管间隙摘除硬膜下肿瘤部分

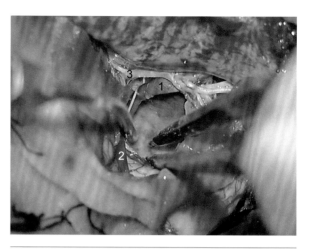

图 6-3-20　从延颈髓右侧检查硬膜下肿瘤切除情况

1. 右侧椎动脉；2. 右侧小脑下后动脉；3. 右侧副神经脊髓根

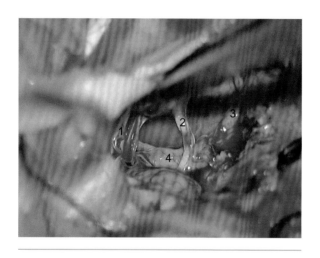

图 6-3-21　从延颈髓左侧检查硬膜下肿瘤切除情况

1. 左侧舌下神经；2. 左侧副神经脊髓根丝；3. 左侧 C_1 神经根；4. 左侧椎动脉

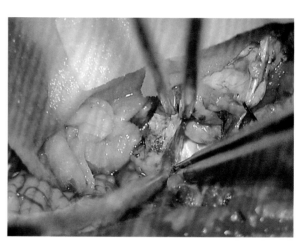

图 6-3-22　分离硬膜外肿瘤

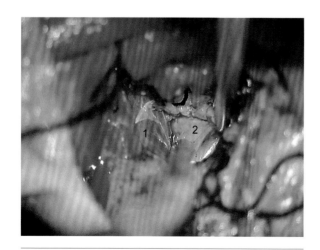

图 6-3-23　将硬膜外肿瘤与椎动脉 V3 段分离

1. 左侧椎动脉；2. 肿瘤

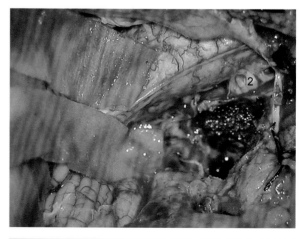

图 6-3-24　硬膜外肿瘤全切后

1. 左侧 C_1 神经根；2. 左侧 C_2 神经根

二、枕骨大孔区脑膜瘤

枕大孔区脑膜瘤定义为起源于斜坡下 1/3 至 C_2 椎体上缘之间区域的脑膜瘤,外侧自颈静脉结节至 C_2 椎板,后方自枕鳞前缘至 C_2 棘突。枕大孔区脑膜瘤约占颅内脑膜瘤的 1.5%~3.2%。

枕大孔区脑膜瘤常见的临床表现包括颈枕部放射性疼痛、头晕、吞咽困难、声嘶、长束体征、肢体肌肉萎缩和小脑性共济失调。CT 轴位片可用于评估枕骨髁的大小、C_1 外侧块的大小以及寰枕关节的情况,这对于手术中如何磨除枕骨髁、是否需要行寰枕融合非常重要。MR 的 T_2 加权像对于评估延颈髓的移位和软膜侵犯最为重要。椎动脉的包裹、移位、通畅性可通过 MRA 或血管造影进行评估。

由于枕大孔区脑膜瘤在就诊时通常都有延颈髓的受压,除非患者伴发严重的系统性疾病,存在手术禁忌证,此类患者均应该采用手术治疗。放射治疗在小肿瘤且身体状况差的患者可以考虑作为一线治疗方法,也用于控制手术后复发的肿瘤[3]。

由于齿状韧带将枕大孔区分为前部和后部两个空间,可以根据肿瘤基底附着部的前后位置来分型[4]。如果基底位于枕大孔前部中线两侧称为腹侧型,此型少见,如果位于前方中线和齿状韧带之间则为外侧型,此型最多见,约占 68%~98%,如果位于齿状韧带之后,为背侧型,背侧型亦以背外侧者居多。还可以将枕骨大孔区脑膜瘤按照肿瘤起源点相对于枕骨大孔水平的上下位置关系可分为两类[5]。枕大孔腹侧型脑膜瘤(ventral foramen magnum meningioma)起源于位于延髓前方的斜坡下 1/3 的基底沟,向后扩展生长。脊颅型脑膜瘤(spinocranial meningioma)起源于上颈段,通常位于脊髓的后方或后外侧方,向上扩展生长进入小脑延髓池。

枕大孔区脑膜瘤根据肿瘤大小进行分类,包括小肿瘤(肿瘤直径小于枕大孔最大横径的 1/3)、中等肿瘤(肿瘤直径介于枕大孔最大横径的 1/3~1/2 之间)以及大肿瘤(肿瘤直径大于枕大孔最大横径的 1/2)[6]。

背侧型肿瘤可通过枕下正中入路切除。对于腹外侧型多可以选用远外侧髁后入路,通常不需要磨除髁的原因是此类肿瘤常将延颈髓推向对侧,有足够的空间和角度暴露肿瘤基底,也有足够的角度观察肿瘤脑干或肿瘤脊髓的界面。腹侧型肿瘤根据具体情况可以选择使用枕下外侧髁后或经髁入路,熟悉前方型入路的术者可以考虑使用

扩大经蝶入路或经口入路,如果肿瘤巨大,双侧的腹外侧部分均多,可以考虑枕下正中入路从延颈髓的两侧切除肿瘤。

在后组脑神经尚未出现明显功能障碍时,影响腹侧型和腹外侧型肿瘤手术的主要因素包括:后组脑神经根丝之间可用空间大小、肿瘤与椎动脉入颅处的粘连程度、重要动脉(如脊髓前动脉)有无被肿瘤包裹或与肿瘤粘连。有时肿瘤虽大,但神经根或神经根丝之间的空间被撑得很大,或已经有术侧明显的后组脑神经功能障碍,此时手术难度不一定大。但如果操作空间不足,可首先切断上两个齿状韧带以扩大手术通道,必要时可以进一步切断 C_1 神经根(甚至再切断 1~2 个副神经脊髓根根丝,不会引起明显的功能障碍)扩大操作空间。后两个难点则均与蛛网膜有关。枕大孔区脑膜瘤中近半数肿瘤包裹椎动脉颅内段。但在部分情况下,包裹椎动脉的肿瘤与动脉之间仍存在蛛网膜界面,使得肿瘤可以从动脉表面分离。如果肿瘤与椎动脉之间没有蛛网膜分隔,肿瘤常会侵犯椎动脉穿硬膜处的动脉外膜,此时很难做到真正意义上的全切除。小脑下后动脉和脊髓前、后动脉也可以被肿瘤包裹,应特别注意保护防止延髓颈髓缺血梗死。

在近 20 年的文献中,枕大孔区脑膜瘤的全切除率 63%~96%,平均为 81.4%[7-12]。术后早期死亡率 0~7.5%,平均 2.9%,主要原因包括后组脑神经功能障碍引起的严重肺炎,以及瘫痪卧床导致的肺栓塞[4,7,8]。

而枕大孔区脑膜瘤手术后早期的并发症率约为 16.6%~40.0%,长期并发症率在 5.0%~18.2%[7-10]。枕骨大孔区肿瘤手术无论是采用磨除部分枕骨髁的远外侧入路,还是相对保守、不磨除枕骨髁的枕下外侧或远外侧入路,术后最常见的并发症均是新出现的或较术前加重的后组脑神经功能障碍,其发生率 9.1~56.0%,这主要是因为无论磨与不磨枕骨髁,在分离位于齿状突腹侧的肿瘤时,均要在脑神经、血管之间的间隙内进行[5,10-12]。其他并发症还包括脑脊液漏、偏瘫或四肢瘫、其他脑神经功能障碍、小脑功能障碍、躯干肢体感觉功能障碍、感染等。

笔者单位对枕大孔区肿瘤手术处理经验认为,对肿瘤起源部位所在脑池的判定、在分叶状外形的肿瘤判断其所夹持的神经血管以及对与此相连的内层蛛网膜系带的处理,是提高手术安全性,特别是降低后组脑神经损伤的重要方法。

【病例3】

患者老年女性,初次就诊病例,临床表现为右侧枕颈肩部疼痛 4 年,左上肢麻木 1 年。影像学显示枕骨大孔区腹外侧型肿瘤,延颈髓严重受压(图 6-3-25)。

手术入路选择:患者肿瘤不大,位于腹外侧,从冠状位上看基本位于椎动脉 V4 段下方,手术主要借助副神经延髓根和 C_2 神经根之间的神经血管间隙,手术选用拐杖形切口的左侧枕下外侧入路。显微手术过程见图 6-3-26~ 图 6-3-31。

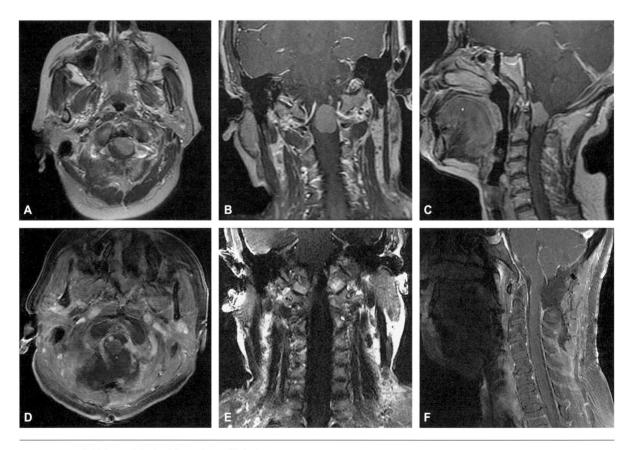

图 6-3-25 术前(A~C)和术后(D~F)MR 检查结果

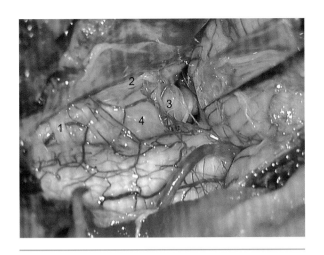

图 6-3-26　硬膜切开后显露肿瘤与神经血管的关系
1. C₂神经根;2.副神经脊髓根;3.椎动脉;4.肿瘤

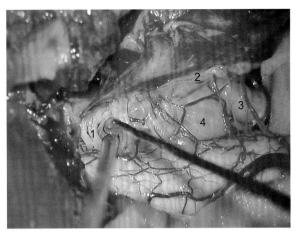

图 6-3-27　自肿瘤表面分离神经,并寻找合适的操作间隙
1. C₂神经根;2.副神经脊髓根;3.椎动脉;4.肿瘤

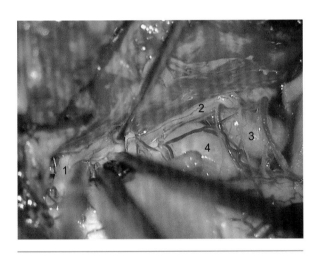

图 6-3-28　自肿瘤下极开始电凝切断肿瘤基底
1. C₂神经根;2.副神经脊髓根;3.椎动脉;4.肿瘤

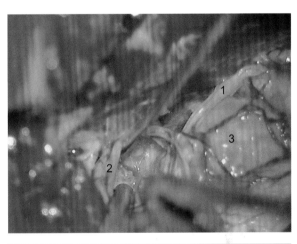

图 6-3-29　较小的肿瘤蛛网膜界面清晰,随着肿瘤基底的离断,肿瘤活动度增大
1. 副神经脊髓根;2. C₂神经根;3.肿瘤

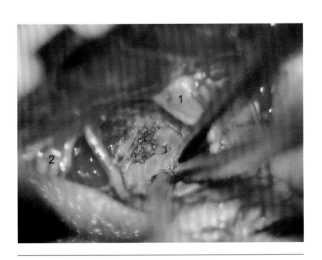

图 6-3-30　肿瘤完全摘除后,彻底电凝肿瘤基底硬膜
1. 椎动脉;2. C₂神经根

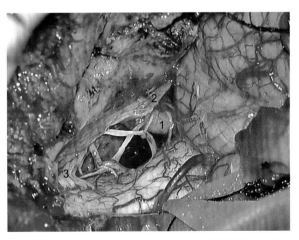

图 6-3-31　肿瘤全切后的术野内神经血管
1. 椎动脉;2.副神经脊髓根;3. C₂神经根

【病例4】

患者老年女性，初次就诊病例，临床表现为头晕半年，影像学显示枕骨大孔区腹侧型肿瘤（图6-3-32）。

手术入路选择：患者肿瘤大小与前例类似，但位置偏上，在椎动脉V4段上下均有肿瘤，入路选择需充分暴露椎动脉穿硬膜处，但完全游离椎动脉穿硬膜处（经枕骨髁的远外侧入颅）并无必要，故手术选用拐杖形切口的暴露枕骨髁后缘的枕下远外侧入路。显微手术过程见图6-3-33～图6-3-43。

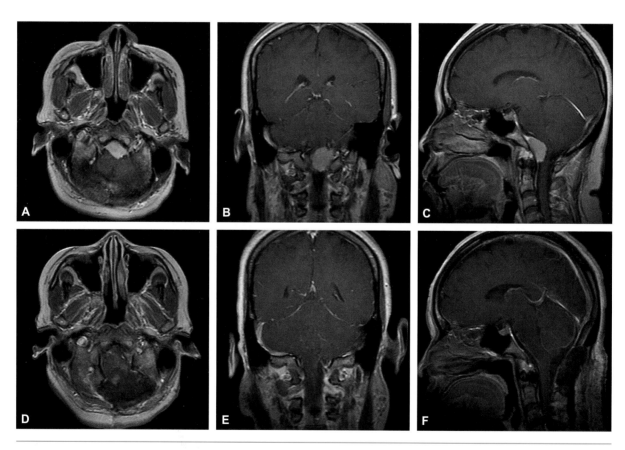

图6-3-32   术前（A～C）和术后（D～F）MR检查结果

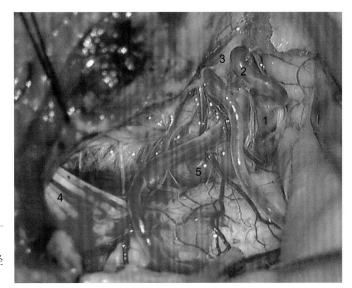

图 6-3-33　硬膜切开后所见

1.椎动脉；2.小脑下后动脉；3.副神经脊髓根；4.C_2神经根；5.肿瘤

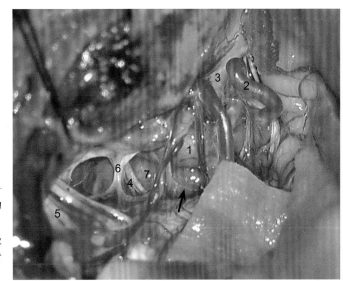

图 6-3-34　将肿瘤表面的小脑下后动脉分离上移，操作间隙仍小

1.椎动脉；2.小脑下后动脉；3.副神经脊髓根；4.C_1神经根；5.C_2神经根；6.齿状韧带；7.肿瘤

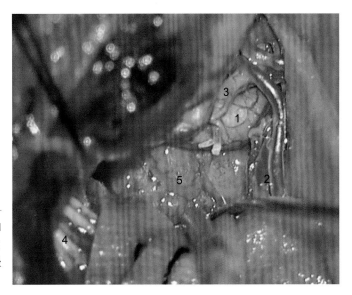

图 6-3-35　将齿状韧带、C_1神经根和副神经脊髓根一支切断，扩大手术间隙

1.椎动脉；2.小脑下后动脉；3.副神经脊髓根；4.C_2神经根；5.肿瘤

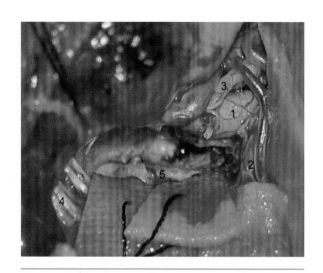

图 6-3-36　在椎动脉和 C_2 神经根之间离断椎动脉下方的肿瘤基底并切除部分肿瘤,产生进一步操作的空间
1.椎动脉;2.小脑下后动脉;3.副神经脊髓根;4. C_2 神经根;
5.肿瘤

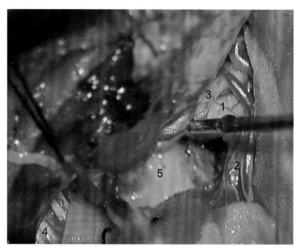

图 6-3-37　利用产生的空间将椎动脉下方肿瘤与颈髓分离
1.椎动脉;2.小脑下后动脉;3.副神经脊髓根;4. C_2 神经根;
5.肿瘤

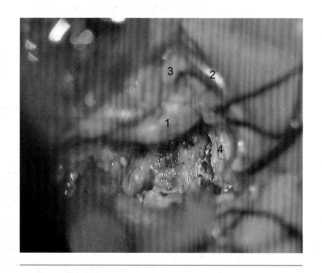

图 6-3-38　将椎动脉下方的肿瘤切除
1.椎动脉;2.小脑下后动脉;3.副神经脊髓根;4.肿瘤

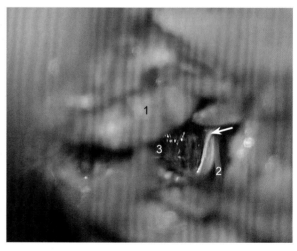

图 6-3-39　调整观察角度,将下斜坡的肿瘤利用蛛网膜界面(箭头所示)进行分离
特别注意保护细小的脊髓前动脉
1.椎动脉;2.脊髓前动脉;3.肿瘤

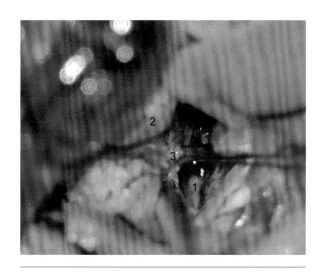

图 6-3-40 分离肿瘤右侧界时暴露并保护对侧椎动脉
1. 右侧椎动脉;2. 左侧椎动脉;3. 肿瘤

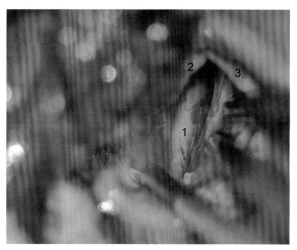

图 6-3-41 将肿瘤位于椎动脉下方的部分全部切除后所见的延髓腹侧面和对侧椎动脉
1. 右侧椎动脉;2. 左侧椎动脉;3. 左侧小脑下后动脉

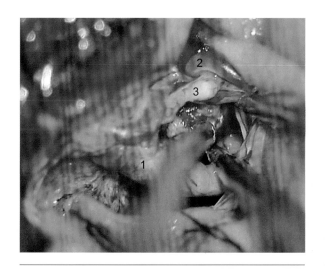

图 6-3-42 在副神经主干和椎动脉之间暴露椎动脉上方的残余肿瘤,与脑神经分离
1. 椎动脉;2. 小脑下后动脉;3. 副神经脊髓根

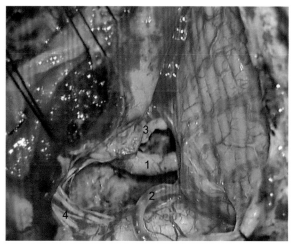

图 6-3-43 肿瘤全切后彻底电凝处理肿瘤基底硬膜
1. 椎动脉;2. 小脑下后动脉;3. 副神经脊髓根;4. C_2 神经根

参 考 文 献

1. George B, Lot G. Neurinomas of the first two cervical nerve roots: a series of 42 cases. J Neurosurg, 1995, 82(6): 917-923.

2. Cavalcanti DD, Martirosyan NL, Verma K, et al. Surgical management and outcome of schwannomas in the craniocervical region. J Neurosurg, 2011, 114(5): 1257-1267.

3. Zenonos G, Kondziolka D, Flickinger JC, et al. Gamma Knife surgery in the treatment paradigm for foramen magnum meningiomas. J Neurosurg, 2012, 117(5): 864-873.

4. George B, Lot G, Boissonnet H. Meningioma of the foramen magnum: a series of 40 cases. Surg Neurol, 1997, 47(4): 371-379.

5. Arnautovic KI, Al-Mefty O, Husain M. Ventral foramen magnum meningiomas. J Neurosurg, 2000, 92(1 suppl): 71-80.

6. Boulton MR, Cusimano MD. Foramen magnum meningiomas: concepts, classifications, and nuances. Neurosurg Focus, 2003, 14(6): e10.

7. Samii, M, Klekamp J, Carvalho G. Surgical results for meningiomas of the craniocervical junction. Neurosurgery, 1996, 39(6): 1086-1095.

8. Bassiouni H, Ntoukas V, Asgari S, et al. Foramen magnum meningiomas: clinical outcome after microsurgical resection via a posterolateral suboccipital retrocondylar approach. Neurosurgery, 2006, 59(6): 1177-1187.

9. Borba LA, de Oliveira JG, Giudicissi-Filho M, et al. Surgical management of foramen magnum meningiomas. Neurosurg Rev, 2009, 32(1): 49-60.

10. Pirotte BJ, Brotchi J, DeWitte O. Management of anterolateral foramen magnum meningiomas: surgical vs conservative decision making. Neurosurgery, 2010, 67(3 Suppl Operative): ons58-70.

11. Talacchi A, Biroli A, Soda C, et al. Surgical management of ventral and ventrolateral foramen magnum meningiomas: report on a 64-case series and review of the literature. Neurosurg Rev, 2012, 35(3): 359-368.

12. Lynch JC, Temponi V, Emmerich JC, et al. Foramen magnum meningiomas: To drill or not to drill the occipital condyle? A series of 12 patients. Surg Neurol Int, 2013, 4: 73.

第七章 松果体区

一、简介

松果体区（pineal region）以松果体为中心，其上界为胼胝体压部和中间帆，下界为四叠体板，前界为第三脑室后缘，后界为小脑上蚓部，外侧界为丘脑枕。松果体区肿瘤（pineal region tumors）又称第三脑室后部肿瘤，是指起源于松果体及其邻近组织结构的肿瘤。当肿瘤的组织学诊断确定后，再冠以组织学名称，如松果体区生殖细胞瘤、松果体母细胞瘤等。

松果体区肿瘤发病率低，临床医生不够熟悉，肿瘤病理类型众多，性质不同对放化疗敏感性差异大。部分肿瘤具有异常分泌功能，能产生特异性标志物。肿瘤位于三脑室后部，神经内镜技术对诊断和治疗有帮助。肿瘤位置深在，毗邻重要神经血管，大多认为开放手术难度大、风险高。松果体区肿瘤的上述诸多特点使得临床诊治的决策困难，甚至缺乏规范[1]。

松果体区肿瘤约 90% 合并有阻塞性脑积水，既往多以脑室 - 腹腔分流缓解脑积水，以放疗治疗肿瘤。显微神经外科技术发展以后，开放手术切除肿瘤逐渐增多，手术死亡率、致残率逐渐下降。20 世纪 80 年代，以铂类为基础的化疗应用于颅内生殖细胞肿瘤的综合治疗，取得明显效果，此后，化疗在松果体区肿瘤治疗中的作用日益受

到重视[2]。近十余年来，神经内镜技术的发展和推广，不但使松果体区肿瘤的活检逐渐得到普及，同时，也改变着肿瘤的诊治模式[3,4]。

松果体区肿瘤包含多种良恶性肿瘤，诊断上日益强调组织学检查的重要性，治疗上应兼顾原发肿瘤和可能脱落种植转移的微小病灶，兼顾近期肿瘤的控制和远期复发的预防。神经外科医生主导着松果体区肿瘤的诊治，在努力提高自身技术水平的同时，还需要多学科医生的参与和合作[5]。

二、流行病学

松果体区肿瘤少见，发病率低。在日本，松果体区肿瘤约占颅内原发性肿瘤的 3.5%，我国大陆单一中心统计的结果为占同期颅内肿瘤的 1.9%，而美国文献显示其仅占颅内肿瘤的 0.4%~1.0%[6-8]。松果体区肿瘤在东西方国家之间发病率不同的原因尚不完全清楚，多认为与其中生殖细胞肿瘤发病率不同有关。但近期对多个数据库资料进行分析对比的结果显示，美国生殖细胞肿瘤的发病率与日本的发病率相近，两者之间没有明显的差别[9]。日本南部熊本地区近期统计的结果也显示，该地区近些年来生殖细胞肿瘤的发病率有下降的趋势[10]。因此可以推断，在东西方国家之间，松果体区肿瘤的发病率及病理构成很可

能正趋向于相同。

松果体区肿瘤可发生于各个年龄段,但以儿童和青少年多见,约占儿童颅内肿瘤的 3%~8%。在松果体区,最常见的肿瘤为生殖细胞肿瘤,占50%~70%,以生殖细胞瘤、畸胎瘤、混合性生殖细胞肿瘤为主。松果体区另一常见肿瘤是松果体实质细胞肿瘤,约占 12%~15%[11,12]。胶质瘤占14%~22%[13]。其他肿瘤包括脑膜瘤、乳头状肿瘤、中枢神经细胞瘤、转移瘤、表皮样囊肿等。

松果体区肿瘤中,生殖细胞肿瘤有男性好发倾向,患者以男性为主,我院统计的结果显示男女比例为 18∶1[14]。其他病理类型的肿瘤则没有明确的性别好发倾向。

三、病理分类

松果体区肿瘤起源于松果体腺及其邻近组织结构,生物学性质混杂,病理类型众多。依据肿瘤起源部位,可分为松果体腺起源的肿瘤和松果体腺周围组织结构起源的肿瘤,前者包括起源于松果体实质细胞的肿瘤和松果体腺支持细胞的肿瘤,后者主要指起源于中脑和丘脑内侧壁胶质细胞的肿瘤。按病理类型,通常可分为四个大类:生殖细胞肿瘤、松果体实质细胞肿瘤、胶质瘤和其他类型肿瘤及囊肿等(表 7-0-1)。每一类肿瘤中,

表 7-0-1　松果体区肿瘤分类

病理分类	病理亚型
1. 生殖细胞肿瘤	生殖细胞瘤 畸胎瘤(成熟型、未成熟型、畸胎瘤恶变) 胚胎性癌 卵黄囊瘤 绒毛膜上皮癌 混合性生殖细胞瘤
2. 松果体实质细胞肿瘤	松果体细胞瘤 中间分化型松果体实质肿瘤 松果体母细胞瘤 松果体区乳头状肿瘤[15]
3. 神经上皮肿瘤	星形细胞瘤 少突胶质细胞瘤 室管膜肿瘤 脉络丛肿瘤
4. 其他	脑膜瘤 转移瘤 其他罕见、少见肿瘤 囊肿

可能既有良性肿瘤,也有恶性肿瘤,甚至有多种细胞、组织构成的混合性肿瘤。松果体区囊肿可能是真性囊肿,如蛛网膜囊肿、表皮样囊肿、松果体囊肿,也可能是肿瘤,如松果体细胞瘤、畸胎瘤等。松果体区尚有血管性病变,如海绵状血管瘤、Galen 静脉畸形、脑动静脉畸形等,有时易与肿瘤相混淆。

四、临床表现

松果体区肿瘤患者病史长短不一,短者可仅 1 天,长者可达数年。病史的长短主要取决于肿瘤的组织学类型及肿瘤起源部位与导水管的关系。如绒毛膜上皮癌起源于松果体腺,恶性程度高,易卒中,病史多很短,而脑膜瘤多起源于大脑镰小脑幕交界处,属良性肿瘤,生长缓慢,病程较长。

松果体区肿瘤的症状体征由肿瘤所在部位及其周围组织结构的功能以及肿瘤自身生物学特性所决定。具体体现在三个方面:①肿瘤压迫导水管或浸润导水管周围组织致脑积水颅高压;②邻近组织结构受压浸润而出现相应的症状体征;③内分泌功能紊乱所致的症状。

约 90% 的松果体区肿瘤合并有脑积水,由脑积水引起的颅高压表现是松果体区肿瘤最常见的症状。患者多以头痛、呕吐就诊,进一步加重时表情淡漠,反应迟钝,甚至认知功能下降。少部分患者可因肿瘤卒中而导致症状突然出现,并转入昏迷,如没有及时有效地处理,可危及生命。

肿瘤压迫中脑,尤其是压迫四叠体上丘,可以引起眼球上视不能、双眼内收、瞳孔散大或不等大、对光反应迟钝而调节反应存在等眼征,即帕里诺综合征(Parinaud syndrome)。临床上典型表现者少见,多为其变异表现,常仅表现为双眼上视不能。中脑进一步受压可产生中脑导水管综合征,表现为下视或侧视不能,中脑背侧受压或受浸润还可表现为上睑下垂。肿瘤体积较大压迫四叠体下丘或内侧膝状体时,则可出现双侧耳鸣和听力下降。肿瘤压迫小脑上蚓部或小脑上脚,则会出现共济失调、平衡障碍和眼球震颤。

部分松果体区肿瘤会导致内分泌功能紊乱,主要是性征发育异常及尿崩症。既往认为,松果体区肿瘤引起性征发育异常与褪黑素有关。褪黑素由松果体细胞分泌,其主要功能之一是调节生殖系统,抑制青春期前性腺的发育[16]。依据此理

论,松果体细胞瘤可导致性征发育迟缓,其他肿瘤则有可能导致性早熟。实际情况是,在临床上松果体区肿瘤导致性征发育迟缓者少见,而更为多见的是性早熟,且主要发生于男孩。目前认为恶性生殖细胞肿瘤异常分泌 HCG 是男性性早熟的主要原因,属假性性早熟[17]。松果体区肿瘤患者出现尿崩并非少见,通常与肿瘤的下丘脑种植转移相关,即松果体区患者如有尿崩症,不管影像学上下丘脑区是否有病灶显现,均应按肿瘤已种植到下丘脑进行处理。松果体区肿瘤脑积水本身也有可能导致下丘脑功能紊乱,内分泌检查结果可能有异常。

五、诊断评估

松果体区肿瘤病理类型众多,组织学性质差异大,既有分化良好的肿瘤,也有低分化的肿瘤,更有中间分化的肿瘤,还有混合性肿瘤。不同类型肿瘤有各自合适的治疗方案,选择治疗方法前要对患者进行详细的评估。除询问、检查松果体区肿瘤患者常见的症状、体征外,还应注意是否存在尿崩及性早熟等表现。实验室检查应包括生殖细胞肿瘤标志物检测和内分泌功能检查。影像学检查应包括 CT 和 MRI 平扫及增强扫描,拟手术患者,特别是脑膜瘤患者,建议行 MRV 检查。怀疑肿瘤为生殖细胞肿瘤、松果体母细胞瘤、室管膜瘤等肿瘤时,还应进行脊髓 MRI 检查。血浆生殖细胞肿瘤标志物检测正常时,脑脊液标志物检测对诊断生殖细胞瘤可能有帮助,但要注意有诱发脑疝的风险,应严格掌握适应证。通过分析患者的临床表现、实验室检测结果和影像学检查结果,了解肿瘤的大小、可能的病理类型、与深静脉系统的关系,以及伴发的脑积水的严重程度等,以便制订合理的治疗方案。

六、分类设计

在患者已有初步检查结果,拟进一步制订诊治方案时,我们基于患者年龄、性别、肿瘤影像学特征和血浆生殖细胞肿瘤标志物检测结果四项基本指标,把患者分诊为三个类型:类型Ⅰ为分泌型生殖细胞肿瘤患者,其标准为血浆肿瘤标志物 β-人绒毛膜促性腺激素(β-HCG)和甲胎蛋白(AFP)两项指标中至少有一项增高;类型Ⅱ为生殖细胞瘤高度疑似患者,需同时满足三个条件,即:①男性;②年龄 <25 岁;③CT/MRI 检查肿瘤密度/信号基本均匀一致,增强扫描中等至明显强化。如患者存在尿崩或合并有鞍上肿瘤,则强化了类型Ⅱ的诊断,但这并非是必要的条件;类型Ⅲ为肿瘤暂时无法定性患者,即不符合类型Ⅰ或类型Ⅱ标准的患者均归为此类型。

七、治疗选择

松果体区肿瘤的治疗应综合考虑几方面的因素:①肿瘤病理类型或可能的病理类型;②是否存在种植转移;③脑积水严重程度;④患者身体状况及意愿;⑤技术条件等。

按我们的分类方法,类型Ⅰ,即分泌型生殖细胞肿瘤患者。该类型诊断明确,肿瘤属恶性生殖细胞肿瘤,多包含两种或两种以上的组织成分,也可能仅为单一的组织成分,但治疗方案基本相同,原则上以化疗联合放疗为主,采用化疗→放疗→化疗的序贯方案治疗。如经 1~2 个周期的化疗,肿瘤仍有残留,可手术切除,术后再进行放化疗[2,18]。如肿瘤不大,手术风险低,也可先手术给予切除,术后进行化疗、放疗。化疗需多药联合,放疗需包括全中枢神经系统[19]。如脑积水严重,化疗前需先行内镜下三脑室底造瘘或脑室-腹腔分流术。类型Ⅱ为生殖细胞瘤高度疑似患者,需进一步确诊,方法有神经内镜下活检、立体定向活检[20]、开放手术活检、诊断性放疗、诊断性化疗等。目前优先推荐神经内镜下三脑室底造瘘的同时活检[21,22]。如因条件限制,采用诊断性放疗、诊断性化疗,则须详细向患者告知风险,并签署知情同意书[23]。生殖细胞瘤诊断明确后,以放疗为主要治疗方法。如没有脊髓种植转移的影像学或脑脊液细胞学证据,照射可仅限于脑室系统+肿瘤局部。对低龄患者,为减少放疗的副作用,推荐联合化疗,以减少照射剂量和缩小照射野体积,但具体剂量和照射野范围尚缺乏规范[1]。如存在脑室系统种植转移,或有脊髓种植转移的证据,则放疗需包括全中枢神经系统。

类型Ⅰ、Ⅱ以外的松果体区肿瘤,统归为类型Ⅲ。这些肿瘤虽可先通过神经内镜下活检或立体定向活检确诊,但确诊后绝大部分患者仍需开放手术。因此,我们认为,对类型Ⅲ的患者,不管肿瘤临床表现是否典型,病理类型是否明确,开放手术是最直接、最合理的选择,术后依据组织学检查结果进行相应的处理,或随访观察,或放化疗。

八、手术入路及相关解剖问题

松果体区肿瘤位置深在,毗邻重要神经血管,难以接近和暴露,手术对大多数神经外科医生而言是挑战,即使对经验丰富的医生,也需要慎重考虑手术的风险。

近百年来,一批杰出的神经外科医生发展、改良了多种松果体区肿瘤幕上、下手术入路,包括顶部纵裂间经胼胝体入路、经侧脑室三角部入路、经胼胝体前部-侧脑室-中间帆入路、枕部经小脑幕入路、幕下-小脑上入路、幕下外侧-旁正中小脑上入路等。神经外科巨匠们的创新精神和高超技术后世流芳。目前,枕部经小脑幕入路(Poppen入路)和幕下-小脑上入路(Krause入路)最受推崇,已成为松果体区肿瘤经典手术入路。松果体区肿瘤具体手术入路的选择要考虑肿瘤部位、大小、性质、扩展方向、与深静脉系统的关系、脑干受累的程度、脑积水严重程度、患者年龄及身体状况等多种因素。手术医生个人习惯、技术条件也会影响入路的选择[24]。诸多因素中,最重要的是肿瘤与深静脉系统的关系,肿瘤位于深静脉后上方者只能选择幕上入路,肿瘤位于深静脉下方者既可选择幕下入路,也可选择幕上入路。总体上,Poppen入路的优点为暴露空间大,肿瘤位于深静脉上、下或后方均适用,并可转为后纵裂经胼胝体入路以切除突向三脑室内的肿瘤,有联合入路的优势,适应证更广,适合几乎所有类型的松果体区肿瘤[25,26]。一般经右枕开颅,如肿瘤明显向左侧生长,则改为左侧开颅,可减少术中视野盲区。Krause入路主要适合幕下生长,位于大脑内静脉、大脑大静脉后下方的肿瘤,而不适合向背侧延伸至小脑幕切迹上,或向侧脑室三角区生长的肿瘤[27]。

Poppen入路和Krause入路切除松果体区肿瘤所涉及的解剖问题在技术层面上有所差别,在理念上则相同。松果体腺基本上位于脑外,这一特征使得松果体区肿瘤与邻近结构间存在手术界面。大脑大静脉-大脑内静脉-基底静脉复合体以及松果体腺周围膜性结构为分离肿瘤,保护周围神经、血管结构提供了有利的条件[28,29]。我们认为,对松果体区膜性结构的深刻理解是提高手术质量、改善手术效果的关键。

不管是Poppen入路,或是Krause入路,开颅过程中均需暴露窦汇区、横窦、矢状窦。术前仔细阅读影像资料,了解窦汇、横窦的位置,以及判断矢状窦是否偏移、两侧横窦大小是否对称等对设计切口,减少损伤均有帮助,必要时应进行MRV检查,甚至DSA检查。解剖学和影像学研究发现人群中两侧横窦对称性引流者仅占20%,引流不对称的原因主要为解剖变异,也可以是继发性因素。前者有:两侧横窦大小不一;一侧横窦闭塞或未发育;一侧乙状窦闭塞,同侧横窦血液逆向引流至对侧横窦;两侧横窦虽均通畅,但各自引流的区域不同,通常是右侧横窦引流上矢状窦的血液,左侧横窦引流直窦的血液[30]。后者有:肿瘤压迫浸润;窦内血栓形成;颅高压等。对横窦的解剖和血流的全面分析是有益的,如开颅侧横窦为优势侧,悬吊硬脑膜、翻起硬脑膜瓣以及牵拉小脑幕时均应注意避免压迫静脉窦而影响血液回流[31]。

桥静脉问题:多数情况下,矢状窦后段6cm和横窦近段4cm的范围内无桥静脉注入,行Poppen入路,从大脑镰和小脑幕结合处向外上方向抬起枕叶,一般不需要阻断牺牲桥静脉,不会导致枕叶静脉性水肿。Krause入路则需离断牺牲小脑背侧面的桥静脉,只要阻断的静脉限制在蚓部和小脑半球近中线的部位,而不损伤小脑半球外侧的静脉,一般不会影响血液的回流[32]。但也有术后出现小脑肿胀,甚至出血性梗死的报道,此并发症一旦发生,后果严重,应引起重视[33]。

小脑幕倾斜角度的大小对松果体区肿瘤的手术进路有一定的影响,相对而言,与Krause入路的关系更大一些。Krause入路摆放体位时,最好使直窦呈水平位,术者视线呈水平方向经直窦下到达松果体区,以利于操作[34]。为保持直窦水平位,头需前倾。当小脑幕倾斜角度大时,头部前倾的角度也应相应地增大。头部过度地前倾有可能影响气道的通畅和静脉的回流,在这种情况下,可能需改为幕上入路。小脑幕倾斜角度大小对Poppen入路影响小些,但也应根据倾斜情况作适当的调整。倾斜角度过大时,抬起枕叶到达松果体区有困难,改经后纵裂操作将更方便些。

小脑幕中可能存在内、外侧窦,连接下引流静脉与横窦或直窦。Poppen入路的精髓在于切开小脑幕以扩大松果体区的显露。平行于直窦切开小脑幕时,如切口向后延伸过长,有可能切开或切断内侧窦,止血困难。如切开部位离直窦过近,电凝止血,或填塞压迫止血时有可能使直窦狭窄或闭塞,应避免。一般情况下,切开小脑幕窦不至于影响静脉回流,但当肿瘤侵犯正常静脉回流途径时,如小脑幕脑膜瘤,小脑幕窦很可能成为重要的、甚至唯一的侧支,且这些侧支同时引流脑组织和肿瘤的静脉,容易相互混淆,在这种情况下,切断小脑幕窦可能会引起严重的静脉回流障碍,导致并发症的出现[35]。

Poppen 入路时,可能需离断枕内侧静脉,该静脉从距状裂前端走向大脑大静脉,经常阻碍在进入四叠体池进路中,为避免牵拉至撕裂,多需离断,并有可能因此导致同向性偏盲[36]。

深静脉系统大多位于松果体区肿瘤的背侧,不会对 Krause 入路造成太大的阻碍[27]。但汇流入深静脉系统的小脑上蚓静脉和小脑中脑裂静脉位于入路进程中,多需离断,这些静脉起自蚓部表面和小脑上脚,接受来自蚓部、邻近的小脑半球上表面和小脑中脑裂的静脉,汇入大脑大静脉或直接进入直窦。临床上离断该静脉出现明显神经功能缺失的情况少见。

Rhoton 认为,四叠体池围绕的间隙相当于松果体区[37]。四叠体池前壁由四叠体板、松果体、后联合、缰联合、丘脑枕内侧部构成。外侧壁由穹窿脚和枕叶皮层构成。顶壁由胼胝体压部的下面和围绕在大脑大静脉及其属支周围的蛛网膜构成。后壁主要由小脑上蚓部及小脑幕尖端下方的蛛网膜构成。四叠体池向下开口于小脑中脑裂,并与周围池、小脑上池、胼周池和中间帆交通。

Rhoton 将肿瘤与脑池的关系分为五类,它们是:①局限于单个脑池内;②在单个脑池内,压迫邻近的脑池;③累及多个脑池;④生长于邻近结构,侵入脑池内;⑤生长于邻近结构,压迫而非侵入相邻的脑池[38]。不言而喻,松果体区肿瘤与四叠体池关系密切。不同组织学类型的肿瘤,因起源部位不同,其与蛛网膜之间的空间关系也有差别。松果体实质细胞肿瘤、生殖细胞肿瘤、顶盖胶质瘤早期可能完全位于四叠体池内,随着肿瘤的生长,可能压迫周围池、小脑上池等周围的脑池,并对周围脑池的蛛网膜造成牵拉。丘脑枕部起源的肿瘤可能累及四叠体池和周围池。松果体区脑膜瘤通常起自脑池壁蛛网膜外,与四叠体池的关系是压迫而非直接侵入其内。蛛网膜对肿瘤的生长有一定的限制作用和隔离作用,了解肿瘤与四叠体池,特别是四叠体池蛛网膜的关系对术中肿瘤界面的判断,以及邻近神经、血管的保护都很重要。大多数松果体区肿瘤侵入四叠体池内,幕上、幕下入路均需先切开分离蛛网膜,脑膜瘤则不同,

蛛网膜多位于肿瘤前方,辨认保护蛛网膜有利于保护肿瘤前方神经、血管组织。

松果体区是大脑大静脉复合体所在之处,大脑大静脉复合体主要包括大脑大静脉、大脑内静脉和基底静脉,其属支还有胼周后静脉、枕内侧静脉、房静脉、松果体上下静脉、四叠体上下静脉、小脑中央前静脉和上蚓部静脉等。大脑大静脉及其主要属支位于四叠体池的上内侧部,松果体的后上方。此处的蛛网膜及其小梁非常致密,包绕在静脉复合体及其主要属支的周围,形成袖套,并与构成中间帆壁的脉络组织相融合[28,39,40]。依据肿瘤与大脑大静脉复合体蛛网膜袖套之间的关系,大体上可把松果体区肿瘤分为两类,即袖套内肿瘤和袖套外肿瘤。大多数松果体区肿瘤位于大脑大静脉复合体蛛网膜袖套内,少部分肿瘤位于袖套外。大脑大静脉复合体及其主要属支的保护是松果体区肿瘤手术的主要困难之一。尽管在解剖上,深静脉之间存在丰富的吻合。临床上,有一侧大脑内静脉,甚至双侧大脑内静脉闭塞离断而患者没有明显的神经功能缺失的报道。但在术中,还是应尽力避免损伤闭塞大脑大静脉及其主要属支。主要方法有二,一是努力明确肿瘤与蛛网膜袖套及袖套内静脉的解剖关系,锐性分离;二是可主动离断一些小的属支,减少静脉张力,防止撕裂。幸运的是,大多数松果体区肿瘤与大脑大静脉复合体间是可以分开的。如术中静脉撕裂,出血多较凶猛,但用吸收性明胶海绵压迫常可止血,电凝止血应慎用。

松果体区肿瘤手术相关的动脉为大脑后动脉和小脑上动脉,供血以大脑后动脉的分支脉络膜后内侧动脉和顶盖动脉为主。大脑后动脉和小脑上动脉的动脉干及其分支进入四叠体池的前下部,位于大脑大静脉及其属支周围蛛网膜包膜的下方和外侧,大脑后动脉位于上部,小脑上动脉位于下部。即松果体区肿瘤的血供多来自两侧方,经 Poppen 入路时,可较容易阻断术侧的供血血管,但对侧血管被肿瘤阻挡,需先减少肿瘤体积后向前上方牵开肿瘤才可显露,应避免离断前撕裂。如经 Krause 入路,肿瘤内减压后处理两侧供血血管多无大的困难。

九、手术治疗

(一)幕上入路(枕部开颅经小脑幕入路,即 Poppen 入路)

枕部开颅经小脑幕入路是目前松果体区肿瘤

手术最受推崇的一种入路,由 Poppen 于 1966 年始创,当时患者取侧卧位,开颅侧在上。1971 年,Jaminetson 进行了改良,扩大了视野,但仍以手术侧在上方。1987 年,Clark 再度改良,将患者体位改为 3/4 侧俯卧位,术侧在下,利用大脑镰阻挡对侧脑组织,同侧枕叶自然下垂,改善了暴露,减少了脑的牵拉性损伤。我们认为侧俯卧位体位摆放麻烦,上头架费时且有创伤,因此更愿意选择俯卧位,用头托支持头部。俯卧位摆放简单安全,更重要的是术中可根据需要,方便从枕下小脑幕间入路或后纵裂入路切除肿瘤,也方便助手镜下操作配合。我们的经验表明,在脑脊液释放充分的情况下,不会影响肿瘤的暴露和增加枕叶牵拉伤的机会。

患者全麻后,俯卧位,头托支持头面部,头前倾,但应避免颈静脉受压而影响血液回流。一般取右枕部开颅,如肿瘤明显偏向左侧,则左侧开颅。标画切口线前阅 MRI,确认矢状窦是否偏移及横窦是否为优势侧。枕部马蹄形切开,内侧枝在中线上或跨中线至对侧中线旁 1cm,下缘至枕外粗隆。骨瓣开颅,需显露横窦、矢状窦和窦汇缘。如脑积水严重,硬膜张力高,可穿刺侧脑室枕角,缓慢释放脑脊液。骨瓣对角线方向十字形剪开硬脑膜至横窦、矢状窦和窦汇缘,翻起并悬吊横窦、矢状窦侧硬脑膜瓣。偶可见桥静脉,电凝切断。抬起枕叶,确认大脑镰、小脑幕及其交接处的直窦后,沿小脑幕向前直至显露小脑裂孔缘。轻拉小脑幕裂孔缘,可见四叠体池蛛网膜,多较厚欠透明,并呈袖套样包裹大脑大静脉。切开蛛网膜,进一步释放脑脊液以降低脑张力。沿直窦旁约 1cm 剪开小脑幕至裂孔缘,长约 1~3cm,电凝止血或用吸收性明胶海绵压迫止血,返折切口两侧的小脑幕并悬吊。小心避开四叠体池内的动脉和静脉,进一步剪开四叠体池的蛛网膜,外侧至周围池,向下至小脑上池,内侧至大脑大静脉袖套缘。切除肿瘤主要利用大脑大静脉 - 大脑内静脉 - 基底静脉间隙。如肿瘤较大,该间隙扩张明显,剪开蛛网膜后即可见到肿瘤。如肿瘤较小,或肿瘤向前生长,大脑大静脉 - 大脑内静脉 - 基底静脉间隙扩张不明显,则显露困难,可能需要牺牲周围一些小的静脉分支以扩大显露的空间,主要是枕内侧静脉和小脑中央前静脉。肿瘤体积大者需先进行囊内切除,肿瘤体积不大者则可直接沿周边分离。先分离肿瘤外侧,肿瘤与丘脑枕部、小脑上蚓

部间界面多较清晰,分离过程中同时电凝离断同侧大脑后动脉分支的血供。切除肿瘤过程中重点在于避免损伤大脑大静脉及其主要属支。离断同侧部分供血动脉后,向下方牵拉肿瘤,将肿瘤与大脑大静脉复合体分离。在此过程中,遵循前文提到的原则很重要,即①尽量沿肿瘤与深静脉复合体之间的界面锐性分离;②主动离断一些静脉分支可避免大静脉的撕裂伤。如大脑大静脉或其主要属支出血,建议以吸收性明胶海绵压迫为主,慎用电凝,以防闭塞。手术的下一步是分离肿瘤下极和对侧面,着重点在于保护四叠体脑组织和避免离断前撕断供血动脉。如肿瘤较大,可向前牵拉胼胝体压部,甚至切开胼胝体后部,经中间帆进入三脑室,切除肿瘤或将肿瘤推向基底静脉 - 大脑内静脉 - 大脑大静脉间隙以利于切除。也可分离基底静脉 - 大脑内静脉间隙,协助切除肿瘤或将肿瘤推向基底静脉下间隙。肿瘤切除后,三脑室后部多开放,可见双侧丘脑枕部内侧面,中脑顶部,丘脑中间块,并可探查到双侧室间孔和三脑室底部。确认止血满意后留置外引流管,常规关颅。

如肿瘤位于大脑大静脉复合体袖套外,则手术过程有所不同,其典型代表为脑膜瘤。四叠体池、大脑大静脉复合体蛛网膜袖套多位于肿瘤的前方,肿瘤切除后,才得以显现。分离肿瘤前极时,保持前方的蛛网膜的完整有利于保护深静脉系统。这种情况下,手术早期多无法经脑池释放脑脊液以降低颅内压,如肿瘤较大,可考虑脑室外引流、腰大池引流、使用脱水剂等方法。

经 Poppen 入路可切除各种生长方式的松果体区肿瘤,不存在空气栓塞和张力性气颅的危险,术后远隔部位血肿的发生率也比较低,尤其适合小儿、高龄和全身状况差的患者。

术中一旦冰冻病理检查证实肿瘤为生殖细胞瘤,多数主张结束手术。但我们认为,虽然生殖细胞瘤对放疗敏感,手术切除肿瘤可能对改善预后帮助不大,但该肿瘤质地多较软,血运丰富,术中如仅切除了部分肿瘤,残余肿瘤止血多较困难,术后出血的风险较高,肿瘤没有全切除,恢复期脑积水也难以缓解。因此,我们主张即使是生殖细胞瘤,一旦手术,也应争取全切除。

(二) 幕下入路(幕下小脑上入路,即 Krause 入路)

1913 年,Krause 首次采用幕下小脑上入路切

除 1 例松果体区肿瘤,获得成功。但随后临床应用的结果并不理想。直到 1971 年,Stein 依托显微外科技术,改良了该入路,并对相关技术进行了详细的阐述后,幕下小脑上入路才开始获得广泛应用,成为松果体区肿瘤经典入路之一,同时,宣告松果体区肿瘤显微外科时代的开始。

一般取坐位,但低龄患者或脑积水严重患者应避免采用坐位。其他体位有侧俯卧位、俯卧位、侧卧位等。不管采用何种体位,都应注意小脑幕的倾斜程度,并使头部前屈,确保较好的显露小脑幕切迹,且使术者操作舒适。

坐位时,手术床应尽量降低,患者头部屈曲使直窦与地面平行,但下颌与胸骨之间应保留至少两指的距离以保证气道通畅和静脉回流顺畅。抬高患者下肢并穿戴弹力袜以利于静脉回流。

后正中直切口,从枕外粗隆上 3cm,向下延伸至 C_4 棘突水平。常规枕下骨瓣开颅,需显露窦汇及双侧横窦近段,同时咬除枕大孔后缘。先正中切开枕大孔区硬脑膜,撕开枕大池蛛网膜,缓慢释放脑脊液,降低颅内压。Y 形剪开硬脑膜,双上支切口应达横窦缘,向顶部方向翻起硬脑膜瓣。需牺牲小脑背侧面的桥静脉,包括蚓部和半球内侧部的桥静脉,尽力保留半球外侧的桥静脉。置入牵开器往枕部方向轻抬窦汇、横窦及小脑幕,利用自身重力、脑棉片及牵开器压力使小脑下垂离开小脑幕,在幕下建立一个通向松果体区的自然通道。除脑膜瘤外,其他松果体区肿瘤大多位于四叠体池内。通过显微分离技术,打开小脑上池、四叠体池及周围池蛛网膜。肿瘤周围蛛网膜的分离,特别是蚓部和小脑半球前表面蛛网膜的广泛分离,可促使小脑进一步下垂,有利于观察肿瘤后表面下半部分。此时可见小脑中央前静脉从蚓部边缘跨越肿瘤背面汇流至大脑大静脉,需防止撕裂致出血,应电凝、离断,并分离断端使之离开肿瘤。大脑大静脉和大脑内静脉位于肿瘤的上方,被肿瘤阻挡。在肿瘤的侧方可见向内上方走行的基底静脉和动脉分支。如肿瘤小,可直接分离肿瘤两侧方,阻断脉络膜后动脉的供血分支后,进一步分离切除肿瘤。如肿瘤较大,需先行瘤内切除以缩小肿瘤体积。电凝肿瘤包膜,切开后用吸引器、取瘤钳、双极电凝,或借助超声吸引器等切除肿瘤,但要注意避免突破肿瘤包膜,特别是肿瘤上方的包膜,以防止损伤大脑大静脉及其主要属支。肿瘤减容后,向肿瘤中心方向牵拉肿瘤,由后向前螺旋状分离肿瘤,给予切除。大脑大静脉属支自身有蛛网膜袖套,沿袖套外分离肿瘤,主动离断一些小的分支,可减少静脉损伤的机会。如大的静脉分支破裂出血,最好用吸收性明胶海绵压迫止血。一旦出血,多较凶猛,但耐心压迫并借助少量纤维蛋白胶多可止血,应尽力避免电凝止血而导致静脉闭塞。通常在肿瘤切除后,三脑室后部开放,有可能观察到穹窿柱、两侧的室间孔和三脑室顶的脉络组织。应耐心止血,防止血液进入三脑室,堵塞导水管。缝合修补硬脑膜,骨瓣复位固定,分层缝合肌肉、皮下组织、皮肤。

大部分松果体区肿瘤位于大脑大静脉系统的前下方,经 Krause 入路避免了在静脉间操作的不便,降低了深静脉系统损伤的风险。肿瘤在重力和外力作用下自然下垂,有利于肿瘤与深静脉系统和中间帆的分离。坐位手术容易引流手术野渗血,保持术区干洁。术后没有视野缺损的风险。

Krause 入路主要不足之处是患者需采取坐位,发生空气栓塞的风险较高[41]。在脑积水较重的情况下,坐位手术诱发幕上硬膜外或硬膜下血肿的可能性增加。应注意预防,密切检测,并做好应急准备。具体方法有:留置中心静脉导管,胸前放置 Doppler 探头,轻度正压通气,及时封闭出血点等。如脑积水严重,最好在肿瘤切除前 1~2 周内先处理脑积水,目前推荐的方法是神经内镜下三脑室底造瘘术。

(三) 其他入路

松果体区肿瘤还可采用其他入路进行切除,主要有经大脑纵裂 - 胼胝体前部 - 穹窿间入路和经顶部纵裂 - 胼胝体后部入路[42]。我们认为这些入路均需切开胼胝体,经两侧大脑内静脉之间的间隙进入三脑室内切除肿瘤,存在入路深窄、需切开胼胝体、不能优先到达肿瘤起源部位等不足,因此,不是切除松果体区肿瘤的理想手术入路。

近十余年来,神经内镜技术发展迅速,在临床上的应用稳步增加,涉及的领域不断扩展,其中就包括松果体区肿瘤的手术。神经内镜除用于三脑室底造瘘以缓解脑积水外,还可同时进行松果体区肿瘤的活检[43]。神经内镜控制下松果体区囊肿及肿瘤的切除也已有报道[44,45]。入路主要有经侧脑室 - 室间孔 - 三脑室入路和幕下小脑上入路两种。可以预见,随着高清和 3D 内镜的推广普及,内镜下切除松果体区肿瘤的比例会进一步增加。

【病例1】

患者青年男性,初次就诊病例,临床表现为多饮多尿、双眼视物模糊和垂直运动受限,术前血和脑脊液 β-HCG 和 AFP 均正常,影像学显示松果体区占位病变,下丘脑和垂体柄区域未见明显异常(图7-0-1)。

手术入路选择:患者症状明显,术前诊断考虑为非生殖细胞瘤性生殖细胞肿瘤可能性大,手术指征明确。采用右侧枕部开颅经小脑幕入路。手术过程见图 7-0-2~ 图 7-0-9。术后病理为混合性生殖细胞肿瘤(生殖细胞瘤 + 成熟畸胎瘤),术后行全中枢神经系统放疗 + 局部追量(松果体区和鞍区)。

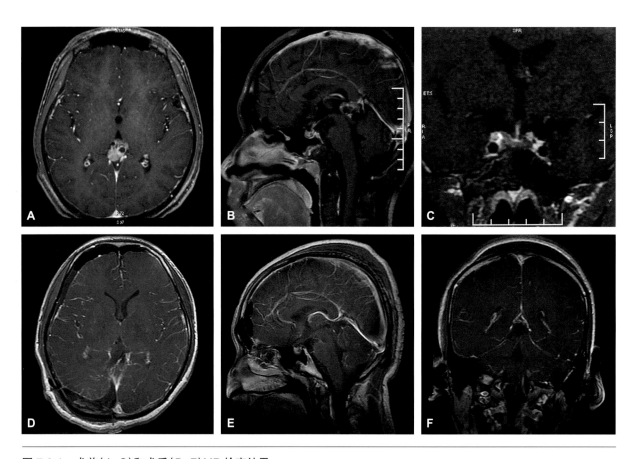

图 7-0-1　术前(A~C)和术后(D~F)MR 检查结果

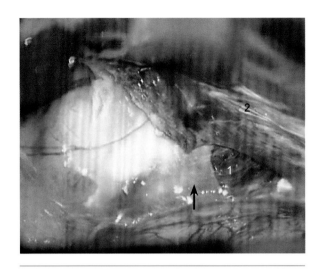

图 7-0-2 枕叶牵开并楔形切开小脑幕,暴露大脑大静脉及其蛛网膜袖套(箭头所示)

1. 大脑大静脉;2. 大脑镰

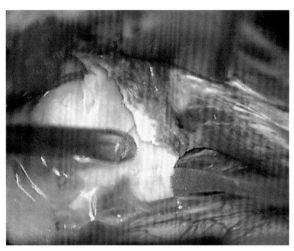

图 7-0-3 解剖并剪开大脑大静脉的蛛网膜袖套,增加大脑大静脉及其属支的活动度

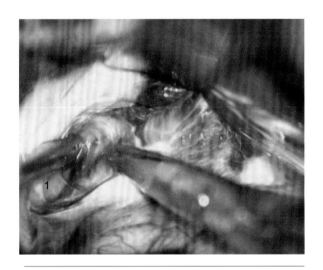

图 7-0-4 锐性分离肿瘤上表面与大脑大静脉及其属支之间的蛛网膜

1. 肿瘤

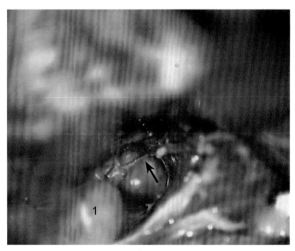

图 7-0-5 分离中注意松果体静脉的辨认

此静脉需要电凝切断(箭头所示),如未能辨认此静脉、钝性分离是造成大脑大静脉撕裂出血的常见原因之一

1. 肿瘤

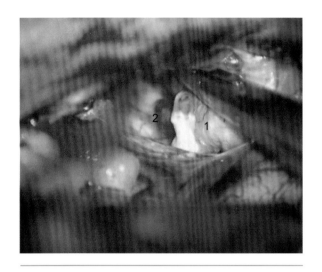

图 7-0-6 分离肿瘤的外侧界
1. 肿瘤；2. 三脑室

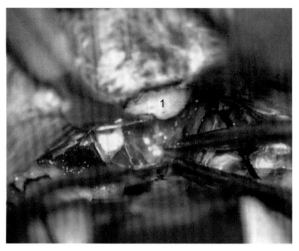

图 7-0-7 将肿瘤向后下切开分离肿瘤下界
1. 肿瘤

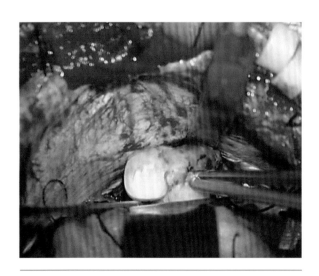

图 7-0-8 完整摘除肿瘤

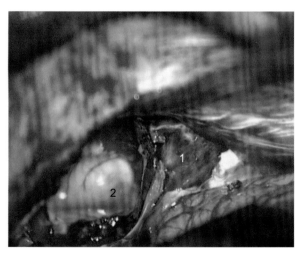

图 7-0-9 肿瘤全切后所见的深静脉及开放的三脑室
1. 大脑大静脉；2. 三脑室

【病例2】

患者女性儿童,初次就诊病例,临床表现为头痛和呕吐,术前血 β-HCG 7.93mIU/ml,AFP 1100.4μg/ml,影像学显示松果体区占位病变,合并梗阻性脑积水(图7-0-10)。

手术入路选择:患者症状明显,手术指征明确。采用右侧经额叶岛盖入路。手术过程见图7-0-11~ 图7-0-19。术后病理为未成熟畸胎瘤,术后行全中枢神经系统放疗 + 局部追量(松果体区)及化疗。

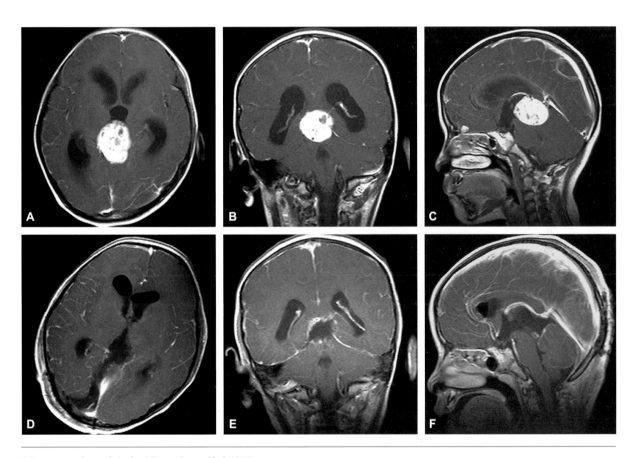

图 7-0-10 (A~C)和术后(D~F)MR 检查结果

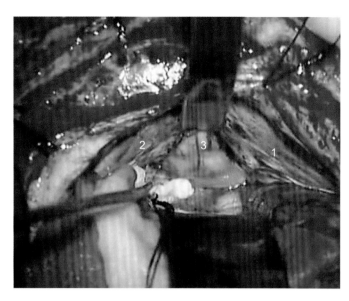

图 7-0-11　枕叶牵开并楔形切开小脑幕
1. 大脑镰；2. 小脑幕；3. 小脑蚓部

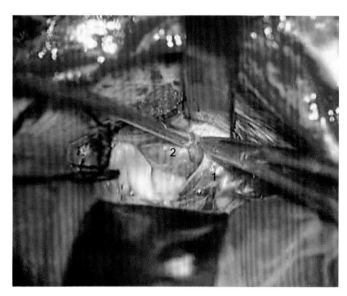

图 7-0-12　锐性分离肿瘤上表面与大脑
大静脉及其属支之间的蛛网膜
1. 大脑大静脉；2. 肿瘤

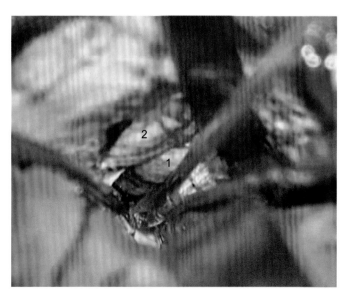

图 7-0-13　分离肿瘤外侧界
1. 肿瘤；2. 小脑蚓部

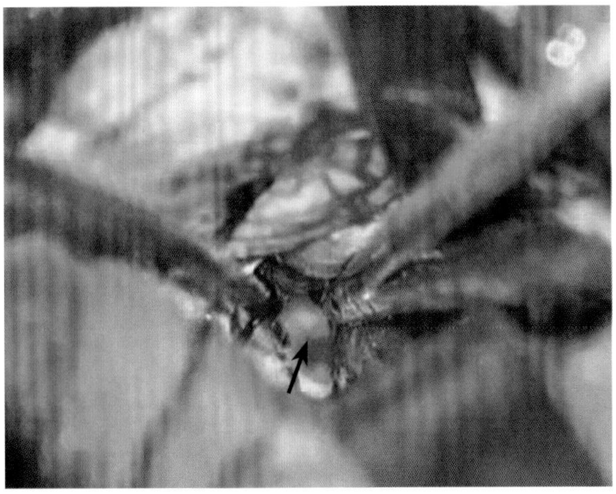

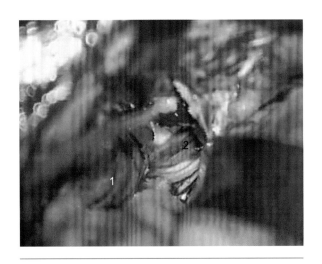

图 7-0-14　肿瘤外侧界分离完全后开放三脑室（箭头所示）

图 7-0-15　逆时针分离肿瘤上界并暴露三脑室
1. 肿瘤；2. 三脑室顶脉络丛

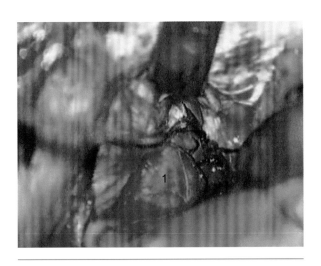

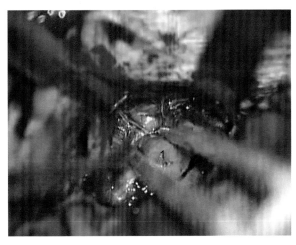

图 7-0-16　分离肿瘤的左侧界
1. 肿瘤

图 7-0-17　分离肿瘤下界的蛛网膜系带（箭头所示）
1. 肿瘤

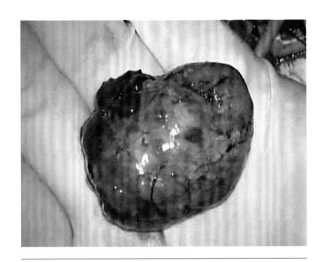

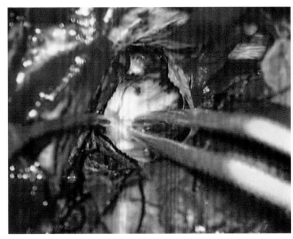

图 7-0-18　完整摘除肿瘤

图 7-0-19　肿瘤全切后开放的三脑室

十、脑积水的处理

松果体区肿瘤约 90% 并发有脑积水,脑积水的处理是松果体区肿瘤治疗策略的重要组成部分,处理是否恰当在一定程度上反映了肿瘤的治疗方案是否合理。

肿瘤治疗前,脑积水是否需要外科干预,主要取决于脑积水的严重程度、肿瘤的性质和拟对肿瘤采取的治疗方式。生殖细胞瘤对放、化疗高度敏感,实施治疗后随着肿瘤的缩小,脑积水多能同步缓解,治疗前如脑积水不重,不需要手术处理[46]。对拟行肿瘤切除术的患者,在术前是否需要先行手术以缓解脑积水方面则存在分歧。肿瘤手术前,我们基本不对脑积水进行外科干预,紧急情况下,则先行脑室外引流以缓解颅高压。也有人主张在肿瘤治疗前应先手术缓解脑积水,以改善患者的临床状况,提高肿瘤切除的安全性。对拟行坐位手术的患者,术前更应重视脑积水的处理,以降低肿瘤切除后幕上发生血肿的风险。松果体区肿瘤所导致的脑积水为阻塞性脑积水,既往的治疗方法多为脑室—腹腔分流术,现更倾向于采用神经内镜下三脑室底造瘘术,并可同时行肿瘤活检[47]。

理论上,松果体区肿瘤切除后,导水管压迫解除,三脑室后部开放,脑脊液或经导水管或经三脑室 - 四叠体池 - 环池通路循环,脑积水可缓解。然而,实际情况并非如此,文献报道的结果和我们的经验均提示肿瘤切除术后脑积水未能缓解或复发的比例均较高[48,49]。为提高术后脑积水的缓解率,降低复发率,可采取一些辅助的方法以加强脑脊液的循环,如术中同时行脑室 - 枕大池分流、脑室 - 环池分流等[48]。近五年来,我们采用术中直视下三脑室底造瘘术,即在经 Poppen 入路切除肿瘤的同时,经开放的三脑室后部,直接在三脑室底部造瘘,取得良好的效果[50,51]。与脑室 - 枕大池分流术、脑室 - 环池分流术比较,术中直视下三脑室底造瘘术的优点显而易见。

松果体区肿瘤术后脑积水问题也应引起重视,治疗的关键在于早期发现,及时处理。对术后早期出现的脑积水,可先行脑室外引流,如 1 周后脑积水仍未能根本缓解,则需改为内引流术,后期出现的脑积水也需手术治疗,首选方法为神经内镜下三脑室底造瘘术,其治疗效果与脑室 - 腹腔分流术相当[52]。

参 考 文 献

1. 王鹏,肖红,庞学利. 西部地区松果体区肿瘤治疗模式的初步调查. 第三军医大学学报,2013,35(20):2216-2219.
2. Calaminus G,Bamberg M,Jürgens H,et al. Impact of surgery,chemotherapy and irradiation on long term outcome of intracranial malignant non-germinomatous germ cell tumors:results of the German Cooperative Trial MAKEI 89. Klin Padiatr,2004,216(3):141-149.
3. Morgenstern PF,Souweidane MM. Pineal region tumors:simultaneous endoscopic third ventriculostomy and tumor biopsy. World Neurosurg,2013,79(2 Suppl):S18.e9-13.
4. Kennedy BC,Bruce JN. Surgical approaches to the pineal region. Neurosurg Clin N Am,2011,22(3):367-380.
5. 方陆雄,樊俊,李志勇,等. 松果体区肿瘤 69 例的诊治体会. 广东医学,2012,33(2):242-244.
6. Committee of brain tumor registry of Japan. Report of Brain tumor registry of Japan(1969-1996). Neurol Med Chir (Tokyo),2003,43 Suppl:1-111.
7. 王忠诚. 王忠诚神经外科学. 武汉:湖北科学技术出版社,2005:867.
8. Zacharia BE,Bruce JN. Stereotactic biopsy considerations for pineal tumors. Neurosurg Clin N Am,2011,22(3):359-366.
9. McCarthy BJ,Shibui S,Kayama T,et al. Primary CNS germ cell tumors in Japan and the United States:an analysis of 4 tumor registries. Neuro Oncol,2012,14(9):1194-1200.
10. Nakamura H,Makino K,Yano S,et al. Kumamoto Brain Tumor Research Group. Epidemiological study of primary intracranial tumors:a regional survey in Kumamoto prefecture in southern Japan - 20-year study. Int J Clin Oncol,2011,16(4):314-321.
11. Nomura K. Epidemiology of germ cell tumors in Asia of pineal region tumor. J Neurooncol,2001,54(3):211-217.
12. Gasparetto EL,Cruz Jr LC,Doring TM,et al. Diffusion-weighted MR images and pineoblastoma:diagnosis and follow-up. Arq Neuropsiquiatr,2008,66(1):64-68.
13. Magrini S,Feletti A,Marton E,et al. Gliomas of the pineal region. J Neurooncol,2013,115(1):103-111.
14. 方陆雄,朱明华,徐书翔,等. 颅内原发性生殖细胞肿瘤 162 例诊断分析. 中华神经外科杂志,2014,30(6):541-544.
15. Louis DN,Ohgaki H,Wiestler OD,et al. The 2007 WHO classification of tumours of the central nervous system. Acta Neuropathol,2007,114(2):97-109.
16. Díaz López B,Díaz Rodríguez E,Urquijo C,et al. Melatonin lifluences on the neuroendocrine-reproductive axis. Ann N Y Acad Sci,2005,1057:337-364.
17. 方陆雄,郭邦明,李志勇,等. 松果体区肿瘤致男性性早熟 8 例临床分析. 中华神经外科疾病研究杂志,

2012,11(4):327-330.

18. Kochi M, Itoyama Y, Shiraishi S, et al. Successful treatment of intracranial nongerminomatous malignant germ cell tumors by administering neoadjuvant chemotherapy and radiotherapy before excision of residual tumors. J Neurosurg,2003,99(1):106-114.

19. Matsutani M, Japanese Pediatric Brain Tumor Study Group. Combined chemotherapy and radiation therapy for CNS germ cell tumors--the Japanese experience. J Neurooncol,2001,54(3):311-316.

20. Zacharia BE, Bruce JN. Stereotactic biopsy considerations for pineal tumors. Neurosurg Clin N Am,2011,22(3):359-366.

21. Morgenstern PF, Souweidane MM. Pineal region tumors:simultaneous endoscopic third ventriculostomy and tumor biopsy. World Neurosurg,2013,79(2 Suppl):S18.e9-13.

22. Chibbaro S, Di Rocco F, Makiese O, et al. Neuroendoscopic management of posterior third ventricle and pineal region tumors:technique,limitation,and possible complication avoidance. Neurosurg Rev,2012,35(3):331-338.

23. 方陆雄,徐书翔,朱明华,等. 诊断性化疗在颅内生殖细胞瘤诊治中的作用. 中华神经外科杂志,2013,29(10):984-986.

24. Hart MG, Santarius T, Kirollos RW. How I do it-pineal surgery:supracerebellar infratentorial versus occipital transtentorial. Acta Neurochir(Wien),2013,155(3):463-467.

25. Maselli G, De Paulis D, Ricci A, et al. Posterior cranial fossa tumors:Results and prognostic factors in a consecutive series of 14 operated patients by occipital transtentorial approach. Surg Neurol Int,2012,3:85.

26. Mottolese C, Szathmari A, Ricci-Franchi AC, et al. The sub-occipital transtentorial approach revisited base on our own experience. Neurochirurgie,2015,61(2-3):168-175.

27. Oliveira J, Cerejo A, Silva PS, et al. The infratentorial supracerebellar approach in surgery of lesions of the pineal region. Surg Neurol Int,2013,4:154.

28. Qi ST, Zhang XA, Fan J, et al. Anatomical study of the arachnoid envelope over the pineal region. Neurosurgery,2011,68(1 Suppl Operative):7-14.

29. 漆松涛,樊俊,张喜安,等. 松果体区肿瘤的手术治疗(附158例报告). 中华神经外科杂志,2013,29(8):788-791.

30. Marc Sindou 原著. 吕健,龙江主译. 神经外科实践手册-大师们的论述(第1卷). 昆明:云南科技出版社,2013:59-61.

31. Meguro T, Sasaki T, Haruma J, et al. Transient homonymous hemianopsia due to thrombosis of the confluence of sinuses after occipital transtentorial removal of pineal region tumor. No Shinkei Geka,2010,38(10):927-931.

32. Ueyama T, Al-Mefty O, Tamaki N. Bridging veins on the tentorial surface of the cerebellum:a microsurgical anatomic study and operative considerations. Neurosurgery,1998,43(5):1137-1145.

33. Jakola AS, Bartek J Jr, Mathiesen T. Venous complications in supracerebellar infratentorial approach. Acta Neurochir(Wien),2013,155(3):477-478.

34. Nayar VV, Benveniste RJ, Lang FF. A novel technique for planning surgical approaches to the pineal region by using external cranial landmarks. J Neurosurg,2010,113(5):1000-1003.

35. Raco A, Agrillo A, Ruggeri A, et al. Surgical options in the management of falcotentorial meningiomas:report of 13 cases. Surg Neurol,2004,61(2):157-164.

36. Chaynes P. Microsurgical anatomy of the great cerebral vein of Galen and its tributaries. J Neurosurg,2003,99(6):1028-1038.

37. Rhoton, A.L. 著,刘庆良译. RHOTON 颅脑解剖与手术入路. 北京:中国科学技术出版社,2010:725.

38. Rhoton, A.L. 著,刘庆良译. RHOTON 颅脑解剖与手术入路. 北京:中国科学技术出版社,2010:728.

39. 樊俊,漆松涛,张喜安,等. 中间帆及其相关膜性结构的显微解剖学研究. 中华神经外科杂志,2013,29(2):174-177.

40. 樊俊,漆松涛,张喜安,等. 松果体区脑池和蛛网膜的显微解剖研究. 中国临床解剖学杂志,2011,29(1):1-6.

41. Lindroos AC, Niiya T, Randell T, et al. Sitting position for removal of pineal region lesions:the Helsinki experience. World Neurosurg,2010,74(4-5):505-513.

42. Jia W, Ma Z, Liu IY, et al. Transcallosal interforniceal approach to pineal region tumors in 150 children. J Neurosurg Pediatr,2011,7(1):98-103.

43. Chibbaro S, Di Rocco F, Makiese O, et al. Neuroendoscopic management of posterior third ventricle and pineal region tumors:technique,limitation,and possible complication avoidance. Neurosurg Rev,2012,35(3):331-338.

44. Uschold T, Abla AA, Fusco D, et al. Supracerebellar infratentorial endoscopically controlled resection of pineal lesions:case series and operative technique. J Neurosurg Pediatr,2011,8(6):554-564.

45. Tseng KY, Ma HI, Liu WH, et al. Endoscopic supracerebellar infratentorial retropineal approach for tumor resection. World Neurosurg,2012,77(2):399.

46. Shibamoto Y. Management of central nervous system germinoma:proposal for a modern strategy. Prog Neurol Surg,2009,23:119-129.

47. Al-Tamimi YZ, Bhargava D, Surash S, et al. Endoscopic biopsy during third ventriculostomy in paediatric pineal region tumours. Childs Nerv Syst,2008,24(11):1323-1326.

48. 张治元,王汉东,史继新,等. 松果体区肿瘤导致脑积水的处理. 中华神经外科杂志,2011,27(10):1013-1015.

49. Kodera T, Bozinov O, Sürücü O, et al. Neurosurgical venous considerations for tumors of the pineal region resected using the infratentorial supracerebellar approach. J Clin Neurosci, 2011, 18(11): 1481-1485.

50. Pitskhelauri DI, Konovalov AN, Kornienko VN, et al. Intraoperative direct third ventriculostomy and aqueductal stenting in deep-seated midline brain tumor surgery.

Neurosurgery, 2009, 64(2): 256-267.

51. 方陆雄, 邱炳辉, 肖罡, 等. 枕部经小脑幕入路松果体区肿瘤切除术中直视下第三脑室底造瘘术. 中国微侵袭神经外科杂志, 2011, 16(5): 197-199.

52. 方陆雄, 邱炳辉, 黄广龙, 等. 枕下经小脑幕入路松果体区肿瘤切除术后脑积水的处理. 中国微侵袭神经外科杂志, 2007, 12(7): 308-310.

第一节　颅颈交界部膜性结构变化与脊髓空洞症

一、颅颈交界部膜性结构的解剖特点

寰枕筋膜是颅脑和脊髓中较为特殊的膜性结构,其从来源上可以认为是硬膜的外层或者是硬膜外的结缔组织,其可以异常致密和增厚从而形成束带,造成局部卡压,阻塞枕大池引起脑脊液循环梗阻,甚至直接压迫延颈髓,导致长束损害表现。而寰枕筋膜下方的硬膜层在该部位也有很大不同,其往往较之颅内或椎管内其他部位的硬膜更为致密,在做硬膜外剥离的过程中,可以发现该部位的硬膜往往能分离出多层较致密的纤维。在部分患者此处硬膜间还有发达的枕窦与寰窦,在剪开硬膜时引起明显出血,需要谨慎处理。而枕大池处的柔脑膜(蛛网膜与软脑膜)可以因为各种炎症、出血或肿瘤压迫等导致不同程度的粘连,阻塞枕大池、第四脑室出口(中孔与侧孔)和延髓前池等部位,继发脑脊液循环障碍。另一个重要特点是,枕骨大孔区的先天性骨性发育畸形,包括寰枕融合、扁平颅底、颅底凹陷等,更由于侧方关节的不稳和畸形导致寰枢椎脱位,从而继发无菌性慢性炎症,引起局部的上述膜性结构粘连,从而出现脑脊液循环梗阻。这点在例如 Chiari 畸形常常伴随颅底凹陷或扁平颅底,枢椎齿状突后突压迫延髓等情况下常有发生,且其结果是最终造成脑脊液经延髓前池回流障碍,从而出现脊髓空洞、脑积水等。

结合上述的特点,枕骨大孔区的蛛网膜下腔(脑池,见图 8-1-1)其通畅程度受到多因素的影响,例如颅内压力增高、颅腔容积缩小、局部粘连与占

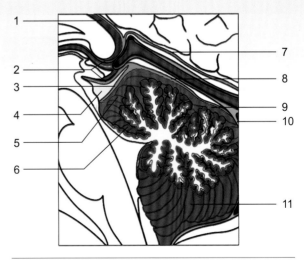

图 8-1-1　枕大池及其邻近结构
1.后胼周池;2.蛛网膜袖套;3.小脑前中央膜;4.四叠体池;5.小脑上池;6.小脑中脑裂池;7.枕叶底面蛛网膜;8.小脑上表面蛛网膜;9.上脑上池;10.硬膜;11.枕大池

355

位病灶（出血、肿瘤与骨性畸形）等均可导致脑脊液循环梗阻，而局部的膜性结构异常往往是最为重要的直接因素。

二、脊髓空洞的基本概念

（一）脊髓空洞的定义

脊髓空洞（syringomyelia，SM）是指各种原因导致的脊髓内管状空腔，狭义则限定于与肿瘤和炎症无关的髓内空洞，包括两种类型：①脊髓中央管扩张，约 30%~70% 合并 Chiari 畸形（Arnold-Chiari malformation，ACM）；②脊髓实质内腔隙积液。文献报道的 Chiari 畸形造成脊髓空洞的成因：一百多年来无数学者进行了大量的研究，从解剖学到分子生物学、利用 MR 电影、术中和术后超声观察脑脊液流体动力学变化，甚至用仿生数字模型模拟空洞形成过程，仍然不能明确其发病的真正原因[1]。

目前被多数人认可的有以下几种学说：①水锤效应：1965 年 Gardner 提出的流体动力学说，梗阻导致后颅窝脑脊液压力梯度，脑脊液搏动冲击脊髓中央管，逐渐形成 SM[2]，该理论应用最广。②压力分离学说：1969 年 Williams 提出颅内与椎管内压力分离学说，认为反复突然的颅内静脉压增高导致颅内压骤然上升，促使脑脊液进入开放的脊髓中央管，慢慢扩张形成脊髓空洞。有报道在术中发现脊髓中央管上口处的淡黄色薄膜可能起到活瓣作用，支持这一假说[3]。③渗透学说：1972 年 Ball 和 Dayan 提出，脑脊液脊髓实质渗透学说，推测由于椎管脑脊液回流受阻，使椎管脑脊液顺着血管周围间隙和神经根轴，经脊髓实质进入中央管形成空洞[4]。1994 年 Oldfield 等[5]提出下疝的小脑扁桃体起到活塞作用，静脉压和蛛网膜下腔压力反复一过性升高，长期作用使脊髓血管周围间隙扩大，脑脊液由此渗入而形成空洞。2004 年 Levine[6]提出因枕大孔处蛛网膜下腔的梗阻，咳嗽、体位改变及心跳等引起的脑脊液波动，在阻塞上方形成一过性脑脊液高压，在阻塞尾端由于血管口径的差别形成机械压力，机械压力加上静脉和毛细血管扩大，部分打破了血-脑脊液屏障，导致晶体超滤，低蛋白液积聚，最终形成空洞。④脊髓微管学说：脊髓在发育过程中有微管的残留，到成年时逐渐扩大形成空洞。解剖证实有微管残留。

（二）脊髓空洞成因的复杂性

笔者认为空洞形成是多因素综合作用的结果，以下举例说明。在本单位治疗的脊髓空洞症中，年龄最小者仅 3 岁，以颜面比例失调、颅高压和行走困难就医，CT 与 MRI 显示梗阻性脑积水，小脑扁桃体下疝和颈胸段脊髓空洞。

从图 8-1-2 可以看出，患儿存在不同程度的颅底凹陷，导致颅后窝容积较小。同时，小脑、脑干和第四脑室等组织结构仍在发育。因此，先天性骨性畸形导致的颅后窝容积相对狭小和该颅腔脑组织不断增长形成主要矛盾，是小脑扁桃体下疝的始动因素。此后，当小脑扁桃体下疝，因枕大孔区骨性"闸门"卡压，导致脑脊液循环梗阻，形

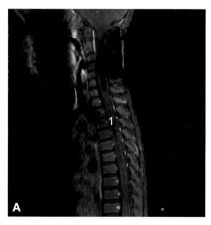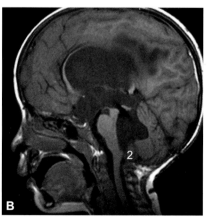

图 8-1-2　Chiari 畸形并脊髓空洞儿童，空洞位于 C$_4$ 以下颈胸髓

A. 矢状位颈椎 MRI 平扫，显示颈$_2$~胸$_8$ 的脊髓空洞；B. 寰枕交界区 MRI 放大显示，可见下疝的小脑扁桃体堵塞四脑室出口，继发梗阻性脑积水

1. 脊髓空洞；2. 下疝的小脑扁桃体

成颅内与椎管内压力分离,脑脊液搏动造成水锤效应,逐渐形成脊髓空洞。本例术中还发现第四脑室中孔被蛛网膜粘连束带堵塞,造成脑积水。单纯脑积水不会引起小脑扁桃体下疝及脊髓空洞,但是,脑积水会增加颅内压,加重小脑扁桃体下疝,增强水锤效应,从而加速脊髓空洞形成与扩张。按理说,这样造成的空洞应该在枕大孔附近,然后逐渐向远处扩张。然而,本例患儿的脊髓空洞并非在延颈髓,而是在 C_4 以下的颈胸髓,显然难以单用 Gardner 的流体动力学说(水锤效应)和 Williams 的颅内与椎管内压力分离学说这两种理论解释成因,可能还存在影像学上尚未发现的局限性解剖异常,例如脊髓微管扩张或脊髓周围血管间隙扩大,脑脊液缓慢渗透引起脊髓空洞。但是,即使空洞远隔枕大孔区,该区域的手术减压和枕大池重建却能够缩小脊髓空洞(图 8-1-3),又在提示不能否认"水锤效应"和"颅内与椎管内压力分离"学说。

此外,还需要注意其他因素在空洞形成中的作用。图 8-1-3 显示除 Chiari 畸形外,其实患者还存在来自颅颈交界部对延颈髓腹侧的压迫,该患者斜坡倾斜角扁平,枕大孔腹侧软组织团块直接压迫和向后推移延颈髓交界部,使延颈角缩小变锐。这种腹侧的压迫使得桥前池起始部和延髓前池梗阻,影响脑脊液从第四脑室、椎管经小脑延髓池、再经延髓前池和桥前池向幕上回流,也造成部分性的颅-脊压力梯度,可能是脊髓空洞在术后次日消失(梗阻解除,图 8-1-3B),3 个月后又较

术后次日略有增大的原因(腹侧卡压,图 8-1-3C)。这也是许多颅颈交界部腹侧骨性或者软组织畸形导致脊髓空洞的成因,往往在腹侧畸形矫正后脊髓空洞随之缓解。

从另一个角度看,在后颅窝和枕大孔区常见肿瘤,例如脑膜瘤或神经鞘瘤,瘤体较大时占位效应也会明显,但是却罕见引起脊髓空洞(图 8-1-4),是因为脑脊液循环梗阻较轻,邻近脑池仍有间隙可以使脑脊液维持正常循环,不像上述畸形导致慢性炎性粘连,使局部脑池明显闭塞,出现一系列异常反应,最终形成脊髓空洞。也有报道提出斜坡倾斜角与小脑扁桃体下疝的程度和脊髓空洞的形态有关。

Stovener 等[7]提出当小脑扁桃体下疝 9~14mm 时最易并发脊髓空洞。还有国外学者应用磁共振相位对比电影法证实患者枕大孔区脑脊液循环障碍,脑脊液循环的流动增强、流速增加,是脊髓空洞形成的重要动因[8]。

综上所述,可以看出:颅后窝容积较小是 ACM 的常见始动因素。目前公认随着人体的发育,体积不断增加的后颅窝脑组织无法被相对狭小的颅后窝容纳,导致小脑扁桃体甚至延髓逐渐被挤入上段颈椎管内,形成 ACM。然后在多种流体动力学因素持续作用下,慢慢出现脊髓空洞,这是最常见的原因。而延髓腹侧的骨性或软组织压迫造成局部脑脊液循环梗阻,衍变成脊髓空洞的原因可以用前述流体动力学原理解释。但是,笔者以为,在众多的影响因素中枕大孔区蛛网膜粘

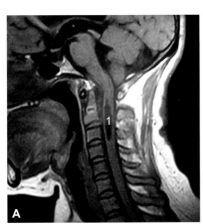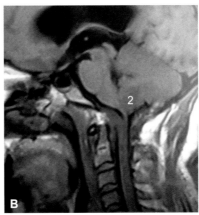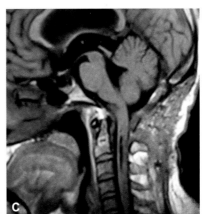

图 8-1-3　术前、术后 MRI 检查结果对比
A. 术前空洞在 C_{2-3};B. 术后次日空洞消失;C. 术后 3 个月空洞较术后次日略增大
1. 脊髓空洞;2. 小脑扁桃体

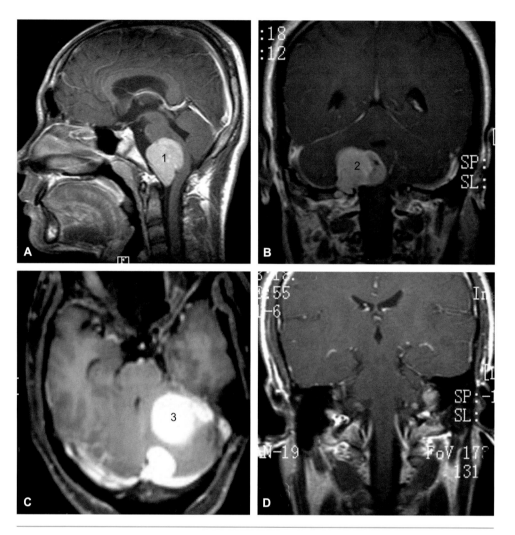

图 8-1-4　后颅窝肿瘤常常未见明显脊髓空洞

A. 斜坡脑膜瘤,延颈角缩小,延髓和上颈髓明显背曲,但无脊髓空洞;B. 枕大孔区右侧肿瘤,无脊髓空洞;C、D. 后颅窝及枕大孔区多发肿瘤(血管周细胞瘤),并未引起脊髓空洞

1. 岩斜脑膜瘤;2. 神经鞘瘤;3. 血管周细胞瘤

连最重要! 因为许多该部位肿瘤并不引起脊髓空洞,而脊髓中央管扩张者约 30%~70% 合并 ACM,ACM 合并 SM 者术中常见明显的枕大池蛛网膜粘连(见本节病例 1)。

笔者经治一例患者,因怀疑脑积水入院,MRI 并未发现明显脑积水,显示小脑发育不良,无 ACM,枕大池扩张显著,颈髓空洞(图 8-1-5)。但是,仔细观察可以发现该患者上颈髓背侧与硬膜紧密粘连,术中探查见枕大池与 C_{1-3} 椎管内蛛网膜广泛炎性粘连,阻塞了局部脑脊液循环。术中施行了粘连松解,包括开放第四脑室中孔。术后早期空洞缩小,术后 2 个月因小脑下垂、粘连和硬

膜外积液使 SM 复发和脑积水明显加重,其也支持炎症粘连是 SM 发病的核心因素。

三、临床表现

ACM 的临床表现特点包括:①长束受压:强迫头位,颈项痉挛强直,头痛和颈项疼痛;②小脑损害表现:共济失调,平衡障碍;③寰枕畸形:颈项粗短,疼痛,头部运动受限;④脑脊液循环梗阻:阻塞性脑积水,颅高压。

SM 临床表现特点包括:①感觉障碍:节段性或分离性感觉障碍(痛温觉消失或减退,深感觉存在);②运动症状:上肢因下运动元损害出现肌萎

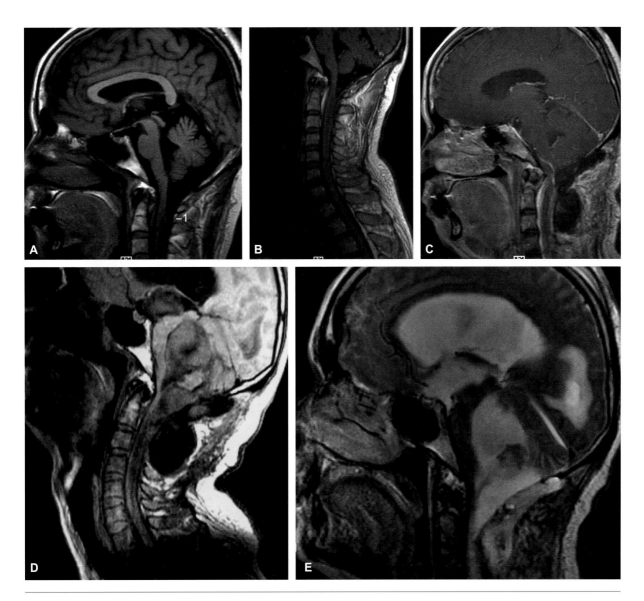

图 8-1-5　一例因蛛网膜粘连造成脊髓空洞的病例
A、B. 术前 MRI 显示颈髓空洞,无 ACM 但上颈髓背侧粘连;C. 枕大孔区减压后空洞缩小;D、E. 术后 2 个月因小脑下垂和粘连,加上局部硬膜外积液,导致 SM 复发与明显脑积水
1. 上颈髓粘连部位

缩、肌力和肌张力下降,早期以手部肌为主,严重时出现爪形手,下肢因上运动元损害引起轻度瘫痪,肌张力增高,跛行,后期可以出现脊柱侧弯;③后组脑神经麻痹:出现吞咽困难、饮水呛咳、声音嘶哑、咳嗽无力、呼吸不畅;④自主神经损害症状:少汗、皮温低、指端 / 指甲过度角化、萎缩、无光泽,晚期大小便障碍。

四、诊断与分型

(一) ACM 诊断与分型

诊断依据:临床表现方面通常出现前述症状与体征,且该类患者常常颈项粗短、后发际线低。

MRI:最重要,矢状位显示小脑扁桃体疝入枕大孔下方 >5mm,枕大池明显缩小或闭塞。可以伴随脊髓空洞和脑积水。CT:显示骨性畸形好,必要时需重建三维图形。

临床分型上,目前通常采用的是 Gardner 的 3分型,Ⅰ型较为常见常见,表现为小脑扁桃体和小脑下部疝入椎管内,但是第四脑室和延髓形态正常,多合并 SM (图 8-1-6A、B)。Ⅱ型是指在Ⅰ型的基础上伴发第四脑室和延髓下移和拉长,常合并脑积水(图 8-1-6C)。Ⅲ型存在枕部或上颈段脑脊膜膨出,延髓、小脑、第四脑室下移并疝入前述缺损腔内。少见,好发于婴幼儿。

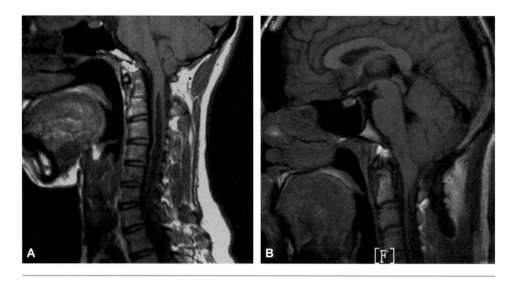

图 8-1-6 ACM Ⅰ型和Ⅱ型
A. ACM Ⅰ型患者伴发脊髓空洞;B. ACM Ⅱ型,可见延髓同时下疝至上颈段椎管内,延髓有细小空洞

MRI 分型:Pillay 等[9]主要根据 MRI 表现提出分 2 型。A 型:ACM+SM,相当于Ⅰ型;B 型:单纯的 ACM。在 Pillay 基础上有报道又提出了 C 型:A 或 B 型+颅颈交界部其他骨性畸形。这种分型主要对治疗的手术方式有指导意义,单纯的 ACM,如下疝不明显且不伴 SM,临床表现不严重的情况下,可以考虑观察。而合并 SM 的 ACM,需手术行寰枕减压以及硬膜扩大修补等。而如合并有骨性畸形和寰枢椎脱位等,则需同时行枕颈或者寰枢椎固定融合。此外还有 Bindal 分型:由 Bindal 等[10]根据临床和 MRI 表现提出分 5 型。A 型:无症状和体征;B 型:仅有脑干受压表现;S 型:仅有脊髓空洞表现;BS 型:脑干受压和脊髓空洞同时存在;BSX 型:脑干受压伴无症状脊髓空洞。

笔者认为,Gardner 分型是基础,作为早期的研究主要是根据影像学和术中所见分型,能够满足后路减压术需求。Pillay 分型在 MRI 广泛使用后提出,简单、易记,在仅仅采用单纯后路减压术或联合空洞分流术时非常实用。Bindal 分型关注临床表现,稍为复杂,作为治疗方法选择的依据则更好。这也反映出随着研究不断加深和医疗技术不断进步,分型也更加合理。

(二) SM 诊断与分型

SM 诊断:脊髓空洞缺乏统一的诊断标准,目前默认以脊髓 MRI 矢状位扫描为依据,正常情况下髓内无空隙,中央管不可见,因此,一旦在矢状

位见到扩张的中央管或异常腔隙即可诊断 SM。目前尚缺乏 SM 的分型,有研究探讨了斜坡倾斜角与 SM 的关系,将 SM 分成 4 种类型——局灶型、细长型、串珠型和膨胀型,认为这 4 型是空洞发展的不同阶段。但是,笔者认为此分型看来目前还缺少足够证据。

五、治疗

(一) 治疗的指征

文献报道中极少数 ACM 与 SM 可自愈者,认为可能是因为幼儿颅脑发育变化使小脑扁桃体上升,或各种原因导致的枕大池蛛网膜下腔再通等,也有妊娠后原因不明的小脑扁桃体上升和空洞缓解的个案[11]。因此,笔者认为无症状与体征,仅仅只有 ACM,属于 Pillay B 型或 Bindal A 型者,可以观察,而其余的类型均应该接受手术治疗。手术的主要目的是阻止或减缓病情进展,缓解脑积水,减低脊髓张力和略微改善脊髓功能,而无力改善慢性进展的脊髓陈旧性损害。

(二) 手术治疗方法与选择依据

1930 年 van Houweninge Graftdijk 首次采用颅后窝减压术治疗 Chiari Ⅰ型畸形,此后八十多年来神经外科医生们不断的努力使得手术治疗方法逐渐趋于成熟和获得较为肯定的效果[12]。由于术式简单、安全和有效,颅后窝减压术单独使用或联合枕大池重建术已经成为首选疗法。下面就手术

相关的一些问题进行讨论。

1. 手术治疗的理论依据　解除枕大孔区梗阻（减压和扩容），复位与保持颅颈交界部稳定，以恢复和保持脑脊液循环通畅，这样脊髓中央管失去扩张的动力，脊髓空洞将缩小，最终脊髓张力恢复正常，症状部分缓解，功能改善。

2. 常用式式　所有术式均依照上述原理设计或改进，目前常用术式如下：①枕大孔区减压，包括骨性减压、寰枕筋膜与硬膜外层切除；②蛛网膜下腔松解；③枕大池重建；④空洞液抽吸或释放；⑤空洞引流；⑥颈椎管减压，颅颈交界部畸形的复位与内固定。

3. 术式及适应证简介　枕大孔区减压：主要适用于症状性 Chiari 畸形伴或不伴随脊髓空洞，也即 Bindal 分型中除 A 型外的其余 4 型均适用。采用枕下后正中直切口，骨性减压需要切除小脑扁桃体表面的枕鳞、开放枕大孔后缘，多要切除寰椎后弓。膜性减压要剪开硬膜，显微镜下松解局部蛛网膜粘连，敞开第四脑室中孔和侧孔，人工硬膜扩大修补寰枕部硬膜以重建枕大池。期间，切除或缩小小脑扁桃体非常关键，硬膜外放置引流后常规分层缝合关闭切口。

空洞液处理：一般来说不需要单独处理，在寰枕交界部减压与松解过程中，顺便探查脊髓中央管上口，如果能经此抽吸空洞液，则空洞迅速缩小、瘪陷。如果仅仅存在独立的症状性脊髓空洞，可以选择空洞-蛛网膜下腔引流术，以缩小空洞。

颈椎管减压与颅颈交界部内固定：当小脑扁桃体下疝较长，明显低于 C_2 椎板上缘，可能需要切除该节椎板以充分减压。C_1 后弓和 C_2 椎板切除后引起颈椎后柱不稳定，尤其是 C_2 椎板和棘突是上颈部众多肌肉的附着点，其切除后将对颈椎稳定性造成较大影响。且合并寰枕畸形的病例，如寰枕融合、寰枢椎脱位、侧方关节不稳等情况，造成齿状突水平和（或）垂直脱位，将从腹侧对延髓和上颈髓造成压迫，此时手术需同时实施内固定。部分垂直脱位严重时，需要麻醉后牵引复位缓解压迫并直接后路内固定；或先从前路减压，联合后路内固定。

脑积水处理：梗阻性脑积水在疏通第四脑室出口后多会自行缓解，如果术后脑积水持续存在，可在神经内镜下行第三脑室底造瘘术，如果条件不具备也可以考虑脑室分流术。

4. 术式争议与改进

（1）膜性减压与枕大池重建的必要性：部分学者，特别是一些骨科医生主张仅仅骨性减压或增加硬膜外层切开，认为这样也可以满足减压需求，术后 SM 能够缩小。但是由于病例数较少，缺乏长期随访结果支持，尚未能被公认。个别作者报道使用术中超声判断骨性减压后局部脑脊液循环状态，以协助判断是否切开硬膜，可以参考，但是效果需要长期随访结果支持。2008 年 Durham 和 Fjeld-Olenec 对单纯颅后窝减压术和颅后窝减压术联合枕大池成形术治疗 Chiari I 型畸形的疗效进行的系统评价和 Meta 分析结果提示，相对于单纯颅后窝减压术，颅后窝减压联合枕大池成形术有可能减少再次手术[13]，而这一点对于防止复发、保持术后疗效持久具有意义。

对于单纯的 ACM+SM，绝大多数学者认同骨性减压 + 膜性减压 + 重建枕大池术式，而且这种趋势越来越强烈！原因是单纯的骨性减压不能完全解除脑脊液循环梗阻，而炎性粘连是 ACM 并发 SM 的主要原因，如果不做蛛网膜松解就无法充分解除梗阻。不能解除梗阻，SM 的缩小持续时间有限，会较快复发，宣告手术无效。要彻底解除梗阻，使减压效果持久，必须处理小脑扁桃体和重建枕大池。综合上述观点，笔者以为骨性减压 + 膜性减压 + 重建枕大池最有效、最持久，可以作为绝大多数患者的手术选择（合并延颈髓腹侧的骨性畸形者例外）。对于婴幼儿患者，病史较短、脑干与脊髓损害不重者，估计局部粘连较轻，可以在超声引导下决定是否切开硬膜。而合并脑积水，或者病史长、临床表现重者，必须接受膜性减压（见本节病例 1）。重建枕大池有助于防止血性液渗入蛛网膜下腔，避免小脑半球或小脑扁桃体背侧软脑膜与枕项部肌肉粘连，延缓或阻止脑脊液循环再次梗阻，维持减压效果，阻止 SM 复发[14]。

（2）骨性减压范围：采取枕部大骨瓣减压，认为这样减压彻底，目前仍有少数医生使用这一减压范围。殊不知，范围过大的减压会引起小脑半球下垂，再次堵塞枕大池，并引起局部蛛网膜下腔粘连，促使 SM 与脑积水复发[15]。

近年有个别学者尝试不打开寰椎后弓，仅仅使用枕鳞下部小骨窗减压在神经内镜下切除下疝的小脑扁桃体，术后骨瓣复位固定，因病例数太少，有待进一步研究后确认[16]。目前，有限的颅后窝减压逐渐成为趋势[17,18]，当前普遍采用的枕部骨窗范围约3cm,或者说显露到小脑延髓池与小脑延髓侧池,满足局部蛛网膜松解、打通四脑室中孔与侧孔,以及处理下疝小脑扁桃体即可,这样可以防止小脑下垂,减少脑脊液循环再梗阻,避免SM与脑积水术后复发[14]。

(3)小脑扁桃体处理:在打开硬膜后处理下疝的小脑扁桃体是大多数神经外科医生的选择,目的是缩小或者消除小脑扁桃体对小脑延髓池的占位,疏通小脑延髓池的脑脊液循环,以解除梗阻,缓解局部高压引起的各种流体力学不良效应,让SM的扩张失去驱动力,促使SM缩小。文献报道多采用小脑扁桃体消减术式,笔者常常使用电灼皱缩术式,认为后者既可以达到维持小脑延髓池形态,又能够防止小脑创面形成新的粘连,效果更好也更加持久[14](图8-1-7)。

(4)硬膜切开与缝合技术:既往常用Y形剪切与缝合硬膜,缺点是小脑延髓池下半扩大不足。最近几年流行工形切开与修补技术,能够较好地弥补小脑延髓池下半扩大的需求,减压更充分。另外,需要避免过度扩大修补,使得补片塌陷,容易与小脑半球或残存小脑扁桃体粘连,导致手术失败,SM与脑积水复发。笔者主张将扩大修补的硬膜缝吊在骨窗边缘的软组织上,像帐篷样撑

开,以维持术后小脑延髓池通畅,减少再次粘连和阻塞的可能性。为防止血性液反流入硬膜下,造成局部再次粘连,硬膜要求不漏水缝合(连续缝合)[14]。

(5)蛛网膜松解要求:小脑延髓池及其周边的蛛网膜炎性粘连是ACM诱发SM的核心因素,因此要彻底松解粘连,打通第四脑室全部流出道(中孔与侧孔),恢复脑脊液循环通畅。如果将蛛网膜就近缝吊在硬膜上,可能会更加有利于保持小脑延髓池脑脊液的流通。

(6)ACM减压术的引流管置放:为避免硬膜外血性液反流到硬膜下,一般硬膜下不留置引流管,而硬膜外可以留置外引流管。

(7)SM引流必要性与置管技术:接受枕大孔区减压术后SM多可自行缩小,不需要单独手术处理。在2种情况下可以考虑SM引流术,首先是不伴随ACM或其他骨性畸形的独立的SM,其次是枕大孔区减压术后SM无变化或继续扩张。在前者因为无其他原因可寻,只能接受SM引流以缩小空洞;后者提示减压术失败,行SM引流术以作为补救手段,但存在引流后SM缩小而症状、体征无改善的可能性(图8-1-8)。SM何时接受引流是有条件的,Fujii等主张在空洞与脊髓横径的

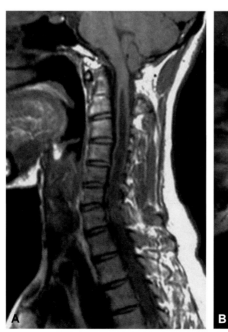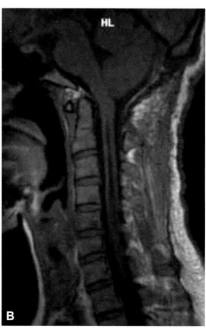

图8-1-7　ACM合并SM减压手术前后影像学结果
A.减压术前;B.小骨窗与膜性减压+小脑扁桃体电灼皱缩+枕大池重建后,ACM缓解,SM缩小,颈椎曲度改善

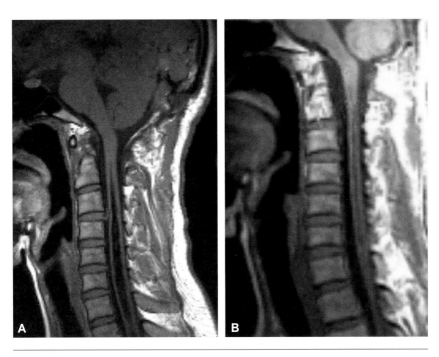

图 8-1-8　ACM 合并 SM 一例
A. ACM 减压后 SM 未缩小;B. 在下端引流后 SM 消失,但临床表现无改善

比值 >35% 时才行空洞引流术,因为当空洞与脊髓横径比值 <35% 时,放置引流管容易损伤脊髓实质[19]。

　　另外,在穿刺脊髓的位置上有些变化,欧洲有人提出从后中央沟穿刺较顺脊髓后根置管更容易造成脊髓损伤,所以主张顺脊髓后根置管。即使如此,也有因电生理监测发现脊髓损伤,改行枕大孔区减压者。总而言之,合并 ACM 的 SM,在初次处理时不主张单独行空洞引流术[20]。

　　(8) 术中电生理监测:目的是提醒术者避免延颈髓或者脊髓其他节段的损伤。ACM 在接受枕大孔区减压时,因为要广泛松解蛛网膜粘连,因此在局部粘连严重时可能损伤延髓或上颈髓,加重已有神经功能损害或造成新的神经功能障碍,故建议在术中使用神经电生理监测,引入神经电生理监测可以减少或避免永久性脊髓损害发生。

　　(9) 枕大孔区减压术后外固定问题:如果寰椎后弓部分切除,术后应该颈围外固定 1 个月以上;假如寰椎与枢椎均接受了后柱部分切除,未做内固定,则应该外固定 2~3 个月,以避免椎体移位,造成脊髓损伤。

　　(10) 前路减压与后路融合固定问题:当延颈髓的压迫来自腹侧时,不宜单独使用枕大孔区减压术,那样必然加重颅颈交界部的不稳定,SM 不会缓解,或者暂时减轻又很快复发,且潜在新增或加重颈椎滑脱的极大风险。文献报道 Chiari 畸形合并颅底凹陷可以接近 12%[21],而颅底凹陷者中约 46% 伴随寰枢椎脱位[22],换言之,也就是约 6% 的 Chiari 畸形患者可以合并寰枢椎脱位。因此,去除腹侧压迫,恢复小脑延髓前池和桥前池起始部的空腔,通畅局部脑脊液循环就成为消除该类患者 SM 形成与扩大的驱动力的必要措施。

　　周定标教授率先在国内开展先经口咽入路磨除枢椎齿状突,再行后路复位、融合与内固定。王超教授做了术式改进,不再磨除枢椎齿状突,仅仅先从前路松解齿状突周围炎性结缔组织,随后行后路融合固定,简化了操作。但是,前路手术需要气管切开,术后需要较长时间留置鼻饲管,在从前路改后路手术时要变换体位,患者转身过程中存在颈椎脱位的风险,且操作较复杂。简化手术、降低风险成为趋势,因此后路减压 + 复位 + 植骨融合固定渐渐被越来越多的人所接受。国内有学者采取经后路复位内固定联合颅后窝小骨窗减压术治疗合并脊髓空洞症、寰枢椎脱位及颅底凹陷的 Chiari I 型畸形,认为能够显著改善患者预后、缩小脊髓空洞[18]。对于后路复位与内固定的指征,有人认为当颅底角 <120° 时需要实施[23]。

术中不必追求骨性畸形的完全复位,复位≥50%同样可以达到 SM 缩小和临床症状减轻的目的(图8-1-9)[18]。对于不可复性的腹侧压迫,Tubbs 等主张先行前路减压,再做后路融合内固定[24]。有骨科医生在导航与模拟系统引导下经口咽反向行 C₁₋₂ 内固定,省却了后路手术,但一则需要该单位自制的 TARP 系统,二来是污染切口潜在感染风险,使得应用推广受限[25]。而且,该骨科单位也在尝试直接后路手术处理枢椎齿状突问题[26]。

因此,直接后路复位与融合固定成为新的趋势,仅仅在复位失败,临床症状、体征无改善时才考虑前路减压术。

尽管寰枕畸形并脊髓空洞的个体间差异大,但我们认为确定的扩大后颅凹容积、恢复正常脑脊液循环的路径、梳理重建寰枕部膜性结构、同时重建寰枕部的骨性生物力学稳定,是手术的核心内容与目的。这样既可以保证手术疗效,又可减少复发的可能。

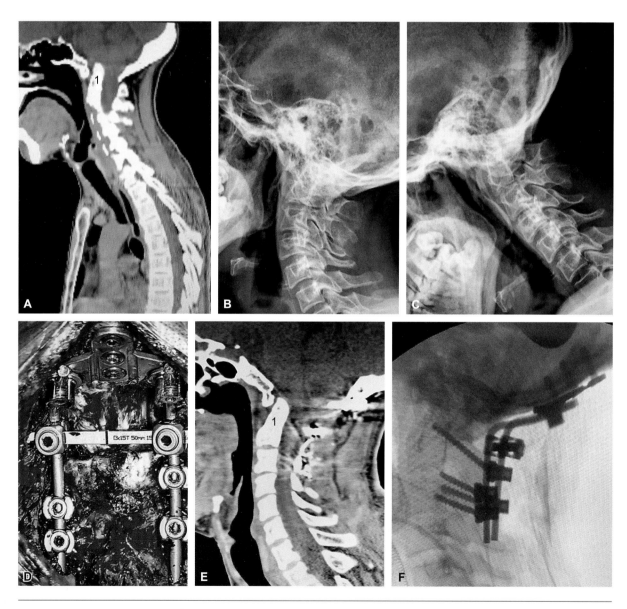

图 8-1-9　一例 Chiari 畸形合并寰枢椎脱位、颅底凹陷的手术治疗

A、B.压迫来自延颈髓腹侧;C.动力位 X 线片可见齿状突明显后移,寰齿前间距增大,寰枢椎脱位;D.直接行后路减压和枕颈融合内固定术,解除前方的压迫;E、F.术后影像学结果

1.齿状突

【病例 1】

患者中年男性,因四肢麻木无力伴脊柱侧凸畸形 15 年,加重 20 天入院。查体:轮椅入院,左侧面部感觉减退,伸舌向右歪斜,脊柱向左侧凸出,双肩不等高,前屈时呈明显剃刀背畸形,颈椎向左侧凸,颈椎棘突和椎旁轻度压痛和叩痛。颈部前屈、后伸、侧屈及旋转活动均受限。双侧胸锁乳突肌挛缩,双上肢肌张力降低。右侧三角肌、肱二头肌、桡侧伸腕肌、肱三头肌和小指展肌肌力 5- 级,左侧三角肌、肱二头肌、肱三头肌 5- 级,左侧桡侧伸腕肌和小指展肌肌力 0 级。双上肢肌肉轻度萎缩,左侧较明显,双上肢皮肤浅感觉减退,左侧显著。左肩部及左上臂可见多出烫伤瘢痕,双侧肱二头肌反射、肱三头肌反射、桡骨膜反射正常,双侧霍夫曼征阴性。双侧颈神经牵拉试验阴性。胸椎各棘突无压痛、叩击痛,腰椎向右侧凸,椎旁肌肉无紧张,椎体棘突和椎旁无压痛。左下肢肌张力增高,双侧髂腰肌、股四头肌、胫前肌、踇背伸肌和小腿腓肠肌肌力 4 级,左下肢皮肤浅感觉减退,鞍区感觉正常。肛门括约肌张力正常,肛门反射正常。腹壁反射正常;双侧膝反射亢进,双侧跟腱反射减弱,双侧 4 字试验检查阴性。双侧直腿抬高试验 70°,阴性,股神经牵拉试验阴性,双侧髌阵挛、踝阵挛检查均阳性。双侧巴宾斯基征阳性。术前影像学检查见图 8-1-10。

手术方案采用寰枕减压 + 小脑扁桃体切除 + 硬膜扩大修补术。手术过程见图 8-1-11~ 图 8-1-14。

患者术后出院时肢体肌力较前增加,右侧 4 级,左侧 3 级,精细动作较前明显好转。

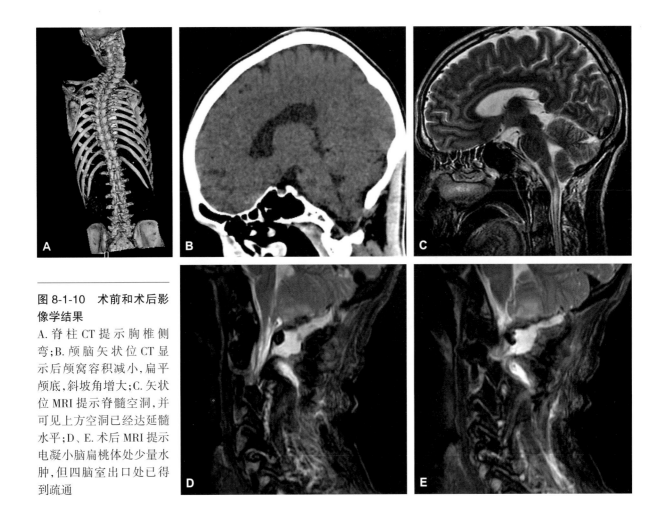

图 8-1-10　术前和术后影像学结果
A. 脊柱 CT 提示胸椎侧弯;B. 颅脑矢状位 CT 显示后颅窝容积减小,扁平颅底,斜坡角增大;C. 矢状位 MRI 提示脊髓空洞,并可见上方空洞已经达延髓水平;D、E. 术后 MRI 提示电凝小脑扁桃体处少量水肿,但四脑室出口处已得到疏通

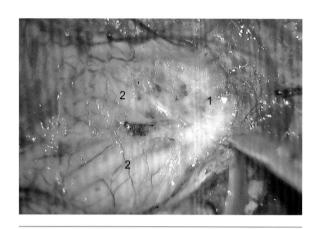

图 8-1-11　打开寰枕硬膜后,可见局部蛛网膜增厚异常明显
1. 异常增厚的寰枕筋膜;2. 小脑扁桃体

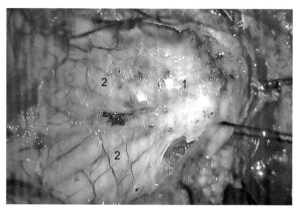

图 8-1-12　首先分离两侧小脑扁桃体外侧蛛网膜
1. 异常增厚的寰枕筋膜;2. 小脑扁桃体

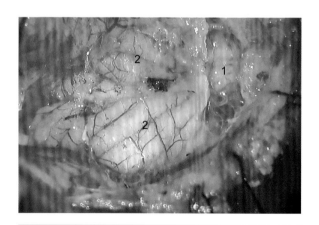

图 8-1-13　进一步向内分离两侧小脑扁桃体中央的蛛网膜
可见增厚的蛛网膜形成一片致密的膜状结构覆盖在四脑室出口部位,脑脊液无法流通,去除该层致密的膜性结构
1. 四脑室出口部位的膜性结构;2. 小脑扁桃体

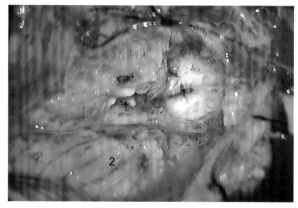

图 8-1-14　彻底松解局部蛛网膜
四脑室中孔疏通后,烧灼两侧小脑半球,进一步扩大四脑室出口
1. 四脑室出口;2. 左侧小脑扁桃体

【病例2】

患者中老年男性,因反复头晕、头痛及左手指活动障碍 30 余年入院。查体:左侧爪形手,并指无力,左手精细活动障碍。其余肢体肌力肌张力均正常,全身深浅感觉正常对称。影像学检查见图 8-1-15。

手术方案采用寰枕减压和硬膜外层剥离术。手术过程见图 8-1-16、图 8-1-17。

患者出院时左手精细运动有明显改善,可以通过并指夹纸。

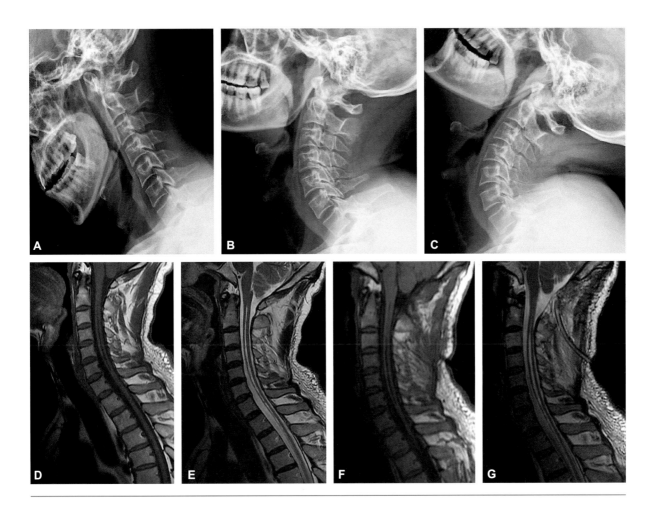

图 8-1-15　术前和术后影像学结果

A~C. 术前 X 线片显示患者颈椎生理弯曲良好,无寰枕畸形表现;动力位 X 线片显示未见寰枢椎脱位;D、E. 术前 MRI 提示脊髓空洞 C_2-T_3,小脑扁桃体下疝超过枕骨大孔约 4mm,考虑为 Chiaris 畸形 0 级(下疝 <5mm,伴脊髓空洞);F、G. 术后 MRI 提示枕大池扩大明显,手术前后 MRI 对比,小脑扁桃体位置有所上移,空洞缩小

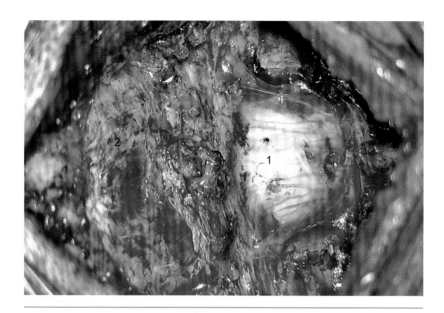

图 8-1-16　打开枕骨大孔骨质和寰椎后弓

可见寰枕筋膜异常增厚,并造成局部卡压明显,予以仔细剥离和松解

1. 增厚的寰枕筋膜;2. 小脑扁桃体表面硬膜

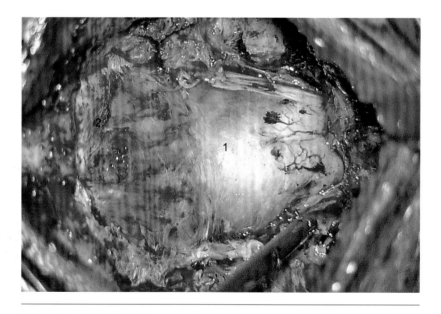

图 8-1-17　剥离硬膜外层

仅仅保留薄层内层硬膜,并已呈半透明,枕大池扩大明显,且透过内层硬膜已可见两侧小脑扁桃体上移

1. 剥离外层后,可见枕大池硬膜扩大明显;2. 透过菲薄的硬膜内层,可见小脑扁桃体

【病例3】

患者中年女性,因头晕、头痛 3 年,视物模糊伴进行性行走不稳 1 年半入院。查体:四肢肌张力增高,四肢肌力减退 4 级,双侧巴宾斯基征阳性,共济失调,指鼻试验、跟膝胫试验和闭目难立征阳性。影像学检查见图 8-1-18。

患者术前存在小脑共济失调表现,四肢肌张力高,有上位运动神经元损伤表现,同时合并寰枕畸形、寰枢椎脱位、左侧椎动脉高跨。手术方案采用寰枕减压 + 小脑扁桃体烧灼术 + 硬膜扩大修补 + 右侧 C$_2$ 椎弓根、左侧 C$_2$ 侧块、双侧 C$_3$ 侧块内固定 + 枕颈植骨融合术。手术过程见图 8-1-19~ 图 8-1-27。

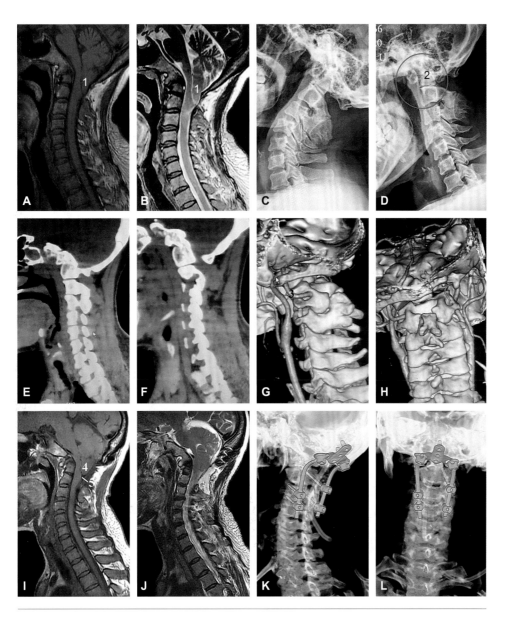

图 8-1-18　术前和术后影像学结果

A、B. 术前 MRI 提示小脑扁桃体明显下疝,并已达 C$_2$ 水平;C、D. 术前颈椎动力位 X 线片显示,在过伸位时寰椎前结节和齿状突位置贴近,但在过屈位时发生寰枢椎脱位,同时可见该患者存在寰枕融合和 C$_{2-3}$ 不分节;E~H. 术前 CT 和 CTA 提示左侧椎动脉高跨,造成左侧 C$_2$ 椎弓根狭窄;I、J. 术后 MRI 提示小脑扁桃体上抬,枕大池扩大明显;K、L. 术后 CT 重建显示枕部板和钉棒位置良好

1. 小脑扁桃体下疝;2. 寰枢椎脱位;3. 左侧高跨的椎动脉;4. 小脑扁桃体上抬;5. 枕大池

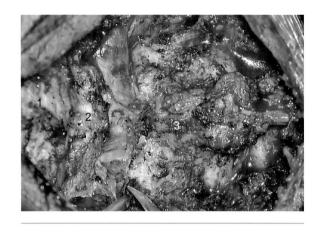

图 8-1-19　枕下正中切口，暴露融合的寰椎后弓和枢椎
1. 枕骨；2. 与枕骨融合的寰椎后弓；3. 枢椎棘突

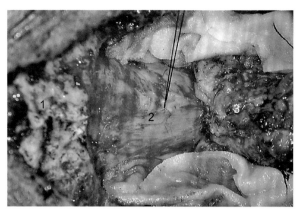

图 8-1-20　寰枕减压
注意枕部鳞部不能去除太多，但两侧方要求去除寰椎后弓一直到硬膜转折部位
1. 枕骨；2. 寰枕筋膜；3. 枢椎棘突

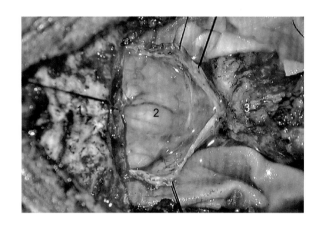

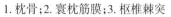

图 8-1-21　剪开寰枕部的硬膜，透过蛛网膜可见下疝的小脑扁桃体
1. 枕骨；2. 枕大池蛛网膜；3. 枢椎棘突

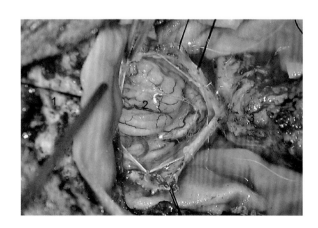

图 8-1-22　剪开蛛网膜并向两侧方悬吊
可见小脑扁桃体下疝明显，且局部四脑室出口部位有较多蛛网膜系带
1. 枕骨；2. 小脑扁桃体（右侧）；3. 枢椎棘突

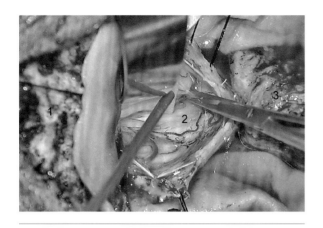

图 8-1-23 显微镜下仔细分离束带并剪断
1. 枕骨；2. 四脑室出口；3. 枢椎棘突

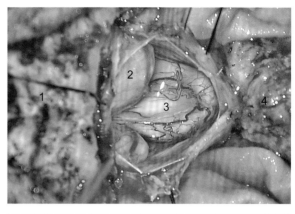

图 8-1-24 彻底松解蛛网膜后，烧灼两侧小脑扁桃体，可见四脑室出口疏通良好
1. 枕骨；2. 小脑扁桃体；3. 四脑室出口；4. 枢椎棘突

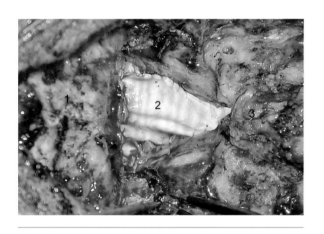

图 8-1-25 行硬膜扩大修补，枕大池再造
1. 枕骨；2. 扩大修补的硬膜；3. 枢椎棘突

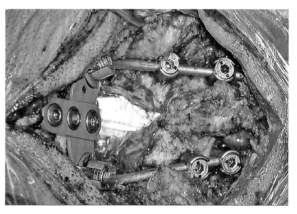

图 8-1-26 行枕颈融合
图中可见左侧 C_{2-3} 的侧块，右侧 C_2 椎弓根和 C_3 侧块的内固定
1. 枢椎棘突

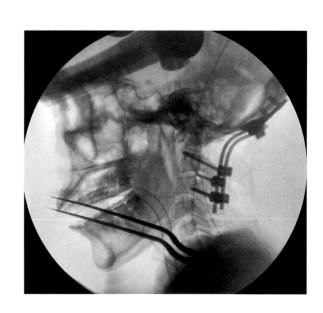

图 8-1-27 术中 C 形臂机透视
可见钉棒系统固定良好，同时可见寰椎前结节和齿状突位置恢复，寰齿前间距减小

参 考 文 献

1. Clarke EC1, Fletcher DF, Stoodley MA, et al. Computational fluid dynamics modelling of cerebrospinal fluid pressure in Chiari malformation and syringomyelia. J Biomech, 2013, 46(11):1801-1809.

2. Gardner WJ. Hydrodynamic mechanism of syringomylia: its relationship to myelocoele. Neurol Neurosurg Psychiatry, 1965, 28(2):247-259.

3. 张玉琪, 王忠诚, 马振宇, 等. 小脑扁桃体切除并脊髓中央管口松解术治疗合并脊髓空洞的 Chiari 畸形. 中华神经外科杂志, 2004, 20(30):215-217.

4. Ball MJ, Dayan AD, Pathogenesis of syringomylia. Lancet, 1972, 2(7781):799.

5. Oldfield EH, Muraszko K, Shawker TH. et al. Pathophysiology of syringomyelia associated with Chiari malformation of the cerebllar tonsils: implication for diagnosis and treament. J Neurosurg, 1994, 80:3-15.

6. Levine DN. The pathogenesis of syringomyelia associated with lesions at the foramen magnum: a critical review of existing theories and proposal of a new hypothesis. J Neurol Sci, 2004, 220(1-2):3.

7. Stovner U, Rinck P. Syringomyelia in Chiari malformation: rela-tion to extent of eerebellar tissue herniation. Neurosurgery, 1992, 31(5):913-917.

8. Hofnuum E, Warmuth-Metz M, Bendszus M, et al. Phase-contmst MR imaging of the cervical CSF and spinal cord: volumetric motion analysisin patients with Chiari Ⅰ malformation. AJNR Am J Neuroradiol, 2000, 21(1):151-158.

9. Pillay PK, Awad IA, Little JR, et al. Symptomatic Chiari malfo-mation in adults: a new classification based on magnetic Yesonanceimaging with clinical and prognostic significance. Neurosurgery, 1991, 28:639-645.

10. Bindal AK, Dunsker SB, Tew JM Jr. Chiari Ⅰ malformation: classification and management. J Neurosurgery, 1995, 37(6):1069-1074.

11. Muthukumar N, Christopher J. Spontaneous resolution of Chiari Ⅰ malformation and associated syringomyelia following parturition. Acta Neurochir, 2013, 155(5):817-818.

12. Mortazavi MM, Tubbs RS, Hankinson TC, et al. The first posterior fossa decompression for Chiari malformation: the contributions of Cornelis Joachimus van Houweninge Graftdijk and a review of the infancy of "Chiari decompression". Childs Nerv Syst, 2011, 27:1851-1856.

13. Durham SR, Fjeld - Olenec K. Comparison of posterior fossa decompression with and without duraplasty for the surgical treatment of Chiari malformation Type Ⅰ in pediatric patients: a meta-analysis. J Neurosurg Pediatr, 2008, 2:42-49.

14. 彭林, 漆松涛, 朱蔚林. 改良枕大池重建术治疗 Chiari 畸形并脊髓空洞症: 附 35 例临床研究. 南方医科大学学报, 2009, 29(2):284-288.

15. Matsumoto T, Symon L. Surgical management of syringomyelia--current results.. Surg Neurol, 1989, 32(4):258-265.

16. 吕学明, 袁绍纪, 张荣伟, 等. 小脑扁桃体下疝切除术治疗 Chiari 畸形合并脊髓空洞. 中国临床神经外科杂志, 2010, 15(3):174-176.

17. Caldarelli M, Novegno F, Vassimi L, et al. The role of limited posterior fossa eraniectomy in the Srrvical treatment of Chiari malformation type I: experience witll apediatric series. J Neurosurg, 2007, 106(3 Suppl):187-195.

18. 胡鹏, 陈赞, 吴浩, 等. 后路复位内固定并颅后窝小骨窗减压治疗合并颅底凹陷、寰枢椎脱位和脊髓空洞症的 ChiariⅠ型畸形. 中国现代神经疾病杂志, 2012, 12(4):418-423.

19. Fujii K, Natori Y, Nakagaki H, et al. Management of syringomyelia associated with syring malformation: comparative study of syrinx size and symptoms by Magnetic Resonancc Imaging. Surg Ncurol, 1991, 36(4):281-285.

20. Pencovich N, Korn A, Constantini S. Intraoperative neurophysiologic monitoring during syringomyelia surgery: lessons from a series of 13 patients. Acta Neurochir, 2013, 155(5):785-791.

21. Milhorat TH, Chou MW, Trinidad EM, et al. Chiari Ⅰ malformation redefined: clinical and radiographic findings for 364 symptomatic patients. Neurosurgery, 1999, 44:1005-1017.

22. Goel A, Sharma P. Craniovertebral junction realignment for thetreatment of basilar invagination with syringomyelia: preliminaryreport of 12 cases. Neurol Med Chir (Tokyo), 2005, 45:512-518.

23. 季庆, 徐建国, 黄思庆. Arnod-Chiari 畸形合并颅底成角畸形的外科治疗. 中国神经精神疾病杂志, 2007, 33(9):522-524.

24. Tubbs RS, McGirt MJ, Oakes WJ. Surgical experience in 130 pediatric patients with Chiari Ⅰ malformations. J Neurosurg, 2003, 99(2):291-296.

25. 章凯, 尹庆水, 艾福志, 等. 经口咽前路寰枢椎复位钢板系统治疗陈旧性齿状突骨折. 中华创伤外科杂志, 2005, 21(7):505-507.

26. 马向阳, 杨进城, 尹庆水, 等. 后路寰枢椎钉棒固定非融合治疗新鲜Ⅱ型齿状突骨折保留寰枢椎旋转功能的临床初探. 中国脊柱脊髓杂志, 2013, 23(5):411-415.

第二节　膜性结构在脊柱脊髓肿瘤中的应用

一、脊髓胶质瘤和脊髓脊柱成形

　　脊髓属于中枢神经系统, 其胶质瘤发生率较低, 约占所有原发脊髓肿瘤的 8%~10%, 占所有中枢神经系统肿瘤的 2%~4%[1,2]。根据其细胞起源不同,可分为室管膜瘤(占 60%~70%)和星形细胞瘤(30%~40%)[3,4]。由于脊髓横径有限且具有重要生理功能,治疗上颇为棘手,同时在手术切除肿瘤后,将破坏软膜、蛛网膜和硬膜的界面,如不能很好地修补将继发严重的粘连,进一步影响患者生活质量。同时由于肿瘤的复发率较高,这种粘连将为再次手术造成巨大困难。我们结合了本单位从 2006 年 1 月 2 日至 2016 年 3 月 10 日间治疗的 61 例脊髓胶质瘤病例[5],通过使用脊髓成形术,能很好地维持脊髓表面的膜性结构的完整性,并在手术后予以重建,为正常脊髓提供良好的膜性界面。同时在术后根据脊柱稳定的破坏情况,将椎板原位复位或坚强内固定,在维持脊柱稳定的同时,能避免肌肉组织和硬膜囊的粘连,并为可能的再次手术提供了清晰的分离界面。

(一) 蛛网膜悬吊和缝合技术

硬膜开放后,往往使用 0 号线悬吊于两侧,而对于蛛网膜的处理目前最通常见的是使用银夹钳夹在两侧,但我们的经验表明,此种方式并非最佳[5]。对于脊髓胶质瘤,往往由于脊髓肿胀,造成蛛网膜下腔脑脊液不通畅,使得在肿瘤局部蛛网膜和脊髓表面软膜的长期高张力的直接接触,往往会由于炎症反应而粘连在一起,分离蛛网膜本身需要十分仔细(图 8-2-1A),我们通常采用的方式是逐段分离和分离悬吊同步的方式,首先从肿瘤的上级或者下级界面清晰处分离,逐段分离后使用 6-0 薇乔线缝合在悬吊的硬膜边缘(图 8-2-1B),使用薇乔线的原因是其组织相容性好,且可以生物降解。而缝合在悬吊硬膜的边缘其好处在于能确切地牵开硬膜,且由于 6-0 线非常纤细,不会造成本已经十分菲薄蛛网膜的撕裂,这点在使用银夹时十分常见;另一个最大的优点是,当硬膜修补缝

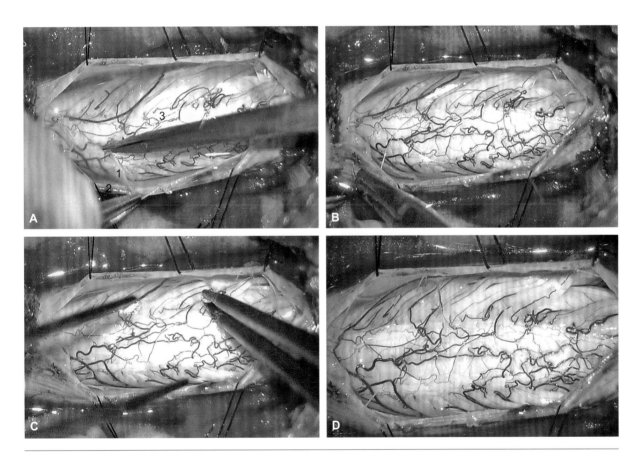

图 8-2-1　蛛网膜的分离悬吊
A. 由于髓内肿瘤往往造成脊髓肿胀,而脊髓和蛛网膜往往可发生局部的粘连,需要仔细分离;B. 分离蛛网膜后,使用 6-0 薇乔线悬吊于硬膜边缘,这样当最后缝合硬膜的同时,蛛网膜也能彻底得到封闭;C. 蛛网膜可以和脊髓软膜间有蛛网膜束带相连,需要锐性离断;D. 部分束带内还有血管通过
1. 蛛网膜;2. 硬膜;3. 脊髓

合时,蛛网膜自然随着硬膜一并贴附在一起,为硬膜和脊髓软膜之间形成了自然的蛛网膜分隔,减少了手术再次缝合蛛网膜的程序,同时也能提供很好的蛛网膜分隔界面。在分离蛛网膜过程中,要注意仔细分离蛛网膜和软膜及血管之间的束带,避免对脊髓和血管的过度牵张(图 8-2-1C、D)。

（二）软膜缝合技术

对于髓内的室管膜瘤,由于肿瘤边界相对清楚,能做到显微镜下的全切除,故术后的脊髓完成成形,即软膜缝合也极为重要[5,6],由于室管膜全切后,通常脊髓中央管开放,为了更好的脊髓形态恢复,重塑中央管,并避免脊髓髓内神经纤维组织和蛛网膜、硬膜等的粘连,将软膜尽可能地缝合至关重要,对此目前各个神经脊髓脊柱治疗中心已经广泛接受。我们通常使用 8-0 polling 线,其原因是该线非常光滑,减少了由于线本身粘连对脊髓后索的损伤,且避免了对软膜的撕裂。在缝合的过程中,要注意对脊髓背侧软膜的分辨,建议将

显微镜倍数放大(大约 15 倍左右),仔细寻找软膜边界,不要求很严密的缝合,但要求能将脊髓正常形态恢复(图 8-2-2)。另在缝合过程中注意避开背侧中央的血管,尽量从无血管区缝合。

（三）硬膜的水密缝合技术

水密缝合硬膜一直是神经外科医生所追求的,对于颅脑疾病可能并非至关重要,这是因为颅脑手术后由于骨瓣的复位,帽状腱膜和皮下组织的严密缝合,加压绷带的包扎等,皮下往往都能和骨瓣形成严密粘连,而不会形成皮下积液。但脊柱脊髓手术则不同,术后皮下积液或者肌肉深部的积液发生率异常高。这是由于椎板去除后硬膜和肌肉间往往留有较大的空间,更甚至如果长节段椎板去除后联合脊柱后路钉棒系统内固定时,由于固定材料产生的空间,往往都由分泌液所替代,此时如果硬膜不能达到水密缝合,势必出现脑脊液漏和积液等。如果同时有肌肉、筋膜和皮肤的缝合不紧密,脑脊液漏的风险将明显增高,大大

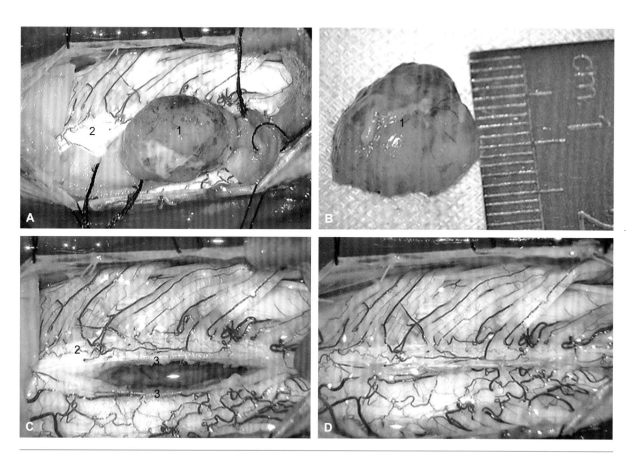

图 8-2-2　软膜缝合技术

A. 一例髓内室管膜,术中沿肿瘤边界完整分离肿瘤;B. 肿瘤全切除,大小约 1.5cm×2.0cm;C. 全切肿瘤后,可见后正中剖开软膜的位置;D. 使用 8-0 polling 线缝合软膜,做到脊髓成形

1. 肿瘤;2. 脊髓;3. 软膜边缘

提高了术后感染的风险。故针对椎管内累及硬膜下疾病的手术,我们均要求进行硬膜的水密缝合,无论是否使用人工硬膜进行扩大修补,我们都要求在显微镜放大 4~10 倍左右的情况下进行缝合,均采用 6-0 薇乔线连续缝合,在实际过程中我们发现,单纯连续缝合其水密性优于连续锁边缝合(图 8-2-3A),缝合时事先使用棉片保护好脊髓,既避免了缝合针对脊髓组织的损伤,同时也能减少血性液体进入蛛网膜下腔。对于脊髓星形细胞瘤,因其难以全切、复发率高,我们通常使用硬膜的扩大修补,通常将硬膜修剪成长梭形,使用单根 6-0 薇乔线连续缝合,对于两头部位最容易出现脑脊液漏,可以加缝 2 针(图 8-2-3B)。在硬膜彻底缝合后,可以使用生物蛋白胶水(软性)加固封闭,能很好地减少脑脊液漏的风险。

(四)椎板复位技术

相比于颅脑病变,脊髓胶质瘤还有个特殊之处,由于其范围较广,往往累及多个节段,使得手术必须去除长节段椎板才能暴露肿瘤,势必造成对脊柱后柱力学的破坏,既往认为后柱占整个脊柱生物力学的 20%~25%,而当破坏超过 20% 以上时就应该进行脊柱固定,以维持脊柱稳定性。既往文献结果显示,4 个及以上节段椎板去除后,将显著增加脊柱畸形发生,且 C_2 和 C_7 椎板切除,或累及颈胸、胸腰结合部位均和脊柱畸形发生相关,而年龄 <14 岁的儿童更容易发生术后畸形[7]。目前我科对于所有的椎板切开的手术,除了半椎板入路外,我们均采用椎板复位,其能很好地维持后部张力带,减少术后脊柱畸形的发生。我们的做法是从椎板切开开始的,椎板切开既要求能为手术提供充分的暴露,又不能过多地损伤侧方的上下关节突关节,同时要求尽可能的一次成形,避免由于骨缝过大,影响了两侧椎板的再次生长,其要求是很高的。

目前大多数单位使用常规脑科使用的气动钻铣刀来卸除椎板,笔者并不推荐,这是由于铣刀处

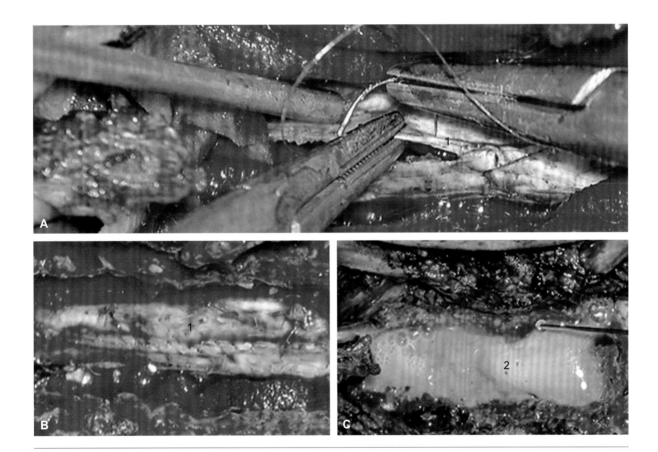

图 8-2-3 硬膜的水密缝合

A. 推荐使用 6-0 薇乔线做单纯连续缝合;B. 缝合后可见两侧硬膜对齐紧密;C. 再用生物蛋白明胶贴附,减少术后脑脊液漏的发生

1. 硬膜;2. 生物蛋白胶

于高速作用下,且椎板深部厚度不一,存在叠瓦状分布的特点,铣刀很难保持很直的直线行进,且其铣下后的骨缝宽度单侧一般都超过 2mm,不利于椎板的再次复位生长。对此我们推荐使用极其尖头的双关节咬骨钳(图 8-2-4A),能很好地控制两侧椎板切除的宽度,而且卸除的椎板很直,骨缝一般都 <2mm,均能一次成形(图 8-2-4B、C),但这种方式对术者的经验及对脊柱的解剖学理解要求较高,需要经过一定的培训后才能进行。对于椎板切除后,可以进一步使用双关节咬骨钳对残余椎板外侧骨质进行内板的去除,这样能扩大侧方的暴露。而对于卸除椎板背侧棘上韧带和棘间韧带也要求一并保留,这样在复位时,后部的张力带才能更好地重建,而后部张力带对于避免术后脊柱过度前屈,从而继发的后凸畸形有重要的预防作用(图 8-2-4D)。

复位用的钉板系统也有严格要求,目前很多单位使用常规脑科使用的固定颅骨的钛钉和钛条,其钛条厚度仅 1mm,强度很软,而钛钉仅仅4mm 长,无法满足脊柱椎板复位的要求。我们采用脊柱单开门使用的接骨板,其抗拉强度大,能很好地满足脊柱稳定的需求,而钛钉我们选用 7mm 的长钉,通常一端固定在棘突的根部,另一端牢牢固定在侧方的关节突上,部分病例我们会单侧行 3 钉固定,避免了两钉上下滑动的发生。椎板复位后,还需对上下两端的棘上韧带做致密的缝合,重建后部张力带。术后仍然要辅助以外支具,颈围胸板和腰围等的固定,值得注意的是,所有的固定都是为了给椎板再次生长的机会,制动以使两次椎板断端能生长并最终融合,只有椎板完全融合了,脊柱的稳定性才能得到保障。对于需要扩大椎管容积减压的情况,我们选择单边桥技术行固定[5]。

二、脊膜瘤和蛛网膜结构关系

脊膜瘤是最为常见的椎管内硬膜外髓外病变之一,其起源于蛛网膜外层的帽状颗粒细胞,影像学主要的特征是脊膜尾征,且和脊髓之间边界清晰,部分可见蛛网膜下腔界面。其常见的起

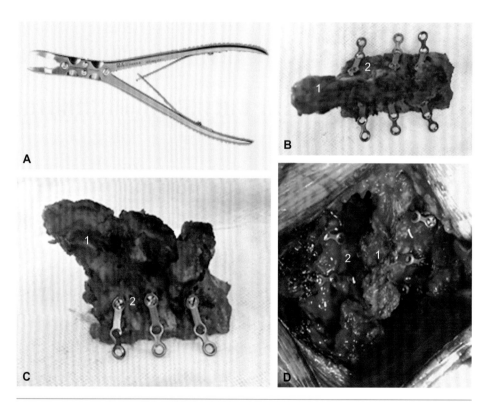

图 8-2-4　椎板成形术

A. 我们使用的箭头双关节咬骨钳(头尖 1mm);B、C. 推荐使用厚的单开门使用的接骨板和长8mm 的钛钉来固定椎板,注意棘上韧带一定要保留完整;D. 椎板成形后,棘上韧带需缝合,以维持后部张力带的完整性

1. 棘突;2. 椎板

源点主要位于背侧、神经根袖套根部和腹侧蛛网膜外层,尤其值得注意的是脊髓背根神经根袖套根部位置,此处常常是脊膜瘤发生的部位,此处的病变往往会造成明显的神经根性疼痛,患者往往难以平卧。脊膜瘤通常会累及硬膜内层,这点从蛛网膜和硬膜的构成模式图上能得到解释(图8-2-5A),往往蛛网膜外层的 border 细胞层和硬膜内层紧密相连,这也是为何脊膜瘤往往会造成硬膜累及的原因[8]。目前对于髓外的脊膜瘤,我们通常采用半椎板入路,虽然很多肿瘤在术前影像上,可能已经几乎占满了整个椎管,但实际临床手术中,通过对棘突根部的磨除,往往能提供很好的对侧暴露,并且由于肿瘤位于髓外,配合显微镜的使用,能很好地保护神经组织。无论是目前市面上的逐级扩张通道、非可扩张型通道,或者是半椎板拉钩均能满足手术的要求。如果使用通道下切除肿瘤,根据肿瘤的大小,可以选择 1.6~2.2cm 口径的扩张套筒,必须配合显微镜和通道下的显微器械。对于背侧或者背外侧的脊膜瘤,我们通常仅仅打开外层硬膜,将内层硬膜保留在肿瘤表面(图8-2-5B~D),这样在离断肿瘤基底的同时可保留外层硬膜的完整性,肿瘤全切后能更方便地行硬膜修补。然后再连同肿瘤一并离断内层硬膜,再沿肿瘤周边分离。肿瘤除了起源部位,往往和脊髓表面蛛网膜仍然有一相对清晰的界面,其能提供很好的神经保护界面(图8-2-5E、F);而对于脊髓腹侧的脊膜瘤,则往往先将肿瘤切除后,再用尖刀挑开硬膜内层,用显微剥离子仔细分离内层硬膜并予以离断,尽可能达到辛普森 1 级切除。

三、椎管内外沟通神经鞘瘤和神经根袖套的膜性结构

神经鞘瘤是另一种最常见的椎管内髓外硬膜下病变之一,其形状变化极大,可以完全位于硬膜内,也可以呈现哑铃型造成硬膜内外相沟通,也可以单纯位于硬膜外,而从硬膜外压迫硬膜囊造成相应的临床表现[9]。为了详细阐述神经鞘瘤和神经根袖套的膜性关系,本部分主要针对椎管内外沟通的神经鞘瘤,这类肿瘤既包含了完全硬膜下神经鞘瘤的特点,又和神经根鞘周围的膜性结构有重要关系,故作为典型描述。而对于胸腰椎巨大的椎管内外哑铃型,向腹侧扩张明显的肿瘤,还可能造成胸膜和后腹膜的推挤,并和其发生重要关系,这一部分内容,我们将在下一部分中描述。

(一)神经根鞘的解剖

我们对脊髓神经根进行解剖学和组织学研究[10],发现在同一节段上,神经根处的硬膜袖套和蛛网膜袖套间存在明显间隙,容易分辨;其硬膜袖套为众多胶原纤维层紧密叠加而成。但至神经节处,已无法分辨硬膜袖套和蛛网膜袖套,两者相互融合共同包裹神经节;且较之神经根其他部位,纤维层数量明显较少,层与层之间结合疏松。在胸腰骶不同节段上,神经节处膜性袖套的厚度不一,以下腰段(L_{4-5})和骶段(S_{1-5})最薄($P<0.01$)。而神经根其他部位,无论是前根外侧还是后根外侧的硬膜袖套,其厚度在胸腰骶各节段无明显差异。

在出硬膜囊后,硬膜和蛛网膜平行走行于神经根外侧并包裹后者。由于空间的局限性,硬膜与蛛网膜之间、蛛网膜与神经纤维之间较囊内靠得更近;尽管如此,它们并没有相互粘连贴紧,彼此间还是存在腔隙,即袖套下腔隙。在靠近神经节近端处,腔隙明显变窄,硬膜与蛛网膜相互靠近融合,并贴紧包裹神经节,至此袖套下腔隙完全消失。

(二)C_{1-2} 神经鞘瘤的特点

C_{1-2} 神经根是神经鞘瘤的高发部位,此处由于 C_2 的上关节突十分靠前,而下关节突又靠后,寰椎后弓又较为细小,所以造成了很大的侧方椎间孔,这一特殊的解剖结构使得 C_{1-2} 神经鞘瘤在生长发育上有很特殊的表现。由于侧方没有椎间孔骨性解剖的束缚,该部位的椎管内外沟通神经鞘瘤很少有非常典型的哑铃型表现,在术前影像上判断为硬膜外肿瘤,很可能已经通过极度扩大的神经根袖套进入到硬膜下(图 8-2-6A)。同时正由于少了骨性椎间孔的阻挡,使得该部位的内外扩展型的肿瘤相对更容易切除。此时我们非常强调术中对膜性解剖结构的判断,也即对肿瘤的真实瘤壁的判断。由于神经鞘瘤大多起源于背根感觉神经根,所以这种内外沟通肿瘤通常表面覆盖有正常的神经根鞘的膜性结构,结合上面我们对神经根鞘结构的解剖学研究结果[11],我们可以发现虽然已经极度扩张,但这些根鞘结构仍然由硬膜、蛛网膜及其小梁结构所构成,加之肿瘤周边本身有很多静脉丛所覆盖,所以术中可发现,在真实的神经鞘瘤壁表面至少可以做到三层膜性结构的分离(图 8-2-6B)。由于肿瘤腹侧很可能毗邻椎动脉,所以对于这些膜性结构的分辨异常重要,在将外层膜性结构分离过程中,可能会遇到汹涌的静脉丛出血,此时吸收性明胶海绵填塞止血能很好

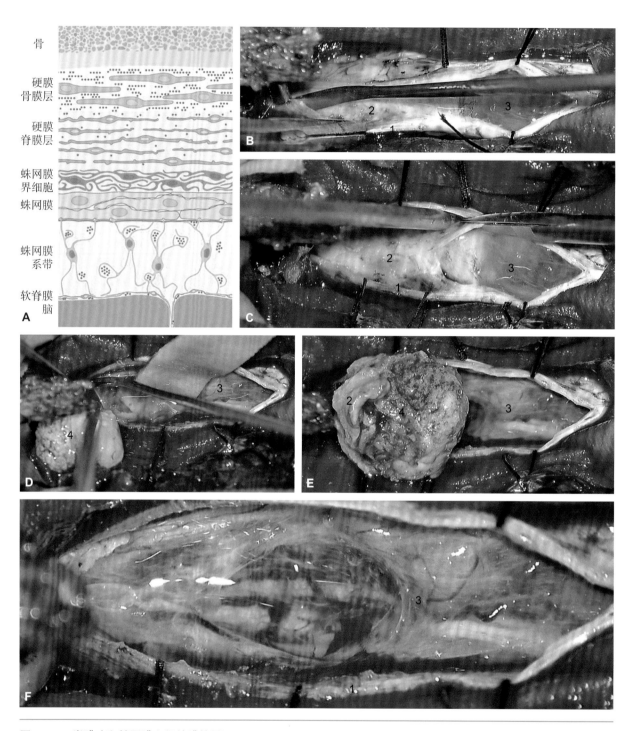

图 8-2-5　脊膜瘤和蛛网膜之间的膜性界面

A. 椎管内硬脊膜和蛛网膜,以及软膜构成的模式图,可见蛛网膜的 border 细胞层和硬脊膜内层紧密相贴,难以分离;B. 背侧或者背外侧生长的脊膜瘤往往累及背侧硬膜内层,在打开硬脊膜时,仅仅打开外层硬膜,将内层保持和肿瘤在一起,使用显微剥离子分离硬膜内外层之间的潜在间隙;C. 待分离完成后,使用显微剪刀沿肿瘤周边游离硬膜内层,保持其和肿瘤一体;D. 而深部可见脊膜瘤仍然有一蛛网膜界面,其中央部位由于肿瘤的压迫而变得异常菲薄,但放大显示其仍然完整;E. 完整游离肿瘤后,可见肿瘤基底部位附着的硬膜内层组织;F. 肿瘤全切除之后,可见虽然中央部位变得异常菲薄,但整个蛛网膜界面完整

1. 硬膜外层;2. 硬膜内层(肿瘤基底);3. 蛛网膜;4. 肿瘤

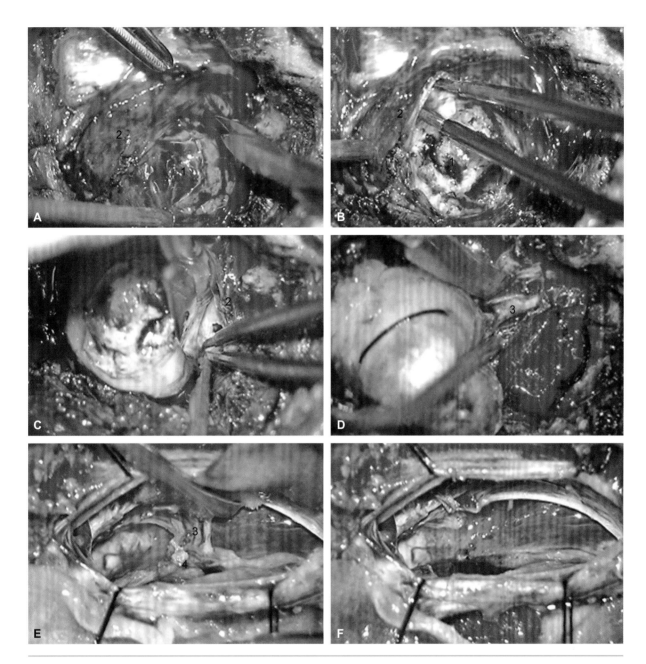

图 8-2-6　C~1-2~ 神经鞘瘤周边的膜性结构关系

A. 肿瘤表面有明显的膜性结构覆盖,使用显微剪刀切开并暴露真正的肿瘤边界;B. 将肿瘤周边覆盖的膜性袖套(实际是受压扩张了的神经根袖套膜)抬起,并沿肿瘤真实边界进行分离;C. 在深部可见外层覆盖的袖套完整;D. 分离肿瘤的起源 C~2~ 神经根;E. 彻底游离并切除硬膜外部分肿瘤后,打开硬膜,显示 C~2~ 神经根穿过硬膜的神经根袖套部位仍然有少量肿瘤残余;F. 将 C~2~ 神经根连同附着的神经根袖套部位的硬膜一并全切除

1. 肿瘤;2. 瘤体表面的膜性结构;3.C~2~ 神经根;4. 神经根袖套部位的残余肿瘤

地做到止血。而腹侧的椎动脉和肿瘤之间往往有明显的界限(图 8-2-6C)。对于硬膜下扩展的肿瘤,其往往通过扩大的神经根袖套穿入,且和蛛网膜之间仍有界面,如果硬膜下部分肿瘤不大,可通过硬膜外直接通过精细的牵拉而得到切除,如果向硬膜下扩展明显,且在神经根鞘内口处已经形成了哑铃型的表现,则需要打开硬膜,通常我们选择T形切开硬膜(图 8-2-6D),将神经根鞘部位的硬膜也做横行切开,通常此处背侧部分的硬膜也变得菲薄,打开硬膜后可以直接处理肿瘤和神经根之间的关系,彻底游离肿瘤近端和远端神经根的关系后,即可全切肿瘤(图 8-2-6E),此时我们也可以清晰地明了肿瘤的生长发展的特点。

(三)其余颈椎哑铃型椎管内外神经鞘瘤

从 C_3 神经根开始向下,所有的脊神经都走行在由骨性结构所构成的椎间孔内,所以此处的椎管内外型的神经鞘瘤,会由于椎间孔骨性结构的卡压而形成哑铃型的形态学特点[11],且由于长期压力可能造成周边骨性结构的吸收,甚至造成椎弓根的破坏(图 8-2-7A)。对于椎管外向颈前部扩展明显的肿瘤,可以根据其生长方式采用前外侧方入路(本节病例 2),通常选择在胸锁乳突肌外侧缘切开,同样此时膜性结构的关系非常重要,主要找到神经鞘瘤的真实瘤壁,此时仍然要明确,虽然由于肿瘤的极度扩张,神经鞘瘤表面仍然覆盖有神经根鞘周边的膜性结构层次,所以仍然要尽可能将周边静脉丛壁膜、硬膜层和蛛网膜层分离开(图 8-2-7B),在深部靠近椎间孔的部位,仍然会有明显的静脉丛出血,吸收性明胶海绵填塞止血效果很好。在此处离断椎管外的肿瘤部分并取出,同时如果椎管内肿瘤小,未向椎管内扩展明显的时候,可以通过磨钻扩大椎间孔,再将硬膜下的肿瘤切除。如果硬膜下扩展巨大,则需将颈前外侧入路先缝合,再从后路半椎板入路切除,由于肿瘤外侧已经离断了,通常硬膜从后正中切开即可以全切肿瘤,而硬膜下肿瘤可位于蛛网膜外,也可能位于蛛网膜下,这是由于肿瘤可能通过神经根袖套的蛛网膜层次向蛛网膜下腔扩展,也可能在蛛网膜外生长,并造成蛛网膜的返折包绕。

部分肿瘤由于并未向颈前部明显扩展,可通过直接从后方,将侧方的上下关节突磨开,充分暴露椎间孔,并从后路一次切除肿瘤,此时也可以通过 T 形切开硬膜,而整块全切肿瘤(图 8-2-8A~C)。由于肿瘤本身就可能造成椎弓根和侧方关节的破坏,而手术又进一步开放椎间孔,而严重影响患者脊柱的稳定性,所以术后可以采用后路钉棒系统内固定(图 8-2-8D),术后再辅以硬制颈围辅助内固定。

四、脊柱脊髓肿瘤和胸膜、后腹膜的关系

(一)胸腰椎椎管内外肿瘤合并向胸腔和后腹部扩展肿瘤的手术(见本节病例 3)

对于胸腰椎巨大神经鞘瘤,可能通过椎间孔向胸腔和腹腔扩展,造成胸膜、纵隔胸膜和后腹膜向前方推挤。神经鞘瘤可能会由于长期骨质吸收而造成破坏,术中对于椎间部位需要打开上下关节突,扩大侧方的暴露,甚至部分肿瘤,可能要对残留的椎弓根一并切除,而胸椎部分可能甚至要将侧方肋骨切开。对于这种巨大的神经鞘瘤的切除,我们仍然十分强调暴露,并且要求能循肿瘤的真实瘤壁切除,所以暴露得越充分,越能从瘤壁开始,对周边的静脉丛进行仔细的分离。在实际临床中,周边骨性结构的骨膜往往十分致密可能会对手术造成困难,术中须仔细分辨,并予以离断才能更好地循边切除肿瘤。其实这样生长方式的肿瘤,其周边仍然和颈椎肿瘤一样,有静脉丛的膜壁结构、硬膜和蛛网膜,在靠近纵隔胸膜和椎体侧方处会有巨大的静脉丛,此时需分辨好静脉丛壁,使用吸收性明胶海绵填塞止血。而硬膜下的肿瘤处理起来则相对方便,按照常规的治疗方式即可完成全切。而由于侧方关节的破坏,术后的钉棒系统内固定也是必需的。

如果肿瘤向胸腹腔前部扩展十分巨大时,也可以先从后方将椎管内硬膜下部分切除,离断肿瘤内侧的基底,再和胸外科及泌尿外科合作,采用胸腔镜和腹腔镜从前方切除残余的肿瘤,也能达到很好的效果。

(二)脊柱肿瘤和膜性结构的关系(图 8-2-9)

对于椎体及其附属结构的转移瘤,以及原发骨来源的肿瘤,膜性结构在手术中仍然扮演着重要的作用。首先绝大多数肿瘤是位于硬膜外,并以破坏侵袭骨质及其附件为生长方式,所以仍然强调暴露,其和膜性结构关系最为密切的是和静脉丛壁膜以及胸膜和腹膜之间的关系,通常这种肿瘤不会破坏上述膜性结构,故在分离肿瘤过程中,仍然要尽可能地找到肿瘤的真实边界。肿瘤可能会侵犯椎旁肌肉,造成边界不清,也可能累及

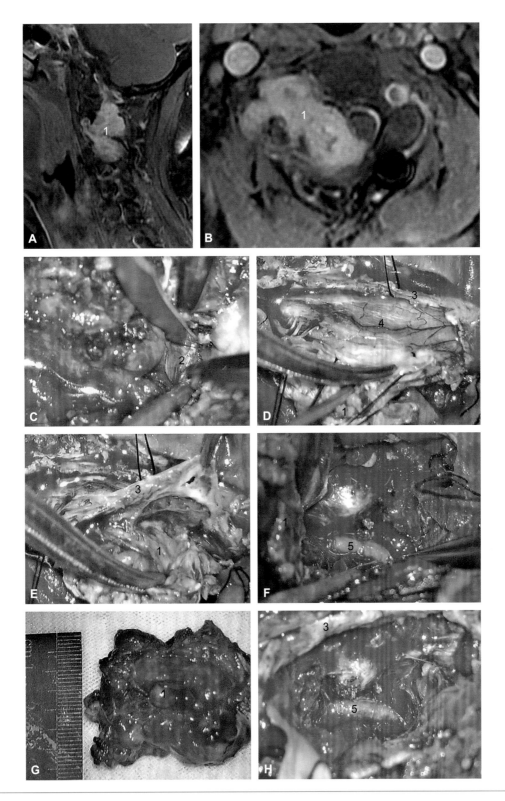

图 8-2-7 一例 C$_{1-4}$ 椎管内外复发神经鞘瘤的术中所见

A、B. 术前 MRI 提示复发肿瘤累及椎管内外,从椎间孔向外扩展明显,并造成椎体及其附件的破坏,轴位片上可见椎动脉显影不佳,似乎被肿瘤包裹;C. 首先将 C$_{2-3}$ 的侧块磨除,彻底暴露 C$_{2-4}$ 椎间孔外部分,先从外侧分离,可见上次手术对外侧界为暴露,此处仍可见清晰的膜性界面;D. 打开硬膜,可见硬膜下上次手术后局部膜性结构粘连异常紧密,但未见肿瘤;E. 从硬膜外分离,可见复发的肿瘤和硬膜间仍然有膜性束带界面分离;F. 腹侧面分离时,可见椎动脉表面光滑,且未被肿瘤包裹,两者间仍有少量膜性界面分隔;G. 彻底游离肿瘤后,可见肿瘤表面仍然较光滑,尤其是外侧部分肿瘤界面明显;H. 全切肿瘤后,可见椎动脉保护完好
1. 肿瘤;2. 瘤体表面的膜性结构;3. 硬膜;4. 脊髓及其表面粘连的蛛网膜;5. 椎动脉

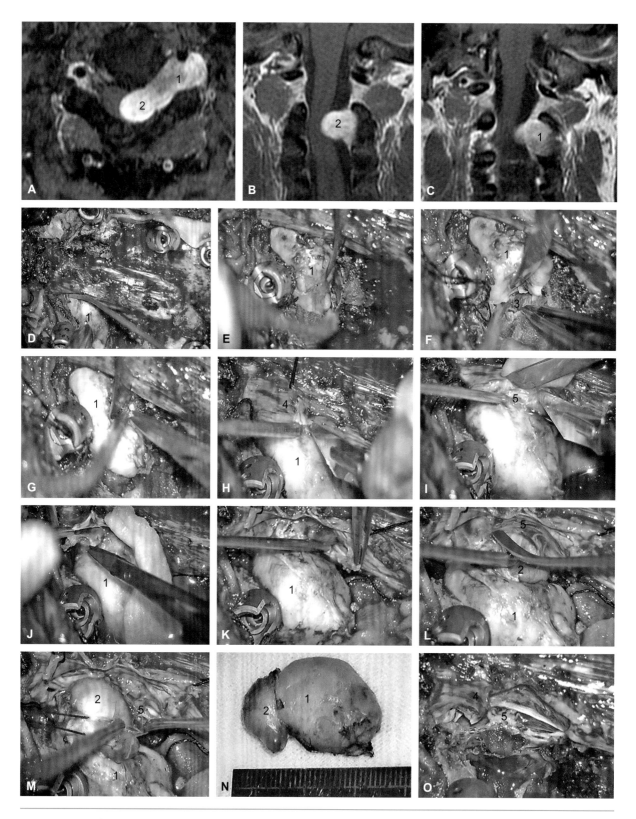

图 8-2-8　一例复发 C$_{2-3}$ 椎管内外占位病变

A~C. 术前 MRI 提示 C$_{2-3}$ 椭圆形占位，累及椎管内，并通过椎间孔向椎管外明显扩展，椎动脉和肿瘤关系密切；D~F. 首先从肿瘤外侧分离，可见肿瘤周边有明显的膜性袖套；G~I. 处理椎间孔穿出位置的肿瘤，横行切开硬膜，并向两侧牵开硬膜缘后，可见椎间孔处袖套移行部位；J~L. 进一步分离从椎间孔突入硬膜下的肿瘤，可见周边仍然有蛛网膜覆盖；M~O. 完全游离肿瘤后，可见肿瘤边界清楚光滑，硬膜下除了神经根孔处蛛网膜破损外，其余部位蛛网膜完整

1. 哑铃型肿瘤的椎管外部分；2. 哑铃型肿瘤的椎管内部分；3. 瘤体表面的膜性结构；4. 神经根袖套处的硬膜；5. 神经根袖套处的蛛网膜

椎体侧方骨膜,使得骨膜在相对稀软质地的肿瘤内形成较为坚韧的束带,这时需要离断骨膜,继续寻找肿瘤边界。椎体残余的骨质是很好的寻找边界的标志,尤其对于分离腹侧胸腹膜时,找到椎体残余的正常骨质,将很有利于找到正常的边界,避免对胸腹膜的损伤。

对于椎体来源的肿瘤,后方侧方关节仍然完好时,如需从后方入路手术,则必须打开侧方关节,对于胸椎甚至要将两侧肋横突关节去除,才能很好地到达腹侧椎体,此时对于侧方的胸膜、纵隔胸膜的分辨至关重要,肿瘤前方可能毗邻胸主动脉、胸导管、交感干等重要神经血管结构,只要很好地将上述膜性结构推向前方,则这些重要结构均能得到很好的保护。此时我们推荐在离断侧方上下关节及肋骨后,使用手指做推挤,利用手指的感觉能更好地剥离,在部分区域可能会由于骨膜的致密粘连,而使得钝性分离困难,此时则需锐性剪断这些束带,甚至可以使用单极电凝,紧贴骨面进行分离。通过两侧将胸腹膜在椎体前方分离并汇合后,即可用棉片予以保护,对于所有上述操作,我们均推荐在显微镜下进行,在彻底切除肿瘤后,脊柱稳定性的恢复也至关重要。

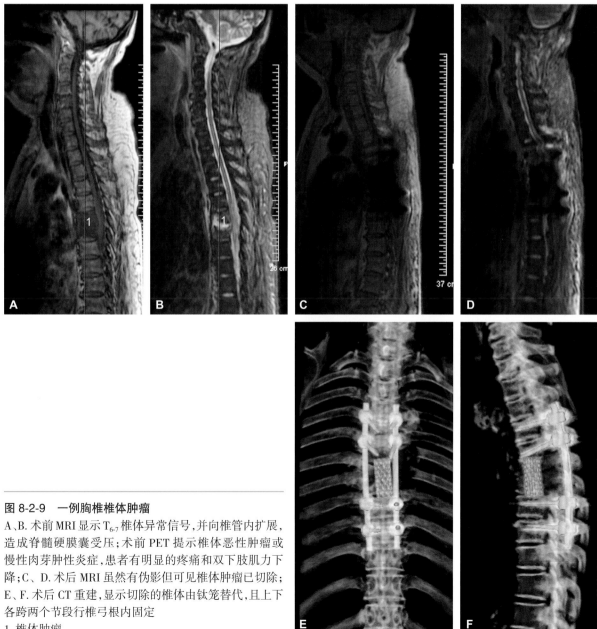

图 8-2-9　一例胸椎椎体肿瘤

A、B. 术前 MRI 显示 T$_{6-7}$ 椎体异常信号,并向椎管内扩展,造成脊髓硬膜囊受压;术前 PET 提示椎体恶性肿瘤或慢性肉芽肿性炎症,患者有明显的疼痛和双下肢肌力下降;C、D. 术后 MRI 虽然有伪影但可见椎体肿瘤已切除;E、F. 术后 CT 重建,显示切除的椎体由钛笼替代,且上下各跨两个节段行椎弓根内固定

1. 椎体肿瘤

【病例1】

患者中年女性,因腰背部疼痛4年,加重伴双下肢麻木4个月入院。查体显示T_{11}节段以下痛温觉和触觉减退。术前影像显示病变节段长(图8-2-10),累及10个节段,且其跨胸腰结合部,对脊柱稳定性影响极大。病变考虑为室管膜瘤,判断预后良好。

手术方案采用神经电生理监测下T_{10}-S_2椎管内肿瘤切除术,T_{11}-L_2椎弓根螺钉内固定术,L_{3-4}椎板成形术。术中如果为室管膜瘤必须全切除,而由于患者累及节段长,对患者胸腰结合部位予以坚强内固定,使得长节段肿瘤变为短节段,对下腰部位行椎板成形,维持脊柱稳定性的同时保留了部分的腰部活动度。手术过程见图8-2-11~图8-2-14。

患者术后早期双下肢肌力4-级,大小便功能可,5天后佩戴腰围下床活动,术后8天步行出院。术后影像学显示肿瘤全切除,椎管骨性结构复位良好(图8-2-15)。

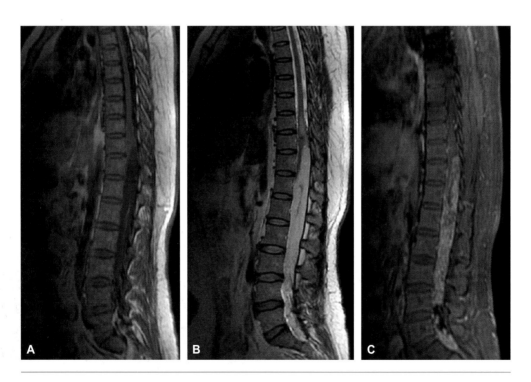

图 8-2-10　术前 MRI 提示 T_{10}-S_2 椎管内占位

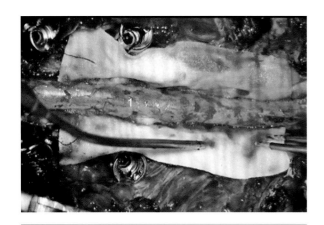

图 8-2-11　一例长节段圆锥马尾部室管膜瘤切除术中所见

椎板打开后,可见硬膜菲薄,透过硬膜可见下方的肿瘤
1. 硬膜囊

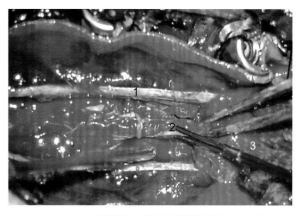

图 8-2-12　显露肿瘤起源部位

可见肿瘤起源于终丝,除了起源部位,其余肿瘤和马尾神经根之间都有菲薄的膜性分隔边界,对于起源的终丝部位,使用电生理监测后确定有无神经功能
1. 硬膜缘;2. 终丝;3. 肿瘤

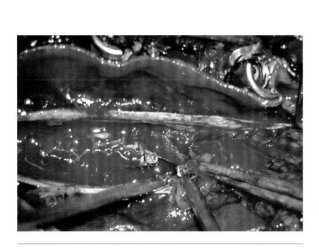

图 8-2-13　神经电生理监测下,在明确无神经功能后,予以离断终丝

1. 终丝;2. 肿瘤

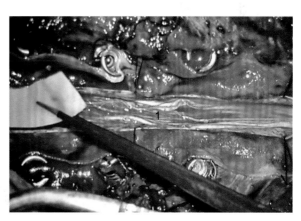

图 8-2-14　彻底切除肿瘤后,可见马尾神经圆锥部位保护良好

病理提示:室管膜瘤(WHO Ⅱ级),终丝可见少量肿瘤细胞
1. 马尾神经

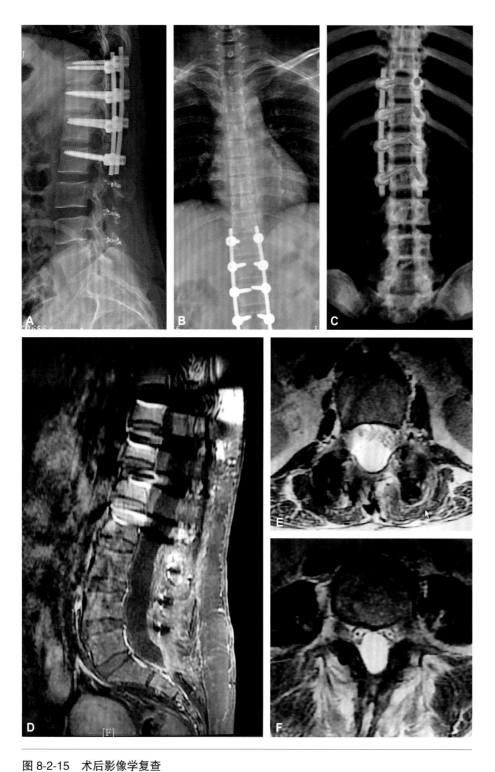

图 8-2-15　术后影像学复查

A~C. X 线片和 CT 重建提示钉棒系统和椎板复位情况良好;D~F. 术后 MRI 提示肿瘤全切除,局部钉棒系统有伪影

【病例2】

患者男性儿童，因发现右侧颈部肿物11个月，外院穿刺病理示神经鞘瘤14天入院。影像学显示病变从 C_4 神经根起源，并向内扩展入硬膜下，造成颈髓受压，同时向椎管外扩展，并向前累及椎动脉和颈内动脉（图8-2-16）。但病变性质为神经鞘瘤，其周边仍然有神经根袖套的三层膜性结构所覆盖，所以其和颈内动脉以及椎动脉之间仍然有明确边界，术中仔细辨认这些膜性结构，则能很好地保护重要的血管结构。

手术方案采用颈前后联合入路肿瘤切除，并行后路单侧 C_{2-5} 钉棒内固定术。首先从前方胸锁乳突肌外侧缘做纵行的直切口，切除椎管外的肿瘤，离断其外侧根部。再从后方做半侧椎板切除，外侧去除 C_2 下关节突和 C_3 侧块，暴露侧方椎间孔区域，T形切开硬膜彻底切除椎管内的部分肿瘤，再行患侧 C_2 椎弓根和 C_{4-5} 侧块内固定术。手术过程见图8-2-17~图8-2-22。

术后患者四肢活动良好，无声音嘶哑、饮水呛咳等。术后影像学显示肿瘤全切，固定良好（图8-2-23）。

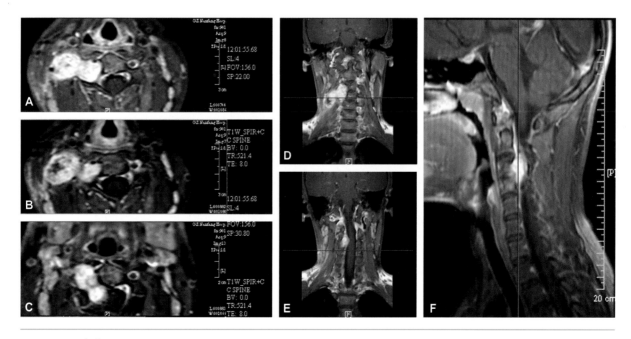

图8-2-16　术前MRI
提示 C_{2-4} 椎间孔内外哑铃型占位，颈髓受压明显，并向右侧颈前部扩展，毗邻椎动脉和颈内动脉。A~C.轴位；D、E.冠状位；F.矢状位

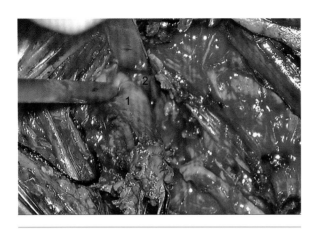

图 8-2-17　1 例颈椎管内外沟通神经鞘瘤的术中所见

首先从颈前部胸锁乳突肌前缘进入,由于患者曾经在外院行"穿刺"活检,分离后可见其表面有小块边界不光滑区域,考虑上次手术切开取瘤的位置。而深部上次未操作部位,可见有明确光滑边界,且周边膜性分隔明显

1. 肿瘤;2. 瘤体表面的膜性分隔

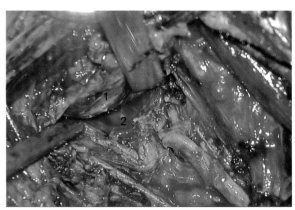

图 8-2-18　进一步从肿瘤周边分离,可见深部膜性袖套延伸到椎间孔处

1. 肿瘤;2. 瘤体表面的膜性袖套

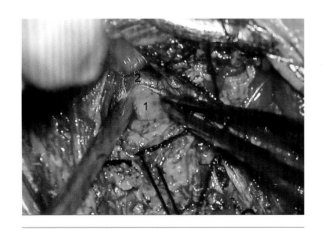

图 8-2-19　在椎间孔处仍然可见明显的膜性袖套

1. 肿瘤;2. 瘤体表面的膜性结构

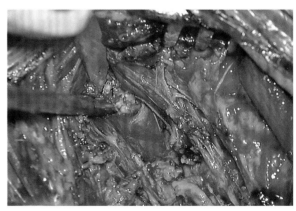

图 8-2-20　完全离断椎间孔外部分肿瘤,可见肿瘤残端

1. 肿瘤残端

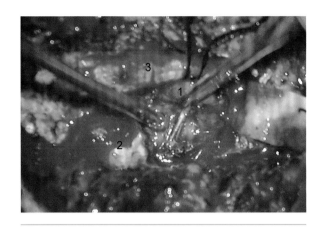

图 8-2-21　继续从后方入路切除肿瘤

将颈前部切口封闭后,再从后方做半椎板入路,仅仅打开右侧半的椎板并磨除 C_3 的侧块,彻底暴露 C_{2-3} 和 C_{3-4} 椎间孔,仔细分离肿瘤,仍然可见肿瘤表面有膜性袖套包裹

1. 肿瘤;2. 颈 2 下关节突;3. 硬膜囊

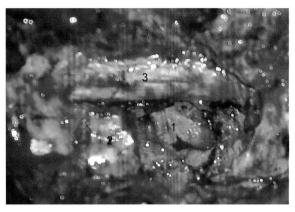

图 8-2-22　彻底切除肿瘤后,局部静脉丛以吸收性明胶海绵填塞止血

病理示神经鞘瘤伴局灶性出血、坏死

1. 瘤腔填塞吸收性明胶海绵;2. C_2 下关节突;3. 硬膜囊

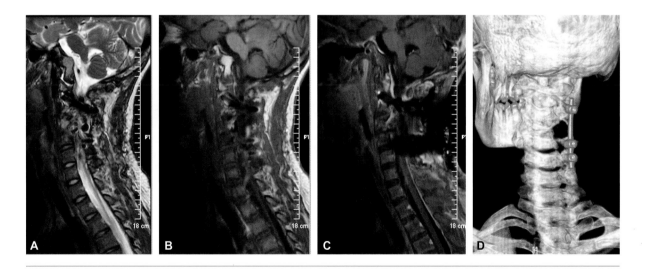

图 8-2-23　术后影像学复查

A~C. 术后 MRI 提示肿瘤全切除,局部内固定处存在伪影;D. 术后 CT 重建显示钉棒系统固定良好

患者中年女性,因腰腿痛1年,右腹痛半年,加重2个月入院。查体:右下腹后壁可触及肿物,质地硬,位置固定,轻度压痛。脊柱无畸形,L_5棘突叩击痛。右侧下肢从臀部向小腿外侧足背放射性疼痛。肌力肌张力基本正常,双侧膝腱反射基本正常,双侧病理征阴性。术前影像肿瘤累及椎管内外,并造成了L_5椎体的巨大破坏(图8-2-24)。

手术如需全切肿瘤,必须扩大L_{4-5}椎间孔,并分块切除肿瘤,首先将椎管内肿瘤切除后,再向腹侧椎管外切除,术中必须仔细寻找肿瘤的真实瘤壁,避免对后腹膜的损伤。手术方案采用L_4-S_1椎管内外哑铃型肿瘤切除+L_4-S_1椎弓根内固定术+横突间植骨融合术。手术过程见图8-2-25~图8-2-30。

患者术后症状消失,影像学复查显示肿瘤全切,脊柱固定良好(图8-2-31)。

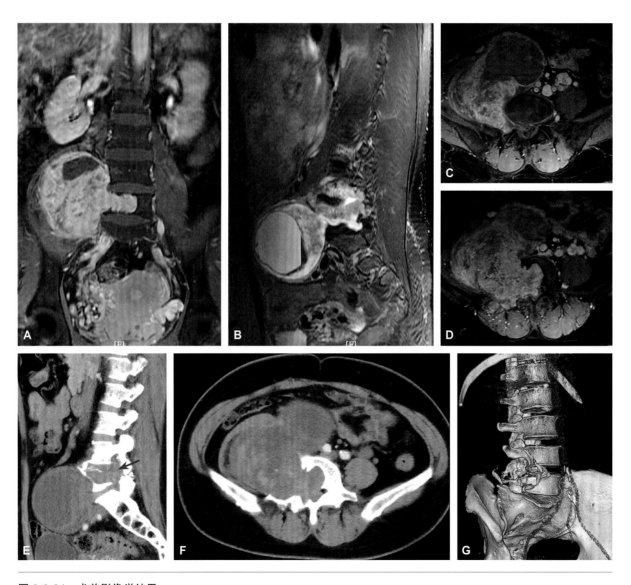

图8-2-24　术前影像学结果

A~D. 术前MRI显示L_4-S_1椎管内外巨大占位,肿瘤向腹腔扩展明显,破坏椎旁的髂腰肌等,并造成了L_5椎体的骨质破坏吸收;E~G. 术前CT提示肿瘤巨大,并对L_5椎体和右侧附件、椎弓根造成明显破坏,主要部分凸向腹腔,造成腹腔巨大占位

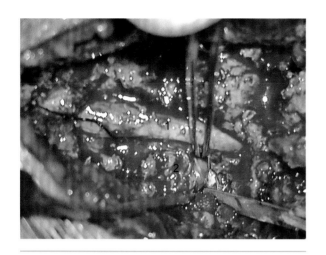

图 8-2-25 腹腔镜切除前方肿瘤后,后路切除椎管内及椎间孔扩展的肿瘤

将 L₅ 的侧方上、下关节及残留的椎弓根去除,暴露肿瘤,首先从下界分离,可见肿瘤质地略软,有明显的膜性分隔

1. 硬膜囊;2. 肿瘤

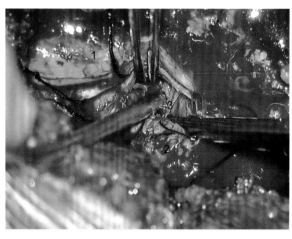

图 8-2-26 分离肿瘤边界

由于肿瘤向内侧破坏椎体和椎间结构,部分区域可见坚韧纤维环束带,需锐性离断才能沿肿瘤边界分离

1. 硬膜囊;2. 肿瘤;3. 瘤体表面的膜性束带

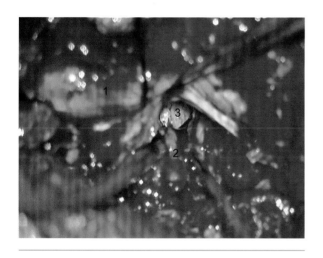

图 8-2-27 内侧肿瘤界面彻底游离后,可见受破坏的椎体骨面

1. 硬膜囊;2. 肿瘤;3. 椎体后缘

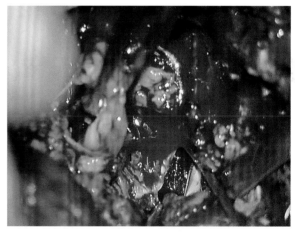

图 8-2-28 从外侧分离,也尽可能沿肿瘤的膜性边界分离

1. 肿瘤

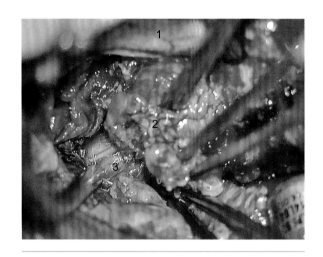

图 8-2-29　可见后腹膜和肿瘤间仍然有菲薄的间隙,可见少量膜性束带
1. 硬膜囊;2. 肿瘤;3. 后腹膜

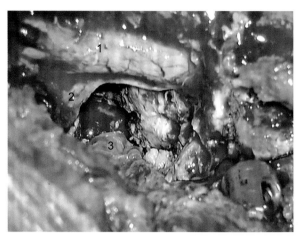

图 8-2-30　完全切除肿瘤后,可见后腹膜完整,并随呼吸搏动
1. 硬膜囊;2. 神经根;3. 后腹膜

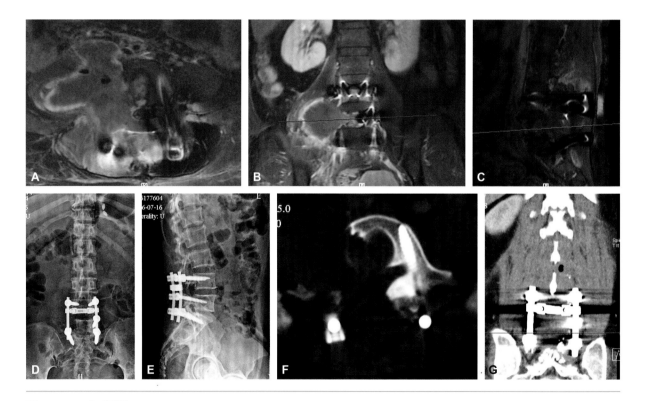

图 8-2-31　术后影像
MRI 显示肿瘤全切除,局部有内固定钉棒系统伪影。而 CT 提示 L$_4$-S$_1$ 椎弓根螺钉固定良好,L$_5$ 右侧椎弓根已经被肿瘤破坏,未植入椎弓根钉

参 考 文 献

1. Chamberlain MC, Tredway TL. Adult primary intradural spinal cord tumors: a review. Curr Neurol Neurosci Rep, 2011, 11 (2): 320-328.

2. Minehan KJ, Brown PD, Scheithauer BW, et al. Prognosis and treatment of spinal cord astrocytoma. Int J Radiat Oncol Biol Phys, 2009, 73 (3): 727-733.

3. Babu R, Karikari IO, Owens TR, et al. Spinal cord astrocytomas: a modern 20- year experience at a single institution. Spine, 2014, 39 (1): 533-540.

4. Milano MT, Johnson MD, Sul J, et al. Primary spinal cord glioma: a surveillance, epidemiology, and end results database study. J Neurooncol, 2010, 98 (2): 83-92.

5. 陆云涛, 彭林, 李俊杰, 等. 脊髓胶质瘤的外科治疗及相关临床问题探讨. 广东医学, 2017, 38 (1): 45-48.

6. 孟伟, 王淳良, 徐奖, 等. 颈髓多节段室管膜瘤的显微外科治疗. 中华医学杂志, 2014, 94 (19): 1452-1454.

7. Raab P, Juergen K, Gloger H, et al. Spinal deformity after multilevel osteoplastic laminotomy. Int Orthop, 2008, 32 (3): 355-359.

8. Mack J, Squier W, Eastman JT. Anatomy and development of the meninges: implications for subdural collections and CSF circulation. Pediatr Radiol, 2009, 39 (3): 200-210.

9. 范涛, 赵新岗, 孙鹏, 等. 显微手术结合脊柱内固定技术治疗椎管内外沟通性肿瘤 (附 129 例报告). 中华神经外科杂志, 2013, 29 (9): 871-875.

10. 张立, 漆松涛, 王海, 等. 胸腰骶段脊神经根鞘结构的解剖学和组织学研究. 中国临床解剖学杂志, 2015, (5): 502-506.

11. 刘通, 刘辉, 张建宁, 等. 椎管哑铃形肿瘤的显微外科治疗. 中华神经外科杂志, 2016, 32 (6): 551-555.

第三节　其他神经脊柱脊髓疾病中膜性解剖的应用

一、脊柱退变性疾病中的膜性解剖应用

（一）颈前路入路 ACDF 和 ACCF 中的膜性解剖层次的分辨

颈前路椎间盘切除减压融合术 (Anterior cervical discectomy decompression and fusion, ACDF) 和颈前路椎体次全切除减压融合术 (Anterior cervical vertebral body corpectomy and fusion, ACCF) 是治疗颈椎间盘突出、后纵韧带骨化等颈椎退变性疾病最为重要的手术方式之一, 手术采用气管食管和颈内动脉鞘之间的自然间隙进入, 而颈前

部的膜性解剖对于该入路有着至关重要的作用。首先需了解颈部筋膜分为深浅两层, 颈浅筋膜实际为颈阔肌, 所以在切开颈部皮肤和皮下组织后, 首先遇到的是颈阔肌, 在游离开这层颈浅筋膜后, 才能到达深筋膜, 对于颈前部沿皮纹的横切口做长节段颈前路手术, 推荐在浅筋膜下方进行广泛游离 (图 8-3-1A、B), 这样在后续牵开中能更好提供上下的游离暴露[1]。

颈阔肌深面的颈深筋膜实际分为三层, 浅层为封套筋膜, 包绕着颈前部的肌群, 包括下颌舌骨肌、舌骨甲状肌、肩胛舌骨肌和胸骨舌骨肌等; 中层为内脏筋膜, 其覆盖在甲状腺及其血管表面, 类似形成一个筋膜套将其包绕在其内, 并包含有气管食管在内; 深层为椎体前筋膜, 覆盖在前纵韧带表面, 在老年人其可能会明显增厚。通常在颈前路入路时, 只需打开颈深筋膜的浅层, 即可使用钝性分离, 暴露颈动脉鞘, 并通过自然间隙到达椎体前缘, 然后再打开颈深筋膜的深层彻底暴露椎体及两侧的颈长肌 (图 8-3-1C)。

而在切除椎间盘后, 对于纤维环后部、后纵韧带和硬膜的分辨也尤为重要, 某些患者的纤维环增生明显, 且有髓核通过裂口突出到硬膜外的可能, 此时则必须彻底切除纤维环和后纵韧带。由于有显微镜放大 10~15 倍的帮助, 能更好地分辨层次, 所以我们建议将增厚的后纵韧带彻底切除, 此时硬膜囊腹侧的界面需首先使用剥离子分离, 以避免脑脊液漏的发生。由于颈前部的空间是自然通道, 一旦发生硬膜破损, 术后脑脊液漏的几率非常大, 故术中一定要仔细分离, 对于部分后纵韧带钙化的患者, 局部炎症反应相当严重, 甚至可能会造成内层硬膜钙化, 而和后纵韧带无法分离的情况, 此时磨钻则非常重要, 我们推荐使用金刚砂 2.5mm 磨头, 仔细磨除钙化, 这样能极大程度避免硬膜的破损。在彻底切除增厚的后纵韧带后, 硬膜囊膨隆可见, 标志着减压彻底 (图 8-3-1D)。同时对于侧方压迫的神经根型和混合型病例, 侧方的 Lushica 关节的减压也很重要, 我们推荐在纤维环切除后, 在后纵韧带浅面进行, 因为有韧带结构保护, 能更好地保护神经根和椎动脉, 我们也推荐在显微镜下使用磨钻去除 Lushica 关节, 配合显微剥离子的使用, 这样能更好地做到外侧型神经根的减压。

（二）腰椎后路 TLIF 和 PLIF 下的膜性层次

无论是经椎间孔入路腰椎椎间融合术 (Trans-

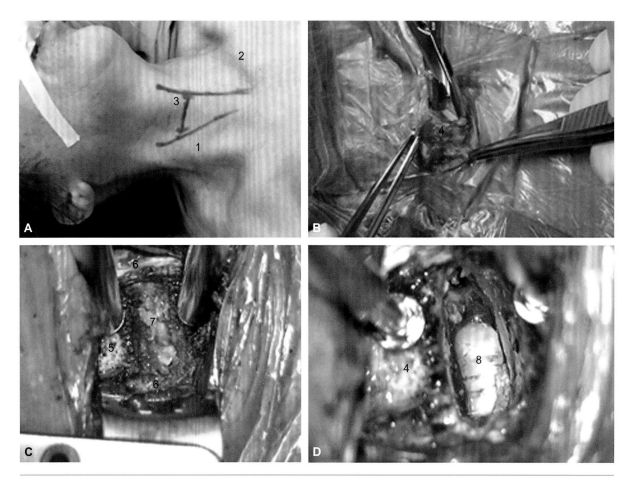

图 8-3-1　颈前路手术

A. 通常选取颈前部横行沿皮纹切口,内侧缘靠近中线,外侧缘贴近胸锁乳突肌内侧缘;B. 分离颈浅筋膜(颈阔肌),通常钝性分离并广泛游离后,予以横行离断;C. 分离椎前筋膜后,在上下位椎体置入椎体撑开钉,分离椎间盘,可见两侧颈长肌,颈长肌的位置对于定位中线至关重要;D. 完全切除椎间盘和后纵韧带后,可见硬膜膨隆良好

1. 胸锁乳突肌;2. 锁骨;3. 甲状软骨;4. 颈阔肌;5. 椎体;6. 颈长肌;7. 椎间盘间隙;8. 硬膜囊

formaminal lumbal intervertebral fusion,TLIF)还是后路腰椎椎间融合术(Porsterial lumbal intervertebral fusion,PLIF),手术路径上的附属结构层次都非常重要,尤其在侧隐窝位置的结构尤其重要,由于椎间盘的突出,可能造成局部炎症反应而出现明显的粘连,同时由于行走神经根(traveling nerve root)的推挤,使得神经根位置后移,在清理局部增厚的黄韧带时,可能造成神经根的损伤。我们推荐全程使用显微镜,甚至在 TLIF 做椎板咬除和下关节突骨质去除时,同样要在显微镜放大的条件下进行(图 8-3-2A),这是由于其下方即为行走根的肩部,甚至由于腋下型椎间盘突出,可能神经根即位于下关节突下方。通常在没有压迫的情况下,此处可能会有脂肪垫的存在,但在椎间盘突出造成的长期压迫的情况下,此处脂肪往往已经消失殆

尽,仅仅有一些增厚的黄韧带和瘢痕粘连存在,而此处盘黄间隙和侧隐窝将异常狭窄,显微镜放大10~15 倍的情况下,配合显微剥离子,仔细的层次分辨至关重要(图 8-3-2B、C),首先找到神经根的肩部,再对椎间盘进行分离。对于椎间盘突出明显,局部压力过大时,不可直接使用神经根拉钩,那样会对神经造成二次挤压损伤,我们主张首先切开部分纤维环,去除大多数突出的椎间盘组织,减轻对神经根的压迫后,再行牵开。有时候在分离后纵韧带和硬膜囊腹侧以及神经根肩部时,由于局部炎症反应明显,会造成分离的困难,此时可以使用较锐利的显微剥离子,同时可以在显微镜下配合 2mm 的枪状咬骨钳,并仔细地牵拉离断后纵韧带(图 8-3-2D)。在牵拉神经根时,一定要做到对周边结构的充分松解,且要注意牵拉和释放

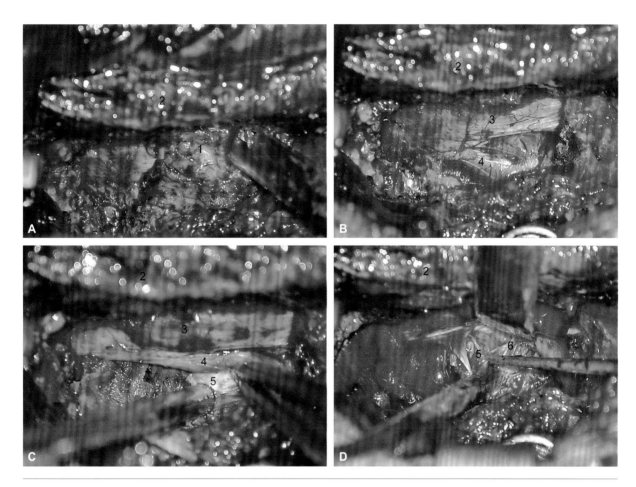

图 8-3-2 腰椎间盘切除中的膜性结构
A. TLIF 手术显微镜下可见覆盖在硬膜表面和侧隐窝内的黄韧带,显微镜下咬除椎板能更好地分辨,避免对神经根的骚扰;B. 去除黄韧带后,可见神经根的肩部,由于下方突出的椎间盘造成其明显膨隆;C. 牵开神经根后,可见深部膨隆的椎间盘;D. 摘除部分脱出的髓核后,进一步分离后纵韧带和腹侧硬膜的粘连,该例患者后纤维环有部分钙化,予以反向刮匙分离后,进一步用神经钩分离,注意膜性的层次
1. 黄韧带;2. 棘突;3. 硬膜囊;4. 行走神经根;5. 膨隆脱出的椎间盘;6. 后纵韧带及其和腹侧硬膜间的膜性束带

交替,这样才能尽可能地减少对神经根的刺激[2]。有部分椎间盘和后纵韧带会出现钙化的情况,此时使用反向的刮匙往往能很好地去除硬膜囊腹侧粘连的钙化块。

(三)椎间孔镜下椎间盘切除中的膜性标志判断

随着内镜技术和内镜下器械的极大发展,高清内镜下手术已经是微创手术的重要组成部分,同样椎间孔镜作为神经脊柱微创手术的一个新兴技术,近年来也得到了巨大发展[3],从最开始的杨氏技术,到椎板间入路、后外侧技术等,现已经有多家单位对其进行改良并提出各自的手术方式[4-5]。这些具体方式在此不赘述,但我们在实际临床操作中发现,结合膜性结构的概念能更好地做到镜下的定位和解剖层次判断。

无论是后方的椎板间入路,还是外侧的 in-out-in 技术,抑或后外侧的 out-in 技术,精确的穿刺技术最为重要,而在此过程中除了对骨性解剖触碰的手感,对周边软组织的穿刺手感也相当重要,黄韧带、上下关节突的纤维囊、椎间盘的纤维环、髓核等结构的穿刺手感均不相同,黄韧带突破时往往有较为清脆的感觉,而椎间盘的纤维环手感较涩,且相对致密,有明显的牵绊感和丝丝拉拉的束带感。而关节突的纤维囊较之纤维环薄,且深面有骨质或软骨等,有较为特殊的手感。

穿刺成功并经 C 形臂机透视定位后,当插入内镜通道后,镜下首先要观察和定位的膜性结构是黄韧带(图 8-3-3A),其重要性在所有的穿刺技术中都是毋庸置疑的。在进入黄韧带下方后,由于排除了肌肉等软组织的干扰,内镜的视野将变

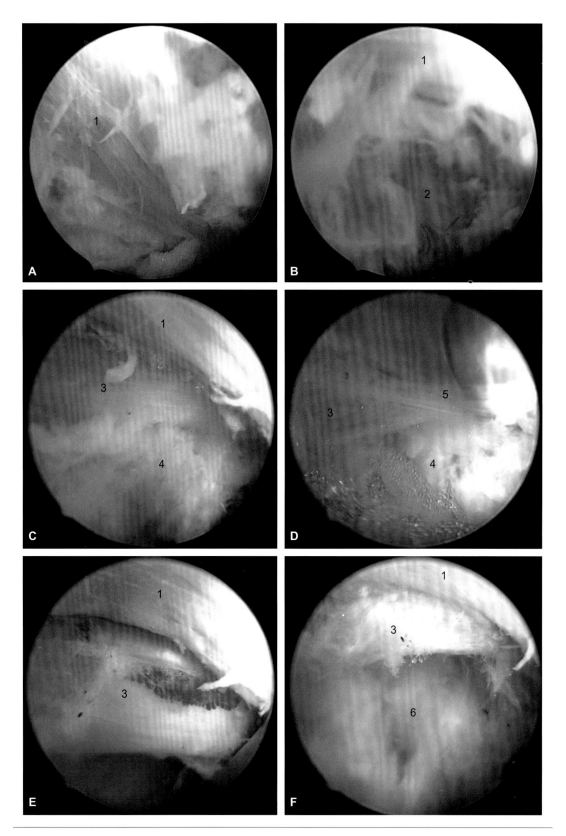

图 8-3-3   椎板间入路椎间孔镜下髓核摘除

A. 将通道放置在椎板间隙内, 突破肌肉层后, 可见黄韧带；B. 突破黄韧带后可见下方的硬膜外脂肪；C. 进一步向侧隐窝方向探查, 可见行走神经根肩部, 及脱出的髓核组织；D. 分离行走神经根表面的膜性束带；E. 向内侧探查, 可见行走神经根；F. 摘除脱出的髓核后, 可见行走神经根减压满意, 漂浮在侧隐窝内, 并行后纤维环塑形
1. 黄韧带；2. 硬膜外脂肪；3. 行走神经根；4. 脱出的髓核；5. 行走神经根表面的膜性束带；6. 塑形后的椎间盘后纤维环

得清晰。在压迫不太严重的病例，可见硬膜外的脂肪，这也是很好的定位标志，可以使用射频予以烧灼皱缩，然后用镜下的显微剥离子分离，这样有助于发现神经根的肩部（图8-3-3B）。因退变椎间盘或者脱出的髓核附近，往往有较重的炎症反应，同时该部位还存在有一些静脉丛的壁膜，且由于内镜水压，往往不会有明显的静脉丛出血。上述这些膜性结构及脂肪层是很好的标志，但可能会对术野造成遮挡，并影响手术寻找神经根的肩部，故可以使用显微剥离子分离，用小的髓核钳予以清除，或者射频消融予以电灼。但需注意的是，此处盲目使用枪钳很可能造成硬膜囊破损和神经根损伤，要尽量避免使用。成功寻找到神经根的肩部，以及椎间盘间隙，手术即基本成功，再予以旋转套筒，保护神经根，切除脱出的髓核即可。注意不要将椎间盘的后纤维环破坏太多，破口太大，可能留下髓核再次脱出的隐患，最后可以使用射频消融予以纤维环成形术（图8-3-3C、D）。

二、先天性畸形和膜性结构之间的关系

（一）寰枢椎脱位侧方关节松解术中的膜性解剖

枕颈交界区畸形包括枕骨、斜坡、寰椎和枢椎的发育异常而造成的各种畸形，其中寰枢椎脱位是最为常见的表现形式之一[6-7]，其他的还包括继发的小脑扁桃体下疝、脊髓空洞等，这些在本章的第一节中已有详细描述。而针对发育性造成的寰枢椎脱位，如果寰椎的侧块发育基本正常，仍然建议采用寰枢侧方关节松解联合C_{1-2}的钉棒固定[8]，此手术复位过程中的关键步骤在于寰枢侧方关节的显露，然而寰枢椎位置较深，周围解剖结构复杂，寰枢侧方关节背面有被丰富静脉丛包绕的C_2神经根通过，加大了显露寰枢侧方关节的难度。故Goel等[9]认为手术时可直接将C_2神经根切断，以获得操作空间去显露寰枢椎侧方关节，并且还认为离断C_2神经根不会对患者造成不良影响。在实际操作中，我们发现，若盲目离断C_2神经根会造成静脉丛破裂出血，从而影响手术视野，甚至导致手术失败。

正因此，我们对该部位的膜性结构做了详细的解剖，发现寰枢椎部静脉丛较为丰富，位于硬脊膜外，紧贴椎管，并填满整个寰枢椎间隙，而寰椎

椎弓根下缘较枢椎椎弓根处更为密集，但静脉丛表面有明显的膜性结构覆盖，在显微镜放大的情况下清晰可见，如果不能沿着膜性结构的边界分离，盲目使用电凝则容易破裂造成出血。其静脉丛内侧部分覆盖在正常硬膜表面，两者之间有正常界限可以分离，向内剥离静脉丛可以一直暴露到C_2椎弓根的内侧缘。C_2神经根从内上往外下呈斜行穿出静脉丛，并在静脉丛外侧缘附近分为前、后两支。而我们的测量数据显示（图8-3-4），静脉丛内侧缘距后正中线约5.7mm，而将静脉丛内侧缘从硬脊膜上剥离后，其距离可达14.1mm，两者相差约8.4mm，表明此处静脉丛有较大的游离度，约占整个静脉丛的2/3，故在手术分离该处时，首先要将内侧贴附在硬膜囊上的静脉丛向外剥离，并使用电凝平行烧灼，使得静脉丛皱缩，这样在后续离断C_2神经根时，能明显减少静脉性的出血。另一测量结果显示，枢椎椎弓根中点距静脉丛内侧缘距离约为10.7mm，而在彻底剥离静脉丛后，该数值为2.4mm，同时C_2神经根在穿出静脉丛时上下缘分别距6.3mm、2.6mm。也就是说，C_2神经根实际将静脉丛分为外上腔和内下腔。我们的研究结果也发现，沿着C_2椎弓根中点的直线（L线）与C_2神经根存在一个交点（Q点），在该点外上腔只有很少一部分静脉丛覆盖（图8-3-5），故只需分离靠近内下腔的小部分静脉

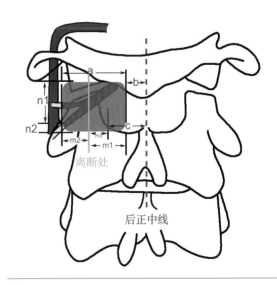

图8-3-4　C_2神经根与其周围静脉丛关系模式图
a.静脉丛由内向外总宽度；b.静脉丛内侧缘距后正中线的距离；c.静脉丛最大限度剥离后距后正中线距离；m1、m2.枢椎椎弓根中点与静脉丛下缘两端的距离；n1、n2.C_2神经根穿出静脉丛侧与该侧上下端的距离

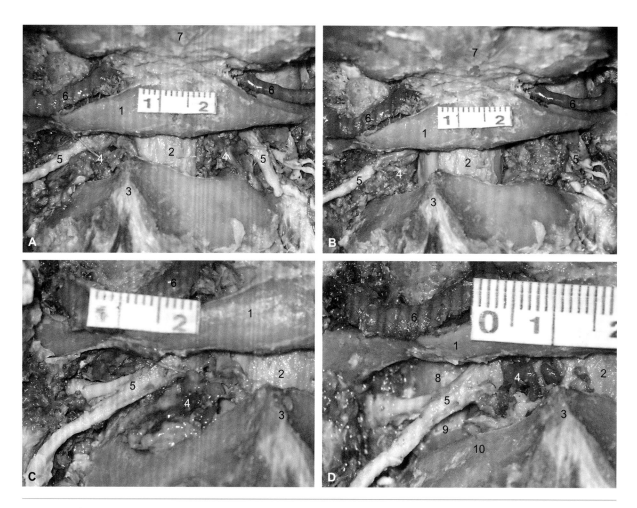

图 8-3-5　寰枢椎处 C_2 神经根与其周围静脉丛的解剖关系

A. 可见 C_{1-2} 侧方关节背侧有丰富的静脉丛,在自然状态下其内侧覆盖在硬脊膜囊上;B. 静脉丛和硬膜囊之间有明显膜性分隔,可钝性将静脉丛最大限度地剥离,彻底显露硬膜囊边缘;C. 局部放大示 C_2 神经根从静脉丛的内上方向外下方穿行,将其分为内下腔和外上腔两部分;D. 将 C_2 神经根周围静脉丛清理后,可见 C_2 神经根后方的 C_{1-2} 侧方关节

1. 寰椎后弓;2. 脊髓;3. 枢椎棘突;4. 寰枢椎侧方静脉丛;5. C_2 神经根;6. 椎动脉;7. 枕骨;8. 寰椎侧块;9. 枢椎上关节突;10. 枢椎椎弓根

丛。而对于内下腔,当我们将其从硬脊膜上最大限度剥离后,其内侧缘能达到椎管外侧缘,靠近枢椎椎弓根的内侧缘,此时通过双极电凝能缩减静脉丛的容量,并贴紧到 C_2 神经根表面,减少静脉性出血。同时沿椎弓根中点切开静脉丛,能以 C_2 神经根为支点进行电凝静脉丛断端,更好进行止血。故尽管寰椎侧方关节静脉丛最为丰富,但沿着 C_2 椎弓根重点的位置离断 C_2 神经根可最大限度避免对静脉丛的操作,可减少出血,甚至可避免出血。

对于初学者在进行 C_{1-2} 侧方关节暴露过程中,由于惧怕外侧有椎动脉走行,往往将切开 C_2 神经根的位置选择非常靠内的位置,但其实在此处操作将直接面对内下静脉腔最大的区域,造成严重的静脉性出血[10,11]。所以在实际手术过程中,我们切断在枢椎棘突上的头下斜肌的附着点之后,将头下斜肌轻轻向外上推开,即可显露在头下斜肌深面的静脉丛,这点马向阳也有报道[12]。首先要沿着骨膜下分离,充分暴露寰枢椎椎弓根,我们建议使用寰椎剥离器在显微镜下仔细分离,然后钝性分离静脉丛与硬脊膜至枢椎椎弓根内侧缘和椎管外侧,先避免直接静脉丛操作,待将周边结构暴露清晰后,再将双极电凝调小后在 Q 点表面和内侧沿着 L 线,轻轻灼烧静脉丛,注意使用电凝的侧方,目的是缩减内下腔的容量,显微镜下操作能保证手术的安全性。之后再使用单极电凝,使用电切模式,沿着 L 线离断 C_2 神经根,并暴露 C_1 侧块和 C_2 上关节突,充分暴露后,即可在显微镜下做关节间的松解和钉棒内固定系统的植入了。我们临床工作中,采用上述的方式后大大缩减了手术时间和出血量。

(二) 脊髓脊膜膨出中的膜性结构的分辨及其作用

先天性脊柱裂和脊髓脊膜膨出是神经脊柱脊髓工作中的另一主要病种,此类患者往往由于持续增长的腰背部包块,大小便功能障碍,下肢感觉和运动障碍,以及脊髓栓系表现入院,部分患者包块由于反复摩擦出现破溃等[13]。手术往往以切除膨出的组织,松解栓系的终丝,封闭漏口为主,对于终丝松解我们将在下面的复杂栓系部分详细描述。本部分将主要结合膜性结构层次的分辨,描述如何更好地做漏口封闭。

由于脊髓脊膜膨出大多继发于先天性脊柱裂,故大多数包块明显的病例均为儿童,其很难配合医生术后的医嘱,且由于哭闹,往往造成蛛网膜下腔压力增高,术后切口的脑脊液漏是最常见的并发症之一。故如何能更好地在术中做到对各膜性结构层次的判断和保留,严密修补封闭硬膜漏口,对减少术后脑脊液漏的作用巨大。我们在临床中发现,由于脊柱裂使得原本的硬膜层在发育中和皮下脂肪筋膜完全粘连成为一体,并形成一条致密的纤维管道,构成了膨出物的壁(图 8-3-6A~C)。在分离皮肤包块时,要注意对其蒂部即该纤维膜性管道的分辨。通常在分离清楚蒂部后,我们不推荐马上离断,建议对脊柱裂上方和下方的骨质进行咬除,暴露正常的硬膜边界,再沿着正常的硬膜边界,分离包块的蒂部,尽可能地保留其内层膜性结构,将外层瘢痕结缔组织去除。术中必须使用电生理监测。首先,部分神经根会脱出到脊髓脊膜膨出的包块中,其分两种:一种是神经根以盲端的形式和包块的瘢痕组织融合在一起,

这种用神经电生理监测下通常是无功能的;另一种是以过路的形式可能局部和包块内有粘连,这时候监测电生理功能显得异常重要,如果监测显示神经根有功能,必须仔细分离(图 8-3-6D)。在电生理监测的帮助下,对瘤颈和瘢痕部位的分离变得更加安全,需尽可能保留内层的膜性结构,必要时要锐性剥离瘢痕组织,再彻底游离并去除膨出的包块。离断终丝后,对残留的内层膜壁,需使用 6-0 薇乔线连续缝合的方式做到尽可能的水密缝合,并使用生物蛋白胶加固封闭。此处的皮下深筋膜及其附属的脂肪组织(图 8-3-6E、F)一定要注意保留,且尽可能地少用单极电凝,我们推荐直接使用圆刀切开,对该层的严密缝合也有助于封闭脑脊液漏。

(三) 膜性结构松解在复杂脊髓栓系中的应用

脊髓栓系往往继发于脊柱裂、脊髓脊膜膨出,或者继发于脂肪瘤等。单纯的隐性脊柱裂由于终丝和局部瘢痕的粘连导致栓系,并影响圆锥马尾部位神经功能的发育。在神经电生理监测下,这种单纯的脊髓栓系松解术相对容易,手术要点主要是对正常神经根功能的判断和保留。最为疑难的是复杂的并伴随有脂肪瘤的脊髓栓系,由于此处的脂肪瘤可能将马尾神经包绕在瘤内,甚至可能会和圆锥部位的神经组织严密粘连,难以分离。此时我们推荐使用激光刀,这是由于激光刀锐性刀头可产生 2000℃高温,可瞬间将脂肪气化和液化(图 8-3-7A),但其温度的深度仅仅 2mm,对深部的神经组织和可能存在的神经根不会造成影响。对这种复杂的脊髓栓系,不要求将脂肪瘤全部切除,我们选择用尖头激光刀头将明确神经组织外和神经根外的脂肪瘤组织切除。最难处理的是下方靠近终丝附近的肿瘤,在明确无功能的终丝后,离断终丝很可能不会造成明显的脊髓圆锥部位的上移,这是由于周围的脂肪瘤和神经根,尤其是可能和腹侧蛛网膜有明显粘连,但其和神经根间没有边界,所以首先要求将和腹侧蛛网膜粘连的部分脂肪瘤切除,暴露腹侧硬膜(图 8-3-7B),周围的神经根则尽可能的松解,以保持神经根的功能。

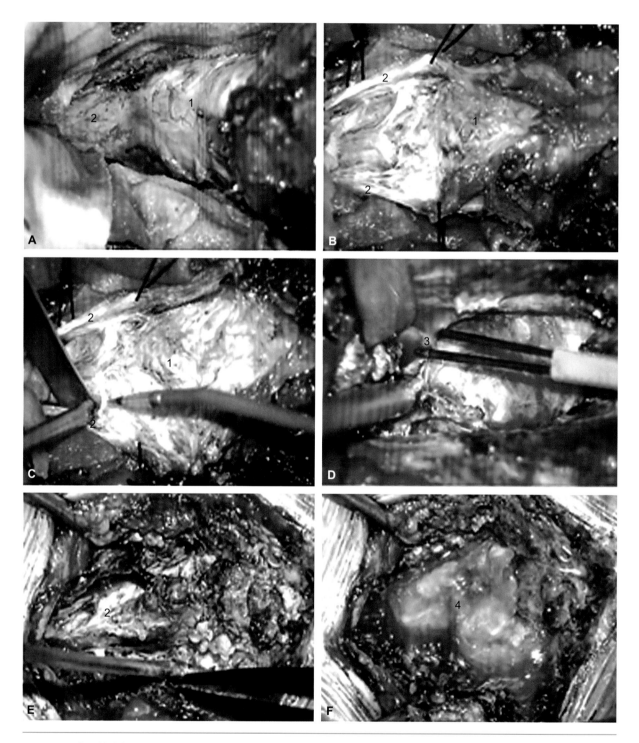

图 8-3-6　先天性脊柱裂和脊髓脊膜膨出的膜性层次

A. 咬除先天性脊柱裂上方部分骶骨椎板后,可见膨出的包块和硬膜直接相连;B、C. 打开硬膜并仔细分离包块表面的纤维组织,以留做硬膜修补使用,而瘢痕和脂肪瘤可使用激光刀切除;D. 对于和脂肪瘤相连的神经根,使用术中电极刺激,如无电活动,可予以离断;E、F. 对硬膜和膨出包块组织的纤维壁进行修补缝合,并使用生物蛋白胶封闭

1. 脊髓脊膜膨出的包块;2. 硬膜;3. 神经根;4. 生物蛋白明胶

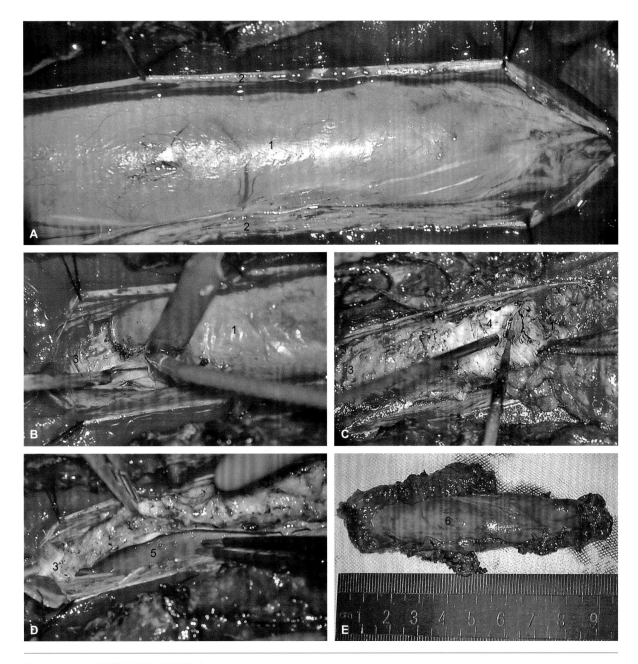

图 8-3-7　一例圆锥马尾部位脂肪瘤

A. 打开硬膜后，可见脂肪瘤充满整个腰骶部椎管；B. 使用激光刀从圆锥部位分离，注意肿瘤和正常脊髓边界；C. 继续向尾侧分离肿瘤，切开表面的黄色脂肪层厚，深部可见正常脊髓边界和脂肪瘤深部的白色脂肪层；D. 不要求脂肪瘤全切除，因为脂肪瘤和正常脊髓和马尾神经无明显边界，但要求将非神经根性束带完全游离，暴露腹侧蛛网膜和硬膜结构；E. 完全游离下的脂肪瘤组织

1. 脂肪瘤；2. 硬膜缘；3. 脊髓圆锥；4. 神经基板（白脂肪）；5. 腹侧蛛网膜；6. 切除后的脂肪瘤

【病例1】

患者老年男性，四肢麻木和足底踩棉花感，左手麻木感明显伴双上肢乏力3个月。体查示双侧Hoffman征阳性，膝腱反射略亢进，双侧病理征未引出。影像学检查显示：①C$_{3-7}$多节段连续后纵韧带骨化，继发颈椎管狭窄，C$_4$后纵韧带骨化（OPLL）继发狭窄最为明显；②有颈椎生理曲度改变，后凸畸形；③K线阴性；④C$_{6/7}$椎间盘突出并向左侧压迫神经根（图8-3-8）。

手术方案采用神经电生理监测下颈椎后路C$_{2-7}$全椎板减压+融合内固定+后路C$_{6-7}$左侧神经根孔减压术+C+椎体次全切除+前路钛笼融合内固定术。手术过程见图8-3-9~图8-3-18。

术后早期自觉四肢麻木感减轻，右侧上肢乏力好转；第5天开始尝试起床，但自觉双下肢乏力（早期康复训练），并双上肢外展乏力（C$_5$神经根麻痹）；第7天能下床行走，但颈部肌肉僵硬感明显（轴性症状），双上肢不能抬起，手部活动正常，能屈伸肘关节；术后10天有双下肢肿胀，考虑白蛋白低引起（29g），予以补充白蛋白，适当脱水后好转；术后14天出院，3个月后患者颈围摘除，颈部僵硬感好转，且双上肢外展功能恢复，但双下肢间断出现浮肿，通过弹力袜和下肢弹力泵的使用，得到缓解。影像学复查显示患者骨化的后纵韧带去除满意，椎管容积得到扩大，颈椎生理曲度得到纠正，颈椎钉棒系统位置良好（图8-3-19）。

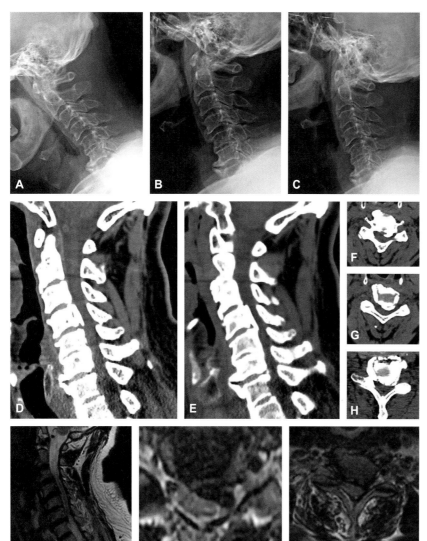

图8-3-8　术前影像学结果

A~C. 术前X线片显示颈椎生理曲度丢失，已经存在后凸畸形，另骨质增生明显，尤其在C$_4$椎体后部骨化严重；D~H. 术前CT提示连续性后纵韧带骨化，以C$_4$椎体后缘，C$_{4-5}$和C$_{6-7}$最严重；I~K. 术前MRI提示严重的后纵韧带骨化，继发颈椎管狭窄

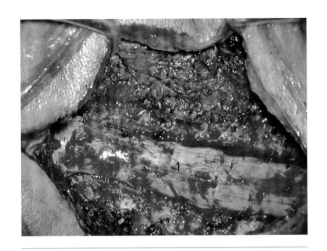

图 8-3-9　颈后路完全去除寰椎后弓和 C$_{2-7}$ 的椎板

可见由于"弓弦效应"脊髓硬膜囊已经向后方漂移,间接
得到前方的减压。在游离后方椎板时,要求暴露到硬膜囊
侧方转折处,以更好地做到后方减压
1. 硬膜囊

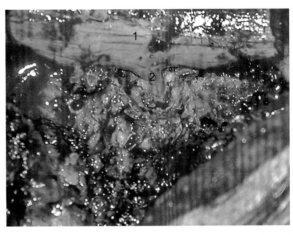

图 8-3-10　切除椎间盘

由于 C$_{6-7}$ 侧方神经根孔受压明显,故磨除左侧 C$_6$ 侧块下
部和 C$_7$ 侧块上部,暴露 C$_7$ 神经根,并在其腹侧游离脱出
的髓核和钙化的椎间盘,予以磨钻去除减压
1. 硬膜囊;2. 神经根

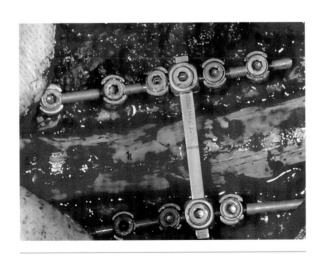

图 8-3-11　行后路 C$_{2-7}$ 内固定

由于左侧 C$_6$ 侧块磨除,故未置入 C$_6$ 侧块螺钉
1. 硬膜囊

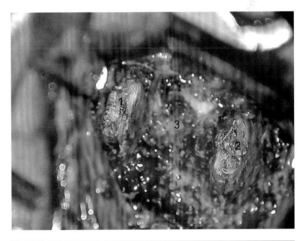

图 8-3-12　前路手术继续切除椎间盘

后路手术完成后,进一步行前路 C$_4$ 椎体 ACCF,前路
Caspar 牵开器暴露椎体后,切除 C$_{3-4}$ 和 C$_{4-5}$ 椎间盘后,暴
露 C$_4$ 椎体
1. C$_{3-4}$ 椎间盘间隙;2. C$_{4-5}$ 椎间盘间隙;3. C$_4$ 椎体

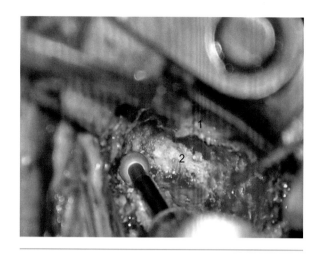

图 8-3-13　磨除钙化的后纵韧带
切除椎体后,可见后方钙化的后纵韧带,其可能和下方的硬膜囊发生严重粘连,部分情况硬膜外层也会同时钙化,此时使用金刚砂磨钻能精细地去除钙化的韧带,并极大程度减少硬膜囊的破损
1. C_4 椎体;2. 骨化的后纵韧带

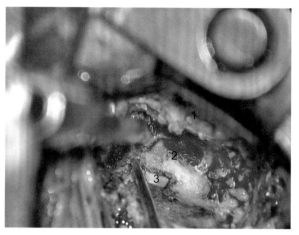

图 8-3-14　分离后纵韧带深面
在磨除部分后纵韧带后,暴露出硬膜缘时,可以使用神经钩进行钙化韧带深部的潜行分离
1. C_4 椎体;2. 骨化的后纵韧带;3. 硬膜

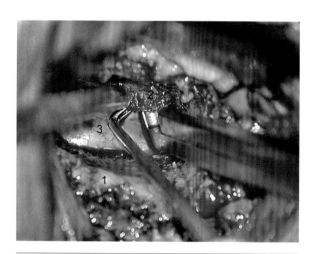

图 8-3-15　切除部分向侧方钩椎关节后方钙化的骨质
显微镜下可在助手神经根拉钩的帮助下,三手或者四手操作切除
1. C_4 椎体;2. 骨化的后纵韧带;3. 硬膜

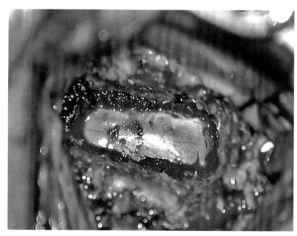

图 8-3-16　彻底去除钙化的后纵韧带,可见硬膜囊膨隆明显,减压效果满意
1. C_4 椎体;2. 硬膜

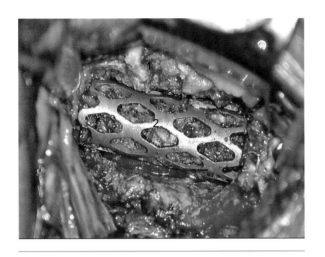

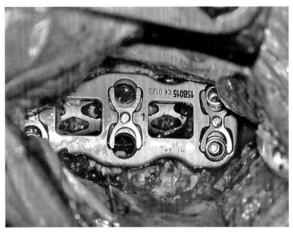

图 8-3-17　植入带自体骨的钛笼,做椎体间支撑和融合
1. C₄ 椎体;2. 钛笼

图 8-3-18　置入前路接骨板和钛钉,维持脊柱稳定性
1. 颈前路接骨板

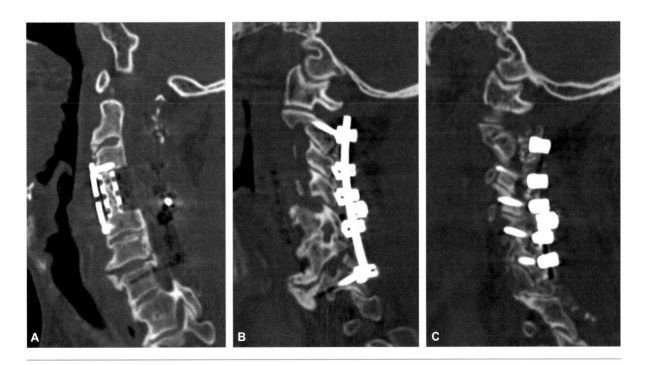

图 8-3-19　术后 CT 复查结果

【病例2】

患者中年女性,因右下肢麻木,疼痛3年余,左下肢疼痛麻木1周入院。入院查体:痛苦样面容,被动姿势,弯腰屈膝,行走不便。双下肢不能伸直,双侧直腿抬高试验阳性30°,既往行牵引、针灸、拔火罐等治疗,无明显效果。术前影像见图8-3-20。

手术方案采用经双侧Wistle肌间隙置钉+微创通道下经椎间孔腰椎椎间盘切除融合术。手术过程见图8-3-21~图8-3-28。

术后患者恢复良好,术后第3天在佩戴腰围的情况下可以下床活动,双下肢肌力正常,腰腿痛症状消失(图8-3-29)。

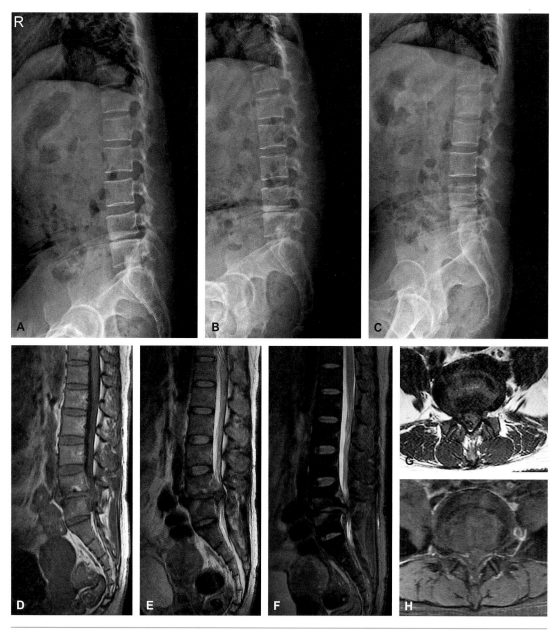

图8-3-20 术前影像学结果

A~C.腰椎动力位X线片显示L$_{4-5}$椎间高度减低,腰椎生理曲度丢失;D、E.腰椎MRI提示L$_{4-5}$椎间盘脱出,继发腰椎管狭窄,局部终板炎症反应明显;F~H.轴位MRI提示椎间盘脱出位置偏左侧,硬膜囊受压明显

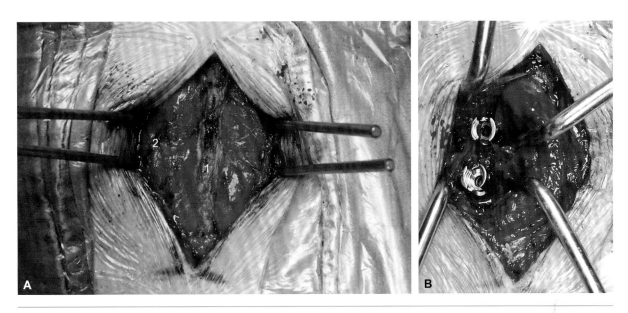

图 8-3-21 首先从两侧 Wistle 肌肉间隙（A）植入 L$_{4-5}$ 椎弓根螺钉（B）
1. 棘突；2. Wistle 肌间隙

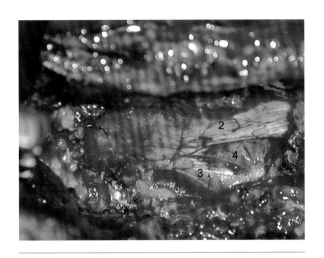

图 8-3-22 行左侧通道下的 TLIF 手术，暴露左侧 C$_5$ 神经根，可见下方脱出的髓核将神经根顶起
1. 棘突；2. 硬膜囊；3. 行走神经根；4. 脱出的椎间盘

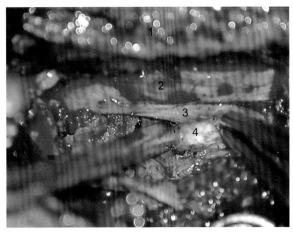

图 8-3-23 从神经根肩部分离，暴露脱出的髓核
1. 棘突；2. 硬膜囊；3. 行走神经根；4. 脱出的椎间盘

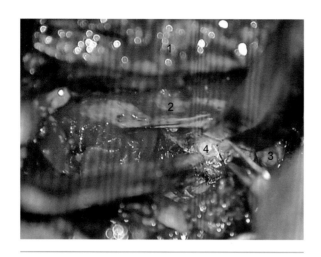

图 8-3-24 尖刀切开后纤维环,注意神经根拉钩对行走根的肩部牵拉要适度

1. 棘突;2. 硬膜囊;3. 行走神经根;4. 脱出的椎间盘

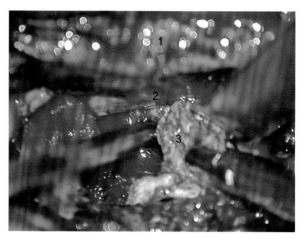

图 8-3-25 切除脱出的髓核

1. 棘突;2. 硬膜囊;3. 脱出的髓核

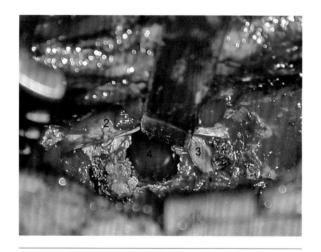

图 8-3-26 完全切除 L$_{4-5}$ 椎间盘

需处理好上下终板,注意保留骨性终板的完整,避免椎间融合器的塌陷

1. 棘突;2. 硬膜囊;3. 神经根;4. 椎间盘间隙

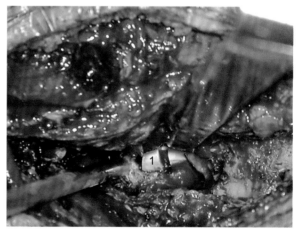

图 8-3-27 试模后植入椎间融合器

1. 椎间融合器

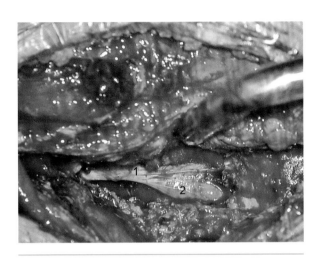

图 8-3-28　完成椎间减压手术后,可见神经根减压满意
1. 硬膜囊;2. 行走神经根

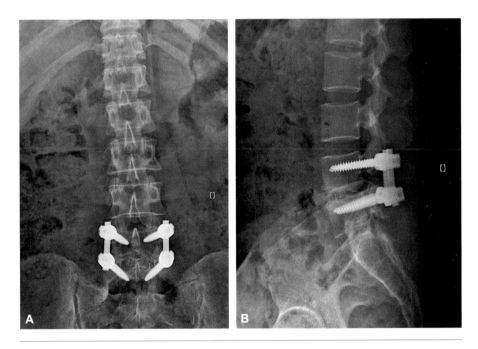

图 8-3-29　术后 X 线片显示腰椎椎弓根螺钉和椎间融合器位置良好,腰椎生理曲度得到纠正

【病例3】

患者中青年女性,因右侧肢体麻木4个月,进行性加重3个月入院。查体:四肢肌力肌张力正常,右侧肢体麻木明显。术前影像显示:①小脑扁桃体下疝轻,但脊髓空洞节段长;②有寰枕融合,寰枢椎脱位;③两侧方小关节不稳;④术前有明确的右侧肢体麻木和进行性加重;分析认为患者脊髓空洞的原因,不仅仅包含了后方下疝的小脑扁

桃体,也由于前方寰齿关节脱位后,齿状突后移造成的前方压迫(图8-3-30)。

手术方式采用寰枕减压 +C$_{1-2}$ 螺钉内固定 + 髂后上嵴取骨 +C$_{1-2}$ 关节间植骨 + 侧方植骨,在寰枕减压的基础上做寰枢椎钉棒系统内固定,维持寰齿关节的稳定性。手术过程见图8-3-31~ 图8-3-36。术后影像学复查结果见图8-3-37。

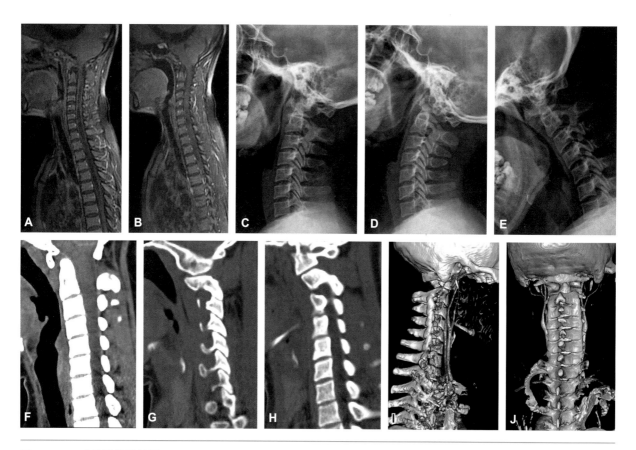

图 8-3-30　术前影像学结果

A~C. MRI 提示小脑扁桃体下疝,枕大池饱满,脊髓空洞节段长;D~E. 颈椎动力位 X 线片提示,患者存在寰枕融合,且有寰枢椎脱位;F~H. CT 提示寰椎侧块关节发育异常,存在不稳定表现;I 和 J. CTA 提示双侧椎动脉走行正常,没有椎动脉高跨

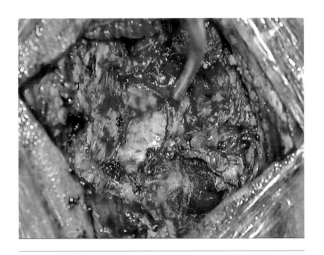

图 8-3-31　颈后路分离暴露枕骨大孔区
去除寰椎后弓和部分枕骨鳞部,注意不要去除太多枕骨骨质,避免术后小脑下坠,一般骨窗高度 3cm 宽度要求到两侧硬膜转折处
1. 枕骨;2. 颈 2 棘突;3. 寰枕筋膜

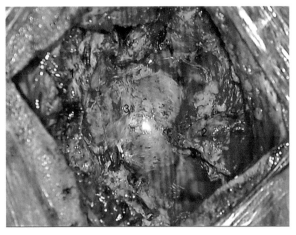

图 8-3-32　行寰枕筋膜的去除和外层硬膜撕脱
可见残余硬膜内层呈半透明,枕大池明显扩大。在做硬膜外层撕脱过程中,需要注意硬膜的层次,避免内层硬膜破裂而出现脑脊液漏
1. 枕骨;2. C_2 棘突;3. 剥离后的寰枕部硬膜(已明显膨隆扩张)

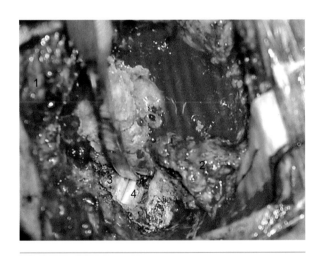

图 8-3-33　沿着 C_2 椎弓根离断双侧 C_2 神经根,并暴露双侧寰枢椎侧方关节
1. 枕骨;2. C_2 棘突;3. C_1 下关节突;4. C_2 上关节突

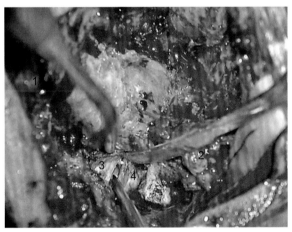

图 8-3-34　刮除上下终板软骨,并行关节间松解和植骨
1. 枕骨;2. C_2 棘突;3. C_1 下关节突;4. C_2 上关节突

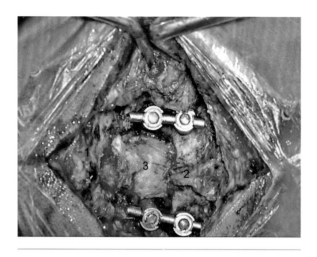

图 8-3-35　置入 C_1 侧块和 C_1 椎弓根螺钉,并连接双侧钛棒

1. 枕骨;2. C_2 棘突;3. 硬膜

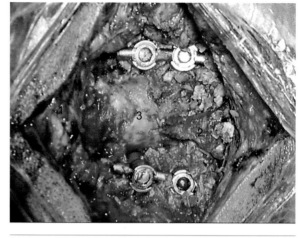

图 8-3-36　取自体髂骨行局部植骨融合术

1. 枕骨;2. C_2 棘突;3. 硬膜

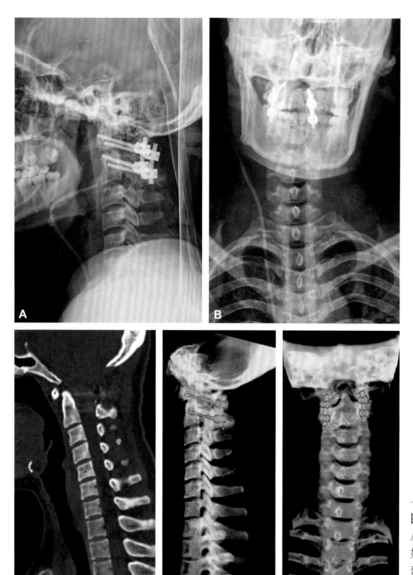

图 8-3-37　术后影像学复查结果

A、B. X 线片提示 C_{1-2} 钉棒系统位置良好,寰齿关节脱位得到纠正;C~E. CT 重建进一步显示寰枢椎位置良好,钉棒固定位置好

参 考 文 献

1. 单建林,姜恒,李放,等.颈动脉鞘和椎前筋膜的解剖关系及在颈椎前路手术中的意义.中国脊柱脊髓杂志,2005,15(8):493-495.

2. 邓兵,陈赞,吴浩,等.TLIF 结合椎弓根螺钉内固定治疗高位腰椎间盘突出症.中华神经外科疾病研究杂志,2015,14(5):413-416.

3. 段婉茹,胡岳,齐腾飞,等.经椎板间入路椎间孔镜技术治疗腰椎间盘突出症疗效分析.中国现代神经疾病杂志,2016,16(4):204-209.

4. 周跃,李长青,王建,等.椎间孔镜 YESS 与 TESSYS 技术治疗腰椎间盘突出症.中华骨科杂志,2010,30(3):225-231.

5. 王作伟,菅凤增,王兴文,等.经皮椎间孔镜技术治疗腰椎间盘突出症:椎间孔入路和椎板间入路的对照研究.中华神经外科杂志,2016,32(12):1215-1219.

6. 菅凤增.颅颈交界区畸形.中国现代神经疾病杂志,2012,12(4):382-384.

7. Harms J,Meicher RP. Posterior C1-C2 fusion with polyaxial screw and rod fixation. Spine,2001,26(22):2467-2471.

8. 乔广宇,张远征,余新光,等.Goel 技术治疗合并寰枕融合的寰枢椎脱位.中华神经外科杂志,2013,29(9):884-887.

9. Goel A,Desai K. Muzumdar D. Atlantoaxial fixation using plate and screw method:a report of 160 treated patients. Neuresurgery,2002,51(6):1351-1357.

10. 管凤增,陈赞,叶明,等.单纯后路复位及固定治疗自发性寰枢椎脱位.中华神经外科杂志,2009,25(6):518-522.

11. Kang MM,Anderer EG,Elliott RE,et al. C2 Nerve Root Sectioning in Posterior C1-2 Instrumented Fusions. World Neurosurgery,2012,78(1-2):170-177.

12. 马向阳,尹庆水,钟世镇,等.寰枢关节后部神经血管丛与寰椎椎弓根螺钉固定的解剖关系.中国临床解剖学杂志,2005,23(5):454-457.

13. 张家涌,鲍圣德,张扬,等.显微手术治疗小儿腰骶部脊髓脊膜膨出 35 例报告.中国微创外科杂志,2007,7(3):278-280.

索引

Dorello 管　149
Galen 静脉　30
Heubner 回返动脉　134
Hirsch 分级　155
Koos 分级　251
Krause 入路　342, 344
Liliequist 膜　28
Meckle 腔　149
Poppen 入路　342, 343
QST 分型　110
Rathke 囊　63, 82
Rathke 囊肿　82
Sekhar-Monacci 分级　311
Wen 生活质量评价表　121

A

鞍膈　51, 63
鞍膈孔　52
鞍上中线部位脑膜瘤　92

B

扳机点　288
斑块样脑膜瘤　204
边缘系统　213
边缘叶　213
表皮样囊肿　275

C

侧裂　196
侧裂池　21, 196
侧裂点　198, 214
侧裂后池　21
侧裂近端膜　18
侧裂内侧膜　16
侧裂内膜　16
侧裂前池　21
侧裂外侧膜　16
侧裂中间膜　16
成釉细胞型颅咽管瘤　110
床突间隙　151
垂体柄的蛛网膜袖套　53
垂体固有膜　49, 63
垂体间膜　55
垂体囊　49, 63
垂体腺瘤　63

D

大脑大静脉复合体　343
大脑后动脉 P1 段　33
大脑后动脉 P2 段　36
大脑内静脉　25, 30
大脑中动脉动脉瘤　222
岛叶　214
岛叶胶质瘤　214

蝶顶窦　196
蝶骨嵴　196
蝶骨嵴脑膜瘤　203
蝶骨嵴区　196
蝶岩斜坡脑膜瘤　311
动眼神经　33
动眼神经池　33
多层颅底重建技术　96

E

额底桥静脉　198
额颞眶颧入路　311
额颞颧弓颞前入路　163

F

附着内层蛛网膜　14
副神经　234

G

改良 Rankin 评分　276
骨盖部　231
固有内层蛛网膜　14

H

海绵窦　145, 146, 172
海绵窦段颈内动脉　147
海绵窦海绵状血管瘤　160
海绵窦区脑膜瘤　153

汉诺威分级 251
后交通动脉 23, 33
后交通动脉瘤 138
后胼周池 24
滑车神经 37
环池 33
环中脑后膜 26
环中脑膜 26
环中脑前膜 26
寰枕筋膜 355
回返动脉 23

J

基底动脉分叉部 33
脊颅型脑膜瘤 331
脊髓脊膜膨出 399
脊髓空洞 356
脊髓栓系 399
脊髓微管学说 356
脊索瘤 299
间脑叶 28
脚间池 32
经侧裂入路 215
经岛盖入路 215
颈动脉池 22
颈动脉内侧膜 18
颈动脉内膜 18
颈静脉孔 234
颈静脉窝 234
颈内动脉 23
颈内动脉裸露段 196, 205
颈内动脉裸区 151
颈内动脉上环 150
颈内动脉下环 151
颈前路椎间盘切除减压融合术 393
颈前路椎体次全切除减压融合术
  393
颈浅筋膜 393
颈深筋膜 393

K

扩大经鼻入路 95
扩大翼点入路 206

L

鳞状乳头型颅咽管瘤 110
颅咽管瘤 109

M

脉络丛 8
脉络膜后内侧动脉 26, 36
脉络膜前动脉 23, 36
迷走神经 234
面肌痉挛 296

N

脑池 14, 133
脑的膜性结构 1
脑脊液循环 4
脑膜 7
脑膜边界细胞层 9
脑膜垂体干 147
脑膜中动脉 7
内层蛛网膜 14
内听道 232
颞骨颈内突 234
颞下经岩骨前部入路 237

P

帕里诺综合征 340
胼周池 23

Q

漆氏分型 252
前穿质 214
前床突 196
前交通动脉复合体 61, 134
前交通动脉瘤 134
前界沟 214
前胼周池 24
桥静脉 10
桥前池 38
桥前膜 38, 231
桥小脑角 231
桥小脑角池 38, 231
桥小脑角区脑膜瘤 235
桥延内侧膜 38
桥延外侧膜 38
侵袭性脑膜瘤 204

R

日射征 204
柔脑膜 7
软膜 8
软膜缝合技术 374

S

三叉神经 40, 233
三叉神经的硬膜鞘 172
三叉神经痛 287
筛状区 172
上颌神经 150
上界沟 214
上胼周池 24
舌咽神经 234
神经垂体 63
渗透学说 356
施万细胞瘤 250
视交叉 58
视交叉池 23
视路 - 下丘脑胶质瘤 123
视神经 56
水锤效应 356
四叠体池 36
松果体区 339
松果体区肿瘤 339
松果体区蛛网膜袖套 28
松果体上隐窝 30

T

听神经瘤 250
褪黑素 340

W

外层蛛网膜 13
围绕垂体柄的蛛网膜袖套 55

X

细胞化生学说 110
下胼周池 23
下丘脑功能障碍 121
先天性脊柱裂 399
小脑后下动脉 41, 42
小脑前下动脉 40
小脑前中央膜 30
小脑绒球 231
小脑上池 40
小脑上动脉 36, 40, 234
小脑下后动脉 235
小脑下前动脉 232
小脑延髓池 40
小脑中脑裂池 36
斜坡脑膜瘤 311
嗅膜 18

Y

压力分离学说　356
延髓前池　40
岩斜坡脑膜瘤　311
岩斜坡区脑膜瘤　310
眼上静脉　150
乙状窦后入路　237
乙状窦前入路　312
硬膜边界细胞　2
硬膜的水密缝合技术　374
硬膜下腔　9
硬膜下血肿　10
硬脑膜　7

硬脑膜动静脉瘘　4

Z

展神经　40, 147
枕大池　41
枕大孔腹侧型脑膜瘤　331
枕大孔区减压　361
枕大孔区脑膜瘤　331
枕骨大孔区神经鞘瘤　323
枕骨颈静脉突　234
症状性 Rathke 囊肿　82
中间帆　25
中间帆池　25
中脑叶　28

终板　60, 134
终板池　23, 134
终板内侧膜　18, 134
终板外侧膜　18, 134
蛛网膜　2, 7, 13
蛛网膜颗粒　8
蛛网膜屏障细胞层　9
蛛网膜下腔　7, 14, 133
蛛网膜小梁　8
蛛网膜悬吊和缝合技术　373
椎板复位技术　375
椎动脉　40, 41
锥状窝　234